本书为中央民族大学"985工程"（MUC98504-14，MUC98507-08）、"111工程"（B08044）和"国家自然科学基金"项目（31200260）资助研究成果

中国民族地区
药用植物化学成分与药理作用

ZHONGGUO MINZUDIQU YAOYONGZHIWU HUAXUE CHENGFEN YU YAOLI ZUOYONG

◎ 王文蜀／主编

◎ 韦善君　武海波　冯金朝／副主编

中央民族大学出版社
China Minzu University Press

图书在版编目（CIP）数据

中国民族地区药用植物化学成分与药理作用/王文蜀主编. —北京：中央民族大学出版社，2013.9

ISBN 978 - 7 - 5660 - 0474 - 1

Ⅰ．①中…　Ⅱ．①王…　Ⅲ．①民族地区—药用植物—中药化学成分—研究—中国②民族地区—药用植物—药理学—研究—中国　Ⅳ．①R282.710.5

中国版本图书馆 CIP 数据核字（2013）第 158562 号

中国民族地区药用植物化学成分与药理作用

主　　编　王文蜀
副 主 编　韦善君　武海波　冯金朝
责任编辑　李苏幸
封面设计　布拉格
出 版 者　中央民族大学出版社
　　　　　北京市海淀区中关村南大街 27 号　邮编：100081
　　　　　电话：68472815（发行部）传真：68932751（发行部）
　　　　　　　　68932218（总编室）　　　　68932447（办公室）
发 行 者　全国各地新华书店
印 刷 厂　北京宏伟双华印刷有限公司
开　　本　787×1092（毫米）　1/16　印张：22.25
字　　数　470 千字
版　　次　2013 年 9 月第 1 版　2013 年 9 月第 1 次印刷
书　　号　ISBN 978 - 7 - 5660 - 0474 - 1
定　　价　62.00 元

前　言

我国疆土辽阔，地域复杂，历史悠久，存在多种多样的气候类型、土壤类型和复杂的地理地貌，由此拥有极其丰富的天然植物资源。我国更是一个多民族国家，不同民族经过几千年的传承，对不同的药用植物有独特的应用，从而形成了各具特色的民族医药。民族医药是传统医药和优秀民族文化的重要组成部分，是各族人民长期为适应当地环境而不懈努力的经验总结和智慧结晶，对于各民族的生存、繁衍和生活水平的提高、经济社会的发展具有不可替代的独特作用。

随着现代医药的不断发展，人们对药物的需求量不断增加。而来自于植物中的次级代谢产物因为其复杂多变的化学结构，显著的生物活性，始终是创新药物的主要来源。我国少数民族地区药用植物化学成分种类丰富、民间用药历史悠久、传统知识特色鲜明，是我国自主知识产权创新药物的重要来源，其现代化学成分与药理作用研究得到了越来越多的重视。

鉴于此，我们以西南、青藏、西北、中南、华南及东北等民族地区所蕴藏的药用植物资源为对象，以属为单位，对各属资源分布、民间药用、化学成分及现代药理作用分别进行了整理、归纳。重点对各属植物化学成分和药理作用的研究成果进行了搜集和整理，在此基础上完成了本书的编写工作。

在本书的编写过程中，主要参考了《中国民族志》、《中国植物志》、《云南植物志》、《广西植物志》、《中国药典》等资料，并引用了相关内容。其他参考文献已在文中标注，特此说明。另外，在不同民族地区重复出现的药用植物，只在一个主产地区进行描述，其他地区不再赘述。

研究生张丰、马晓莉、刘婷婷、包杨梅、闫晓倩、马妮等进行了药用植物资源资料的搜集，张文浩完成了化学成分结构图的描绘。本书出版得到了中央民族大学"211工程"、"985工程"、"111工程"项目和国家自然科学基金项目（31200260）资助，在此一并表示感谢。作者以属为单位，力求做到系统、全面、准确地介绍我国民族地区主要药用植物化学成分与药理作用研究现状及动态。但由于能力所限，书中难免有不妥之处，诚恳希望各位专家、读者提出宝贵意见和建议。

编者

2013 年 5 月

目　录

第一章 总 论

第一节 中国民族地区药用植物资源概况

中国自古以来就是一个统一的多民族国家。除汉族以外生活在中华人民共和国的其他民族都称为少数民族。新中国成立后，通过识别并经中央政府确认的民族共有 56 个。由于汉族以外的 55 个民族相对汉族人口较少，故习惯上被称为"少数民族"。2010 年人口普查结果统计显示，我国少数民族人口 1.06 亿，占全国总人口的 8.4%。

虽然少数民族总人口占全国总人口中的比例不到 10%，但少数民族自治地方面积占全国总面积的 60% 以上。我国少数民族人口分布广泛，但主要集中在西南、西北和东北各省、自治区及边疆地区。其中云南、广西、贵州、新疆 4 个省区的少数民族人口之和超过全国少数民族人口的一半。若将四川、西藏、内蒙古、青海、甘肃、宁夏、辽宁、湖南、河北、湖北、吉林和重庆的少数民族人口计算在内，则以上地区的少数民族人口将占全国少数民族人口的 91.32%。此外，我国长达 2.2 万多公里的陆地边境线绝大部分是少数民族地区。

一、民族地区药用植物资源

药用植物是指能预防和治疗疾病并对人体有保健功能的植物，是一类有特殊用途的经济植物，在维护人类健康，保障繁衍方面发挥着不可替代的作用。全世界目前已知药用植物约 20000 种，中国药用植物约 11146 余种，分属于 385 科、2312 属。在我国八大行政区域中，药用植物种类从多到少依次为西南、中南、华东、西北、东北、华北。其中西南和中南地区药用种类最丰富，约占全国总数的 50%—60%，华东和西北地区药用植物约占全国的 30%，东北和华北地区约占 10% 左右。

我国少数民族地区蕴藏着丰富的药用植物资源，是我国药用植物的主产区。其中云南药用植物有 6000 余种，占 55.2% 以上，居全国首位，主要药用植物有三七、云木香、黄连、天麻、当归、贝母、千年健、猪苓、儿茶、草果、石斛、诃子、肉桂、防风、苏木、龙胆、木蝴蝶、阳春砂、半夏等。四川药用植物约有 4000 余种，约占全国的 22%，主要药用植物有川芎、乌头、川贝母、川木香、麦冬、白芷、川牛膝、泽泻、半夏、鱼腥草、川木通、芍药、红花、大黄、使君子、川楝、黄皮树、羌活等。贵州药用植物有 3900 余种，占全国的 20%，主要药用植物有天麻、杜仲、天冬、黄精、茯苓、半夏、吴茱萸、川牛膝、何首乌、白及、淫羊藿、黄檗等。广西药用植物资源有 4000 余种，约占全国的 22%，主要药用植物有罗汉果、广金钱草、鸡骨草、石斛、吴茱萸、大戟、肉桂、千年健、莪术、天冬、郁金、土茯苓、何首乌、八角茴香、栝楼、茯苓、葛根等。西藏药用植物有 1460 余种，约占全国的 13.1%，主要药用植物有羌活、胡黄连、大黄、莨菪、川木香、贝母、秦艽、麻黄等。内蒙古药用植物有 1200 余种，约占全国的 10.7%，主要药用植物有甘草、麻黄、赤芍、黄芩、银柴胡、防风、锁阳、苦参、肉苁蓉、地榆、升麻、木贼、郁李等。新疆药用植物有 2000 余种，约占全国的 18.1%，主要药用植物有甘草、伊贝母、红花、肉苁蓉、牛蒡、紫草、款冬、枸杞、秦艽、麻黄、赤芍、阿魏、锁阳、雪莲等。宁夏药用植物有 900 余种，约占全国的 8.2%，主要药用植物有枸杞、甘草、麻黄、银柴胡、锁阳、秦艽、党参、柴胡、白鲜、大黄、升麻、远志等。甘肃药用植物有 2000 余种，约占全国的 18%，主要药用植物有当归、大黄、甘草、羌活、秦艽、党参、黄芪、锁阳、麻黄、远志、猪苓、知母、九节菖蒲、枸杞、黄芩等。青海药用植物有 1460 余种，约占全国的 13.1%；主要药用植物有大黄、贝母、甘草、羌活、猪苓、锁阳、秦艽、肉苁蓉等。

丰富的自然植物资源不仅为少数民族群众的生存提供了所需的食物来源，还为其提供了各种纤维素和药品，保障了各民族在中华大地的世代繁衍。各少数民族以各自的生活环境、自然资源、民族文化、宗教信仰等为根基，创立了具有本民族特色的医药体系，同时也发明与使用了以本民族传统医药理论和实践为指导的药物，称为民族药。民族药发源于少数民族地区，具有鲜明的地域性和民族传统，既是少数民族在与疾病抗争、维系民族生存繁衍的过程中积累产生的宝贵财富，同时也得到了广泛的认同。《中药大辞典》中包含的民族药中分别有藏药 404 种、傣药 400 种、蒙药 323 种、彝药 324 种和畲药 200 种。《中国民族药志》正是在全面调查、收集我国少数民族所用药物的基础上选编而成的民族药的荟萃。其第 1 卷收载了 39 个民族的 135 种药物，基原种 511 个，第 2 卷收载 35 个民族的 120 种药物，基原种 425 个。我国现有 1000 余种商品药材中 85% 的品种属民间药和民族药。

药用植物资源现代研究对于我国医药事业的发展具有重要意义，特别是对中医药及民族医药的发展起到至关重要的作用。科学合理利用民族地区药用植物资源，将不仅为中医药及民族医药事业提供必要的物质基础和资源储备，也为民族地区人民的生活、生产与经济发展提供了良好的物质基础，同时也为民族药的现代化研究提供了持续科研开发及创新活动的发展空间，有利于保障中华民族的健康，促进中华民族的振兴和富强。

二、民族地区自然环境与药用植物资源

我国少数民族地区自然环境一般为高寒山区、深山林地、草原和沙漠戈壁等，是我国重要的生态屏障区。全国生态建设规划中的 4 个重点地区和 4 项重点工程位于少数民族地区。我国首批建立的 10 个国家级生态功能保护区中有 6 个位于民族地区。例如，我国森林面积 1.95 亿 hm^2，森林覆盖率 20.36%，森林蓄积量 137 亿 m^3，而民族地区森林面积约占全国的 50%。我国草原一般可以划分为东北草原区、蒙宁甘草原区、新疆草原区、青藏草原区和南方草山草坡区五个大区，草原总面积近 4 亿 hm^2，占全国土地总面积的 40%，而民族地区草原面积占全国草原面积的 94%。

1. 自然环境与药用植物活性成分

药用植物的药效活性成分大多是植物的次生代谢化合物。植物的次生代谢物是植物在长期进化中与环境（生物的和非生物的）相互作用的结果。次生代谢产物在植物提高自身保护和生存竞争能力、协调与环境关系方面充当重要的角色，其产生和变化比初生代谢产物与环境有着更强的相关性和对应性（Gershenzon J，1984；Jesep P& Joan L，1997）。生态环境是次生代谢产物形成和变异的重要因素，药用植物中有效成分的形成和积累与其生存的生态环境息息相关。早在 19 世纪，达尔文就发现生长在寒冷气候环境中的乌头（*Aconitum carmichaeli*）无毒，而生长在温暖气候的地中海地区乌头则有毒。我国历代医家早就认为药材"离其本土，则质同而效异"（胡世林，1989）。"本土"当然是指药材产地的土壤和气候等生态环境条件，说明药材的品质形成与生态环境密切相关。由此经过长期医疗实践，从多种同类野生药材中优选出来的疗效显著或有效成分含量高的药材被称为道地药材。道地，即地道，指疗效地道实在，确实可靠。从现代科学的角度分析可知，道地药材是在特定地质和地球化学环境下生长的药材，其药用有效成分的种类与含量与生态因子密切相关。重视并研究二者的相互关系可以为中药材优质栽培、育种提供理论依据，为中药材实施生产质量管理规范（GAP）和药材的质量控制，建立中药材优质生产基地提供理论依据。

药材的有效成分由遗传和生态环境（包括栽培技术）两大因素决定。生态因子是药材品质形成的基本条件和重要因素。产地生态环境主要包括气象因素和土壤因素，其中气象因素包括年总、年平均及月均气温、积温、日较差、日照时数和降雨量等。土壤因素包括土壤质地、土壤 pH 值、土壤有机质和土壤养分含量等。各个生态因子并非孤立或者恒定发挥作用，而是彼此相互联系、相互促进、相互制约产生综合影响。环境中任何一个生态单因子变化，必将引起其他因子产生相应不同程度变化。但在各个生态因子中，应该有其中一个或两个因子，在一定条件下发挥主导作用，称为主导因子。当主导因子改变时就会引起所有生态因子的重大改变，而形成另一个生态类型。

2. 环境因子与药用植物活性成分

2.1 地理因子的影响

地形、地貌对中药资源虽不发生直接影响，但能影响和制约光照、温度、水分等自然因子，所以其对药用植物的生存起着决定性作用。地形的变化可引起气候及其他因子的变化，影响药用植物资源的种类与分布。地理因子通过内因和外因（如地理纬度、海拔高度及栽培年份与生态条件等）两方面影响着药用植物品质的表现。原产地的生态条件既影响着品种的进化，也制约着品种选育目标与方法。

张霁等（2008）研究了海拔对云南黄连有效成分的影响，发现高海拔地区更适宜云南黄连的生长，且证明了云南黄连与黄连具有不同的生物学特性和对环境的适应性。同时也报道了不同海拔高度的土壤、光照、温度和湿度等环境因素的综合作用不同将导致野生云南黄连根茎和根中主要有效成分含量沿海拔梯度发生变化。

2.2 气象因子的影响

（1）光照影响

光照是影响植物生长发育的重要生态因子之一。光照条件包括光照强度、光质、光照时间等。在环境中光照条件随纬度、海拔高度、坡向、昼夜和季节的变化而变化。在室内进行植物栽培和组织培养时，光照条件可以人工控制。光合作用是一个光生化反应，在一定范围内，光合速率随光照强度的增加而加快，但光照强度过大，反而抑制光合作用，影响有效成分的含量。

不同的植物对光照强度有不同的要求，据此植物分为阳生植物、阴生植物和中间类型的耐阴植物。光照强度受纬度、海拔、坡向、季节变化的影响而不同（黄泰康等，1993）。对某些阴生植物而言，光照成为决定其分布、生长发育和有效成分含量的重要因素。例如人参为阴生或半阴生植物，喜光但怕强光直射，若光照过强，则会发生日灼病（王荣生，1993）。张治安（1994）等通过研究发现，在20%荫棚透光率时，参根人参皂甙含量最高，可达干重的4.5%。袁开来（1993）等比较不同光强下伊贝母中生物碱的含量，发现在80%相对光强下，其生物碱含量最高。而全光照或过度遮阴，都会造成生物碱含量降低。因此认为适度遮阴有利于伊贝母中生物碱的积累。对阳生植物而言，充足的光照能提高有效成分的含量。如李强（1994）等调查表明，生于阳坡的金银花中绿原酸的含量明显高于阴坡。刘珊（1999）等通过试验发现，光照强度对麻黄当年生枝的生物碱含量无显著影响，但生物碱的产量随光照强度的升高而增加。

对于药用植物的某些有效成分，延长光照时间对提高其含量有积极的影响。光照时间与纬度、坡向、季节有密切关系。李昌爱（1993）等报道了山东平邑所产金银花中绿原酸含量最高，河南密县次之，而云南大理最低。刘珊（1999）等通过试验分析得出麻黄枝茎生物碱含量随光照时间延长而提高，呈极显著的直线正相关。

不同波长的光对植物有不同的作用。一般长波红光能促进植物体内碳水化合物的积累，短波蓝光则提高蛋白质的含量（李韶山和潘瑞炽，1993）。短波光随纬度增加而减少，随海拔升高而增加。冬季长波光增多，夏季短波光增多。郑珍贵等（1999）发现在长春花（*Catharanthus roseus*）激素自养型细胞中，红光比蓝光更有利于生物碱生成。赵德修（1999）等报道了在水母雪莲（*Saussurea medusa* Maxim）组织培养中蓝光对愈伤组织中黄酮合成的促进作用最强，其次是远红外光和白光，而红光则最低。

（2）温度影响

温度本身对植物生长发育有直接影响，并且温度会引起其他生态因子的变化，如湿度、蒸发、土壤水分等，从而使生态因子的综合作用发生变化，进而影响植物的生长发育和产量。研究表明，药用植物的生长及有效成分的积累与温度关系很大，只有一定的温度范围才是最适合，过高或过低都不利于植物的生长和有效成分的形成。通常情况下，适温有利于无氮物质如糖、淀粉等的合成。高温有利于生物碱、蛋白质等含氮物质的合成。如颠茄（*Atropa belladonna*）、金鸡纳（*Cinchona ledgeriana* Moens）等植物体内生物碱的含量与年平均温度的高低呈正比相关性。欧乌头（*Aconitum mapellus*）在高温条件下含乌头碱，在寒冷低温时则变为无毒成分（张永清和李岩坤，1992）。因此生长在南方的药用植物生物碱含量丰富，而当它们移植在北方时，生物碱含量显著降低。

（3）水分影响

水是植物自身不可缺少的重要组成成分，一切代谢活动都必须以水为介质，因此水分的多少直接影响代谢产物的生成。同时水分还与其他生长因子有关，如光照强度、温度、土壤含水量等。有关薄荷的研究报道认为，如果以晴天所采挥发油为 1 计算，则雨后 2~3d 的为 1/4，雨天采，含量甚微；最好的采收时节以天晴 1 周后，在上午 11 时至下午 2 时采含挥发油最高。

植物生长土壤中的水分可影响营养物质的有效性，诸如土壤的强度、通气性、细胞膨压以及地上光合能力和有机物向根系的分配，因此土壤水分状况经常直接或间接地显著影响着根系的生长发育，是影响根系生长和分布的最重要因素之一（冯广龙和刘昌明，1996）。杜茜（2006）等研究表明土壤水分在 12% 时甘草中甘草酸含量最低，质量最差，低于此值，含量升高，而土壤水分高过 14% 时甘草次酸含量反而下降。另有研究发现，在干旱胁迫下，植物组织中次生代谢物的浓度常常上升。例如某些耐旱植物中脱落酸和脯氨酸含量较高（林洪，2002；杜近义等，1999）。

2.3 土壤因子的影响

土壤条件影响植物的矿质营养、水分以及空气的供给与植物的生长密切相关。不同土壤的物理、化学性质以及所含的各种元素和 pH 值对药材的生长发育及有效成分都有很大影响（李隆云等，2000）。根据土壤质地可把土壤分为砂土、壤土和黏土三大类。土壤的质地与土壤中的水分、空气和温度状况密切相关，因此直接或间接地影响着植物的生长发育和质量。大多数药用植物喜欢生长在土质疏松、富含有机质的砂土和壤土中。

　　土壤酸碱度是土壤重要的化学性质，是土壤各种化学性质的综合反映。在 pH6－7 的微酸条件下的土壤养分的有效性最好，最有利于植物生长。但自然界中生物碱含量丰富的植物所含生物碱的百分率则随土壤 pH 值的增高而增加。研究发现，被研究过的生长在强酸性土壤中的植物，含生物碱丰富的不及 4%。而在碱性土壤中的植物，积累生物碱在正常水平之上的就超过 15%（张永清和李岩坤，1992）。

　　土壤中的无机元素在药用植物有效成分的形成中也发挥极其重要的作用。植物从土壤中所摄取的无机元素中有 13 种对任何植物的正常生长发育都是不可缺少的。其中大量元素有 7 种（氮、磷、钾、硫、钙、镁和铁），微量元素 6 种（锰、锌、钼、铜、硼和氯）。王文杰等（1989）在研究环境条件对伊贝母（*Fritillaria pallidiflora*）生物碱含量的影响中发现，氮肥、磷肥能不同程度地提高其生物碱含量，而钾肥则减少其含量。微量元素也对药用植物的有效成分产生影响。在栽培毛地黄（*Digitalis purpureaL.*）时，施以铬、锰、钼等无机肥，植株长势良好，强心贰含量明显提高，药材疗效增强。

　　2.4　生物因子的影响

　　药用植物除了受环境中非生物因子的影响外，也受到来自植物、动物、微生物及人类等生物因子作用。植物生长的群落环境（包括群落组成和群落结构）是植物生长的关键因素，决定着物种的生存、多样性、演替、变异等方面。很多研究表明，同种人工栽培的药材比野生道地药材的质量低、易发生病虫害。其重要原因之一是，人工栽培的药材往往是单种大面积栽培，忽视野生群落小环境及植物他感作用对药材道地性的影响。因此，研究道地药材生长的最适群落环境是道地药材与环境相关性研究中的重要内容。

　　微生物对药用植物的次生代谢产物的产生有重要影响。微生物与药用植物的关系分为共生和寄生等关系。共生关系是植物的生长必须依靠微生物提供营养，所以微生物在某种程度上就成了决定这些植物生长的关键因子之一。如没有蜜环菌提供营养，药材天麻根本就无法形成。而不同生物学类型的蜜环菌，对天麻的生物量和化学成分含量的影响也有很大的差异（郭继明和淮虎银，1997）。此外石斛（*Dendrobium nobile*）、猪苓（*Polyporus umbellatus*）等药材品质也直接受微生物的影响。

　　综上所述，自然环境对药用植物活性成分和药材质量有重要影响，许多学者开展了生态环境与药材道地性的研究。陈兴福等（1996a；1996b；2003）通过对味连、白芷、麦冬、款冬花等川产道地药材道地产区生态环境（地理分布、地形地貌、气候、土壤）和药材生长状况的调查，揭示了它们道地产区生态环境的特点。林寿全（1992）通过对甘草产地土壤生态因子和气象因素调查研究，认为气候因素是甘草生存的先决条件，而土壤因素则影响甘草药材的质量优劣。

　　随着现代生物技术、现代仪器分析技术、遥感技术、计算机技术和数理统计学方法的发展，对药用植物品质与生态因子之间相关性的研究，正处于由定性描述向定量模型分析发展的阶段（田雨等，2000）。无论如何，这些研究将探寻生态环境与植物次生代谢产物类型和数量间的关系，发现其中规律，从而科学合理指导不同自然环境下药用植物的开发利用。

3. 自然环境与药用植物资源分布

民族地区药用植物资源分布具有显著的地域性特点。由于民族地区气候类型、土壤条件、植物区系等自然条件存在着较大差异，因此不同民族地区呈现出各自独特的药用植物种类，而且其分布的数量和类型也有很大差异。根据我国民族地区的自然环境，并结合民族医药特点，将我国民族地区药用植物的自然分布大致分为七个药用植物区。

（1）东北药用植物区，包括大兴安岭地区和长白山地区。该区药用植物资源的特点是地道品种和珍贵、稀有种类多，蕴藏量和产量大，代表性药用种有人参、黄檗、五味子、细辛、黄芪、刺五加、桔梗、党参、防风、龙胆等，栽培药用植物有人参、辽细辛、党参、平贝母、菘蓝、荆芥、黄芪、牛蒡、红花等。

（2）内蒙古药用植物区，分为东部半湿润地区、中部半干旱地区和西部干旱地区。该区野生种类以甘草、麻黄、赤芍、黄芩、银柴胡、防风、锁阳、肉苁蓉等为代表，栽培种类以甘草、苦参、麻黄、黄芪、银柴胡等为代表。

（3）西北药用植物区，包括新疆、宁夏、甘肃等干旱地区。该区野生种类以甘草、麻黄、大黄、秦艽、肉苁蓉、锁阳等为代表，栽培种类以天麻、杜仲、当归、党参、枸杞等为代表。

（4）青藏高原药用植物区，包括西藏自治区和青海省全部，以及云南省西北部、四川省西部、甘肃省西南部等高寒地区。该区野生种类以川贝母、大黄、羌活、冬虫夏草、秦艽、龙胆、党参、丹参、柴胡、黄连、天麻、山莨菪等为代表，栽培种类以大黄、藏茵陈、金银花、白芍、龙胆、党参、柴胡等为代表。

（5）西南药用植物区，包括四川盆地地区、贵州高原地区、云南高原地区等。该区野生种类以川贝母、冬虫夏草、羌活等为代表，栽培种类以三七、云木香、云当归、党参、贝母、天麻、川芎、杜仲、黄檗、厚朴、山药、吴茱萸、乌头、郁金、麦冬等为代表。

（6）华南药用植物区，包括广西、海南等热带和亚热带湿润气候区。野生种类以罗汉果、广金钱草、鸡骨草、石斛、吴茱萸、大戟、肉桂、千年健、莪术、天冬、郁金、土茯苓、何首乌、八角茴香、栝楼、茯苓等为代表，栽培种类以茯苓、山药、半夏、田七、银花、厚朴、黄檗、山栀子、地黄、郁金、砂仁等为代表。

（7）华中药用植物区，包括湖北西南部恩施土家族苗族自治州、湖南西北部湘西土家族苗族自治州，属于亚热带湿润气候区。该区野生种类以党参、当归、黄连、天麻、贝母、杜仲、厚朴、黄檗、丹皮、半夏、银花、百合、银杏、樟脑、舌草、黄姜等为代表，栽培种类以厚朴、续断、湖北贝母、三叶木通、川党参、白术、黄连、贯叶连翘、缬草、玄参、竹节参、独活等为代表。

结合我国民族地区民族种类、人口数量和药用植物资源的生态分布特点，本书按照西南（云南、贵州、四川）、青藏（青海、西藏）、西北（新疆、宁夏、甘肃、内蒙古）、中南与华南（广西、海南、湖南及湖北）、东北（黑龙江、吉林、辽宁）的顺序展开民族地区药用植物资源化学成分及药理作用的论述。

参考文献

Gershenzon J. 1984. Changes in the levels of plant secondary metabolites under water and nutrient stress [J]. Recent Advances In Phytochemistry, 18: 273 – 320.

Jesep P, Joan L. 1997. Effects of carbon dioxide, water supply, and seasonally on terpene content and emission by Rosmarinus officinalis [J]. Journal of Chemical Ecology, 23: 979 – 993.

陈书坤. 1994. 西南药用植物资源及其开发利用 [J]. 自然资源学报,（02）.

陈兴福, 丁德蓉, 卢进等. 1996a. 生态环境对味连生长发育的影响 [J]. 中药材, 27（6）: 362 – 365.

陈兴福, 丁德蓉, 卢进等. 1996b. 白芷生态环境和土壤环境特征的研究 [J]. 中草药, 27（8）: 489 – 491.

陈兴福, 刘思勋, 刘岁荣等. 2003. 款冬花生长土壤环境特征的研究 [J]. 中药研究与信息, 5（5）: 20 – 24.

崔箭, 唐丽. 2007. 中国少数民族传统医学概论 [M]. 北京: 中央民族大学出版社, 6.

杜近义, 胡国赋, 秦际威等. 1999. 植物次生代谢的生态学意义 [J]. 生物学杂志, 16（5）: 9 – 10.

杜茜, 沈海亮. 2006. 甘草产量和质量与土壤水分的关系 [J]. 中药材, 29（1）: 5 – 6.

冯广龙, 刘昌明. 1996. 土壤水分对作物根系生长及分布的调控作用 [J]. 生态农业研究, 4（3）: 5 – 9.

郭继明, 淮虎银. 1997. 药用植物与环境 [M]. 北京: 中国医药科技出版社, 56.

郭巧生. 2007. 药用植物资源学 [M]. 北京: 高等教育出版社.

何宝昌. 1994. 药用植物资源 [J]. 渝西学院学报（社会科学版）,（04）.

黄泰康, 赵海保, 刘道荣. 1993. 天然药物地理学 [M]. 北京: 中国医药科技出版社, 297.

胡世林. 1989. 中国道地药材 [M]. 哈尔滨: 黑龙江科学技术出版社.

吉腾飞, 沙也夫, 巴杭等. 2000. 新疆药用植物资源和民族药概况 [J]. 天然产物研究与研发,（02）.

李昌爱, 姚满生, 郭宏滨. 1993. 金银花产地和类型对其质量的影响 [J]. 中药材, 16（5）: 5 – 6.

李隆云, 卫莹芳, 赵会礼等. 2000. 21 世纪初的中药栽培研究 [J]. 中国中医药科技, 7（4）: 246 – 248.

李强, 任茜, 张永良. 1994. 生境、采收期、贮藏时间等因素对秦岭金银花绿原酸含量的影响 [J]. 中国中药杂志, 19（10）: 594 – 595.

李韶山，潘瑞炽．1993．植物的蓝光效应［J］．植物生理学通讯，29（4）：248－252．

林洪．2002．植物次生代谢及其意义［J］．黑龙江林业，（8）：34．

林寿全，林琳．1992．生态因子对中药甘草质量影响的初步研究［J］．生态学杂志，11（6）：17－20．

刘珊，贾云峰，邵东清．1999．光照对麻黄生长发育及生物碱产量的影响［J］．中药材，22（5）：221－222．

田雨，陈建华，周秀佳．2000．植物生态学方法在中药材质量研究中的应用与发展［J］．生态学杂志，19（6）：51．

王荣生．1993．人参西洋参栽培与加工技术问答［M］．北京：科学普及出版社，105．

王文杰，张京教，赵长琦．1989．环境条件对伊贝母生物碱含量的影响［J］．中药材，12（2）：3－5．

颜承云，谷继伟，宗希明等．2003．我国民族药资源概述［J］．黑龙江医药科学，26（6）：46－47．

杨圣敏，丁宏．2004．中国民族志［M］．北京：中央民族大学出版社．

杨世海．2008．中药资源学［M］．北京：中国农业出版社．

袁开来，王文杰．1993．光强对伊贝母鳞茎生物碱生产的影响［J］．中草药，24（7）：369－370．

张恩和，黄高宝，景锐．1997．西北药用植物资源多样性保护与持续利用［J］．甘肃科学学报，9（01）：42－45．

张霁，蔡传涛，蔡志全等．2008．不同海拔云南黄连生物量和主要有效成分变化［J］．应用生态学报，19（7）：1455－1461．

张永清，李岩坤．1992．影响药用植物体内生物碱含量的因素［J］．齐鲁中医药情报，3：10－12．

张治安，徐克章，王英典等．1994．不同光强下人参植株中淀粉、可溶性糖和参根皂甙的含量变化［J］．植物生理学通讯，30（2）：115－116．

赵德修，李茂寅，邢建民等．1999．光质、光强和光期对水母雪莲愈伤组织生长和黄酮生物合成的影响［J］．植物生理学报，25（2）：127－132．

郑珍贵，缪红，杨文杰等．1999．营养和环境因子对长春花激素自养型细胞生长和阿码碱生成的影响［J］．植物学报，41（2）：184－189．

邹天才．2001．贵州药用植物种质资源可持续利用的研究［J］．药用实践杂志，26（5）：305－308．

第二节 植物次生代谢产物

1. 概念

在生物体内，化合物通过一系列化学反应被降解或合成的过程称为代谢作用。若通过化学反应合成生物体生存所必需的化合物如糖类、脂肪酸类、核酸类，则这种代谢叫做初生代谢。而植物和微生物以某些初生代谢产物为原料，经过系列酶催化，形成一类对细胞生命活动或植物生长发育正常运行非必需的特殊小分子有机化合物的过程，则称为次生代谢。由次生代谢产生的化合物被称为次生代谢物，通常也称天然产物。

2. 产生原因

植物的次生代谢是植物在长期演化过程中产生的，与植物对环境的适应密切相关，并非可有可无，是植物对环境的一种适应，是在长期进化过程中植物与生物和非生物因素相互作用的结果。因此植物次生代谢比基础代谢复杂，具有多样性，是高度分支的代谢途径。在植物体内或细胞中并不全部开放，而是定位于某一器官、组织、细胞或细胞器中并受到独立的调控。故植物次生代谢产物的分布通常有种属、器官、组织以及生长发育时期的特异性，在植物对环境胁迫的适应、植物与植物之间的相互竞争和协同进化、植物对昆虫的危害、草食性动物的采食及病原微生物的侵袭等过程中发挥着重要作用。

3. 产生途径

已有的研究结果表明，植物次生代谢途径主要有：（1）甲羟戊酸途径及丙酮酸/磷酸甘油醛途径，产生萜类化合物；（2）桂皮酸途径，产生苯丙素类、香豆素类、木脂素类和黄酮类；（3）若在细菌和真菌中则通过醋酸丙二酸途径，产生脂肪酸类、酚类、蒽醌类等；（4）氨基酸途径，产生生物碱类；（5）由以上途径组合而成的复合途径，生成结构复杂的次生代谢产物。

（1）甲羟戊酸途径及丙酮酸/磷酸甘油醛途径，产生萜类化合物

具体过程分为：

A. 异戊烯焦磷酸（isopentenyl diphosphate，IPP）的合成：IPP 或二甲丙烯焦磷酸（dimethylallyl diphosphate，DMAPP，IPP 的异构化产物）为萜类合成的基本前体，合成途径有两条，即甲羟戊酸途径（mevalonic acid pathway，MVA pathway）和甘油醛磷酸/丙酮酸途径（3 - phosphate glyceraldehydes/pyruvate pathway，or 1 - Deoxy - D - xylulose 5 - phosphate pathway，DXP pathway）（见图 1 - 1）。MVA 途径一般存在于胞质和内质网中，3 羟基 - 3 - 甲基戊二酸单酰 CoA 还原酶（3 - hydroxy - 3 - methyl - glutaryl CoA reductase，HMGR）为该途径的第一个限速酶。DXP 途径一般存在于质体中，参与此途径的两个限速酶是 1 - 去氧木糖 - 5 - 磷酸合成酶和 1 - 去氧木糖 - 5 - 磷酸还原酶。此外，线粒体亦可通过 MVA 途径产生泛醌异戊二烯基团。

B. 异戊二烯焦磷酸同系物的产生：在异戊烯基转移酶的作用下，丙烯基焦磷酸酯首先离子化，再和 IPP 的末端双键反应形成一个第 3 位 C 的阳离子化合物，然后脱去一个质子发生亲电子延伸反应，最终使相应的中间产物连续发生 C 单位头对尾、头对头

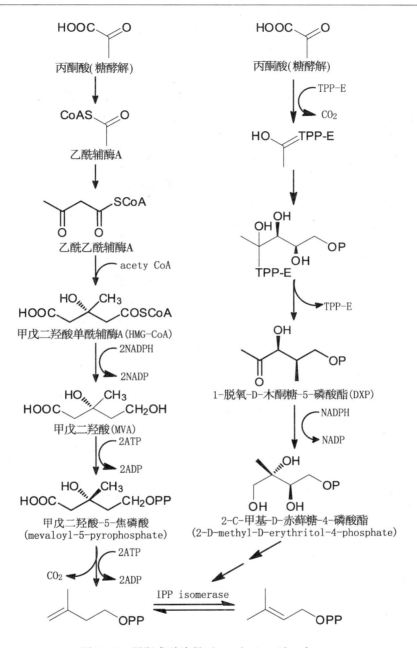

图 1-1 甲羟戊酸途径（mevalonic acid pathway，
MVA pathway）和甘油醛磷酸/丙酮酸途径

等方式的加成反应，形成异戊烯焦磷酸同系物。如法尼基焦磷酸、牻牛儿基焦磷酸、牻牛儿牻牛儿基焦磷酸等构成各类萜化合物的直接前体。

　　C. 萜类基本骨架的构建：各类烯丙基焦磷酸酯同系物经特异性萜类合酶作用可产生各种萜类的碳骨架，如植烯、鲨烯的形成等。

D. 骨架的次级酶修饰：萜类碳骨架合成后，再经过次级酶的催化，发生进一步环化，连接含氧官能团、产生共轭结构等修饰过程，最终产生结构丰富的萜类次合代谢产物。

（2）桂皮酸途径，产生苯丙素类、香豆素类、木脂素类和黄酮类

该类化合物生物合成的起始分子为带有苯环的苯丙氨酸和酪氨酸两种氨基酸。在高等植物体中具体过程为，赤藓糖－4－磷酸（磷酸戊糖途径）与磷酸烯醇式丙酮酸（糖酵解途径）结合生成中间产物莽草酸（故名为"莽草酸途径"），其进一步转化生成苯丙氨酸和酪氨酸。此途径中苯丙氨酸由苯丙氨酸解氨酶催化脱氨形成肉桂酸，进而转化为木脂素单体的一系列过程被认为是苯丙烷类化合物代谢的中心途径（图1－2）。

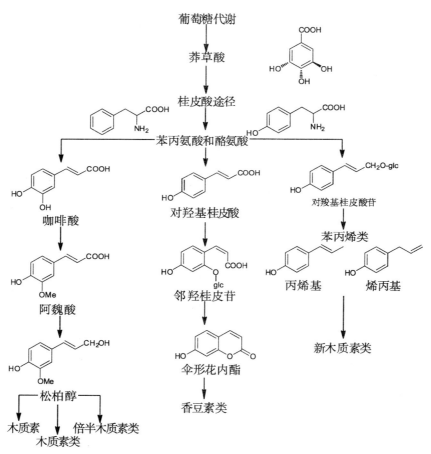

图1－2　莽草酸途径

（3）醋酸丙二酸途径，产生脂肪酸类、酚类、蒽醌类等

该类化合物生物合成的起始分子是乙酰辅酶A，在酶作用下生成丙二酸单酰辅酶A，由此连续进行缩合与还原两个反应得到各种碳链为偶数的长链脂肪酸（图1－3）。

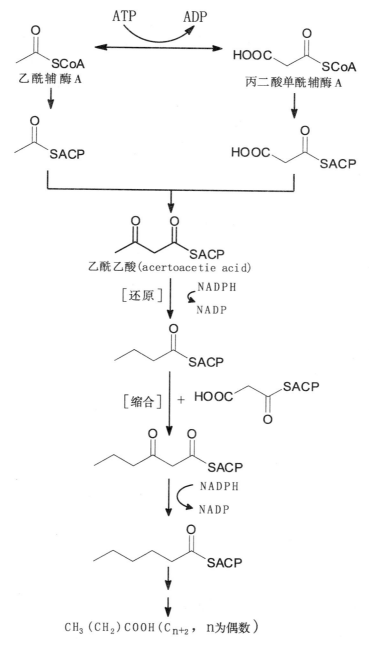

图1-3 醋酸丙二酸途径

当乙酰辅酶 A 在延伸碳链时，只发生缩合反应，先直线缩合再环状缩合将得到酚类化合物。此外，蒽醌类化合物也是由该途径产生。

（4）氨基酸途径，产生生物碱类成分

根据合成前体不同，生物碱可分为真生物碱、伪生物碱和原生物碱。L-氨基酸

（如色氨酸、酪氨酸、苯丙氨酸、赖氨酸和精氨酸等）经三羧酸循环一两次转变即可成为具高度特异性的生物碱合成前体。真生物碱和原生物碱都来源于氨基酸，二者区别在于原生物碱不含杂氮环。伪生物碱不来源于氨基酸，是由萜类、嘌呤和甾类化合物转化而来。已有研究结果表明，植物生物碱的主要类型为萜类吲哚生物碱、苄基异喹啉生物碱、莨菪碱、烟碱和嘌呤生物碱等。其在植物体内具有特定的生物合成途径。例如，异胡豆苷合酶是萜类吲哚生物碱分子合成途径关键酶之一，合成中间产物异胡豆苷，是该途径重要的分支点，可进一步转化为长春花碱、奎宁、番木鳖碱等多种同类生物碱。又如，（S）－网状番荔枝碱是四氢苯基异喹啉类生物碱合成途径的分支点，在特异性合酶的作用下可进一步合成黄连素、延胡索碱、吗啡等生物碱。而鸟氨酸是烟碱和莨菪碱等生物碱的合成前体，腐胺－N－甲基转移酶、托品酮还原酶、东莨菪胺羟基化酶等则是该类物质生物合成的关键酶。

（5）复合途径

结构复杂的次生代谢产物，其分子中的不同单元分别来自上述不同的生物合成途径，即是通过 2 种以上的生物合成途径生成，成为复合途径。常见的复合途径有：醋酸—丙二酸—莽草酸途径；醋酸—丙二酸—甲羟戊酸途径；氨基酸—甲羟戊酸途径；氨基酸—醋酸—丙二酸途径；氨基酸－莽草酸途径。

4. 天然产物的类型

地球上被子植物有约 400 科，10000 多属，近 30 万种，它们产生的次生代谢产物的数量巨大，现已知在 10 万种化合物以上。若按照其生理功能，植物次生代谢产物可分为抗生素（植保素）、生长刺激素、维生素、色素及植物毒素等。若根据其次生代谢中的生源途径和化学结构组成单元特点，植物次生代谢产物可分为萜类、甾体类、生物碱类、苯丙素、黄酮、皂苷、多糖及其苷类等类型。

4.1 萜类

凡是由甲戊二羟酸衍生、且分子式符合 $(C_5H_8)n$ 通式的衍生物统称萜类化合物。其分子中一般具有五个碳的基本单位，即异戊二烯的基本单位。萜类化合物具有骨架多，种类杂，结构丰富，数量巨大，生物活性广泛的特点。

根据萜类化合物分子结构中异戊二烯单位的数目，可将其分为半萜、单萜、倍半萜、二萜以及三萜类。然后根据各萜类分子结构中碳环的有无和数目的多少，进一步分为链萜、单环萜、二环萜、三环萜、四环萜、五环萜等。

4.1.1 半萜

天然的半萜只有一个异戊二烯结构单元，在植物中广泛存在。例如异戊醇、异戊醛、异戊酸、千里光酸、白芷酸、当归酸、β－糠酸等均列为半萜类化合物。

4.1.2 单萜

单萜类化合物广泛存在于高等植物中，分子通式为 $C_{10}H_{16}$。有些单萜在植物体内与单糖结合以苷的形式存在，如芍药苷和环烯醚萜苷。有些单萜只是形成混杂萜类化合物的萜源功能基部分。单萜类化合物的基本骨架有 15 种主要类型和 16 种次要类型。单萜化合物一般常按其结构中的碳环数分为无环的链状单萜、单环单萜、双环单萜、三环单萜。单萜化合物的环多为六元环，也有五元环、三元环、四元环、七元环等。此外也根据单萜骨架上的含氧官能团类型将其分为萜醇、萜醚等。

（1）链状单萜——由两个异戊二烯聚合而成的开链化合物

无含氧功能基的链状单萜类化合物，常见的如艾蒿烷、熏衣草烷（图 1-4）等，基本上由此骨架衍生而来。

艾蒿烷　　　　　　　　　　　　　熏衣草烷

图 1-4　常见链状单萜

（2）单环单萜——分子结构中只含有一个环

薄荷烷为一个典型的单环单萜类化合物，有如下结构，其余所有的单环单萜类化合物几乎都是由薄荷烷衍生而来的（图 1-5）。

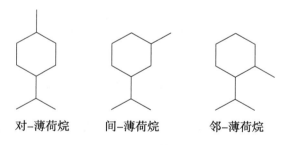

对-薄荷烷　　　　间-薄荷烷　　　　邻-薄荷烷

图 1-5　常见单环单萜

（3）二环单萜——分子结构中含有两个环，可以看成是由薄荷烷形成阳碳离子后进行环合，而形成的一系列化合物。主要类型如下（图 1-6）：

15

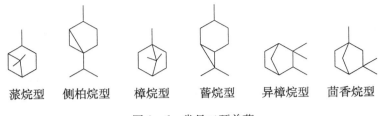

蒎烷型　　侧柏烷型　　樟烷型　　蒈烷型　　异樟烷型　　茴香烷型

图 1-6　常见二环单萜

（4）三环单萜——分子结构中含有三个环。

常见的三环单萜类化合物有三环白檀醇、香芹樟脑（图 1-7）。

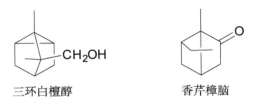

三环白檀醇　　　　　　　　香芹樟脑

图 1-7　常见三环单萜

（5）卓酚酮类——变形的单萜化合物

该类单萜碳架不符合异戊二烯定则，具有如下的结构（图 1—8）：

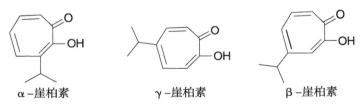

α-崖柏素　　　　　　γ-崖柏素　　　　　　β-崖柏素

图 1-8　变形单萜

（6）环烯醚萜——一类含有 10 个碳原子，是环戊烷单萜衍生物

从植物中得到的环烯醚萜具有半缩醛结构，不稳定，在植物体多形成苷类。骨架结构又分为三类（图 1-9）：

A. 环烯醚萜苷类：由 10 个碳构成，其结构上 C1 羟基多与葡萄糖形成苷类，且大多数为单糖苷，C11 有的氧化成羧酸，并可以形成酯。

B. 4-去甲基环烯醚萜苷类：是环烯醚萜的降解苷，由 9 个碳原子构成，环上取代情况与环烯醚萜类似。

C. 裂环环烯醚萜苷：由环烯醚萜苷苷元部分在 C7-C8 处开环衍生而来。

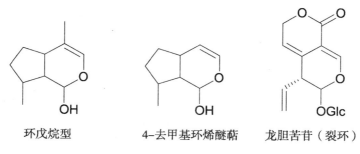

环戊烷型　　　　　4-去甲基环烯醚萜　　　　龙胆苦苷（裂环）

图 1-9　环烯醚萜骨架

4.1.3 倍半萜

倍半萜是由 3 个异戊二烯单位组成，含有 15 个碳原子的萜类次生代谢产物。其在植物体中生物合成的前体物质是焦磷酸金合欢酯（FPP）。倍半萜类化合物无论从物质数量，还是从结构骨架类型种类，都是萜类化合物中较多的一类。按其骨架结构中碳环数分类有：无环型、单环型、双环型、三环型、四环型，其碳环有五元环、六元环、七元环等，甚至可达十二元环。现有倍半萜骨架类型超过 200 种。此外也有按含氧功能基分为倍半萜醇、醛、酮、内酯等。

（1）无环倍半萜——链状倍半萜

常见的有金合欢烯又称麝子油烯，有 α、β 两种构型，为重要的高级香料原料（图 1-10）。

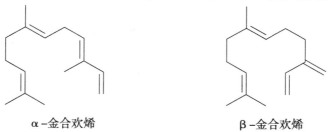

α-金合欢烯　　　　　　　　β-金合欢烯

图 1—10　常见无环倍半萜

（2）单环倍半萜——常见的有没药烷型、榄香烷、吉玛酮（图 1-11）

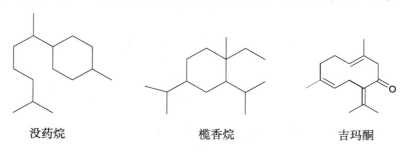

没药烷　　　　　　　榄香烷　　　　　　　吉玛酮

图 1-11　常见单环倍半萜

（3）双环倍半萜——骨架类型超过百种的一类倍半萜。常见的骨架类型如（图1－12）：

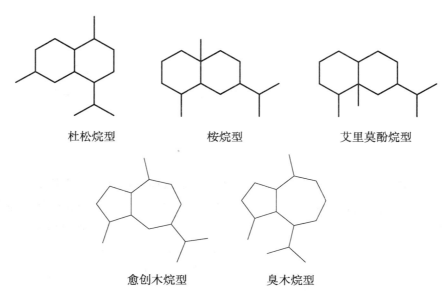

杜松烷型　　　　　　　桉烷型　　　　　　　艾里莫酚烷型

愈创木烷型　　　　　　臭木烷型

图1－12　常见双环倍半萜

4.1.4 二萜和二倍半萜

在植物中二萜类化合物由焦磷酸香叶基香叶酯（GGPP）转化缩合而成，其分子式可用（C_5H_8）$_4$代表。该类化合物的基本骨架主要有20余种，次要的有50余种。分为链状和环状二萜。常见的链状二萜如植物醇，常见的单环二萜如维生素A，其余多环二萜如穿心莲内酯（二环）、紫杉醇（三环）、丹参醌（三环）、甜菊苷（四环）、高乌甲素（五环）等（图1－13）。

二倍半萜含有25个碳原子，从上世纪50年代末才陆续有所报道，为数不多。

4.1.5 三萜及三萜皂苷

三萜及其苷类，广泛分布于植物界。多数是由6个异戊二烯缩合而成的，由30个碳原子组成。已发现的三萜类化合物结构类型达30多种，除少数是无环三萜（鲨烯）、二环三萜（椰色酸）、三环三萜（龙涎香醇）外，大多数三萜类化合物以四环三萜和五环三萜的形式存在。四环三萜的具体骨架类型包括达玛烷型、羊毛脂烷型、甘遂烷型、环阿屯烷型（环阿尔廷烷）、葫芦烷型、楝苦素型。五环三萜的具体骨架类型包括齐墩果烷型、乌苏烷型、羽扇豆烷型、木栓烷型（图1－14）。常见的三萜结构中通常存在的取代基有－CH_3、－OH，而羟基多在C－3β位，此外，在C－2，12，15，16，17，19－25位，27－30位也可能有羟基。酮基通常出现在C－11位（如甘草酸），也可能出现在C－22位（如雪胆甲素）。三萜中通常含有羧基，多出现在C－30位，27位，

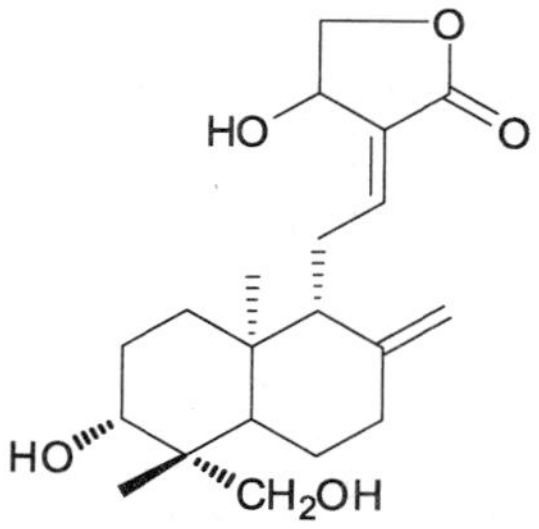

穿心莲内酯

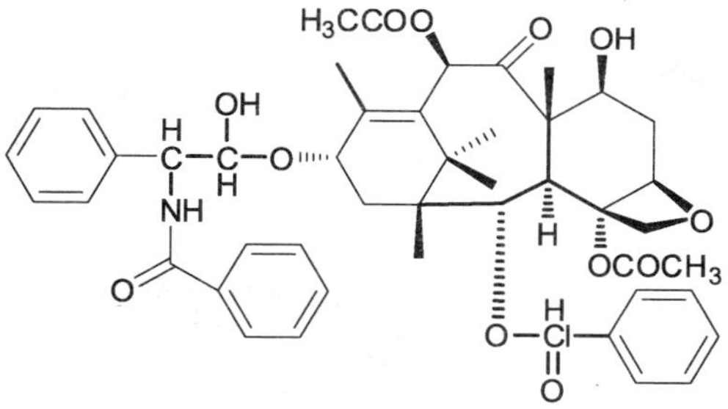

紫杉醇

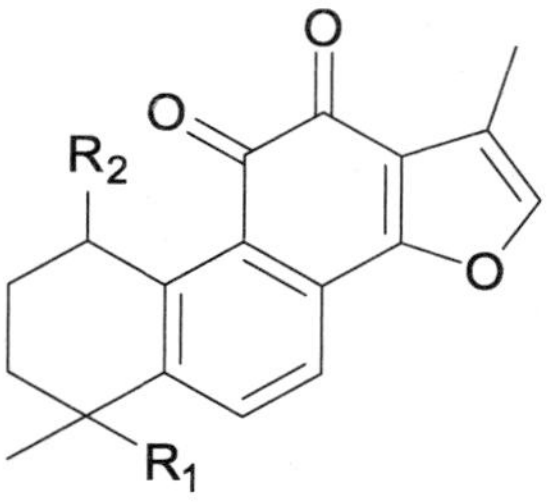

丹参醌

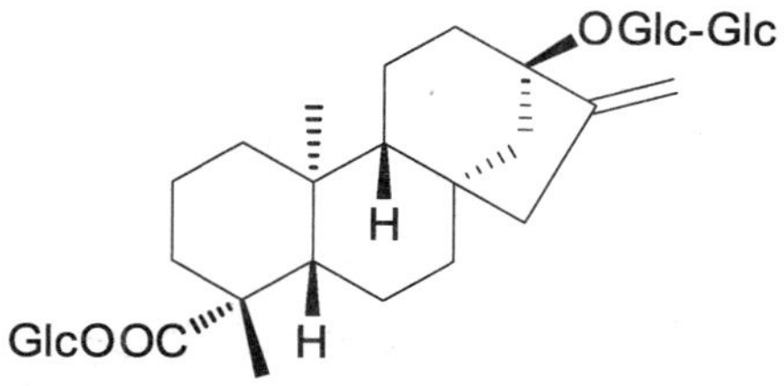

甜菊苷A

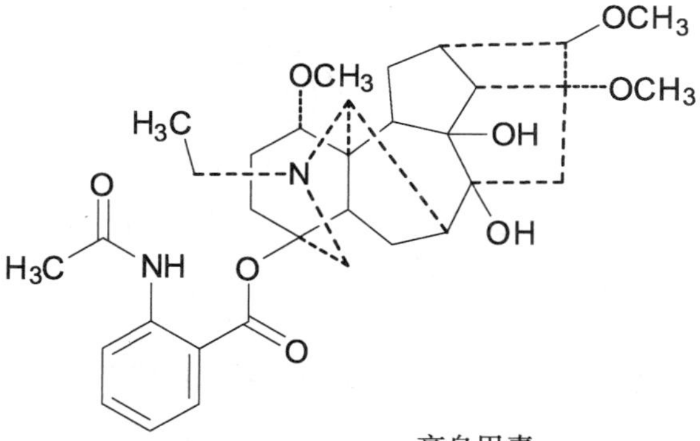

高乌甲素

图 1-13 常见二萜

28 位，29 位等。

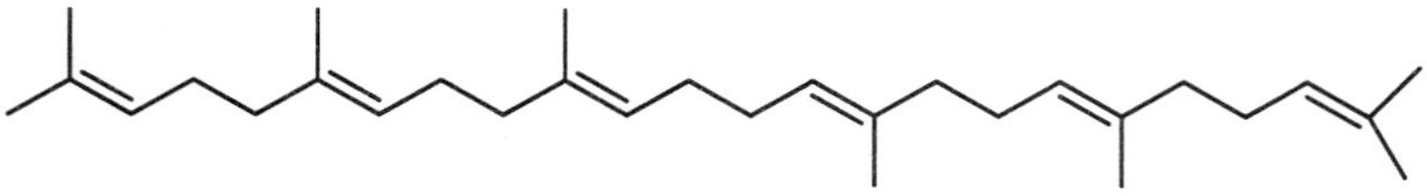

鲨烯

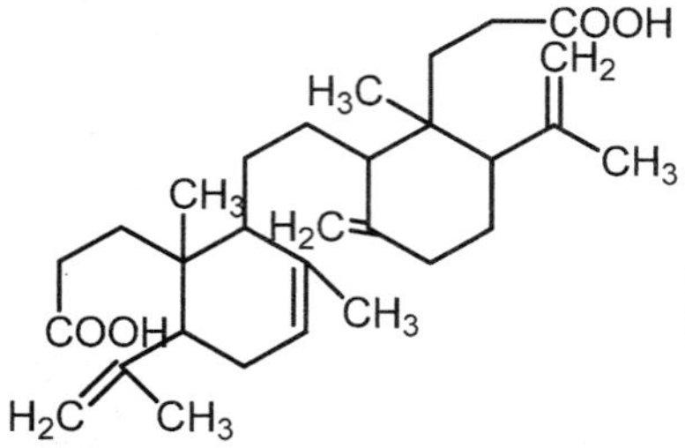

榄色酸

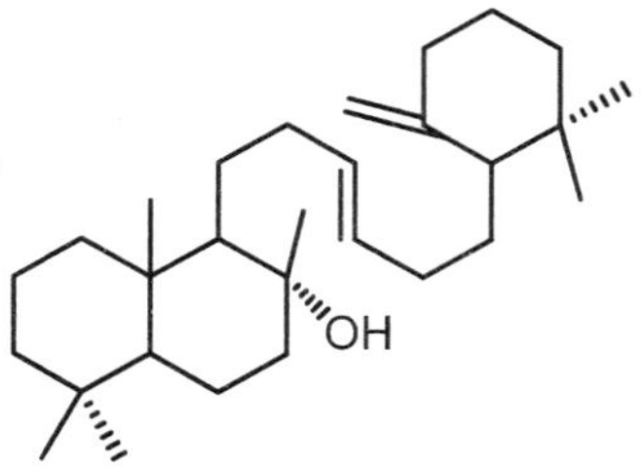

龙涎香醇

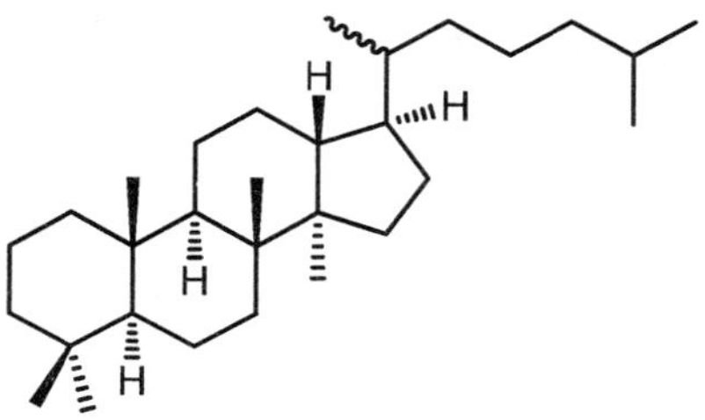

达玛烷

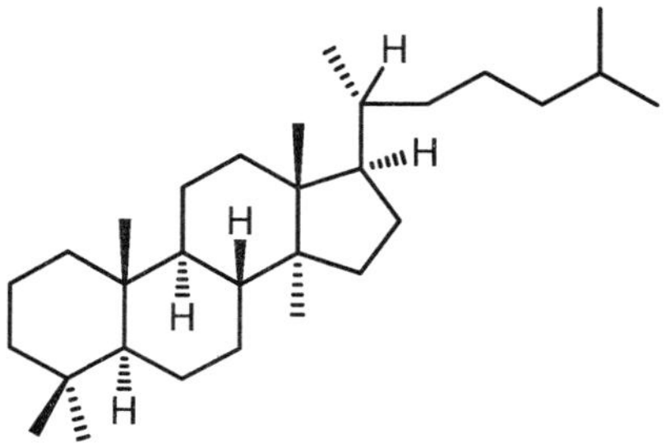

羊毛甾烷

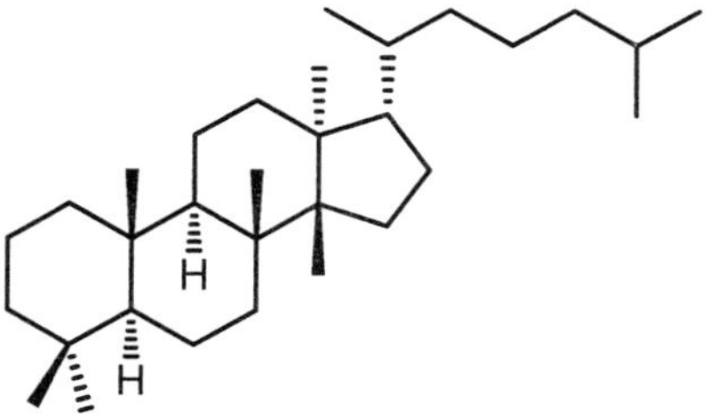

甘遂烷

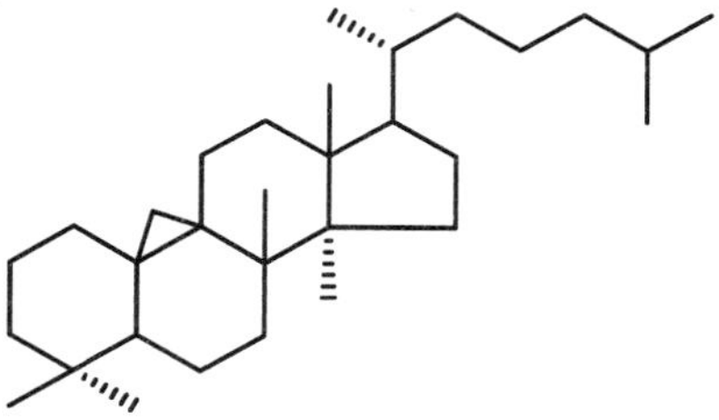

环阿屯烷

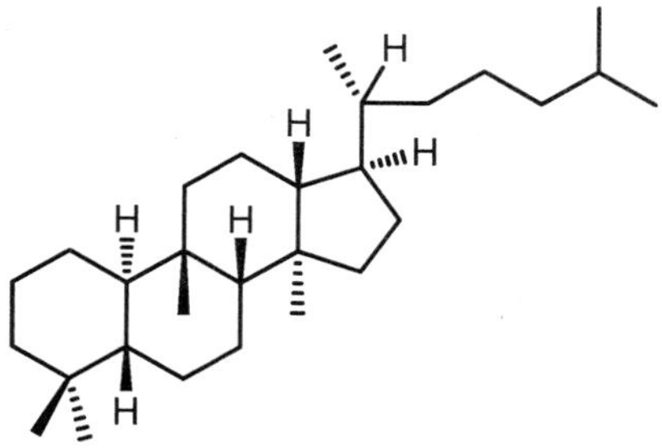

葫芦烷

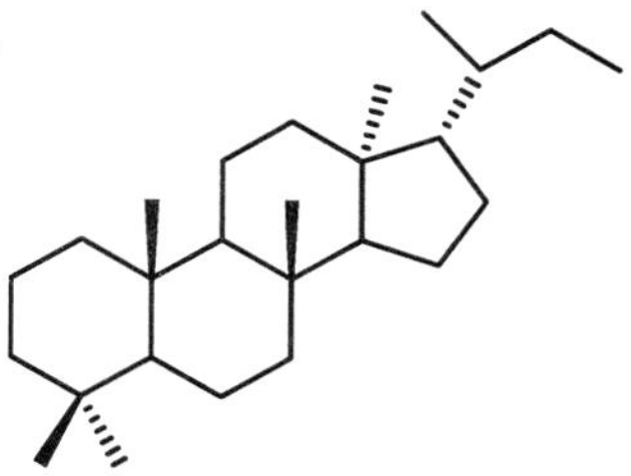

苦楝素

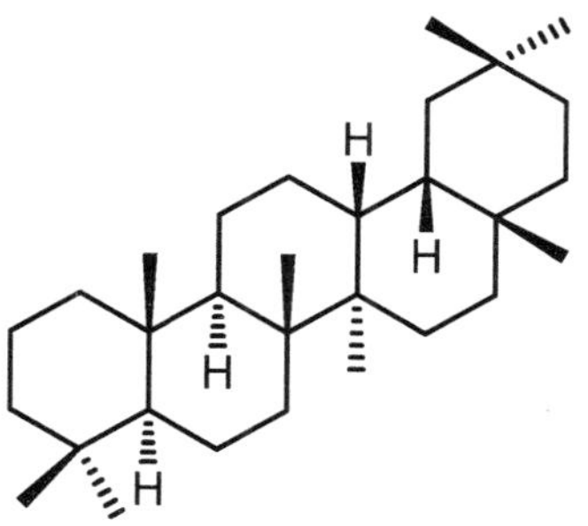

齐墩果烷

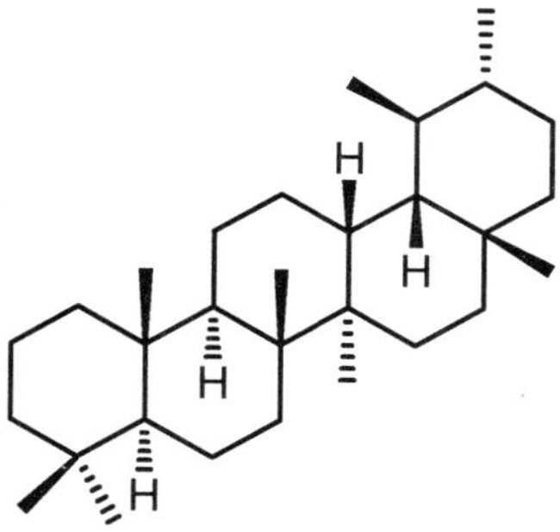

乌苏烷

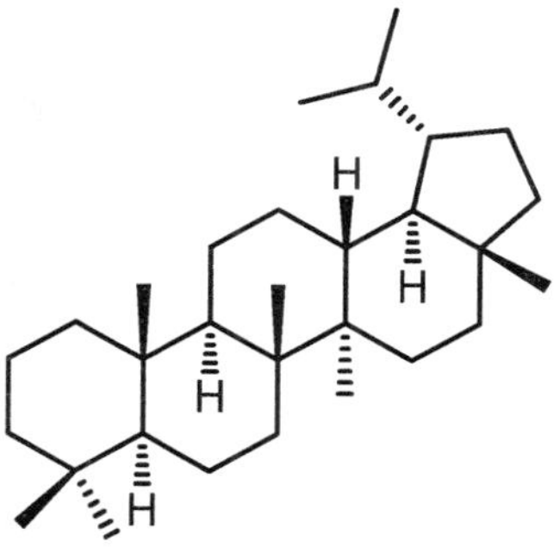

羽扇豆烷

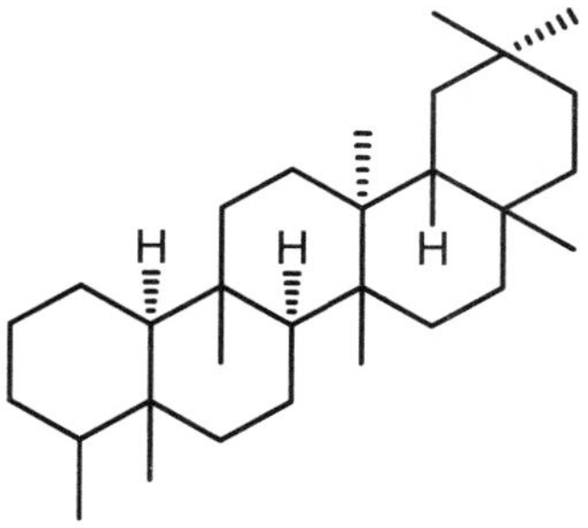

木栓烷

图 1 - 14 常见三萜骨架

三萜通常也与糖结合以苷的形式存在，三萜与糖结合成的苷溶于水，其水溶液振摇后可产生胶体溶液，并且有持久性肥皂水溶液样的泡沫故名三萜皂苷。常见的三萜皂苷元为五环三萜和四环三萜。葡萄糖、半乳糖、鼠李糖、阿拉伯糖、木糖以及糖醛酸（如葡萄糖醛酸、半乳糖醛酸）、乙酰氨基糖等则是三萜皂苷常见的糖单元。三萜皂苷的糖链中所含糖的个数从 1—10 个不等。有时其糖链还可能与其他有机酸如桂皮酸、阿魏酸等结合成更复杂的苷。由于三萜皂苷的苷元大多数都具有羧基，所以三萜皂苷也有酸性皂苷之称。

4.2 甾体及其苷类

该类化合物也是在植物中通过甲戊二羟酸生物合成途径，经角鲨烯转化而来的。甾体种类很多，但结构中都具有环戊烷骈多氢菲的甾核（图 1 - 15）。甾核的四个环可以有不同的稠合方式。一般甾核的 C - 10 和 C - 13 位有角甲基取代，C - 17 位有侧链，它们均为 β - 型。甾核 C - 3 位通常有羟基取代，可与糖结合成苷。C - 3 位羟基具有两种构型，C - 3 - OH 与 C - 10 - CH₃ 为顺式，称为 β - 型（以实线表示）；C - 3 - OH 与 C - 10 - CH₃ 为反式，称为 α - 型或 epi - （表 - ）型（以虚线表示）。母核的其他位置还可以有羟基、羰基、双键、环氧醚等功能基的取代。甾体化合物常见的有 C - 21 甾类、强心甾类、甾体皂苷类、植物甾醇、昆虫变态激素、胆酸类。

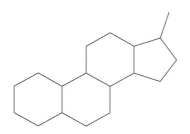

图 1-15 环戊烷骈多氢菲

4.2.1 C21 甾

C21 甾是一类含有 21 个碳原子的甾体衍生物，以孕甾烷（图 1-16）或其异构体为基本骨架。在 C-5、C-6 位大多有双键，C-20 位可能有羰基，C-17 位上的侧链多为 α-构型，但也有 β-构型。在植物体中除游离方式存在外，也可和糖缩合成苷类存在，糖链多和 C-3-OH 相连，但也发现有连在 C-20 位 OH 上。分子中除含有 2-羟基糖外，有时还含有 2-去氧糖。是广泛应用于临床的一类重要药物。

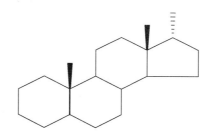

图 1-16 孕甾烷

4.2.2 强心甾类

强心甾类次生代谢产物在植物中以甾醇为母体经过约 20 种酶多次转化生成。强心苷元多在 C-3 位羟基与几个单糖结合成的低聚糖链连接成苷，少数为双糖苷或单糖苷。由于具有强心作用而得名。

强心苷元在甾体母核的 C-17 位上均连一个不饱和内酯环。其中甾体母核部分 B/C 环为反式稠合，C/D 环为顺式稠合，而 A/B 环多为顺式，如洋地黄毒苷元，少数为反式稠合，如乌沙苷元（图 1-17）。甾体母核部的 C-3 和 C-4 位上都有羟基。C-3-OH 多为 β-构型，如洋地黄毒苷元；少数是 α-构型。C-14-羟基均是 β-构型。在母核的其他位置还有羰基、羟基、环氧基等。根据强心苷元甾体母核的 C-17 位上连接的不饱和内酯环的不同，可将强心苷元分为如下两类。

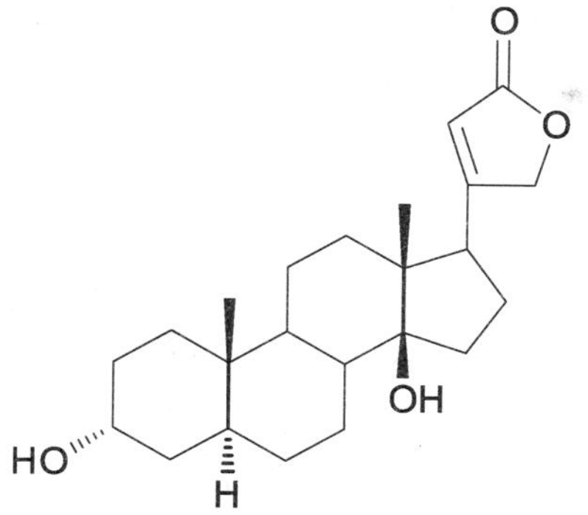

图 1-17 乌沙苷元

A. 强心甾烯类：其基本母核由 23 个碳原子组成，母核的 C-17 位上连接的是五元不饱和内酯环，大多为 β-构型，个别为 α-构型。已知的强心苷元中，绝大多数属于此类（图 1-18）。

B. 蟾蜍甾烯类或海葱甾二烯类：其基本母核由 24 个碳原子组成，形成蟾蜍甾或海葱甾。母核部分 C-17 位上连接的是六元环不饱和内酯环，为 β-构型（图 1-19）。已知强心苷中仅少数几种强心苷元属于这一类型。

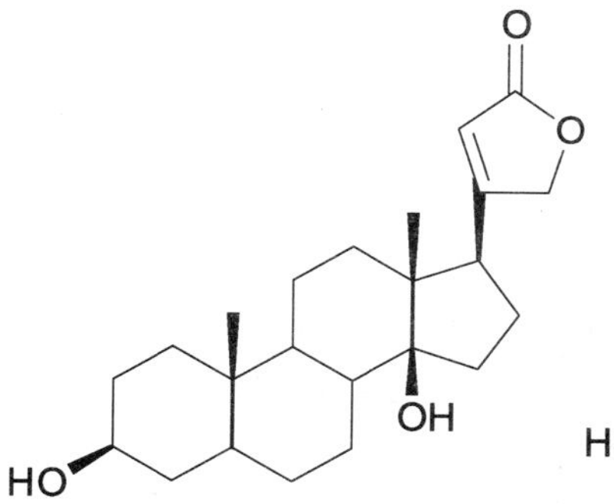

图 1-18 强心甾烯类 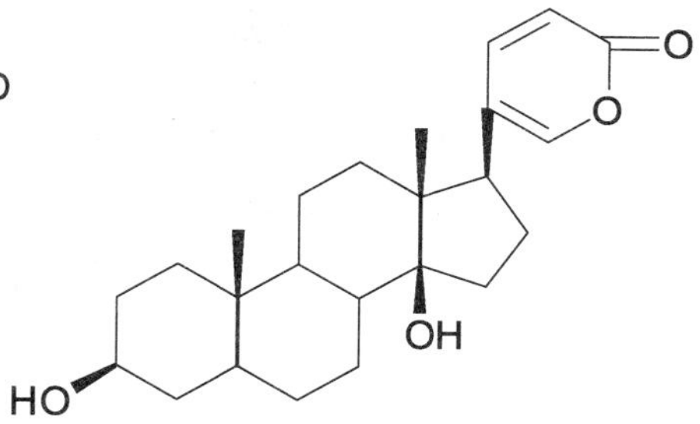　　　图 1-19 蟾蜍甾烯类或海葱甾二烯类

已发现的强心苷中的糖共有 20 余种。根据它们的 C-2 位上有无羟基可以分成 α-羟基糖和 α-去氧糖两类。α-羟基糖包括 D-葡萄糖、L-鼠李糖、D-洋地黄糖等。而 α-去氧糖由于主要存在于强心苷类化合物的分子中，被认为是强心苷类化合物的特征结构单元，包括 D-洋地黄毒糖、L-夹竹桃糖、D-加拿大麻糖等。

4.2.3 甾体皂苷类化合物

甾体皂苷是一类由螺甾烷类化合物与糖结合的寡糖苷。由于这类皂苷不具有羧基，呈中性，又称之为中性皂苷。这类皂苷元基本骨架属于螺甾烷的衍生物，依照螺甾烷结构中 C-25 的构型和环合状态，又分为四种类型，A. C-25 为 S 构型的螺甾烷醇类；

B. C - 25 为 R 构型的异螺甾烷醇类；C. F 环为开链的呋喃甾烷醇类；D. F 环为五元四氢呋喃环的变形螺甾烷醇类（图 1 - 20）。

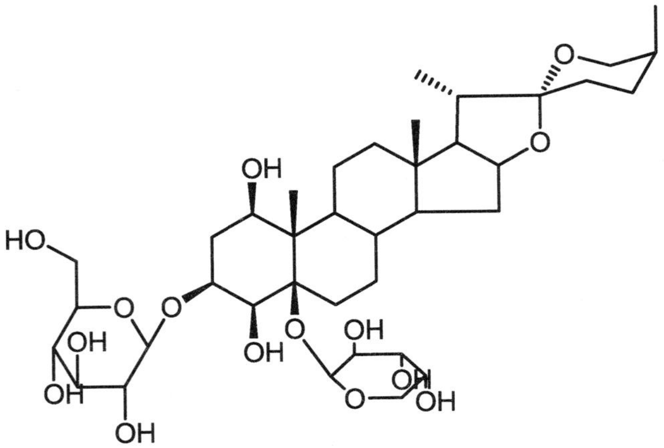

A. 螺甾烷醇类—铃兰葡萄糖苷B

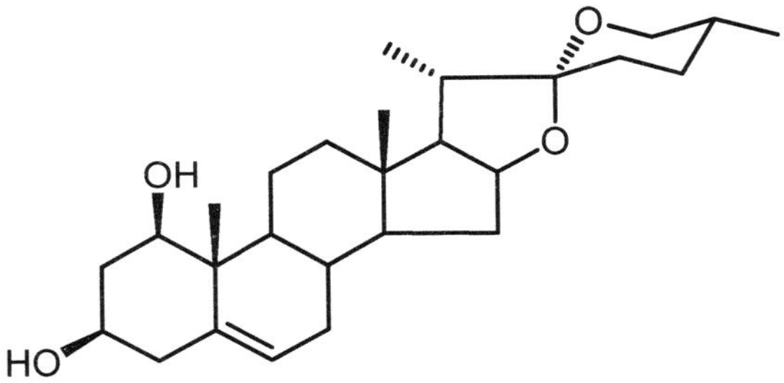

B. 异螺甾烷醇类—假叶树皂苷元

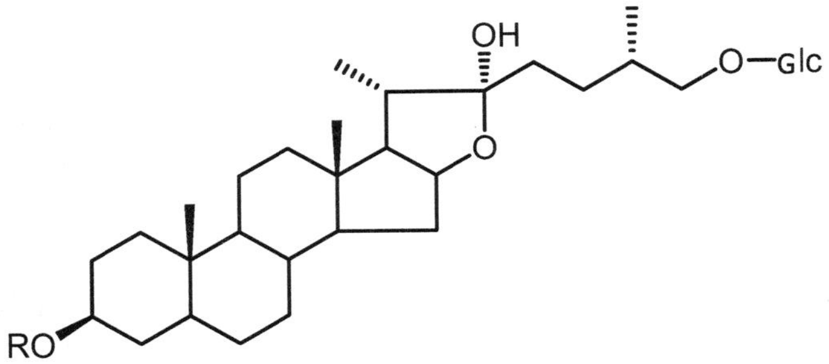

C. F环为开链的呋喃甾烷醇类

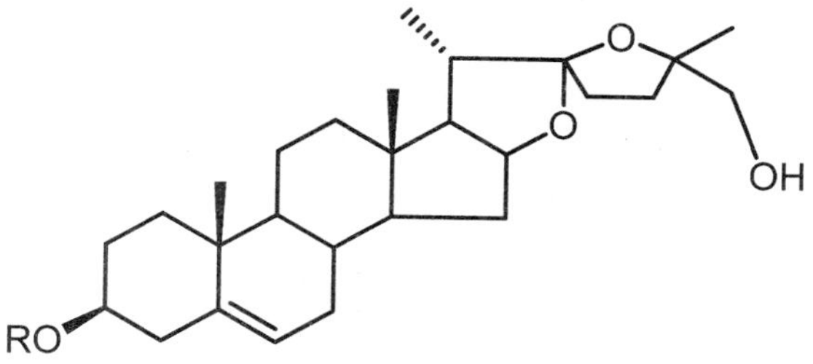

D. 变形螺甾烷醇类

图 1-20　常见甾体皂苷苷元

4.3 苯丙素类

该类化合物是一类含有一个或几个 C6－C3 单位的次生代谢产物，且在苯核上有酚羟基或烷氧基取代。来源于植物中醋酸或苯丙氨酸及酪氨酸，后者脱氨生成桂皮酸的衍生物，多数天然芳香化合物由此生物合成途径而来。包括苯丙烯、苯丙醇、苯丙酸及其缩酯、香豆素、木脂素和黄酮等。

4.3.1 苯丙酸类

植物中广泛分布着基本结构是酚羟基取代的芳香羧酸，其中不少具有 C6－C3 结构，称为苯丙酸类。苯丙酸常与不同的醇、氨基酸、糖、有机酸等结合成酯，如：中药金银花中的绿原酸是咖啡酸与奎宁酸的酯（图 1－21）。

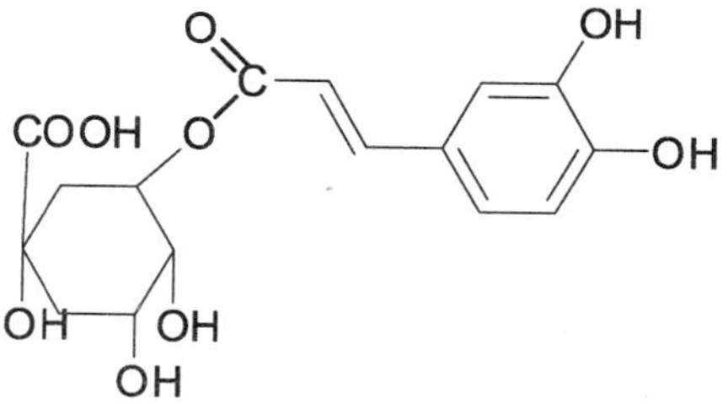

图 1-21　绿原酸

4.3.2 香豆素

香豆素是一类母核为苯骈 α－吡喃酮的内酯类化合物，环上常有取代基。通常将香豆素分为四类：

A. 只有苯环上有取代基的简单香豆素类。取代基一般为羟基、烷氧基、苯基、异戊烯基等。由于绝大多数香豆素在 C7 位都有含氧官能团存在，因此，7－羟香豆素（图 1－22）可以认为是香豆素类成分的母体。

25

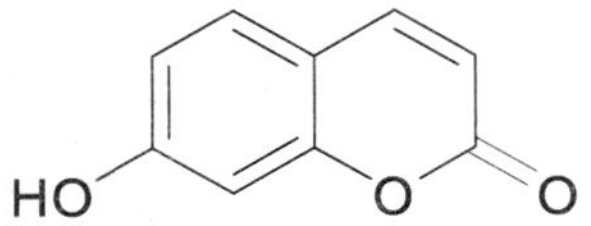

图 1 - 22　伞形花内酯（7 - 羟香豆素）

若香豆素核上的异戊烯基与邻位酚羟基（7 - 羟基）环合成呋喃或吡喃环，则衍生出两类化合物，呋喃香豆素和吡喃香豆素。

B. 呋喃香豆素类（线型和角型）（图 1 - 23）

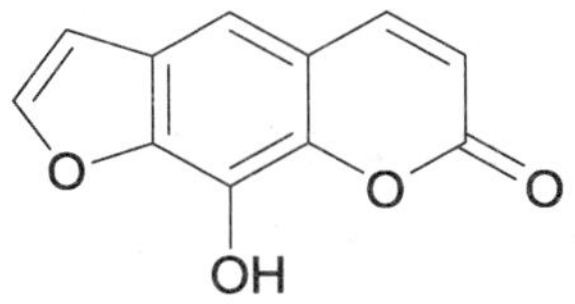

线型：花椒毒酚 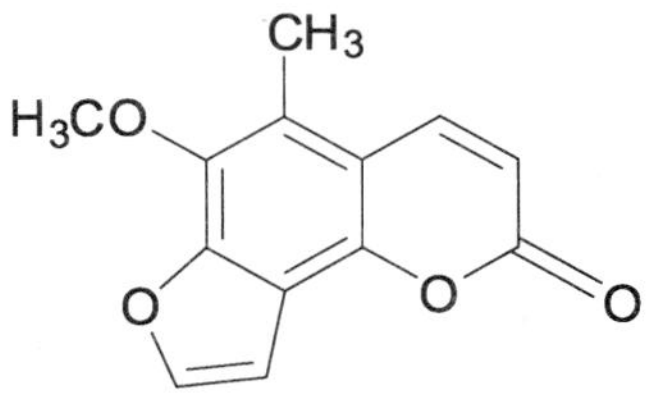　　　　　　　角型：茴香内酯

图 1 - 23　呋喃香豆素类

C. 吡喃香豆素类（线型和角型）（图 1 - 24）

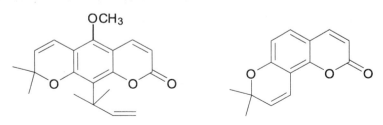

线型：枸橘内酯　　　　　　　角型：邪蒿内酯

图 1 - 24　吡喃香豆素类

D. 其他香豆素类

α - 吡喃酮环上 C3、C4 上连有苯基、羟基、异戊烯基等的香豆素类，也包括二聚体和三聚体（图 1 - 25）。

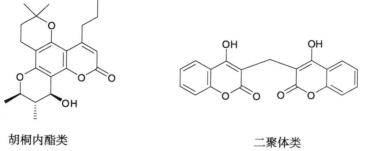

3-或4-苯代衍生物—异甘草香豆素   4-氧代衍生物—蟛蜞菊内脂

胡桐内酯类   二聚体类

图 1 - 25 其他香豆素类

4.3.3 木脂素

一类由苯丙素结构单元通过氧化聚合而形成的次生代谢产物，通常是苯丙素单元的二聚物，少数三聚物称为倍半木脂素和四聚物称为二木脂素。组成木脂素的 C6 - C3 单位有四种：桂皮酸或桂皮醛、桂皮醇、丙烯苯和烯丙苯（图 1 - 26）。

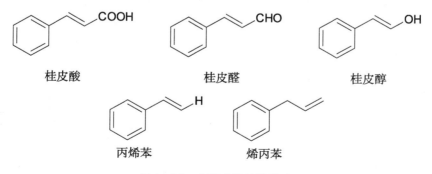

桂皮酸   桂皮醛   桂皮醇

丙烯苯   烯丙苯

图 1 - 26 木脂素的结构单元

根据木脂素的结构特点，具体分为如下 12 类：

（1）二芳基丁烷类（图 1 - 27）

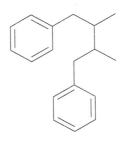

图 1 - 27 二芳基丁烷

（2）二芳基丁内酯类（图 1 - 28）

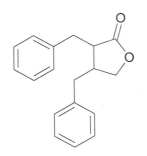

图 1 - 28 二芳基丁内酯

（3）芳基萘类

根据饱和程度分为芳基萘、芳基二氢萘和芳基四氢萘三种结构（图 1 - 29）。

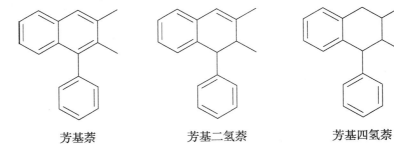

芳基萘　　　　　　　芳基二氢萘　　　　　　芳基四氢萘

图 1 - 29 芳基萘类

（4）四氢呋喃类

因氧原子连接位置的不同，可形成 7 - O - 7'、7 - O - 9' 和 9 - O - 9' 三种四氢呋喃结构（图 1 - 30）。

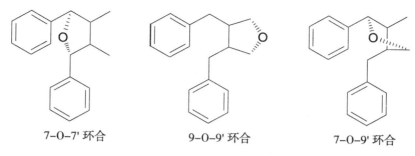

7-O-7′ 环合　　　　　9-O-9′ 环合　　　　　7-O-9′ 环合

图 1 - 30　四氢呋喃类

（5）双四氢呋喃类

由二个取代四氢呋喃单元形成四氢呋喃骈四氢呋喃结构（图 1 - 31）。

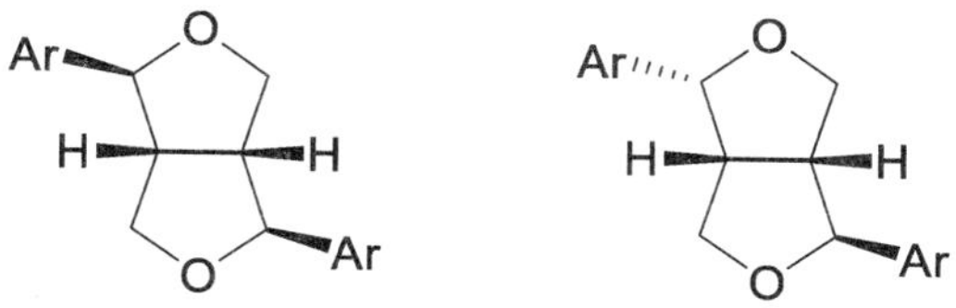

图 1 - 31　双四氢呋喃类

（6）联苯环辛烯类（图 1 - 32）

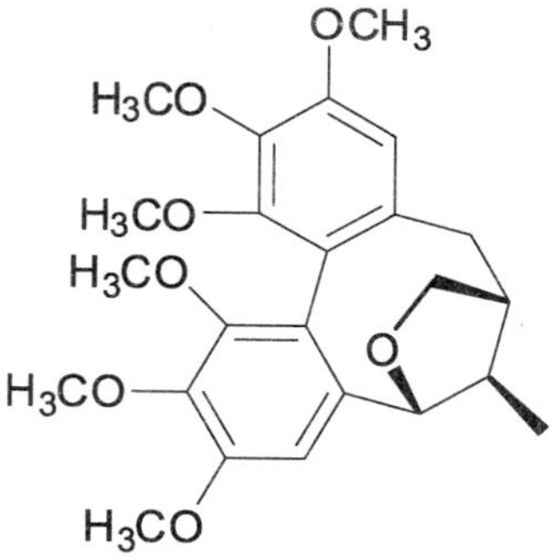

图 1 - 32　联苯环辛烯类代表化合物

（7）苯骈呋喃类（图 1 - 33）

包括苯骈呋喃及其二氢、四氢和六氢衍生物。

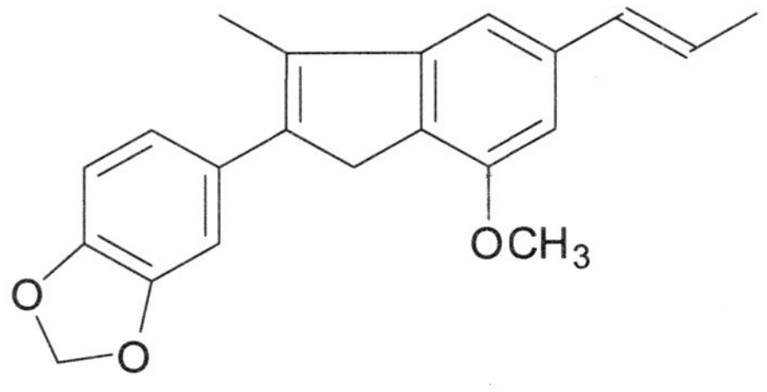

图 1 − 33　苯骈呋喃类代表化合物

（8）双环类（图 1 − 34）

辛烷类

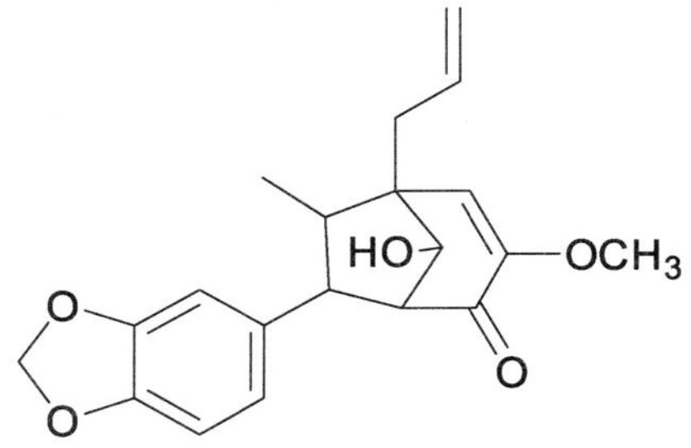

图 1 − 34　双环辛烷类代表化合物

（9）苯骈二氧六环类

两分子苯丙素通过氧桥连接，形成二氧六环结构（图 1 − 35）。

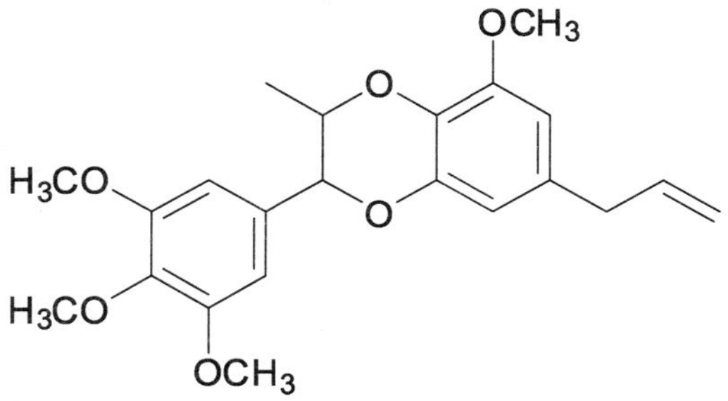

图 1 − 35　苯骈二氧六环类代表化合物

（10）螺二烯酮类（图 1 − 36）

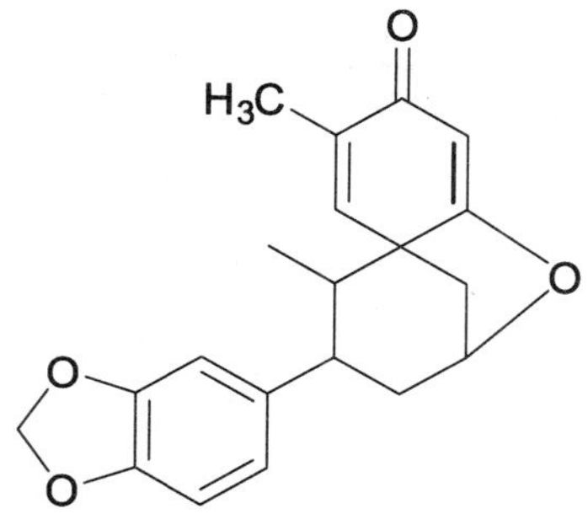

图 1 – 36 螺二烯酮类

（11）联苯类（图 1 – 37）

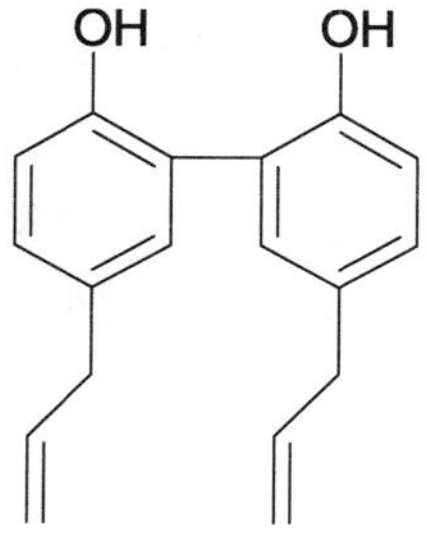

图 1 – 37 联苯类代表化合物厚朴酚

（12）倍半木脂素和二木脂素

分别由 3 分子和 4 分子苯丙素聚合而成（图 1 – 38）。

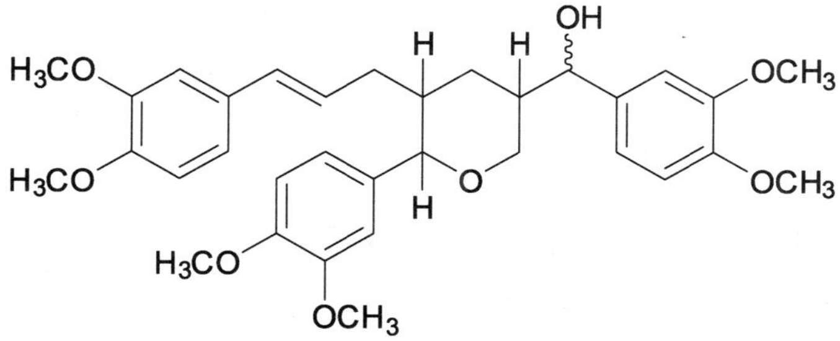

倍半木脂素代表化合物

二木脂素类代表化合物

图 1-38　倍半木脂素和二木脂素

此外，还有由一分子苯丙素与黄酮、香豆素等结合而成的杂木脂素，如黄酮木脂素以及基本母核比一般的木脂素少 1—2 个碳只有 16—17 个碳原子的去甲木脂素。

4.3.4 黄酮

黄酮类化合物由三个丙二酰辅酶 A 和一个桂皮酰辅酶 A 生物合成而产生，是数量众多的一类次生代谢产物。早期黄酮类化合物是指基本母核具有 2-苯基色原酮结构的一系列化合物。由于它们的分子中都具有酮式羰基，又多显黄色，故称黄酮。但随着对黄酮类化合物研究的不断深入，现在的黄酮类化合物已远远超出了 2-苯基色原酮的定义范围，而是将所有具有两个芳环（A 与 B）通过三碳链相互联结而成的一系列化合物都称为黄酮类化合物。此外，两个芳环之间并非是通过三碳链相连接的叫酮类化合物也被认为是黄酮类合物。

根据连接黄酮化合物两个苯环的三碳链的氧化程度、B 环连接位置及三碳链是否成环等特征，黄酮类化合物被分为如下类型（图 1-39）：

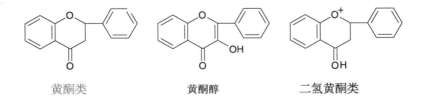

黄酮类　　　　　　　黄酮醇　　　　　　　二氢黄酮类

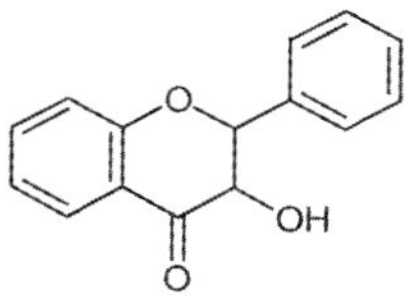

二氢黄酮醇 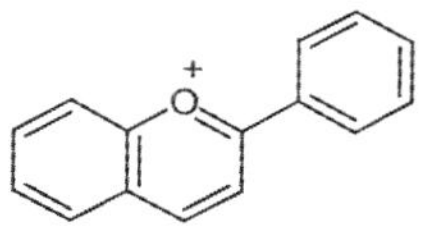　　　　　花色素类 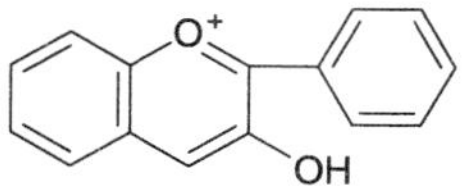　　　　　黄烷-3-醇类

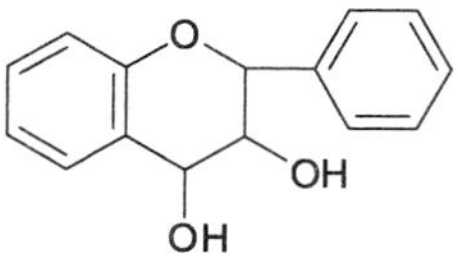

黄烷-3,4-二醇类 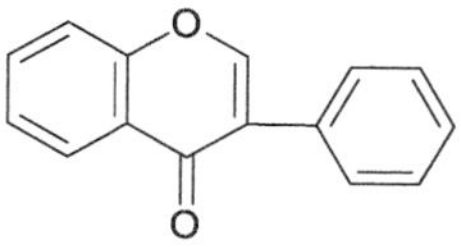　　　异黄酮类 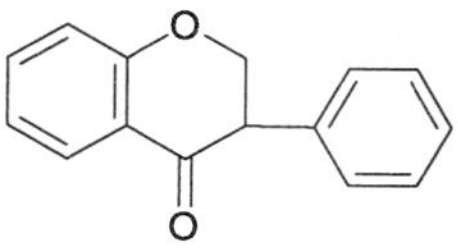　　　　　二氢异黄酮类

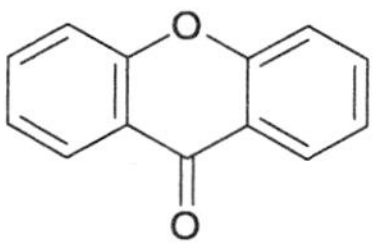

双苯吡酮类 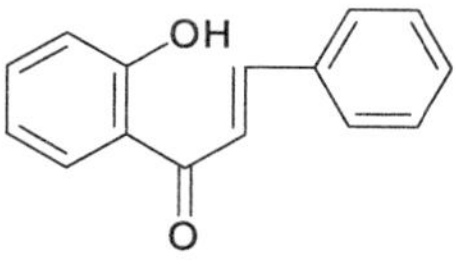　　　　　查耳酮类 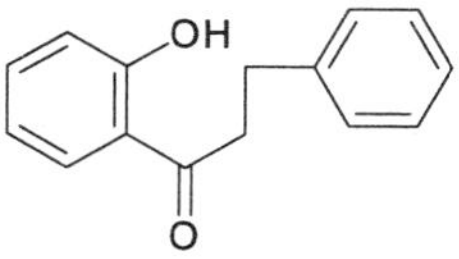　　　　　二氢查耳酮类

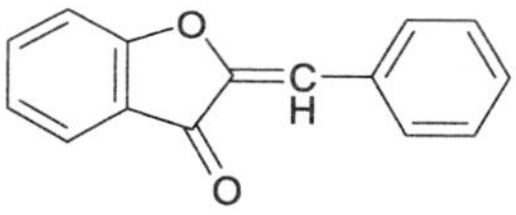

橙酮类 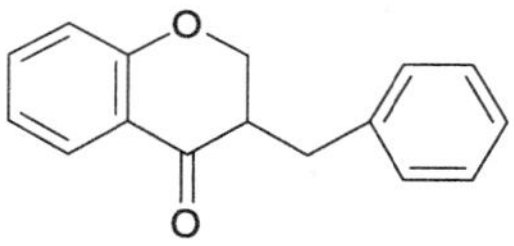　　　　　　　高异黄酮类

图 1-39　黄酮类化合物

　　在不同的黄酮母核上常连接不同的取代基。取代基的类型多为羟基、甲基和异戊二烯基。取代位置羟基一般在 A 环形成间苯三酚，在 B 环形成邻苯二酚，而 C 环多在 3位。异戊二烯基主要在羟基邻位取代，即 A 环 6，8 位，B 环在 2，5 位。有的黄酮还具有次甲二氧基、萜类侧链、呋喃骈环、吡喃骈环等结构，由此产生了结构丰富的黄酮类化合物。

　　从植物中得到的黄酮类化合物通常还能与单糖相连以苷的形式存在，糖与苷元的连接形式常见的为 -O- 糖苷，但在天然黄酮类化合物中也有以 -C- 糖苷的形式存在。如牡荆素（图 1-40）、葛根素等。由于糖的种类不同，连接位置不同，连接方式不同，黄酮苷类化合物数量众多。

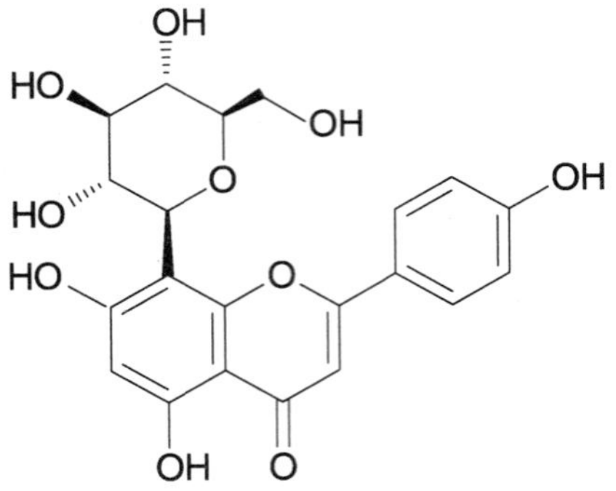

图 1-40 牡荆素

组成黄酮苷的糖类主要有:

(1) 单糖类 D-葡萄糖、D-半乳糖、D-木糖、L-鼠李糖、L-阿拉糖及 D-葡萄糖醛酸等。

(2) 双糖类 槐糖（glcβ1→2glc）、龙胆二糖（glcβ1→6glc）、芸香糖（rhα1→6glc）、新橙皮糖（rhα1→2glc）、刺槐二糖（rhα1→6glc）等。

(3) 叁糖类 龙胆三糖（glcβ1→6glcβ1→2fru）、槐三糖（glcβ1→2glcβ1→2glc）等。

(4) 酰化糖类 2-乙酰葡萄糖、咖啡酰基葡萄糖。

关于糖的连接位置，通常有如下规律：

(1) 黄酮苷在 C-7 位连接最多，其次是 C-5 位和 C-4′位。

(2) 黄酮醇苷在 C-3 位最多，C-7 位次之，也有 C-4′位。

(3) 花色苷多在 C-3 位上连接一个糖，或在 3,5 位上连接二葡萄糖苷。

(4) 双糖苷 C-3,7 位较多见，C-3,4′位较少见。双糖苷可以是同一种糖，也可以是不同的糖。

4.4 醌类

该类化合物是结构单元中存在醌类或容易转变为具有醌类结构的次生代谢产物，以及在生物合成方面与醌类有密切联系的化合物。根据母体结构的特征，分为：

(1) 苯醌类——醌类中最简单而重要的一类化合物。从结构上分为邻苯醌和对苯醌两大类（图 1-41）。

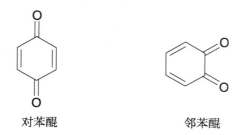

对苯醌   邻苯醌

图 1 – 41 苯醌

邻苯醌不稳定，故自然界存在的大多为对苯醌。在母核上多有 – OH、 – OMe、 – Me 等基团取代。

（2）萘醌类

从结构上可分为：α – 萘醌类和 β – 萘醌类及 amphi – （2，6）萘醌。从自然界得到的几乎均为 α – 萘醌类（图 1 – 42）。

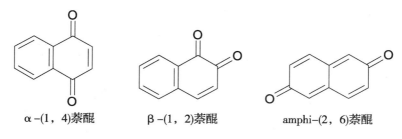

α –(1，4)萘醌   β –(1，2)萘醌   amphi–(2，6)萘醌

图 1 – 42　萘醌

（3）菲醌类

有邻醌和对醌两种类型（图 1 – 43）：

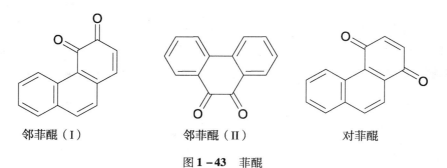

邻菲醌（Ⅰ）   邻菲醌（Ⅱ）   对菲醌

图 1 – 43　菲醌

（4）蒽醌类

依据其还原程度的不同，又将其分成蒽醌衍生物、蒽酚（或蒽酮）衍生物、二蒽酮类衍生物。其中，蒽醌类根据羟基的位置差异又分为大黄素型（ – OH 在羰基的两侧）和茜草素型（ – OH 在一侧苯环上）（图 1 – 44）。

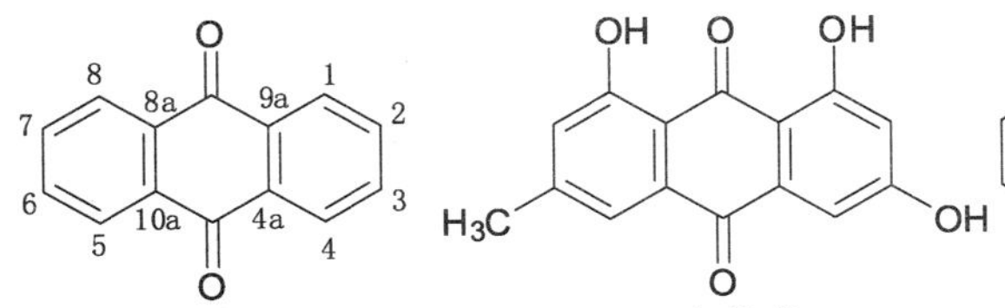

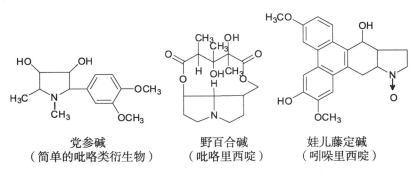

蒽醌　　　　　　大黄素　　　　　　茜草素

图 1-44　蒽醌类

4.5 生物碱类

该类化合物是指一类含氮的次生代谢产物（不包括低分子胺类，如：甲胺、乙胺等、氨基酸、氨基糖和维生素类等化合物），多数具有碱的性质且能和酸结合生成盐，大部分化合物为杂环化合物且氮原子在杂环内，多数有较强的生理活性。

根据生物碱的化学结构特点将其分为：

（1）有机胺类（苯丙氨酸/酪氨酸代谢而来）——氮原子不结合在环内的一类生物碱。如：麻黄碱和秋水仙碱等（图 1-45）。

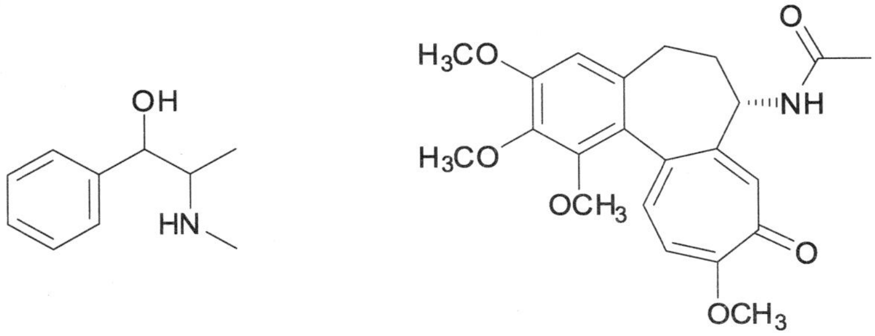

麻黄碱　　　　　　　　　　　　秋水仙碱

图 1-45　有机胺类

（2）吡咯衍生物——由吡咯或四氢吡咯衍生的生物碱，又进一步分为简单的吡咯衍生物（来源于鸟氨酸），如党参碱。吡咯里西啶衍生物（又称双稠吡咯啶，来源于鸟氨酸），如秋水仙碱和吲哚里西啶衍生物（来源于赖氨酸），如娃儿藤定碱（图 1-46）。

党参碱　　　　　　　野百合碱　　　　　　娃儿藤定碱
（简单的吡咯类衍生物）　（吡咯里西啶）　　　（吲哚里西啶）

图 1-46　吡咯衍生物

（3）吡啶衍生物——由吡啶或六氢吡啶衍生的生物碱。进一步分为：简单吡啶衍生物，如毒芹碱；喹诺里西啶，如苦参碱（图1－47）。

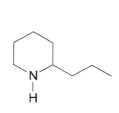

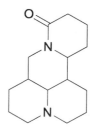

毒芹碱（简单的吡啶衍生物）　　　　　苦参碱（喹诺里西啶）

图1－47　吡啶衍生物

（4）莨菪烷衍生物——由吡咯啶和哌啶骈合而成的杂环。可分为颠茄生物碱和古柯生物碱二个类型（图1－48）。

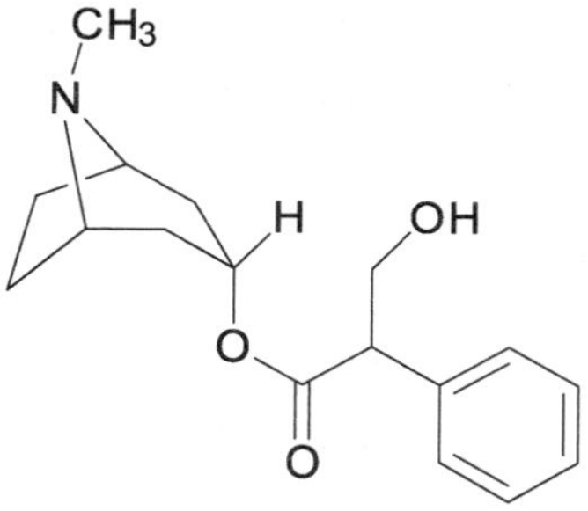

莨菪碱（莨菪烷衍生物） 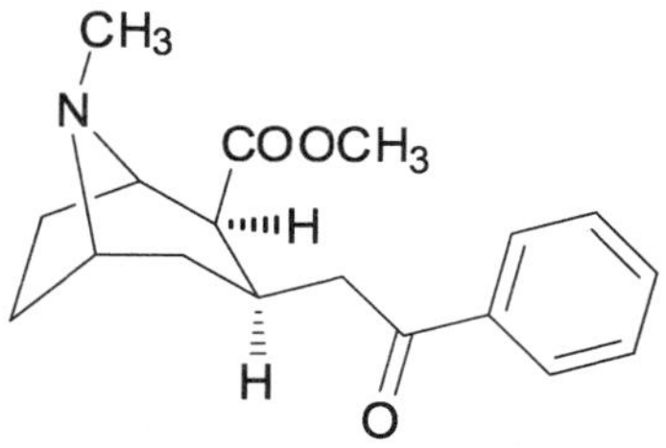　　　　　古柯生物碱

图1－48　莨菪烷衍生物

（5）喹啉衍生物（邻氨基苯甲酸代谢而来）代表性化合物为喜树碱（图1－49）。

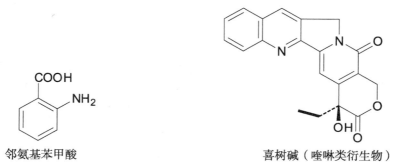

邻氨基苯甲酸　　　　　　　喜树碱（喹啉类衍生物）

图1－49　喹啉衍生物

37

（6）异喹啉衍生物（苯丙氨酸/酪氨酸代谢而来）——数量多且结构类型复杂的一类生物碱。其主要类型有：1－苯甲基异喹啉型生物碱，如厚朴碱；双苯甲基异喹啉型生物碱，如汉防己碱；原小檗碱型生物碱，如四氢巴马亭；阿朴啡型生物碱，如紫堇定、原阿朴啡型生物碱，如白屈菜碱；吗啡烷型生物碱，如吗啡；原托品碱型生物碱，如普罗托品（图1－50）。

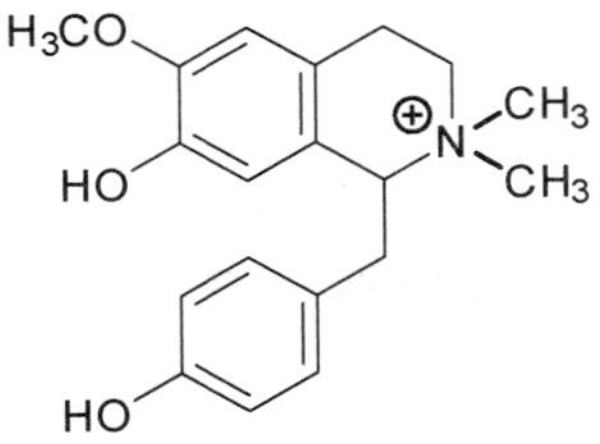

厚朴碱

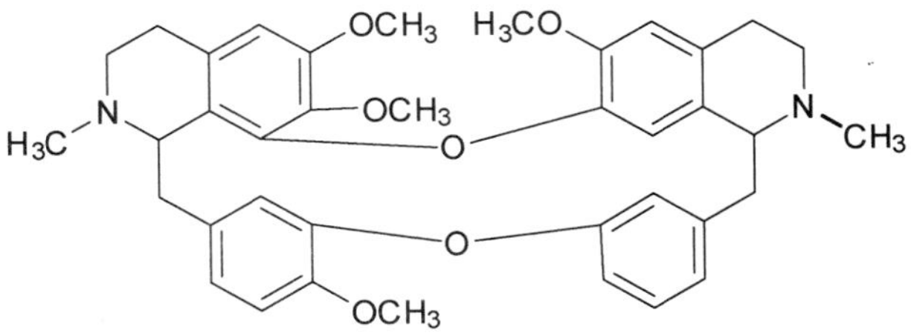

汉防己甲素

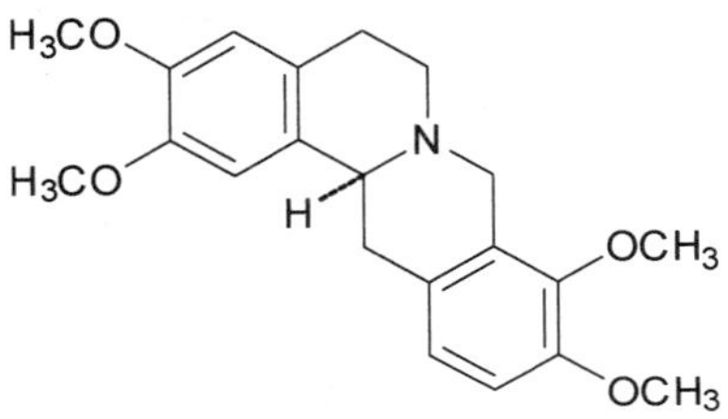

四氢巴马亭

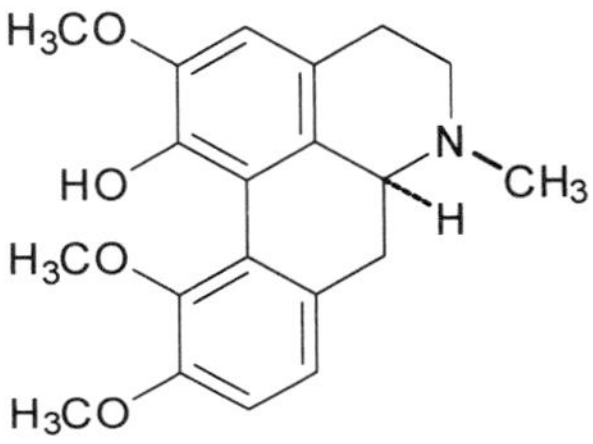

紫堇定

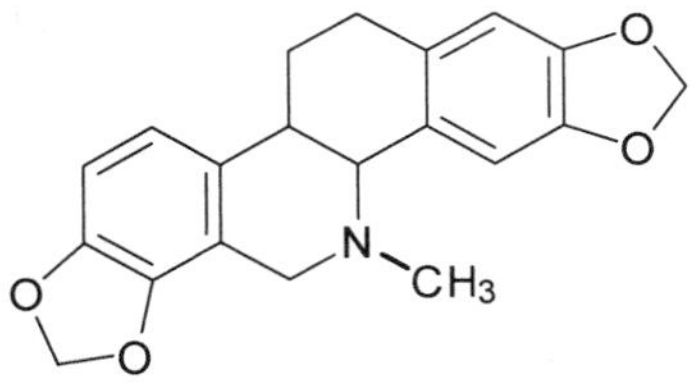

白屈菜碱

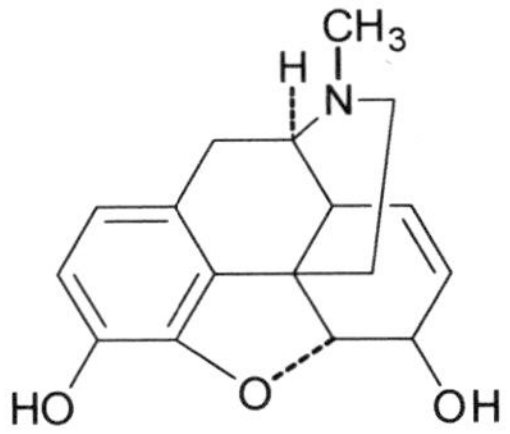

吗啡碱

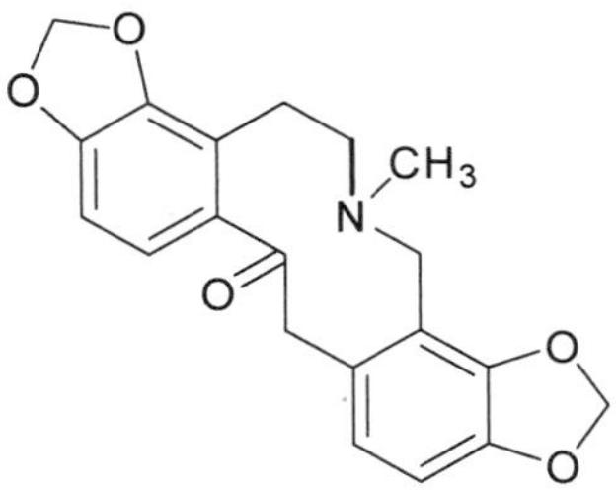

普罗托品

图**1－50**　异喹啉衍生物

（7）菲啶衍生物（苯丙氨酸/酪氨酸）也属异喹啉衍生物。该类中又分为苯骈菲啶类生物碱、吡咯骈菲啶类生物碱（图1-51）。

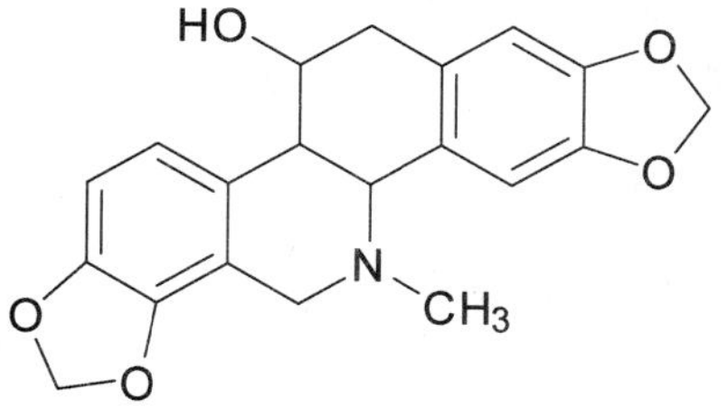

苯骈菲啶类—白屈菜碱 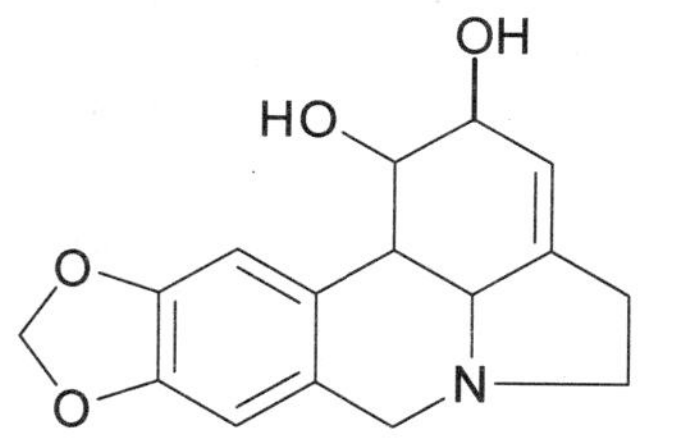　　　　　　吡咯骈菲啶类—石蒜碱

图1-51 菲啶衍生物

（8）吖啶酮衍生物（邻氨基苯甲酸代谢而来）代表化合物山油柑碱（图1-52）。

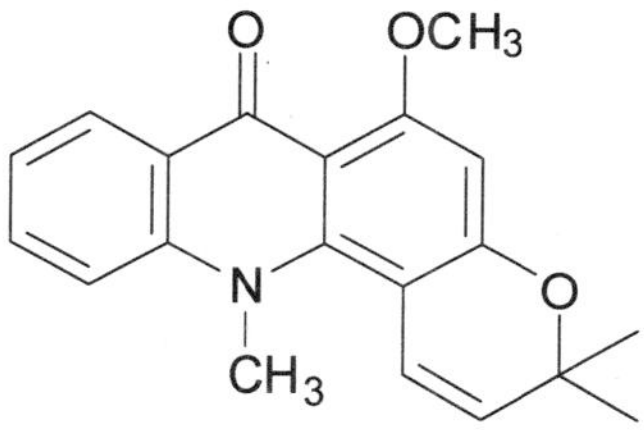

图1-52 山油柑碱

（9）吲哚衍生物（苯丙氨酸/酪氨酸代谢而来）——该类型生物碱数量较多，且结构也比较复杂，代表性化合物如靛青碱、毒扁豆碱、吴茱萸碱等（图1-53）。

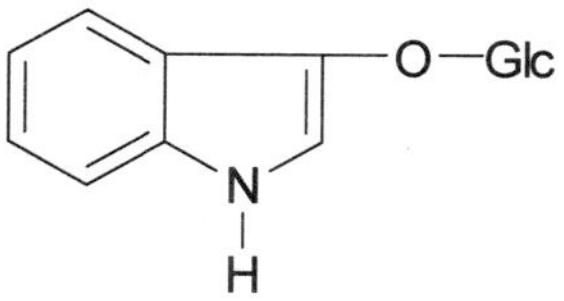

靛青碱 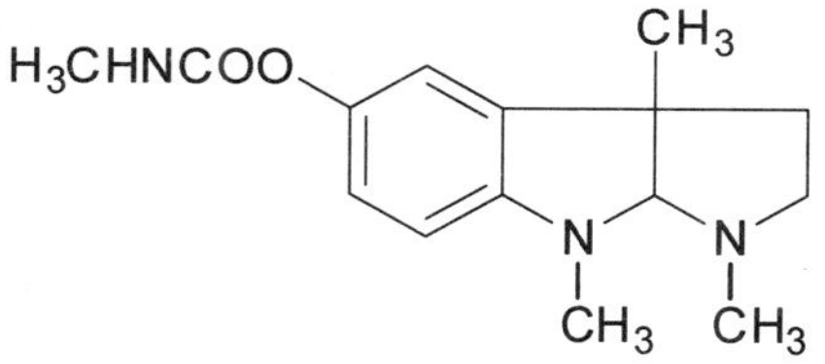　　　　　　　　　　毒扁豆碱

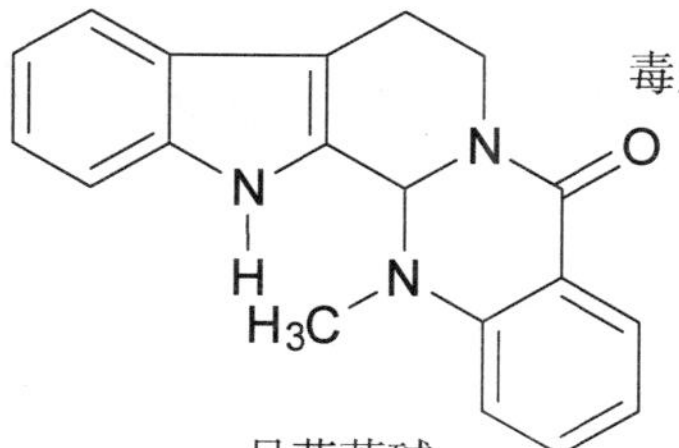

吴茱萸碱

图1-53 吲哚类生物碱

（10）咪唑衍生物——此类生物碱不多，代表性化合物毛果芸香碱（图1-54）。

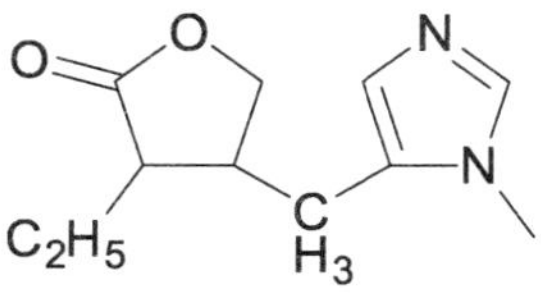

毛果芸香碱

图 1-54 咪唑衍生物类生物碱

（11）喹唑酮衍生物——代表性化合物如常山碱（图 1-55）。

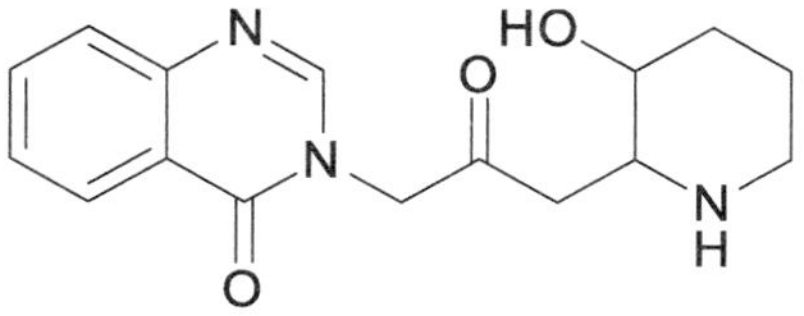

常山碱

图 1-55 喹唑酮衍生物类生物碱

（12）嘌呤衍生物——由嘌呤衍生的生物碱，如香菇嘌呤（图 1-56）。

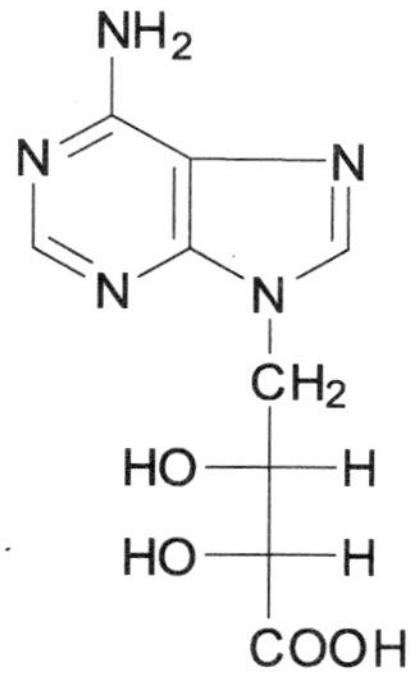

图 1-56 香菇嘌呤

（13）甾体生物碱类——是天然甾体的含氮简单衍生物，与萜类生物碱统称为伪生物碱。如，贝母碱（图 1-57）。

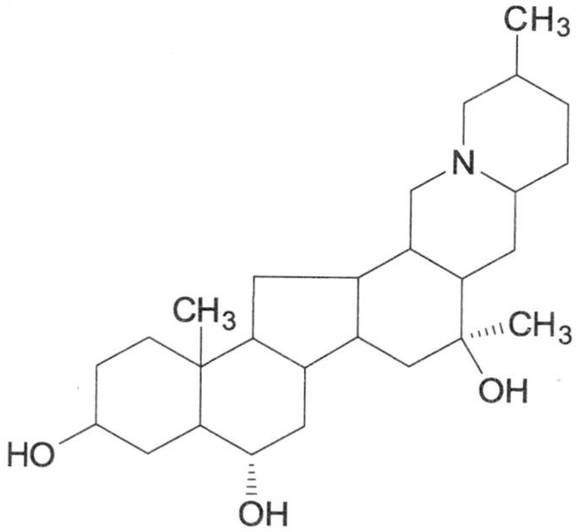

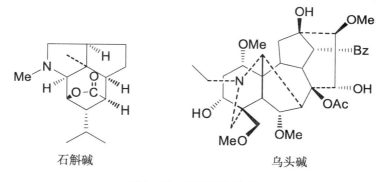

图 1 - 57　甾体生物碱

（14）萜生物碱类——包括单萜生物碱、倍半萜生物碱、二萜生物碱、三萜
生物碱等。如石斛碱属倍半萜生物碱；乌头生物碱属于复杂二萜衍生物（图 1 - 58）。

石斛碱　　　　　　　　　　乌头碱

图 1 - 58　倍半萜生物碱

（15）大环生物碱——例如，美登碱（图 1 - 59）。

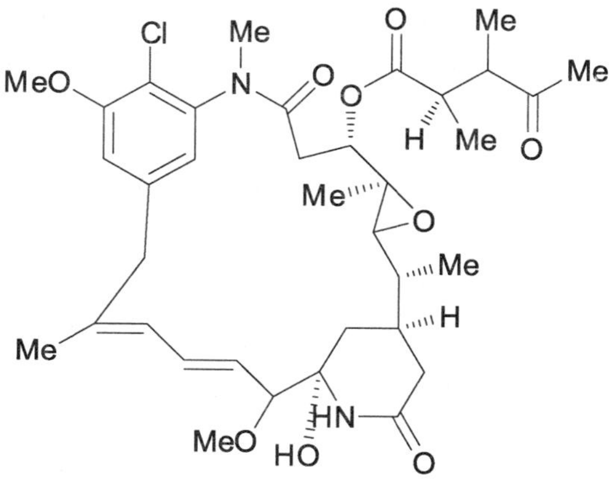

图 1 - 59　美登碱

（16）其他类型生物碱——川芎嗪，其结构为四甲基吡嗪（图 1 - 60）、短防己碱和间千金藤碱。

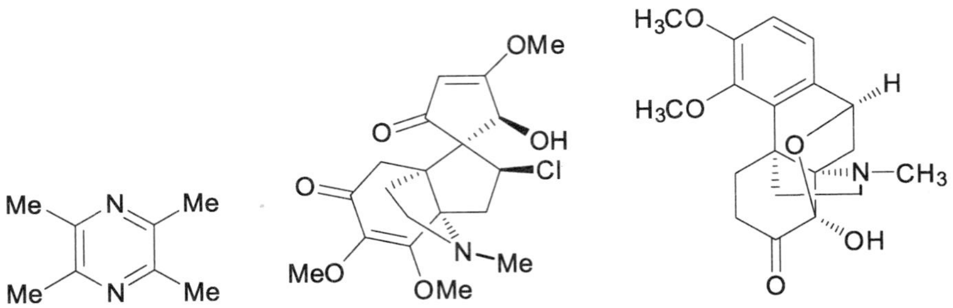

川芎嗪　　　　　　短防己碱　　　　　　间千金藤碱

图 1 - 60　其他类型生物碱

4.6 多糖

多糖是由单糖脱水形成的糖苷键线性或分支连接成的大分子化合物。多糖通常以游离形式或糖复合物形式（糖链与其他生物大分子以共价键相连形成化合物）参与重要的生命活动，如细胞生长、细胞识别、物质代谢、细胞间物质运输、免疫功能调节等。自然界的多糖大都含有 80 - 100 个单糖单元。直链多糖一般以 $\alpha - 1$，4 和 $\beta - 1$，4 糖苷键连接，支链多糖一般是 $\alpha - 1$，6 糖苷键。高等植物是天然多糖的重要来源，显示了免疫调节、抗肿瘤、抗病毒、抗衰老和抗感染等多种生物活性。

4.7 挥发油

挥发油也称精油，在植物界分布广泛，是植物中一类具有芳香气味，在常温下能挥发的油状液体的总称。各种挥发油所含成分比较复杂，通常一种挥发油中含有数十种到上百种成分，但一种挥发油中往往其中某些成分所占的分量较大，且有一定的比例，仍能显示一定的性质。一般情况下，挥发油中所含的化学成分主要有四类，包括：

4.7.1 萜类化合物——挥发油中主要是单萜及倍半萜类化合物，其中含氧衍生物多半是生物活性较强或芳香气味的主要成分。

4.7.2 芳香族化合物——挥发油中第二多化合物，存在广泛。挥发油中的芳香族化合物分为萜源衍生物，如百里香草酚、孜然芹烯、α - 姜黄烯等。苯丙烷类衍生物，即具有 C6 - C3 骨架、多有一个丙烷基的苯酚化合物或其酯类。例如桂皮油中桂皮醛。

4.7.3. 脂肪族化合物——挥发油中常存在脂肪族化合物。例如，异戊醛存在于橘子、柠檬、薄荷、铵叶、香茅等挥发油中。

5. 天然产物与人类的关系

天然产物是植物或微生物在生命周期中产生的次生代谢产物。生命科学和有机化学的相关研究表明，具有显著生理活性的天然产物，在植物、微生物器官或组织中的生物合成途径中占有优势选择性，是植物或微生物通过生存竞争，发生自然选择的结果。植物或微生物运用这些天然化学"武器"可以防御或进攻外界环境中其他物种从而保障其自身生存。基于如此的自然成因和功用，分离提取天然产物，并从中筛选能帮助人类防治疾病的新药或先导化合物始终是有机化学、化学生物学及药物化学等的重要研究领域。由于比来自组合化学随机高通量筛选的化合物具有更优良的"成药性"，天然植物中的化合物一直是新药或其先导化合物的重要来源。30 万种植物的次生代谢产物是人类寻找新药的一个巨大的宝藏。从 1981 年到 2006 年发现的新药中有 50% 来自于天然产物或以其为先导模板物，而对于抗肿瘤新药这个比例更是上升到约 70%。

萜类化合物中有许多化合物具有显著的生理活性，有的已用于临床并具有较好的疗效。从黄花蒿中（青蒿）提取的倍半萜内酯青蒿素是优于氯喹的抗疟新药；从芫花根茎中分得的芫花酯甲素是有效的引产剂；穿心莲内酯是穿心莲清热解毒、消炎止痛的有效成分；葫芦科植物中广泛分布的葫芦素类化合物，对肝炎和原发性肝癌有一定的疗效；中药泽泻中的四环三萜类化合物泽泻萜醇 A 具有降低血清胆固醇的作用；以紫杉醇为代表的二萜衍生物作为抗肿瘤药物有效延长了肿瘤患者的生命期。

甾体类化合物在上世纪 50 年代是合成甾体类避孕药和激素类药物的原料。但目前甾体及其皂苷类化合物被发现了更多的生物活性，尤其在心脑血管疾病、抗肿瘤、降血糖和免疫调节等方面显示了良好的功效。

苯丙素类化合物由于苯环上大多带有丰富的酚羟基或其他连氧官能团，也具有广泛的生理活性。如，抗氧化活性，抗衰老，保肝利肝，也可以阻断细胞周期，抗细胞增殖；抑制 DNA 合成，破坏 DNA 结构；保护细胞信号转导；诱导细胞凋亡；促进抑癌基因表达等。对小细胞肺癌、白细胞癌、淋巴肉瘤、神经胶质瘤、霍杰金氏症等多种癌症有特殊疗效。

生物碱是人类利用最早的一类天然产物，在临床药物中生物碱占据重要地位。例如，镇痛功效显著的吗啡、止喘的麻黄碱、抗肿瘤药物长春碱和长春新碱以及喜树碱、抗菌消炎的小檗碱、能抗中毒性休克的山莨菪碱、具有拟胆碱作用的加兰他敏、具有降压作用的利血平。

挥发油多具有祛痰、祛风、止咳、解热、健胃以及抗菌消炎的作用。此外也是香料工业重要的原料。

参考文献

高锦明 . 2003. 植物化学 ［M］. 北京：科学出版社 .

李炳奇，马彦梅 . 2010. 天然产物化学 ［M］. 北京：化学工业出版社 .

刘湘 汪秋安 . 2010. 天然产物化学 ［M］. 北京：化学工业出版社 .

王锋鹏 . 2009. 现代天然产物化学 ［M］. 北京：科学出版社 .

吴立军 . 2006. 天然药物化学 ［M］. 北京：人民卫生出版社 .

徐任生 . 2004. 天然产物化学（第 2 版）［M］. 北京：科学出版社 .

杨世林，杨学东，刘江云 . 2009. 天然产物化学研究 ［M］. 北京：科学出版社 .

第二章　药用植物化学成分的研究方法

第一节　植物化学成分提取方法

植物中所含成分十分复杂，既有初级代谢产物，也有次生代谢产物；既有需要的有效成分，又有无效成分和有毒成分。为了获取植物中有效的次生代谢产物，就要尽最大限度从复杂的均相或非均相体系中提取有效成分，然后通过分离技术去除杂质，最终得到所需纯净物质。

1.1　植物中有效成分的提取

目前应用较多的植物有效成分提取方法包括溶剂提取法、水蒸气蒸馏、萃取、吸附等方法。随着科学技术的进步与发展，在植物有效成分提取方面出现了超临界流体萃取技术、超声提取技术、微波萃取技术、酶法等许多新技术、新方法。

（1）溶剂提取法

溶剂提取法是根据植物中各种化学物质在溶剂中的溶解性质差异，选用对所需有效成分溶解度大，对不需要溶出成分溶解度小的溶剂，而将有效成分从植物组织内溶解出来的方法。当溶剂浸入植物原料（需适当粉碎）时，溶剂通过扩散、渗透作用逐渐通过细胞壁透入到细胞内，溶解化合物，而造成细胞内外的浓度差，于是细胞内化合物的浓溶液不断向外扩散，溶剂则不断进入组织细胞中，如此反复，直至细胞内外溶液浓度达到动态平衡，将此饱和溶液滤出，继续多次加入新溶剂，就可以把所需要的化合物从细胞中溶出。

根据化合物相似相溶原理，有机化合物的溶解性质决定于其原子组成和分子结构。结构中亲水性基团多，则极性大而易溶于极性大的溶剂。结构中亲水性基团少，则极性小而易溶于有机溶剂。一般来说，两种基本母核相同的成分，其分子中极性官能团极性越大，或数量越多，则整个分子的极性大，亲水性强。若分子中碳链越长，非极性部分越大，则亲脂性强。

因此溶剂提取法的关键是选择适当的溶剂。溶剂选择适当，就可以高效率地将需要的化合物提取出来。常用的提取溶剂可分为水、亲水性有机溶剂及亲脂性有机溶剂，其中水的极性最大。

水：水是一种强的极性溶剂。植物中亲水性的成分，如无机盐、糖类、分子量小的多糖类、鞣质、氨基酸、有机酸盐、生物碱盐及甙类等都能被水溶解。为了增加某些成分的溶解度，也常采用酸水及碱水作为提取溶剂。酸水提取，可使生物碱与酸生成盐类而溶出，碱水提取可使有机酸、黄酮、蒽醌、内酯、香豆素以及酚类成分溶出。

亲水性有机溶剂：即与水能混溶的有机溶剂，如乙醇、甲醇、丙酮等，以乙醇最常用。乙醇的溶解性能比较好，对植物细胞的穿透能力较强。难溶于水的亲脂性成分，在乙醇中的溶解度也较大。还可以根据被提取物质的性质，采用与水不同比例的乙醇进行提取。乙醇提取法与水提法相比，用水量较少，提取时间短，溶解出的水溶性杂质也少。

亲脂性有机溶剂：即与水不能混溶的有机溶剂，如石油醚、苯、氯仿、乙醚、乙酸乙酯等。亲脂性溶剂挥发性大，多易燃，一般有毒，价格贵，对设备要求较高，透入植物组织的能力弱，需长时间反复提取，一般较少采用。

综上，运用溶剂提取法时首先应考虑溶剂对植物中所需化合物的适宜溶解度，此外应使溶剂不能与所提取化合物发生化学反应，并且所选溶剂应该经济、易得、使用安全等。

选择了适宜溶剂后，常采用以下几种具体方法完成溶剂提取。

（1.1）浸渍法：直接将植物材料粉末或碎块装入适当的容器中，加入适宜的溶剂浸渍以溶出其成分的方法，提取时间长，效率低。

（1.2）渗漉法：将植物材料粉末装在渗漉器中，不断添加新溶剂，使其渗透过药材，自上而下从渗漉器下部流出。利用浓度差，使扩散能较好地进行，故浸出效果优于浸渍法。

（1.3）煎煮法：传统的浸出方法。虽然简便易于操作，但对于挥发性化合物和化学结构热稳定性差的化合物不宜使用。

（1.4）回流提取法：应用有机溶剂加热提取，需采用回流加热装置，以免溶剂挥发损失。该方法提取效率高于渗漉法和浸渍法。

（1.5）连续回流提取法：与回流提取法相比，需要溶剂量较少，提取成分也较完全。在实验室通常选用索氏提取器完成连续回流提取。

（1.6）超微粉碎提取法：近年来迅速发展起来的高新技术，通过把原材料加工成微米甚至纳米级的微粉后进行溶剂提取，极大提高了溶剂的溶解效率。但针对不同植物应确定最适粒度，才能更好地发挥超微粉碎的作用。例如含淀粉、黏液质较多的植物原材料，若采用该方法，会因超微粉碎而使杂质大量释放，影响有效成分的释放与吸收。

（2）水蒸气蒸馏法

适用于提取能随水蒸气蒸馏而结构不被破坏的植物化学成分。若化合物的沸点在水沸点 100℃ 以上，且与水不相混溶或仅微溶，同时在约 100℃ 时存在一定的蒸气压，则当与水在一起加热时，其蒸气压和水的蒸汽压总和为一个大气压时，液体就开始沸腾，水蒸气便将物质一起带出。植物中的挥发油类成分适用于这种提取方法。

（3）超临界流体萃取

超临界流体萃取是用超临界流体（简称 SFE）对植物中有效成分进行萃取和分离的新型技术。其原理是利用 SFE（溶剂）在临界点附近某区域（超临界区）内与待分离混合物中的溶质具有异常相平衡行为和传递性能，且对溶质的溶解能力随压力和温度的改变而在相当宽的范围内变动的现象，从多种液态或固态混合物中萃取出待分离组分（高福成，1997）。常用的 SFE 为 CO_2，具有无毒，不易燃易爆，价廉，有较低的临界压力和温度，易于安全地从混合物中分离出来的优点。与传统提取方法相比，超临界 CO_2 萃取法最大的优点是可以在近常温的条件下进行提取，且保留产品中全部有效成分，无有机溶剂残留，产品纯度高，操作简单，节能。葛发欢等（2000a）研究了应用超临界 CO_2 从黄山药中萃取薯蓣皂素的最佳条件，并证明超临界 CO_2 萃取薯蓣皂素进行工业化生产是可行的。与传统的汽油法比较，收率提高 1.5 倍，生产周期大大缩短，更避免使用汽油有易燃易爆的危险。葛发欢等（2000b）研究了超临界 CO_2 萃取柴胡挥发油和皂苷的工艺，与传统水蒸气蒸馏法相比较，SFE CO_2 萃取法提高了收率，缩短了提取时间，所得挥发油组成一致，只是各成分含量有差异。

该提取技术对于提取分离挥发性成分、脂溶性物质、高热敏性物质以及贵重药材的有效成分显示出独特的优点，但 SFE 需高压设备，一次性投资较大，运行成本高，目前在工业生产中还难以普及。

（4）超声提取技术

该技术的原理是利用超声波的空化作用加速植物有效成分的浸出提取。同时利用超声波的次级效应，如机械振动、乳化、扩散、击碎、化学效应等加速欲提取成分的扩散释放并充分与溶剂混合，利于提取。与常规提取法相比，具有提取时间短、产率高、无需加热等优点（郭孝武，1993）。郭孝武和杨锐（1999）报道了以95%乙醇为溶媒，分别用不同频率的超声波，选择不同的提取时间从益母草中提取益母草总碱。通过与回流提取法作比较，发现 110kHz 超声波提取 40min 的提取率比回流法提取 2h 所得提出率约高 1 倍，而超声提取法工艺简单，无需加热。李益福和张美玲（2000）采用高效液相色谱法检测，分别以煎煮、超声、半仿生提取方法对四物汤中阿魏酸和芍药苷的溶出量进行了比较。结果表明，超声技术提取方法简单，提取率高，是一种有应用前景的新提取技术。但超声提取技术对容器壁的厚薄及容器放置位置要求较高，适用于实验室研究，若要用于大规模生产，还有待于进一步解决有关工程设备的放大问题。

（5）微波萃取技术

原理是化合物在微波场中，吸收微波能力的差异使得基体物质的某些区域或萃取体系中的某些组分被选择性加热，从而使得被萃取物质进入到介电常数较小、微波吸收能力相对差的萃取剂中，实现从基体或体系中分离。王威等（1999）采用微波破壁法从高山红景天根茎中提取红景天苷，与传统的乙醇回流提取相比，在保持较高的提取率的同时，该方法缩短了提取时间，且显著降低了提取液中杂蛋白的含量。范志刚等（2000）报道了微波萃取技术对槐花中芸香苷浸出量的影响，结果表明微波萃取技术对槐花中芸香苷的浸出量明显优于常规煎煮方法。与传统煎煮法相比较，微波萃取技术克服了药材细粉易凝聚、易焦化的弊病，提取时间极短，设备简单，投资较少。虽然仍处于实验室运用阶段，但微波萃取技术是一种省时便捷、值得推广普及的中药浸出新方法。

（6）酶工程技术

选用适当的酶，通过酶反应温和地将植物组织分解，再选用相应的酶分解淀粉、蛋白质、果胶等，或促进某些极性低的脂溶性成分转化成糖苷类等易溶于水的成分而有利于提取。与传统的提取方法相比，酶工程技术显示了提取温度低、提取率高、安全性高的特点，但酶提取法对实验条件要求比较高，为使酶发挥最大作用，需先通过实验确定，掌握最适合的温度、pH 值及作用时间等，故该技术也存在一定的局限性。

1.2 植物中有效成分的分离方法

1.2.1 萃取法

两相溶剂提取又简称萃取法，是利用混合物中各成分在互不相溶的两种溶剂中分配系数的差异而达到分离的方法。萃取时如果各成分在两相溶剂中分配系数相差越大，则分离效率越高。如果在水提取液中的有效成分是亲脂性的化合物，一般多用亲脂性有机溶剂，如苯、氯仿或乙醚进行两相萃取。如果有效成分是偏亲水性的化合物，需要采用弱亲脂性的溶剂，例如乙酸乙酯、丁醇等。还可以在氯仿、乙醚中加入适量乙醇或甲醇以增大其亲水性。如提取黄酮类成分时，多用乙酸乙酯和水的两相萃取。提取亲水性强的皂苷则多选用正丁醇、异戊醇和水作两相萃取。但应注意有机溶剂亲水性越大，则较多的亲水性杂质将伴随而出，与水作两相萃取的效果就越不好，对有效成分进一步精制影响很大。

1.2.2 逆流连续萃取法

是一种连续的两相溶剂萃取法。其装置可具有一根、数根或更多的萃取管。管内用小瓷圈或小的不锈钢丝圈填充，以增加两相溶剂萃取时的接触面。例如用氯仿从川楝树皮的水浸液中萃取川楝素。将氯仿盛于萃取管内，而比重小于氯仿的水提取浓缩液贮于高位容器内，开启活塞，则水浸液在高位压力下流入萃取管，遇瓷圈撞击而分散成细粒，便与氯仿接触而增大，萃取就比较完全。如果一种中草药的水浸液需要用比水轻的苯、乙酸乙酯等进行萃取，则需将水提浓缩液装在萃取管内，而苯、乙酸乙酯贮于高位容器内。萃取是否完全，可取样品用薄层层析、纸层析及显色反应或沉淀反应进行检查。

1.2.3 逆流分配法

又称逆流分溶法、逆流分布法或反流分布。逆流分配法与两相溶剂逆流萃取法原理一致，但加样量一定，并不断在一定容量的两相溶剂中，经多次移位萃取分配而达到混合物的分离。本法所采用的逆流分布仪是由若干乃至数百只管子组成。若无此仪器，小量萃取时可用分液漏斗代替。预先选择对混合物分离效果较好，即分配系数差异大的两种不相混溶的溶剂，并参考分配层析的行为分析推断和选用溶剂系统，通过试验测知要经多少次的萃取移位而达到真正的分离。逆流分配法对于分离具有非常相似性质的混合物，通常可以取得良好的效果。但由于操作时间长，萃取管易因机械振荡而损坏，消耗溶剂亦多，应用上常受到一定限制。

1.2.4 液滴逆流分配法

又称液滴逆流层析法，是在逆流分配法基础上改进的两相溶剂萃取法。对溶剂系统的选择基本同逆流分配法，但要求能在短时间内分离成两相，并可生成有效的液滴。由于移动相形成液滴，在细的分配萃取管中与固定相有效地接触、摩擦不断形成新的表面，促进溶质在两相溶剂中的分配，故其分离效果往往比逆流分配法好，不会产生乳化现象。同时用氮气压驱动移动相，被分离物质不会因遇大气中氧气而氧化。本法必须选用能生成液滴的溶剂系统，且对高分子化合物的分离效果较差，处理样品量小于 1 克，且要求一定的设备，装置和操作较繁。

1.2.5 沉淀法

是在植物化学成分提取液中加入某些试剂产生沉淀，以获得有效成分或除去杂质的方法。

（1）铅盐沉淀法

醋酸铅及碱式醋酸铅在水及醇溶液中，能与多种化合物生成难溶的铅盐或络合物复盐沉淀，利用这种性质便可使有效成分与杂质分离。中性醋酸铅可与酸性物质或某些酚性物质结合成不溶性铅盐。因此，常用于沉淀有机酸、氨基酸、蛋白质、黏液质、鞣质、树脂、酸性皂式、部分黄酮等。可与碱式醋酸铅产生不溶性铅盐或络合物的化合物更多。

（2）试剂沉淀法

利用某种特殊试剂与植物提取物中某一类次生代谢产物发生沉淀反应，使之从复杂提取物中被分离。例如在生物碱盐的溶液中，水溶性生物碱难以用萃取法提取分出，常加入雷氏铵盐使生成生物碱雷氏盐沉淀析出。此外还可以用明胶、蛋白溶液沉淀鞣质。

（3）盐析法

盐析法是在植物成分提取液中加入无机盐至一定浓度，或达到饱和状态，使某些化合物在水中的溶解度降低以沉淀形式析出，从而与水溶性大的杂质分离。常用作盐析的无机盐有氯化钠、硫酸钠、硫酸镁、硫酸铵等。

1.2.6 结晶、重结晶和分步结晶法

化合物由非晶形经过结晶操作形成有晶形的过程称为结晶。第一次析出的结晶通常不纯，进行再次结晶的过程称为重结晶。

（1）杂质的除去：首先应力求尽可能除去影响化合物结晶的杂质。有时可选用溶剂溶出杂质，或只溶出所需要的化合物。有时可用少量活性炭等除去有色杂质。有时可通过氧化铝、硅胶或硅藻土短柱吸附或分离杂质，再进行制备结晶。但应用吸附剂除去杂质时，要注意所需要的成分也可能被吸附而损失。

（2）溶剂的选择：制备结晶要注意选择适宜的溶剂，并适量应用。适宜的溶剂，最好是在温度低时对所需结晶的化合物溶解度较小，而加热后溶解度较大。溶剂的沸点亦不宜太高。一般常用甲醇、丙酮、氯仿、乙醇、乙酸乙酯等。

（3）结晶溶液的制备：一般需制备过饱和的溶液。应用适量的溶剂在加热的情况下，将化合物溶解再放冷。需注意，如果在室温中可以析出结晶，就不需放置于冰箱中，以免伴随结晶析出更多的杂质。

（4）制备结晶操作：制备结晶除应注意以上各点外，在放置过程中，最好先塞紧瓶塞，避免液面先出现结晶，而致结晶纯度较低。如果放置一段时间后没有结晶析出，可以加入极微量的种晶，即同种化合物结晶的微小颗粒。加种晶是诱导晶核形成常用而有效的手段。没有种晶时，可用玻璃棒蘸过饱和溶液一滴，在空气中任溶剂挥散，再用玻璃棒摩擦容器内壁溶液边缘处，以诱导结晶的形成。如仍无结晶析出，可打开瓶塞任溶液逐步挥散，慢慢析晶。或另选适当溶剂处理，或再精制一次，尽可能除尽杂质后进行结晶操作。

（5）重结晶及分步结晶：在制备结晶时，最好在形成一批结晶后，立即倾出上层溶液，然后再放置以得到第二批结晶。所得初次结晶可以用溶剂溶解再次结晶精制。这种方法称为重结晶法。初次结晶经重结晶后所得各部分母液，再经处理又可分别得到第二批、第三批结晶。这种方法则称为分步结晶法或分级结晶法。结晶化合物在一再结晶过程中，结晶的析出总是越来越快，纯度也越来越高。分步结晶法各步骤所得结晶，其纯度通常有较大的差异，在未加检查前不要贸然混合。

（6）结晶纯度的判定：化合物的结晶都有一定的结晶形状、色泽、熔点和熔程，可以作为鉴定的初步依据。化合物结晶的形状和熔点往往因所用溶剂不同而有差异。例如原托品碱在氯仿中形成棱柱状晶体，熔点207℃；在丙酮中形成半球状晶体，熔点203℃。一般纯化合物结晶的熔程较窄，有时要求在0.5℃左右，如果熔程较长则表示化合物不纯。但有些例外情况，特别是有些化合物的分解点不易看得清楚。也有的化合物熔点一致，熔程较窄，却不是单体。一些立体异构体和结构非常类似的混合物，常有这样的现象。还有些化合物具有双熔点的特性，即在某温度已经全部熔融，当温度继续上升时又固化，再升温至一定温度又熔化或分解。如防己诺林碱在176℃时熔化，至200℃时又固化，再在242℃时分解。植物中所得化合物经过同一溶剂进行三次重结晶，其晶形及熔点一致，且在薄层层析或纸层层析法经数种不同展开剂系统检定，也为一个斑点者，一般可以认为是一个单体化合物。但应注意有的化合物在一般层析条件下，虽然只呈现1个斑点，但并不一定是单体成分。因此判定结晶纯度时，要依据具体情况加以分析。此外高压液相色谱、气相层析、紫外光谱等，均有助于检识结晶样品的纯度。

1.2.7 色谱法

是一种利用不同物质在不同相态的选择性分配，以流动相对固定相中的混合物进行洗脱，混合物中不同的物质会以不同的速度沿固定相移动，最终使其分离的方法，又称"色谱分析法"。"色谱分析法"、"层析法"是一种分离和分析方法，在分析化学、有机化学、生物化学等领域有着非常广泛的应用。

根据流动相和固定相的状态，色谱法可以分为气相色谱法、气固色谱法、气液色谱法、液相色谱法、液固色谱法、液液色谱法，常用的为液固色谱法。

（1）薄层色谱

方法是把吸附剂均匀地铺在一块玻璃板或塑料膜上形成薄层，待分离的样品点在薄层一端，在密闭容器中用适宜的溶剂（展开剂）展开，由于吸附剂对不同物质吸附力大小不同，因此当溶剂经过时，不同物质在吸附剂和溶剂之间发生连续不断地吸附、解吸附、再吸附、再解吸附，易被吸附的物质相对地移动较慢，较难吸附的物质则相对地移动得快一些。经过一段时间的展开，不同的物质就被彼此分开，最后形成互相分离的斑点。薄层色谱的特点是灵敏度高、可检出微量物质、分离能力强、斑点集中、展开时间短、操作简便。适用很多微量样品分离鉴定。

（2）常压柱色谱

在柱吸附色谱中，通常使用柱色谱进行。混合物的分离是在装有适当吸附剂的玻璃管柱中进行的，色谱柱下端铺垫棉花或玻璃棉，柱内充填溶剂湿润的吸附剂，待分离样品自柱顶部加入，样品完全进入吸附柱后，再用适当的溶液（洗脱液）洗脱。假如待分离的样品内含有 A、B 两种成分，在洗脱过程中随着流动相流经固定相，它们在柱内连续地分别产生溶解、吸附、再溶解的现象。由于洗脱液和吸附剂对 A 和 B 的溶解力与吸附力不同，A 和 B 在柱内移动的速率也不同。溶解度大而吸附力小的物质走在前面，相反，溶解度小而吸附力大的物质走在后面。经过一段时间以后，A、B 两种物质可在柱的不同区域各自形成环带。如 A、B 为有色物质，就可以明显看到不同的色层，每个色带就是一种纯物质。然后继续用洗脱液洗脱，分段收集，直到各组分按顺序先后完全从柱中洗出为止。非极性或极性不强的有机物如甘油三酯、胆固醇、磷脂等的分离，采用这种方法较为合适。但常压柱色谱法是在室温和常压下，利用液位差输送流动相，柱效低、时间长。

（3）现代液相柱色谱

现代液相色谱法是在经典液相色谱法的基础上，于上世纪 60 年代后期引入了气相色谱理论而迅速发展起来的。它与经典液相色谱法的区别是固相填料颗粒小而均匀，小颗粒具有高柱效，但会引起流动相的高阻力，因此需用一定压力输送流动相，故又称高压液相色谱法，也因为分析速度快而称为高速液相色谱法，也称现代液相色谱。根据分离中应用压力的大小，又可分为快速色谱（约 2bar）、低压液相色谱（＜5bar）、中压液相色谱（5—20bar）和高压液相色谱（>20bar）。

根据高压液相色谱法选用的固定相极性的差异，又分为：

正相色谱法，采用极性固定相（如聚乙二醇、氨基与腈基键合相），流动相为相对非极性的疏水性溶剂（如正己烷、环己烷），常加入乙醇、异丙醇、四氢呋喃、三氯甲烷等以调节组分的保留时间。常用于分离中等极性和极性较强的化合物（如酚类、胺类、羰基类及氨基酸类等）。

反相色谱法，采用非极性固定相（如 C_8、C_{18}）流动相为水或缓冲液，常加入甲醇、乙腈、异丙醇、丙酮、四氢呋喃等与水互溶的有机济剂以调节保留时间。适用于分离非极性和极性较弱的化合物。是现代液相色谱中应用最广泛的方法，占整个 HPLC 应用的80%左右。

（4）色谱柱常用固定相

在色谱分离中固定不动、对样品产生保留的一相。柱色谱或薄层色谱中既起分离作用又不移动的那一相。固定相的选择对样品的分离起着重要作用。

（4.1）硅胶

硅胶色谱适用范围广，能用于非极性化合物，也能用于极性化合物，如挥发油、甾体、萜类、生物碱、苷类、蒽醌类、酸性、酚性化合物、磷脂类、脂肪酸、氨基酸及一系列合成产物等分类。

正相色谱硅胶是一种高活性吸附材料，属非晶态物质。不溶于水和任何溶剂，无毒无味，化学性质稳定，除强碱、氢氟酸外不与任何物质发生反应。硅胶的化学组份和物理结构，决定了它具有许多其他同类材料难以取代的特点：吸附性能高、热稳定性好、化学性质稳定、有较高的机械强度等。硅胶的吸附性能取决于硅胶中硅醇基的数目和含水量，随着水分的增加，吸附能力降低，若吸水量超过12%，吸附力极弱，不能用作吸附色谱，只可用于分配色谱的载体。硅胶的表面积、表面结构、微孔体积及微孔半径均直接影响色谱分离的效果。硅胶根据其孔径的大小分为：大孔硅胶、粗孔硅胶、B型硅胶、细孔硅胶。

色谱硅胶应是中性无色颗粒，由于制备过程中接触强酸，常带有酸性，故在使用前应检查其水浸液的酸度，不低于 pH=5 时才可以使用；否则应用水洗至中性，再在110℃活化24h。硅胶在水、甲醇等强极性溶剂中有一定的溶解性，约为0.01%。如溶液在 pH=9 以上，溶解度会剧烈上升，此点在选择溶剂时应注意，易将流分中的溶解硅胶误认为植物成分。

有时可以在硅胶中掺入某种试剂，以改良吸附性能，提高分离效果。常见的是用硝酸银处理过的硅胶对不饱和烃类有较好的分离效果。改良吸附剂的制备一般是将含有1%—10%添加试剂的水或丙酮溶液与硅胶混匀，待稍干后于110℃干燥即可。

正相硅胶色谱可选择的流动相种类相对较多，为得到更好的分离效果，可选择具有一定比例的多种溶剂的混合溶剂作为流动相。可借助分析性硅胶薄层色谱的结果来摸索制备型色谱的分离条件，在实际色谱过程中也可采用从低级性逐步递增极性的梯度洗脱方式。

硅胶的再生一般可用乙醇或甲醇洗涤，除去溶剂，烘干活化处理即可使用。必要时用0.5%氢氧化钠水溶液浸泡洗涤、过滤、水洗，再以5%—10%盐酸浸泡洗涤，最后用蒸馏水洗至中性，110℃活化，过筛即可。

硅胶的载样量依分离的目的不同有较大差别，使用50—200μ的硅胶为吸附剂，每克硅胶可载样30 mg，这种比例常用于被分离物质的Rf值差别很大的情况，或用于对植物提取物进行初步分离；进一步分离纯化时每克吸附剂承载10 mg样品；如以过滤为目的，可在进行硅胶色谱时上较多的样品。

目前，大多数制备型加压液相色谱分离中仍采用硅胶，主要在于其具有价格低廉、可供选择的溶剂种类多、样品损耗少、分离后溶剂易于除去及分离速度快等优点。

（4.2）反相硅胶

反相硅胶是在正相硅胶（普通硅胶，官能团为OH）的基础上进行化学反应把OH取代为OR（R是碳氢链或称作碳链）的硅胶。反相硅胶对化合物的分离具有不同的选择性，在液相色谱中占有重要地位，主要在高效液相色谱中普遍应用。

根据反相硅胶的粒度，可将其用于从常压至高压的各种液相分离。其中以C–18反相硅胶应用最为普遍，它对极性及非极性化合物均有应用，常用甲醇–水、乙醇–水或乙腈–水为洗脱剂。可用具有相同反相硅胶的薄层色谱或分析性高压液相色谱进行制备型柱色谱洗脱剂的选择。

反相吸附剂的应用日趋普遍，这类吸附剂具有许多优点，如破坏样品量减少，不可逆吸附减少等。

（4.3）氧化铝

色谱使用的氧化铝有酸性、中性和碱性三种，一般为100—150目。碱性氧化铝适用于碳氢化合物、生物碱以及其他碱性化合物的分离，其水溶液提取液pH值为9—10。中性氧化铝应用最广，适用于醛、酮、酯以及醌类化合物的分离，其水提取液pH值为7.5。酸性氧化铝适用于有机酸类的分离，其水溶液提取液pH值为4—4.5。

氧化铝对各种化合物的吸附性按下列顺序递减：酸、碱>醇、胺、硫醇>酯、醛、酮>芳香族化合物>卤代物、醚>烯>饱和烃。

（4.4）大孔吸附树脂

大孔吸附树脂又称聚合物吸附剂，是一类以吸附为特点，对有机物具有浓缩、分离作用的以苯乙烯和二乙烯苯为母体的高分子聚合物。在化学结构上属于三维网状骨架，有些不带或带有不同极性的功能基。大孔树脂的吸附特性主要取决于吸附材料的表面性质、比表面积和孔径。通过选择各种单体、致孔剂和交联剂，可以对孔结构进行调制，还可以通过表面的化学修饰改变树脂的表面性质。如按照树脂的表面性质来分，大致可以分为以下四类：

非极性吸附树脂：该类树脂是由偶极矩很小的单体聚合制得的不带任何功能基的吸附树脂。典型的例子是苯乙烯 – 二乙烯苯体系的吸附树脂。该类树脂的孔表面疏水性较强，可通过与小分子内的疏水部分的相互作用吸附溶液中的有机物质。比较适于由极性溶剂中吸附非极性物质。

中极性吸附树脂：系指含酯基的吸附树脂。如丙烯酸酯或甲基丙烯酸酯与双甲基丙烯酸乙二醇酯等交联的一类共聚物，其表面疏水性部分和亲水性部分共存。可由极性溶剂中吸附非极性物质，又可用于由非极性溶剂中吸附极性物质。

极性吸附树脂：主要指含酰胺基、腈基、酚羟基等含氮、氧、硫极性功能基的吸附树脂，它们通过静电相互作用和氢键等进行吸附，适用于非极性溶剂中吸附极性物质。

强极性吸附树脂：一般把带有氮、氧、硫等配体基团的离子交换树脂，或带有部分离子交换基团的大孔吸附树脂称为强极性吸附树脂。这类树脂具有吸附树脂和离子交换树脂的双重功效，又称双功能吸附树脂。

大孔吸附树脂最常用的是洗脱溶剂体系为乙醇 – 水，已成为植物药现代化开发的关键技术之一，广泛应用于化合物的分离与富集工作中。如：苷类与糖类的分离，以及生物碱的精制，黄酮、三萜类化合物的分离等。

（4.5）聚酰胺

聚酰胺是通过酰胺基聚合而成的一类高分子化合物，分子中含有丰富的酰胺基。通过分子中的酰胺羰基与酚类、黄酮类化合物的酚羟基，或酰胺键上的游离胺基与醌类、脂肪酸上的羰基形成氢键缔合而产生吸附，使其与不能和聚酰胺形成氢键的化合物分离。不同化合物与聚酰胺间吸附强弱取决于各种化合物与之形成氢键缔合的能力。通常化合物在水溶剂中，形成氢键的基团数目越多，则吸附能力越强。但易形成分子内氢键的化合物在聚酰胺上的吸附相应减弱。化合物分子中芳香化程度高，则与聚酰胺的吸附作用增强，反之，则减弱。

吸附在聚酰胺上的化合物，需要解吸。各种溶剂在聚酰胺柱上洗脱化合物的能力由弱致强的大致顺序如下：水 – 甲醇 – 乙醇 – 氢氧化钠水溶液 – 甲酰胺 – 二甲基甲酰胺 – 尿素水溶液。最常应用的洗脱系统是：乙醇 – 水。

聚酰胺吸附适合于酚类、黄酮类化合物的制备和分离。或者用于脱鞣质处理，此外对生物碱、萜类、甾类、糖类、氨基酸等其他极性与非极性化合物的分离也有着广泛的用途。

（4.6）凝胶

凝胶是由胶体溶液凝结而成的固体颗粒状物质，其内部都具有很微细的多孔网状结构。常用色谱用凝胶主要有交联葡凝聚糖、交联聚丙烯酰胺以及琼脂糖等。瑞典出品商品名称为 Sephadex，国产商品名称为 Dextran，是由葡聚糖（右旋糖酐）和甘油通过醚桥相交联而成的多孔性网状结构，制备葡聚糖凝胶所用的交联剂为 3 – 氯 –1，2 – 环氧丙烷。

由于交联度的不同，凝胶颗粒孔隙大小也不同，按交联程度大小，凝胶可以分成不同的型号，交联度大的孔隙小吸水少，膨胀也少，用于小分子量物质的分离。交联度小的孔隙大吸水多，膨胀也大，适用于大分子物质的分离。交联度用"吸水量"表示，即每克干凝胶所吸收的水分重量。商品凝胶的型号采用"吸水量"（水容值）的 10 倍数字来表示。例如每克凝胶吸水量为 2.5 克即定为 G－25 型。

凝胶色谱是指混合物随流动相流经装有凝胶作固定相的色谱柱时，混合物中各种物质因分子大小不同而被分离的技术。凝胶色谱柱中装填的是许多直径小于一毫米的凝胶颗粒，凝胶颗粒内部有许多三维多孔网状结构。在洗脱过程中，分子大小不一的混合物样品加到凝胶床面后，大分子物质因其分子直径大于凝胶网孔而不能进入凝胶颗粒内部，只能沿着凝胶颗粒的空隙随溶剂流动，因此受到的阻滞作用小，流程短而移动速度快，先流出色谱柱。分子量小的组分则由于其分子直径小于网状结构的孔径，从而进入凝胶颗粒内部，受到网孔的阻滞作用，从而流程长而移动速度慢，比大分子物质后流出色谱柱，由此分子大小不同的混合物被分离。由于物质在分离过程中出现阻滞减速现象，故凝胶色谱亦称为阻滞扩散色谱或分子排阻色谱。

凝胶色谱与其他色谱比较，具有以下特点：洗脱剂种类不影响洗脱效果，可在温和条件下洗脱，避免化合物结构变化；无需改变洗脱剂比例或种类，一次装柱后凝胶可反复使用，而且每次洗脱过程即是凝胶的再生过程；实验具有高度的重复性，回收样本几乎可达 100%，既可用于大样本制备，亦可用于小样品，应用广泛。

1.2.8 高速逆流色谱

在 20 世纪 70 年代，出现的一种新的液—液分配法，被用来进行连续的逆流分离。这种方法集合了逆流分溶和液相色谱的优点，被称为逆流色谱。与常规色谱法相比，由于其固定相也是液体，因此消除了不可逆吸附现象。物质的分离依据其在两相中分配系数的不同而实现，因而避免了因不可逆吸附而引起的样品损失、失活、变性等，不仅使样品能够全部回收，回收的样品也能保留其原有结构，特别适合于天然生物活性成分的分离。

高速逆流色谱是 20 世纪 80 年代发展起来的一种连续高效的液—液分配色谱分离技术，是在研究旋转管的流体动力平衡时偶然发现的。当螺旋管在慢速转动时，螺旋管中的两相都从一端分布到另一端。用某一相作移动相从一端向另一端洗脱时，另一相在螺旋管里的保留值大约 50%，但这一保留量会随着移动相流速的增大而减小，使分离效率降低。但使螺旋管的转速加快时，两相的分布发生变化。当转速达到临界范围时，两相就会沿螺旋管长度完全分开，其中一相全部占据首端的一段，称这一相为首端相，另一段全部占据尾端的一段，称为尾端相。高速逆流色谱正是利用了两相的这种单向性分布特征，在高的螺旋管转动速下，如果从尾端送入首端相，它将穿过尾端相而移向首端。同样，如果从首端相送入尾相，它将穿过首端相而移向螺旋管的尾端。分离时，在螺旋管内首先注入其中的一相（固定相），然后从合适的一端泵入移动相，让它载着样品在螺旋管中无限次的分配。仪器转速越快，固定相保留越多，分离效果越好，且大大地提高了分离速度，故称高速逆流色谱。

溶剂系统的选择对于 HSCCC 分离十分关键。但是，到目前为止溶剂系统的选择还没有充分的理论依据，而是根据实际积累的丰富经验来选择。通常来说，溶剂系统应该满足以下要求：溶剂系统不会造成样品的分解或变性；样品中各组分在溶剂系统中有合适的分配系数，一般认为分配系数在 0.2 – 5 的范围内是较为合适的；各组分的分配系数值要有足够的差异，分离因子最好大于或等于 1.5；溶剂系统不会干扰样品的检测；为了保证固定相的保留率不低于 50%，溶剂系统的分层时间不超过 30 秒；上下两相的体积比合适，以免浪费溶剂；尽量采用挥发性溶剂，以方便后续处理；尽量避免使用毒性大的溶剂。根据溶剂系统的极性，可以分为弱极性、中等极性和强极性三类。经典的溶剂系统有正己烷 – 甲醇 – 水、正己烷 – 乙酸乙酯 – 甲醇 – 水、氯仿 – 甲醇 – 水和正丁醇 – 甲醇 – 水等。在实验中，应根据实际情况，总结分析并参照相关的专著及文献，从所需分离的物质的类别出发去寻找相似的分离实例，选择极性适合的溶剂系统，调节各种溶剂的相对比例，测定目标组分的分配系数，最终选择合适的溶剂系统。

相对于传统的固—液柱色谱技术，具有适用范围广、操作灵活、高效、快速、制备量大、费用低等优点。目前 HSCCC 技术正在发展成为一种备受关注的新型分离纯化技术，已经广泛应用于生物医药、天然产物、食品和化妆品等领域，特别在天然产物行业中已被认为是一种有效的新型分离技术，适合于中小分子类物质的分离纯化。

要从含有多种化合物的植物提取物中分离出一种生物活性成分是一项艰巨的任务，要采用多步骤的分离方法，配合使用多种色谱技术。

参考文献

范志刚，张玉萍，孙燕等. 2000. 微波技术对麻黄中麻黄碱浸出量的影响 [J]. 中成药，22 (7)：520 – 521.

高锦明. 2003. 植物化学 [M]. 北京：科学出版社.

葛发欢，李莹，谢健鸣等. 2000b. 超临界 CO_2 从柴胡中萃取挥发油及其皂甙的研究 [J]. 中国中药杂志，25 (3)：149 – 153.

葛发欢，史庆龙，林香仙等. 2000a. 超临界 CO_2 从黄山药中萃取薯蓣皂素的工艺研究 [J]. 中草药，31 (3)：181 – 183.

郭孝武，杨锐. 1999. 不同频率超声提取对益母草总碱提出率的影响 [J]. 中国医药学志，19 (8)：465 – 466.

郭孝武. 1993. 超声技术在中草药成分提取中的应用 [J] 中草药，24 (10)：548 – 549.

李益福、张美玲. 2000. 超声技术在四物汤提取工艺中的应用 [J]. 中国中医药杂志，7 (2)：37 – 41.

王锋鹏. 2009. 现代天然产物化学 [M]. 北京：科学出版社.

王威，刘传斌，修志龙．1999．高山红景天苷提取新工艺［J］．中草药，30（11）：824－826．

吴立军．2006．天然药物化学［M］．北京：人民卫生出版社．

吴寿金，赵泰，秦永祺．2002．现代中草药成分化学［J］．北京：中国医药科技出版社．

肖崇厚．2003．中药化学（第6版）［M］．上海：科学技术出版社．

徐任生，陈仲良．1983．中草药有效成分提取与分离［J］．上海：上海科学技术出版社．

徐任生．2004．天然产物化学（第2版）［M］．北京：科学出版社．

杨世林，杨学东，刘江云．2009．天然产物化学研究［M］．北京：科学出版社．

第二节　天然产物的结构鉴定方法

1. 化合物纯度检测

从植物中提取、分离、精制得到的化合物需要经过结构鉴定明确其化学结构。在进行化学结构研究之前，必须对化合物的纯度进行检验，以避免杂质干扰结构鉴定数据得到错误结论。因此化合物纯度检验是确定化学结构的前提。

一般常用各种色谱法对其进行纯度检验。在具体检测时，应同时使用正相和反相色谱条件，在至少两种溶剂系统中进行检测。若在上述色谱条件下，被测物均显示一个斑点或者色谱峰，同时若晶体熔程在1℃以内，液体沸程在5℃以内，就认为待测物纯度较高，可用于结构鉴定。

2. 化合物结构波谱鉴定方法

近100年来，波谱技术已成为探究化合物分子结构特征最可靠、最有效的手段，成为天然有机化学家不可或缺的工具。20世纪30年代发展的紫外（UV）光谱和40年代的红外（IR）光谱提供了识别有机化合物生色基和官能团的有效方法。研究者可以采用极少量的样品，非破坏性的实验便得到有关化合物结构的信息。50年代发展起来的质谱（MS）方法进一步提供化合物分子更丰富的结构信息，MS实验可给出化合物的分子式，并且通过裂解方式提供分子的结构信息。而核磁共振（NMR）技术的发展则进一步改革了天然产物结构鉴定的方法，1D和2D甚至3D和多维核磁共振实验已经成为天然产物结构测定的强有力的工具。

2.1 样品结构的背景信息

在进行结构鉴定之前，尽可能多地获得与样品化学结构有关的各种背景信息是非常必要的，信息量的多寡直接影响结构鉴定工作的速度。搜集与样品来源有关（例如植物科、种、属）的背景文献，研究化合物的骨架类型，学习和积累天然产物结构片段的波谱特征和特征数据，对化合物的结构鉴定非常重要。

2.2 结构鉴定的化学方法

虽然波谱技术已经改革了天然产物结构鉴定的方法，但在不少情况下，进行待测物的化学转化和衍化也很有益处，甚至是很必要的。

3. 紫外吸收光谱（UV）

紫外吸收光谱主要用于确定化合物的类型及共轭情况，能够提供待测物分子中是否具有共轭体系，即能反映分子结构中发色团和助色团的特性信息。但是紫外吸收光谱不能完全反映整个分子的特性。如，即使两个化合物结构并非属于一类，且分子量相差甚远，但只要生色团相同，就会有几乎相同的 UV 谱线。因此紫外吸收光谱只能作为化合物结构鉴定的一种辅助工具。但对某些具有共轭体系类型的中药有效成分，如蒽醌类、黄酮类以及强心苷类等成分的结构确定却有重要的实际应用价值。

4. 红外光谱（IR）

红外吸收光谱主要是通过测定分子中化学键的振动频率来确定官能团。可提供未知物具有哪些官能团、特别是羰基的鉴定，羧酸和酸酐的鉴定，羰环的大小的鉴定，CN、NCO、NCS 和 SH 的鉴定，砜、亚砜、磺酸基和硝基的鉴定以及判断有无羟基等。属于哪种化合物的类别（芳香族、脂肪族、饱和、不饱和）等信息。红外光谱有时也可区别未知物的细微结构，如直链、支链、链长、结构异构及官能团间的关系等。20 世纪 50—70 年代，IR 一直是有机化合物结构鉴定的最重要的方法。早期光谱学家对黄酮、蒽醌、三萜、甾体苷元等类型的化合物进行了 IR 特征吸收谱带的规律性研究，其结果对后人的结构鉴定工作起到过积极的作用。且值得强调的是，在有标准谱图和对照品存在的情况下，IR 用于化合物的鉴定是方便而可靠的。与其他光谱比较，红外光谱谱图的解析更体现经验型、灵活性。但由于影响红外光谱谱带的数目、频率、强度及形状的因素很多，即使是简单的化合物，红外光谱谱图也会比较复杂，因此单凭红外光谱确定未知物的结构式非常困难，当前 IR 在未知化合物结构确定方面的作用已经减弱。

5. 质谱法（MS）

质谱主要提供有关分子的分子量、元素组成、由裂解碎片推导结构单元等结构信息。质谱图上的碎片峰可以提供化合物一级结构信息。质谱的另一个主要功能是在综合光谱解析后，验证所推测的未知物结构的正确性。在鉴定有机物的四大重要手段（NMR、MS、IR、UV）中，质谱是唯一可以用来确定分子式的方法。20 世纪 80 年代以后相继发展的新质谱技术，如快原子轰击电离谱、电喷雾电离源、大气压化学电离源，使质谱在确定化合物分子量、元素组成和由裂解碎片检测官能团、辨认化合物类型推导碳骨架等方面发挥着重要作用。

5.1 电子轰击质谱（EIMS）和高分辨电子轰击质谱（HREIMS）

EIMS 和 HREIMS 是天然化合物结构测定中应用最多的 MS 方法。可以用其测定分子量、分子式、碎片离子的元素组成和获得分子的裂解方式。在多种电离源获得的 MS 中，以 EIMS 提供的结构信息最多。在大多数情况下有 EIMS 不仅可以得到分子量、分子式，还可以得到丰富的裂解碎片信息，这些碎片离子的元素组成亦可由 HREIMS 测得。如果所测样品的分子骨架比较稳定并且有明确的裂解规律的话，由 EIMS 推断分子结构往往是很奏效的。但对于热不稳定的化合物、极性大化合物以及分子量较大的化合物往往得不到分子离子峰，或分子离子峰很弱以至于难以判断。

5.2 快速原子轰击谱（FAB）和高分辨快速原子轰击谱（HRFAB）

FAB 和 HRFAB 谱适合于挥发性极低、强极性有机化合物；热不稳定的化合物、分子量较大的化合物。

5.3 场解吸（FD）

场解吸谱中通常为 M 和 MH 峰，一般适用于分子量较小而极性较强的化合物。

5.4 化学电离（CI）

化学电离与电子轰击源相同之处都是热源，所以容易挥发、受热不易分解的样品才适合用 CI 源测定，在 EIMS 观察不到分子离子峰时，用 CI 源常常可以得到分子量信息。

5.5 电喷雾质谱（ESI）

ESI 是近年来出现的一种新的电离方式。电喷雾离子源属于一种软电离源，能使大质量的有机分子生成带多电荷的离子，用于多肽、蛋白质、糖蛋白、核酸等。

5.6 大气压化学电离源（APCI）

APCI 是一种软电离技术。分子在气流作用下形成气溶胶，蒸发，电晕放电使溶剂电离，电子转移或电子捕获，使样品带电，产生分子离子峰。用于易挥发、热稳定、低极性和半极性的小分子化合物。

5.7 基质辅助激光解吸电离（MALDI）

MALDI 用于多肽、蛋白质、糖蛋白、DNA 片段、多糖等。

5.8 气相色谱—质谱联用（GC－MS）

气相色谱—质谱联用已成为鉴定天然有机混合物中各组分结构的有力手段之一，几乎所有用 GC 可分离的组分都可以用 GC－MS 得到比较满意的图谱，哪怕含量只有纳克级。

5.9 液相色谱—质谱联用（LC－MS，HPLC－MS）

液相色谱—质谱联用很适合极性分子的分离和结构鉴定。它是分析分子量大、极性强的化合物不可缺少的分析仪器。

6. 核磁共振法（NMR）

NMR 光谱能提供分子中有关氢及碳原子的类型、数目、互相连接方式、碳原子骨架、周围化学环境以及构型、构象的结构信息。因此，在进行未知化合物的结构测定时，NMR 谱与其他光谱相比，作用最为重要。测定 NMR 图谱要使用氘代试剂，要注意的是有些类型的天然化合物需要使用特定的氘代试剂。

6.1. ^1H-NMR 谱

由于 ^1H 核周围化学环境不同，其外围电子云密度及绕核旋转产生的磁屏蔽效应不同，不同类型的 ^1H 核共振信号出现不同区域，称为化学位移。^1H-NMR 谱的化学位移范围在 0—20ppm。此外，磁不等同的两个或两组氢核，在一定距离内因相互自旋耦合干扰使信号发生裂分，其形状有二重峰（d）、三重峰（t）、四重峰（q）及多重峰（m）等。裂分间的距离为耦合常数（J）。因此 ^1H-NMR 谱还能提供耦合常数（J）及质子数等信息。

但对于复杂的自旋体系，化学位移、耦合常数以及质子数的确定是很困难的。现已有一些新技术和新方法，使谱图的解析变得更加高效和准确。

A. 高磁场核磁共振波谱

一个化合物中氢的化学位移和耦合常数是不随仪器变化的，但是仪器磁场强度大，1 个化学位移单位所含的赫兹数就大，如以 Hz 为单位，其距离就大。因此高磁场强度仪器测试同样的化合物，可以得到化学位移，耦合常数更清晰的谱图，有利于谱图解析工作的开展。

B. 化学位移试剂

在样品的溶液中增加含有顺磁性的金属络合物，可以使化合物中的各种质子信号发生不同程度的顺磁性或抗磁性位移，但不同环境中的质子位移程度不同，由此可以得到化合物结构信息。使样品的质子信号发生位移的试剂叫做化学位移试剂。

C. NOE 效应

NOE 是在核磁共振实验中，选择性照射一种质子使其饱和，则与该质子在立体空间位置上接近的另一个或数个质子的信号强度将有增高的现象。利用这种效应，可以找出互相耦合的两个核，也可以反映出不直接相连但空间距离较近的两个核间的关系。

D. 重氢交换

活泼氢原子如 OH、COOH 等的化学位移受多种因素影响，并不稳定，对结构鉴定工作产生不确定因素，因此通过重氢交换法识别。如果待测溶液是非水溶性的，可加入几滴 D_2O，振荡后静置分层再测定，如果是活泼氢，那么活泼氢的峰会消失，同时在化学位移 4.7—4.8ppm 左右出现 HOD 的质子吸收峰。如溶液是水溶性的（$DMSO-d_6$），加 D_2O 后产生 HOD 水峰，可几次用 D_2O 交换除去水峰。

6.2. $^{13}C-NMR$

$^{13}C-NMR$ 谱提供的结构信息是分子中各种不同类型及化学环境的碳核化学位移，异核耦合常数及弛豫时间，其中利用度最高的是化学位移。$^{13}C-NMR$ 谱化学位移范围 0—200ppm，因此对化学环境有微小差异的碳核也能区别，非常有利于分子骨架的确

定。此外，由于碳核的弛豫时间长，且不同种类的碳原子弛豫时间也相差较大，因此还可以通过测定弛豫时间来得到更多的结构信息。但和氢谱相比，碳谱测试样品需要量大，累加时间也较长，对于微量天然有机化合物结构测定是不利的。常见的 $^{13}C-NMR$ 测定技术如下：

A. 质子噪声去偶谱

其测试原理为，在测定 NMR 谱时，以一相当宽的频率（包括样品中所有氢核的共振频率）照射样品，由此去除 ^{13}C 和 ^1H 之间的全部耦合，使每种碳原子仅出现一条共振谱线，简化了图谱，对判断 C 信号的化学位移十分方便。因照射 H 后产生 NOE 现象，连有 H 的 C 信号强度增加。季碳信号因不连有 H，表现为较弱的峰。由此不能根据碳谱的信号强度推测每种碳的数目。

B. DEPT 谱

确定碳原子级数类型的常规技术有偏共振技术、DEPT 法、INEPT 法等。目前应用最多的是 DEPT 技术。

DEPT 谱图有三种，包括 DEPT45 谱——在这类谱图中除季碳不出峰外，其余的 CH_3、CH_2 和 CH 都出峰，且为正峰。DEPT90 谱——在这类谱图中除 CH 出正峰外，其余的碳均不出峰。DEPT135 谱——在这类谱图中 CH_3 和 CH 出正峰，CH_2 出负峰，季碳不出峰。实际应用中仅测 DEPT90 谱和 DEPT135 谱即可。因为 DEPT90 谱时，只有 CH 出峰，可确定叔碳；DEPT135 谱时，CH_3、CH 向上出峰，CH_2 则向下出峰，由此即可将各个碳原子的级数确定下来。

6.3. 二维核磁共振谱（2D-NMR）

2D-NMR 谱又分为二维 J 谱和二维相关谱，其中二维相关谱最为重要，又分为：

A. 同核位移相关谱

$^1H-^1HCOSY$：是 ^1H 和 ^1H 核之间的位移相关谱，是同一个耦合体系中质子之间的耦合相关谱。可以确定质子化学位移以及质子之间的耦合关系和连接顺序。对角线上的峰为一维谱，对角线两边相应的交叉峰与对角线上的峰连成正方形，该正方形对角线上的两峰即表示有耦合相关关系。

TOCSY：可以找到同一耦合体系中所有氢核的相关信息。在谱图中从某一个氢核的信号出现，能找到与它处在同一个自旋系统中所有质子的相关峰。

B. 异核相关谱

HMQC 谱：能反映 ^1H 核和与其直接相连的 ^{13}C 的关联关系，以确定 C-H 耦合关系。直接相连的 ^{13}C 与 ^1H 将在对应的 ^{13}C 和 ^1H 化学位移的交点处给出相关信号。由相关信号分别沿两轴画平行线，就可将相连的 ^{13}C 与 ^1H 信号予以直接归属。

HMBC 谱：可将 ^1H 核和远程耦合的 ^{13}C 核相关联起来。HMBC 可以高灵敏度地检测碳-氢远程耦合通过 2~3 个键的质子与季碳的耦合也有相关峰。从 HMBC 谱中可得到有关碳链骨架的连接信息、有关季碳的结构信息及因杂原子存在而被切断的耦合系统之间的结构信息。

确定某一化合物的结构，先要对各种波谱信息做细致、全面的观察分析，从不同侧面，由此及彼、由表及里、由浅入深，逐步地加以分析，经过分析和考察，掌握化合物各种波谱数据特征。然后把分析得到的各种光谱数据汇集起来，全面整体考察，以明确各信息之间、信息与结构之间、各谱之间的内在联系及分析其蕴含的结构特征。分析为综合准备材料，综合为分析提供指导，波谱解析的过程就是一个边分析边假设验证的过程，通过分析—综合—再分析—再综合的往复循环，逐步认识和鉴定化合物的结构，最终得到化合物的结构。

参考文献

邓芹英，刘岚，邓慧敏.2007. 波谱分析教程［M］. 北京：科学出版社.

李润卿.2002. 有机波谱分析［M］. 天津：天津大学出版.

宁永成.2000. 有机化合物结构鉴定与有机波谱学［M］. 北京：科学出版社.

姚新生.2004. 有机化学物波谱分析［M］. 北京：中国医药科技出版社.

第三章 西南民族地区（云南、贵州、四川）药用植物化学成分与药理作用

前 言

我国西南地区主要包括四川、贵州和云南三个省区，总人口达1.6亿以上，总面积约 $1.14 \times 106 km^2$。在这片土地上集中分布了30多个民族。其中云南一省就有汉、彝、白、壮、傣、苗、回、藏、傈僳、哈尼、拉祜、佤、纳西、瑶、景颇、布朗、普米、怒、阿昌、独龙、基诺、蒙古等23个民族聚居，是我国民族成分最多的一个省。若以单位面积上拥有的民族数作为民族密度来衡量，西南地区民族密度为全国最高。

西南地区的四川盆地、云贵高原属于中亚热带，大部分地区雨量丰沛。由于秦岭、大巴山抵挡北方寒潮侵袭，该区域冬季温和，植物生长期长。土壤属于森林土壤类型，由北至南依次出现黄褐土、黄棕壤、黄壤、红壤、石灰土等。由于气候条件适宜，该区域植被丰富，是中国亚热带最大的常绿落叶阔叶林区，地带性植被为落叶阔叶混交林与常绿阔叶混交林。此外，由于地形复杂，区内形成了许多小气候区，出现垂直气候带，植被的垂直分布非常明显。因此形成了丰富多样的药用植物资源。

四川省有高等植物10000种左右，约占全国总种数的1/3。其中药用植物3200余种。贵州有野生植物3800余种，其中药用植物资源3700余种。云南是中国植物资源最丰富的省份，拥有高等植物多达15000多种，其中种子植物有13000种，蕨类植物1300种，苔藓植物1500种，其中药用植物共有4758种，是全国药用植物种数最多的省份。

本章选取西南地区产量丰富、分布广泛的20个属药用植物，对其资源分布、民间用途、化学成分及药理作用进行论述。

白珠树属（*Gaultheria*）

科名：杜鹃花科（Ericaceae）

属名：白珠树属（*Gaultheria*）

资源分布：白珠树属为杜鹃花科（Ericaceae）越橘亚科（Vaccinioideae）白珠树族（Gaultheriea）一个重要的属。本属植物为常绿灌木；叶短柄、互生；花萼、花冠五裂；雄蕊10枚，药室顶端具有2-4芒或钝头；因其子房包被于花后膨大肉质萼内形成的浆果状蒴果而得名。全世界约有二百余种（陆露等，2005），我国有近30多种，分布在长江以南各省，主产滇西北、川西和藏东南等地（马小军等，2001a；2001b）。其中云南省为属内药用种滇白珠［*G. leucocarpa. var. crenulata*（Kurz）*T. Z. Hsu*］的分布中心，昆明、楚雄和大理一带是其主产区。

民间用途：本属作为药用植物的种类很多，如四裂白珠（*G. tetramera* W. W. *Sm.*）、尾叶白珠（*G. griffithiana* Wight）、芳香白珠（*G. fragrantissima* Wall）和白珠树（*G. leucocarpa var. cumingiana* Vidal）。味辛，性温。其中滇白珠［*G. leucocarpa var. crenulata*（Kurz）T. Z. Hsu］是我国西南地区白族、侗族、傈僳族等9个民族的民间习用药材。该属入药始载于《滇南本草》（马小军等，2001a），具有清热解毒、活血化瘀、祛风除湿、顺气平喘的功能，主治风湿。其根泡酒或水煎，内服或外洗主治风湿性关节炎，茎叶用于治疗皮肤湿疹，还用于眩晕、闭经、风寒感冒、咳嗽、哮喘等（马小军等，2001b）。属内平铺白珠树（*G. procumben*）和芳香白珠（*G. fragrantissima*）分别在美国、加拿大民间及印度民间也做药用。

化学成分分析：目前从白珠树属植物中发现的次生代谢产物主要为黄酮及其苷、萜类、木脂素及其苷、有机酸和甾体类化合物。白珠树属植物化学成分研究较多的有*G. yunnanensis*（Frach.）Rehd.、平铺白珠（*G. procumbens*）、沙龙白珠（*G. shallon*）等5种。

1. 木脂素及其苷类化合物

该类化合物是白珠树属药用植物的特征次级代谢产物，约占2%的含量。马小军等（2001a）研究发现，属内5种植物根中木脂素含量的顺序为滇白珠>白珠树>四裂白珠>尾叶白珠。至今，从滇白珠根中分离到的木脂素及其苷类代表化合物包括2，3 - hydroxymethy - 1 - phenyl（-）- 5′- methoxyisolari ciresinol、（-）- isolarici resion ol - 2α - O - β - D - xylopyranoside、（+）- lyoniresinol - 2α - O - β - D - arabinopyranoside、（-）- 5′- methoxy - isolariciresinol - 2α - O - β - D - xylopyranoside（如图3 - 1）、（+）- lyoniresinol - 2α - O - β - D - glucopyraniside、gaultherin A、gaultherin B、gaultherin C、gaultherin D（张治针等，1998；Zhang ZZ，1999；Zhang ZZ，2000；Belousova MV，1963）等。

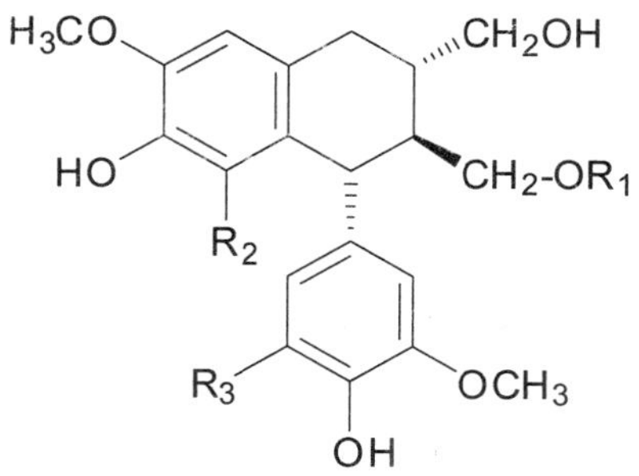

图 3-1 （-）- isolarici resionol - 2α - O - β - D - xylopyranoside：
R₁ = β - D - xylopyranose R₂ = R₃ = H；（-）- 5′- methoxy - isolariciresinol - 2α -
O - β - D - xylopyranse：R₁ = β - D - xylopyranse R₂ = H R₃ = OCH₃

2. 萜类

二萜和三萜类化合物是白珠属植物中常见萜类化合物。二萜类多为四环二萜及其苷，三萜类多是四环和五环三萜。例如，滇白珠酸、滇白珠酚萜、3β - 乙酰氧基 - 20（29）- 羽扇烯 - 28 - 醛、3β - 羟基 - 20（29）- 羽扇烯 - 28 - 醛（如图 3-2）、熊果酸、3β - 乙酰齐墩果酸、3β - 乙酰基 - 12，25 - 二烯 - 达玛烷、3β，12 - 二羟基 - 13 - 乙酰 - 4（18），11，13 - 罗汉松烯、齐墩果酸、蒲公英萜醇、桦木酸、羽扇醇、香树素等（马小军，2001a；Kawai T，1974；张治针，1999b）。

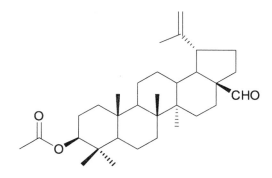

图 3-2 3β - 羟基 - 20（29）- 羽扇烯 - 28 - 醛

3. 黄酮及其苷类化合物

从白珠树属植物中分离得到的黄酮类化合物多为以槲皮素为苷元的黄酮类化合物。如，槲皮素、芦丁、槲皮素 - 3 - O - 鼠李糖苷、槲皮素 - 3 - 葡萄糖醛酸苷和槲皮素 - 3 - 半乳糖苷。此外也分离得到了（+）- 儿茶素、原花色素 A2、8 - demthylsideroxylin、8 - demethyllatifolin 等（张治针，1999a；马小军等，2001c）。

4. 芳香酚酸

白珠树属药用植物含有多种芳香酚酸化合物，常见如阿魏酸、3，4，5－三甲氧基苯甲酸、乙酰丁香酸、绿原酸、水杨酸、香草酸、龙胆酸、原儿茶酸、丁香酸、邻焦儿茶酸、咖啡酸、对羟基苯甲酸、对羟基肉桂酸、对羟基桂皮酸、苹果酸、香草醛、间－二羟苯甲酸、葡萄糖醛酸、苯甲酸、安息香酸、儿茶酚、表儿茶酚（马小军，2001a；张治针，1999a；Ibrahim，1964；陈素珍，1999）。

5. 其他

除以上几类主要的化合物外，白珠树属植物中还含有 β－谷甾醇、β－乙酰谷甾醇、豆甾醇、谷甾醇、胡萝卜苷（马小军，2001a；Kawai，1974）等甾醇类化合物。该属植物中也分离得到了东莨菪素（马小军，2001a）、白珠树苷（Yang，2007）、冬绿苷乙（gaultherioside）。Yang 等（2007）从铜钱白珠（*G. nummularioides D. Don.*）中分离出了一种新的生物碱 gaultherialineA。属内植物挥发油主要成分都是水杨酸甲酯、水杨酸乙酯、丁香酚、1，8－桉叶素、香茅醛等（Zhang，2006）。

药理作用

白珠树属植物药理活性方面的研究报道较少，主要集中于滇白珠，其具有广泛的生理活性，如抗炎、抗菌、镇痛、祛痰化瘀、抗肿瘤等作用。

1. 镇痛作用

马小军等（2001b）研究表明滇白珠醋酸乙酯、正丁醇提取物及其大孔树脂层析的 30%乙醇洗脱部分对小鼠热刺激法所致疼痛有明显的镇痛作用，30%乙醇洗脱部分（200mg/kg）作用最强。Zhang 等（2007）研究发现 200mg/kg 的白珠树苷能显著抑制醋酸引起的小鼠腹部收缩，且等剂量的白珠树苷与阿司匹林对巴豆油导致的小鼠耳廓肿胀具有相同的抑制作用。

2. 抗炎作用

滇白珠浸膏有显著的抗炎作用。张治针等（1999b）研究发现滇白珠的乙酸乙酯和正丁醇部分能显著抑制小鼠腹腔毛细血管通透性而具有抗炎作用。马小军等首次证明滇白珠的化学提取物确有抗关节炎药理活性，用佐剂性关节炎模型以大鼠足肿胀率为指标，对滇白珠的不同极性部分进行了抗关节炎活性筛选，结果表明正丁醇提取部分抗关节炎活性最强。进一步分离发现30%乙醇洗脱部分仍有明显的抑制足肿作用。进一步研究发现活性部分所含化合物主要是一些结构相近的木脂素苷类等。这类化合物与已知的抗风湿药物的化学结构均不相同，提示可能存在独特的作用机制（马小军，2000）。

3. 抗菌及抗病毒作用

张治针等（1999b）发现滇白珠根挥发油对金黄色葡萄球菌、副伤寒杆菌、志贺氏iv型大肠杆菌有轻度敏感作用，对炭疽杆菌、黄色八叠球菌、白色葡萄球菌、枯草杆菌均有中度敏感作用。马小军等（2001d）证明滇白珠根的水提物、乙酸乙酯和正丁醇提取物也均有一定的抗细菌活性，但无明显的抗真菌作用。

4. 其他作用

采用小鼠、家兔祛痰酚红排泄法比较滇白珠、冬青油和生理盐水的作用，结果表明滇白珠与生理盐水有显著差异，与冬青油无显著差异。此外，本属植物挥发油均具有明显的镇咳、平喘和祛痰作用（马小军等，2001b）。另据报道白珠树属植物挥发油中的庚醛可以显著地软化、溶解小鼠自发形成的乳腺肿瘤。此外，临床上用滇白珠气雾剂可预防感冒（流感），用滇白珠气雾剂、冬青油气雾剂、汽水对照组进行比较，结果滇白珠、冬青油和对照组的发病率分别为5.74%、6.59%和15.51%，表明白珠树属植物具有预防感冒的作用。用滇白珠糖浆、胶囊、浸膏片、滴丸等不同剂型治疗慢性气管炎近千例，疗效显著。

参考文献

Belousova MV, Grakhov VP. 1963. Free phenolic acids of ericaceous plants of Siberia and the Russian Far East. Journal of Organic Chemistry, 28: 1442.

Ibrahim RK. 1964. Biosynthesis of hydroxyl benzoic acidsin higher plants [J]. Flora (Jena), 153 (3): 481.

Kawai T, Terai T. 1974. Study of the triterepenoids of Ericaceae by thin layerchromatography [J]. osaka Kogyo Daigaku Kiyo, Rikohen, 19 (1): 1.

Yang MF, Li YY, et al. 2007. A novel alkaloid from Gaultheria nummularioides [J]. Asian Nat Prod Res, 9 (2): 183.

Zhang B, He XL, DingY, et al. 2006. Gaultherin, a natural salicylate derivative from Gaultheria yunnanensis: towards a better non—steroidal antiinflammatory drug [J]. Eur J Pharmaco, 13, 530 (1): 166.

Zhang B, Li JB. 2007. Analgesic and Anti— inflammatory Activities of a Fraction Rich in Gaultherin Isolated from Gaultheria yunnanensis (FRANCH) REHDER [J]. Biol pharm Bull. 30 (3): 465.

Zhang ZZ, Guo D. 1999. GaultherinsA and B, two lignans from Gaultheria yunnanensis [J]. Phyto chemistry, 51 (3): 469.

Zhang ZZ, Guo D. 2000. Gaultherins C and D, two new lignans from the roots of Gaultheria yunnanensis [J]. Heterocycles, 53 (3): 675.

陈素珍. 1999. 滇白珠挥发油化学成分的研究 [J]. 中草药, 20 (6): 42.

陆露，王红，李德铢．2005. 杜鹃花科白珠树属分子系统学和生物地理学研究进展［J］．植物学通报，22（6）：658.

马小军，郑俊华，陈新滋．2000. 民族药滇白珠资源学的研究［D］．北京：北京大学.

马小军，杜程芳，郑俊华等．2001c. 滇白珠地上部分化学成分研究［J］．中国中药杂志，26（12）：844.

马小军，郑俊华，陈新滋．2001a. 民族药滇白珠资源研究［J］．中国中药杂志，26（1）：85.

马小军，赵玲，杜程芳等．2001b. 滇白珠及其同属药用植物研究进展［J］．中草药，32（10）：945.

马小军，赵玲，杜程芳等．2001d. 滇白珠提取物抗细菌活性的筛选［J］．中国中药杂志，26（4）：223－225.

张治针，果德安，李长龄等．1998. 滇白珠化学成分的研究（Ⅰ）［J］．中草药，29（8）：508.

张治针，果德安，李长龄等．1999a. 滇白珠化学成分的研究（Ⅱ）［J］中草药，30（3）：167－169.

张治针，果德安，李长龄等．1999b. 滇白珠木脂素苷的研究［J］．药学学报，34（2）：128.

张治针，果德安，小池一男等．1999c. 滇白珠抗菌抗炎和镇痛活性的实验研究［J］．西北药学杂志，14（2）：60－61.

川木香属（*Dolomiaea*）

科名：菊科（Compositae）

属名：川木香属（*Dolomiaea*）

资源分布：川木香属植物为多年生草本，通常为莲座状，无茎，极少有茎。全球约12种，我国均有分布。主产于我国西南部（中国科学院中国植物志编辑委员会，1999），主要分布于四川西部的阿坝藏族羌族自治州、甘孜藏族自治州、雅安市、西昌凉山彝族自治州和西藏东部等地（张实，2000），云南迪庆藏族自治州德钦县、甘肃临夏地区有少量生长（宋玉成和马潇，1999）。据报道（李隆云等，2002），川木香生长于海拔3000m—4500m的高山草甸、高山山脊、高山仰坡草地，其生长环境特殊，因此以野生利用为主，目前尚无人工栽培。模式种：*D. macrocephala.*

民间药用：中国传统藏医药中的川木香为川木香［*D. souliei*（Franch.）Shih］及灰毛川木香（*D. souliei* var. mirabilis）的干燥根，具有行气止痛、温和中胃之功效，主治脘腹胀痛、呕吐、腹泻和消化不良等胃肠道疾病（江苏新医学院，1995）。川木香（*D. souliei*）常以根入药，主产于云南。味辛、苦，性温，归脾、胃、大肠、三焦、胆经。主治行气止痛，健脾消食，用于胸胁，脘腹胀痛，泻痢后重，食积不消，不思饮食。煨木香实肠止泻，用于泄泻腹痛。

化学成分分析：该属植物主要的化学成分有挥发油类、倍半萜类和木脂素类等。近年来，国内学者对化学成分和药理作用研究比较多的有：越巂川木香（*D. denticulata*

Ling）和川木香（*D. souliei*）等。

1. 挥发油类

主要包括萜类和芳香族化合物，胡慧玲等（2010）通过 GC－MS 结合计算机检索，共鉴定了生品川木香经水蒸气蒸馏得到的挥发油中所含的约 53 种已知组分，包括去氢木香内酯、木香烃内酯等。赖先荣等（2004）从川木香中提取出挥发油，采用 GC－MS 技术分析确定了其中 26 个成分，柱层析分离得到去氢木香内酯，并证明去氢木香内酯为川木香挥发油的主要成分。彭镰心等（2007）采用 RP－HPLC 方法测定川木香中的木香烃内酯含量，结果均在 0.8% 以上。众多文献研究证明，川木香挥发油主要成分为去氢木香内酯和木香烃内酯。

2. 倍半萜类

目前从川木香中共分离鉴定的 28 种倍半萜内酯，主要分为三种类型（图 3－3），具体是 12 种愈创木烷型内酯、6 种桉叶烷型内酯和 4 种吉马烷型内酯（Tan et al.，1990a；Xu et al.，2009a；2009b）；另外还有其他的倍半萜化合物（Xu et al.，2009c；2009d）。

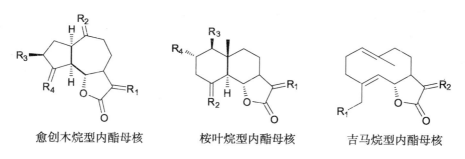

愈创木烷型内酯母核　　　桉叶烷型内酯母核　　　吉马烷型内酯母核

图 3－3　川木香中倍半萜化合物母核

3. 木脂素类

木香中多为四氢呋喃型木脂素。Tan 等从（Tan RX，et al.，1990b）川木香中共分离得到 9 个木脂素，其中有 6 个为新的化合物。

药理作用

现代药理研究表明川木香的药理作用主要表现在对消化系统和呼吸系统的作用、镇痛作用以及对心血管系统的作用，同时也具有抗菌和抑制血小板聚集作用。

1. 消化系统

赖先荣等（2008）通过实验证明川木香对利血平型小鼠胃溃疡模型、醋酸型小鼠胃溃疡模型均有抑制作用，其中乙酸乙酯提取物作用明显，可作为川木香抑制胃溃疡形成的有效部位。韩坚等（2005）研究了木香超临界提取物对盐酸－乙醇型急性胃溃疡具有显著的抑制作用，对小鼠利血平型胃溃疡和大鼠醋酸损伤型慢性胃溃疡也有明显的抑制作用。陈少夫等（1994）研究表明木香超临界提取液及水煎物对健康人胃基本电节律、胃酸度及血清胃泌素浓度无明显影响，但能促进生长抑素的分泌，提示其抗溃疡作用可能不是通过抑制胃酸、胃泌素分泌。此外，王永兵等（2001）研究发现川木香水提物、醇提物、木香烃内酯、去氢木香内酯对大鼠有很强的利胆作用。

2. 呼吸系统

豚鼠离体气管与肺灌流实验证明，川木香的水提液、醇提液、挥发油、总生物碱以及含总内酯挥发油、去内酯挥发油，对组胺、乙酰胆碱与氯化钡引起的支气管收缩具有对抗作用。腹腔注射内酯或去内酯挥发油对吸收致死量组胺或乙酰胆碱气雾剂鼠有保护作用，可延长致喘潜伏期、降低死亡率，表明其能直接扩张支气管平滑肌，与罂粟碱作用相似。将胸内套管刺入麻醉猫胸膜腔描记呼吸，静脉注射云木香碱1—2mg/kg时可出现支气管扩张反应、胸膜腔内压升高；脑破坏后再给药则无效，由此表明其作用与迷走神经中枢抑制有关。木香水提液、醇提液、挥发油、去内酯挥发油与总生物碱静脉注射对麻醉犬呼吸有一定的抑制作用，其中挥发油抑制作用较强（王本祥，1997）。

3. 解痉作用

川木香具有解痉作用，去氢木香内酯对小肠平滑肌和支气管平滑肌具有向肌性解痉作用。川木香挥发油和水提液对大鼠离体小肠平滑肌有轻度兴奋作用，能对抗乙酰胆碱、组胺与氯化钡所致肠肌痉挛作用（王浴生主编，1983）。

4. 心血管系统

临床常用含木香的复方制剂治疗心血管疾病，如心可舒胶囊合以硝酸甘油治疗冠心病心绞痛，疗效较好（江洪和邓晓玲，2005）。木香丹参饮治疗冠心病心绞痛气滞血瘀型，疗效满意（胡敬宝和杨大国，2000）。实验研究表明低浓度的木香挥发油对离体兔心有抑制作用，从挥发油中分离出的多内酯部分均能不同程度地抑制豚鼠、兔和蛙的离体心脏活动（沈映君，2000）。小剂量的木香水提液与醇提液对在体蛙心与犬心有兴奋作用，大剂量则有抑制作用。离体兔耳与大鼠后肢血管灌流实验证明，木香去内酯挥发油、总内酯具有明显扩张血管作用，其他内酯部分作用较弱，小剂量木香总生物碱对离体兔耳血管具有扩张作用，大剂量则相反（黄兆胜，2002）。木香水提液、醇提液给麻醉犬静脉注射具有轻度升压作用，而去内酯挥发油、总内酯、木香内酯、二氢木香内酯及去氢木香内酯有降压作用（王本祥，1997）。

5. 其他作用

木香挥发油能抑制链球菌、金黄色与白色葡萄球菌的生长，木香水煎剂对副伤寒甲杆菌和许兰氏黄癣等 10 种真菌具有抑制作用（蔡少青和郑汉臣，2004）。王锦等（2006）研究发现木香乙醚提取物对串珠镰孢菌有一定的抑菌作用。邵芸等（2005）小鼠抗炎实验结果显示，木香醇提取物对复合巴豆油所致小鼠耳廓肿胀和角叉菜胶所致小鼠足跖肿胀有显著抑制作用。

参考文献

Tan RX, Jakupovic J, Bohlmann F, et al. 1990a. Sesquiterpene Lactones from Dladimiria souliei [J]. Phytochemistry, 29 (4): 1209 – 1212.

Tan RX, Jakupovic J, Jia ZJ. 1990b. Aromatic Constituents from Dladimiria souliei [J]. Planta Med, 56 (5): 475 – 477.

Xu J, Zang P, Ma ZhJ, et al. 2009c. Two carabrane – type sesquiterpenes from Dladimiria souliei [J]. Phytochemistry Lettters, 2: 204 – 206.

Xu J, Zha XJ, Guo YQ, et al. 2009a. A novel sesquiterpene from the roots of Dladimiria souliei [J]. Pharmazie, 64 (9): 623 – 624.

Xu J, Zhao XJ, Guo YQ, et al. 2009b. A New Sesquiterpene from the Roots of Dladimiria souliei [J]. Natural Product Communications, 4 (6): 763 – 764.

Xu J, Zhao XJ, Guo YQ, et al. 2009d. A new sesquiterpene from the roots of Dladimiria souliei [J]. Chin Chem Lett, 20 (12): 1472 – 1474.

蔡少青，郑汉臣. 药用植物学与生药学 [M]. 北京：人民卫生出版社，2004：430.

陈少夫，李岩，李宇权等. 1994. 党参、木香对胃基本电节律的影响 [J]. 中医药研究，(4)：561.

韩坚，林煌权，钟志勇等. 2005. 木香超临界提取物抗实验性胃溃疡的研究 [J]. 中药材，28 (11)：1017 – 1019.

胡慧玲，付超美，王战国等. 2010. 川木香煨制前后挥发油成分的研究 [J]. 华西药学杂志，25 (1)：37 – 39.

胡敬宝，杨大国. 2000. 木香丹参饮治疗冠心病心绞痛 [J]. 河南中医，20 (4)：451.

黄兆胜. 2002. 中药学 [M]. 北京：人民卫生出版社，242.

江洪，邓晓玲. 2005. 心可舒胶囊治疗冠心病心绞痛临床观察 [J]. 中国中医急症，14 (5)：400 – 401.

江苏新医学院. 1995. 中药大辞典（上册）[M]. 上海：上海科学技术出版社，295.

赖先荣，曾桢，许凌霞. 2004. 藏药布嘎木拉（川木香）研究进展 [J]. 全国藏医药学术讨论会论文集：506.

赖先荣，孟保华，江志尧等．2008．川木香对实验性溃疡形成的抑制作用研究［J］．现代生物医学进展，8（1）：34 – 36.

李隆云，占堆，卫莹芳等．2002．濒危藏药资源的保护［J］．中国中药杂志，27（8）：561.

彭镰心，刘圆，孙卓然等．2007．RP – HPLC 法测定木香与川木香中木香烃内酯的含量［J］．西南民族大学学报（自然科学版），33（2）：337 – 339.

邵芸，黄芳，王强等．2005．木香醇提取物的抗炎利胆作用［J］．江苏药学与临床研究，13（4）：5 – 6.

沈映君．2000．中药药理学［M］．北京：人民卫生出版社，553.

宋玉成，马潇．1999．甘肃产木香类药材的资源调查及鉴别［J］．甘肃中医，12（6）：48.

王本祥．1997．现代中药药理学［M］．天津：天津科学技术出版社，665.

王锦，刘翠青，石晓霞．2006．中药木香乙醚部分提取物抗串珠镰孢菌作用研究［J］．河北中医药学报，21（1）：21 – 22.

王永兵，王强．2001．木香的药效学研究［J］．中国药科大学学报，32（2）：146.

王浴生主编．1983．中药药理与应用［M］．北京：人民卫生出版社，170 – 171.

张实．2000．云南迪庆的生态环境与藏药材的分布［J］．中国民族民间医药杂志，47：351.

中国科学院中国植物志编辑委员会．1999．中国植物志［M］．第 78 卷，第一分册．北京：科学出版社，141.

川续断属（Dipsacus）

科名：川续断科（Dipsacaceae）

属名：川续断属（<i>Dipsacus</i>）

资源分布：川续断属植物为二年生或多年生草本。生于土壤肥沃、潮湿的山坡、草地。全世界有 30 种，分布于欧洲、热带非洲至亚洲。我国川续断属植物共有 18 种（包括 2 变种），广泛分布于四川、湖北、湖南、云南、西藏等地，资源极为丰富。日本续断（<i>D. japonicus</i> Miq.）和川续断（<i>D. asperoides</i> C. Y. Cheng et Z. T. Yin）为其优势品种（吴帅等，2009）。

民间药用：川续断为中国传统中药材之一，在《神农本草经》中被列为上品，具有补肝肾、强筋骨、续折伤、止崩漏、安胎等功效，用于胎漏、胎动不安、滑胎、腰膝酸软、跌打损伤、骨折等症。中华人民共和国药典（2010）规定的入药植物为川续断科川续断（<i>D. asperoides</i> C. Y. Cheng et. M. Ai）的干燥根。产于湖北鹤峰县和宜昌五峰县的川续断由于其加工后具根条粗、无头尾、质柔软、墨绿色（俗称乌梅色）菊花心、气微、味微苦、微甜而涩的品质特征，而被冠以"五鹤续断"之名。其"乌梅花心"的特征闻名国内外，是湖北省恩施土家族苗族自治州的道地药材之一（张万福，2003）。

化学成分分析：该属植物主要的化学成分有三萜及其苷类化合物、环烯醚萜苷类化合物、生物碱类化合物、酚酸类化合物、黄酮类化合物及挥发油类和少量香豆素等。近年来国内学者对化学成分和药理作用研究比较多的有川续断（*D. asperoides* C. Y. Cheng et T. M. Ai）、劲直川续断（*D. inermis* Wall）和日本续断（*D. japonicus*）等3种。

1. 三萜及其苷类化合物

川续断属植物的三萜皂苷类化学成分，其类型主要为齐墩果烷型五环三萜（图3－4）。迄今发现了30余个含有从一个糖到八个糖，糖的数目和类型不同的一系列齐墩果烷型三萜皂苷。此外，Qian Y. 等（2001）在印度续断中发现了四环三萜类物质。

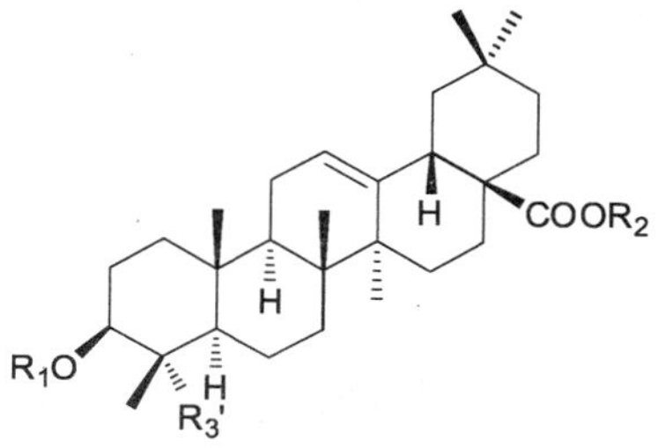

图3－4　川续断属植物中五环三萜类化合物母核

2. 环烯醚萜苷类

中外学者相继从川续断属发现了环烯醚萜苷类化合物，尤其是一类由马钱素的7－OH和裂马钱素的11－COOH脱水成酯形成的一系列环烯醚萜苷的二聚体类化合物（图3－5）。如田小雁（2006）在川续断中分离并鉴定了13个环烯醚萜类化合物。Rosendal 等（1979）在 *D. sylvestris* 中发现了5个环烯醚萜类化合物等。

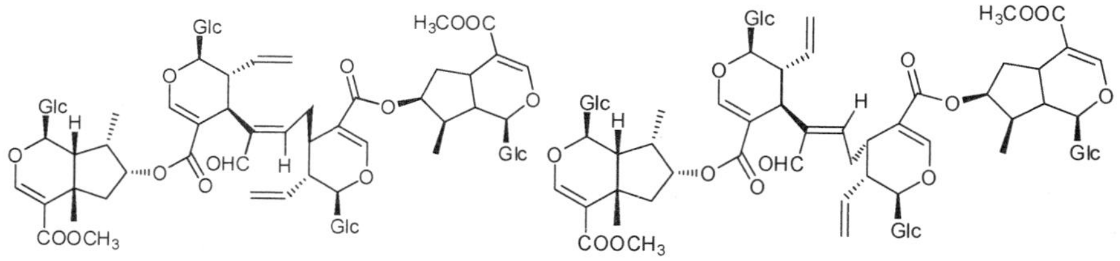

图3－5　续断属植物中环烯醚萜苷的二聚体类合物

3. 生物碱类

川续断属植物含有生物碱类化合物。杨尚军等（1993）在川续断中发现了 Cantley-ine、龙胆碱和喜树次碱3个生物碱类化合物。Kouno1 等（1990）则在印度续断中分离得到了 1 个生物碱。

4. 酚酸类

Tian XY 等（2007）从印度续断中发现了咖啡酸、2，6 – dihydroxycinnamic acid、香草酸、2，6 – O – caffeoyl – D – glucopyranoside ester 和咖啡酰奎宁酸 6 个酚酸类化合物。Tran MH 等（2006）在印度续断中发现了 6 个酚酸类化合物。Kwon YS 等（2003）从印度续断中分离得到异绿原酸和异绿原酸 B 两个酚酸类化合物等。

5. 其他化合物

张永文等（1991）从川续断中还分离得到了 β – 谷甾醇、胡萝卜苷。吴知行等（1994）鉴定了川续断中 41 种挥发油成分的结构。杨尚军等（1996）还从川续断中分离得到正二十五烷酸、正三十二烷酸和蔗糖。

药理作用

川续断属植物的生物活性的研究深入而广泛，包括在生殖系统、骨组织、免疫系统、抗衰老、抗菌抗炎、阿尔茨海默症等方面的活性研究。

1. 生殖系统

龚晓健等（1997）报道川续断总生物碱是川续断具有安胎作用的有效部位。它能显著抑制妊娠大鼠在体子宫平滑肌的自发收缩活动，降低其收缩幅度和张力，具有对抗催产素诱发的妊娠大鼠在体子宫收缩幅度和张力增加的作用，以及对抗大鼠摘除卵巢后导致的流产作用。龚晓键等（1995）研究发现续断浸膏、总生物碱、挥发油都可显著降低大鼠及小鼠子宫的收缩活性，对妊娠小鼠抑制作用强于未孕小鼠。浸膏与挥发油并能显著抑制妊娠小鼠子宫的自发收缩频率。川续断有可能成为治疗早产、流产及痛经的有效药物。

2. 骨组织

纪顺心等（1997）研究发现川续断总皂苷粗提物与相当剂量（20g/kg）的水煎剂疗效无差异（$P > 0.05$），说明皂苷是续断促进骨损伤愈合作用的活性组分。卿茂盛等（2002）研究发现，川续断具有改善骨质疏松性骨折愈合骨痂的生物力学性能，对促进骨折愈合有一定的作用。川续断水煎剂的中、高剂量能显著促进成骨细胞的增殖、增加碱性磷酸酶的表达及矿化结节形成的数量，促进成骨细胞骨钙素和 Ⅰ 型前胶原 mRNA 的表达，表明续断能有效促进成骨细胞的分化、增殖，防止成骨细胞凋亡，可能是该药促进骨折愈合、防治骨质疏松的机制之一（程志安等，2004）。

3. 免疫系统

石扣兰等（1998）报道川续断的水煎液灌胃能提高小鼠耐缺氧能力，延长小鼠负重游泳持续时间，促进小鼠巨噬细胞的吞噬功能。赵连根等（1990）研究发现川续断根的水煎液离心醇沉后得到的水溶性粗提物的多糖部分具有抗补体活性和刺激淋巴细胞有丝分裂作用，其中的蛋白质部分能抑制巨噬细胞的吞噬作用，由此推测川续断根的热水提取物中存在着抗补体多糖和具有免疫调节作用的高分子量活性成分。

4. 抗衰老

川续断和 VE 对淀粉样前体蛋白在神经元的过度表达有明显的抑制作用，并可改善大鼠学习记忆力（钱亦华等，1999）。胡海涛等（1999）发现续断可以恢复 AD 模型大鼠的学习记忆缺损，有抑制和清除海马结构齿状回和 CA1 区 β－淀粉样蛋白沉积的作用。

5. 抗菌抗炎

王一涛等（1996）文献报道续断的70% 乙醇提取物能显著抑制大鼠蛋清性脚肿胀、二甲苯所致的小鼠耳部炎症、醋酸所致的小鼠腹腔毛细血管通透性亢进以及纸片所致的肉芽组织增生。生药能显著增加大鼠肾上腺中维生素 C 的含量，而对肾上腺中胆固醇的含量无明显的影响，其机制可能是抑制变态反应和抗过氧化作用。

参考文献

Kounol T, Suboi A, Naxri Ml, et al. 1990. Acylated triterpene glycosideor from roots of Dipsacus asper ［J］. Phytochemitry, 29 (1): 338.

Kwon YS, Kim KO, Lee JH, et al. 2003. Chemical constituents of D – ipsacusasper ［J］. Kor J Pharmacogn, 34: 128 – 131.

Qian Yihua, Ren Huimin, Hu Haitao, et al. 2001. Effect of the totalsaponin of Dipsacus asperon intracellular free calcium concentration in the cellular model of Alzheimer's disease – scanning confocal microscopy ［J］. 西安药科大学学报, 13 (2): 159.

Rosendal Jensen Soeren, Lyse Petersen Svend Erik, Juhl Nielsen Bene. 1979. Novelbis – iridoid glucosides from Dipsacus sylvestris ［J］. Phytochemistry, 18 (2): 273.

Tian XiaoYan, Wang YingHong, Liu HongYue, et al. 2007. On the Chemical Constituents of Dipsacusasper ［J］. Chem Pharm Bull, 55 (12): 1677 – 1681.

TranManhHunga, MinKyun Nab, Phuong Thien Thuonga, et al. 2006. Antioxidant activity of caffeoyl quinic acid derivatives from the roots of Dipsacusasper Wall ［J］. Journal of Ethnopharmacology, 108: 188 – 192.

程志安，吴燕峰，黄智清等．2004．续断对成骨细胞增殖分化、凋亡和细胞周期的影响［J］．中医正骨，16（12）：1－3．

龚晓健，吴知行，陈真等．1995．川续断对离体子宫的作用［J］．中国药科大学学报，26（2）：115－119．

龚晓健，季晖，王青等．1997．川续断总生物碱对妊娠大鼠子宫的抗致痉及抗流产作用［J］．中国药科大学学报，29（6）：459－461．

胡海涛，杨杰，钱亦华等．1999．续断对 Alhzeimer 病模型大鼠海马结构淀粉样沉积的影响［J］．中国老年学杂志，9（3）：160．

纪顺心，吴雪琴，李崇芳．1997．中药续断对大鼠实验性骨损伤愈合作用的观察［J］．中草药，28（2）：98－99．

钱亦华，胡海涛，杨杰等．1999．续断对 Alhzeimer 病模型大鼠海马内淀粉样前体蛋白表达的影响［J］．中国神经科学杂志，15（2）：13.4．

卿茂盛，陈小砖，邹志鹏．2002．续断对大鼠骨质疏松性骨折愈合影响的生物力学实验研究［J］．中国医学物理学杂志，19（3）：159－160．

石扣兰，李丽芬，李月英等．1998．川续断对小鼠免疫功能的影响［J］．中药药理与临床，14（1）：36－37．

田小雁．2006．四种中草药的活性成分研究［J］．Chinese A eade－my of Medical Sciences & Peking Union Medical College，17－65．

王一涛，王家葵，杨奎等．1996．续断的药理学研究［J］．中药药理与临床，12（3）：2．

吴帅，刘虹，刘二伟，郝彧等．2009．川续断属植物化学成分的研究概况［J］．中华中医药学刊，27（12）：2504－2507．

吴知行，周胜新，扬尚军．1994．川续断中挥发油的分析［J］．中国药科大学学报，25（4）：202－204．

杨尚军，吴知行，任海红．1993．川续断中生物碱的研究［J］．中国药科大学学报，24（5）：281－282．

杨尚军，吴知行，左春旭．1996．川续断化学成分的研究［J］．中草药，27（11）：653．

张万福．2003．五鹤续断的地道历史考证［J］．中国中药杂志，28（11）：1100－1101．

张永文，薛智．1991．川续断的化学成分研究［J］．药学学报，26（9）：676－681．

赵连根，高淑娟，孟青竹等．1990．几类补益药对机体防御机能作用的比较研究［J］．中医杂志，31（4）：52－53．

中华人民共和国卫生部药典委员会．1985．中国药典［S］．北京：人民卫生出版社：291－292．

重楼属（*Paris*）

科名：延龄草科（Trilliaceae）

属名：重楼属（*Paris*）

资源分布：重楼属植物为多年生草本。全世界共有 25 种，分布于欧洲和亚洲温带

76

和亚热带地区，而我国有 19 种，主要分布于西南各省区（李恒，1998）。代表植物有宽瓣重楼［*Paris polyphylla* Smith. *var yunnanensis*（Franch.）Hand - Mazz.］和七叶一枝花（*Paris polyphylla*）。

民间用途：重楼属植物极具药用价值，我国对此属植物药用价值的认识已有几千年的历史。在古代中草药典籍中，常称之为重楼、重台、重楼金线、重楼一枝箭、虫蒌、三层草、蚤休、蚩休、螯休、铁灯台、七叶一枝花、草河车、草甘遂、白甘遂等。最早在《神农本草经》中就有："蚤休，味苦微寒，主惊痫，摇头弄舌，热气在腹中，癫疾，痈疮，阴蚀，下三虫，去蛇毒，一名蚩休，生川谷"的叙述。在李时珍所著的《本草纲目》中以蚤休之名收载，为下品。《唐本草》中录别名为重楼，并以重台根等异名被历代本草古籍记载。中国药典（2010）收载宽瓣重楼［*P. polyphylla* Smith *var. yannanensis*（Franch.）Hand. – Mazz］和华重楼［*P. polyphylla* Smith *var. chinensis*（Franch.）Hara］的干燥根茎作为重楼的来源（石小枫和杜德极，1991）。重楼具有清热解毒、消肿止痛、凉肝定惊之功效，用于疗疮痈肿、咽喉肿痛、毒蛇咬伤、跌打伤痛、惊风抽搐等症，是著名中成药云南白药、季德胜蛇药片、宫血宁胶囊的重要组成药物。

化学成分分析：现已从该属植物中分离鉴定了 70 余种化合物，其中以甾体皂苷为主，约占化合物总数的 80%。主要有 C_{27} 甾体皂苷、C_{21} 孕甾皂苷。此外重楼属植物中还含有 β - 蜕皮激素、脂肪酸酯、甾醇及其苷、黄酮苷等。系统研究过的属内植物包括：巴山重楼（*P. bashanensis* Wang et Tang）、华重楼［*P. polyphylla* Smith *var. chinensis*（Franch）Hara］、宽瓣重楼［*P. polyphylla* Smith *var. yunnanensis*（Franch）Hand – Mazz］、北重楼（*P. verticillata* M Bieb）、毛重楼［*P. pubescens*（Hand – Mazz）Wang et Tang］。

1. 甾体皂苷

甾体皂苷广泛存在于重楼属植物中，是其主要的活性成分。目前国内外学者已从该属植物中分离得到 60 余种皂苷。其苷元主要有两类：异螺甾烷醇类的薯蓣皂苷元和偏诺皂苷元（图 3 - 6）。此外还有呋甾烷类原型皂苷元（图 3 - 7）、24α - 羟基偏诺皂苷元、27 - 羟基偏诺皂苷元、23，27 - 二羟基偏诺皂苷元、呋甾烷醇类皂苷、25S - 异纽替皂苷元等。糖的连接位置多在苷元的 3 位成苷，但呋喃甾烷类苷元可见 26 位连接 β - D - 吡喃葡萄糖（黄贤校，2010；张树潘，2007）。

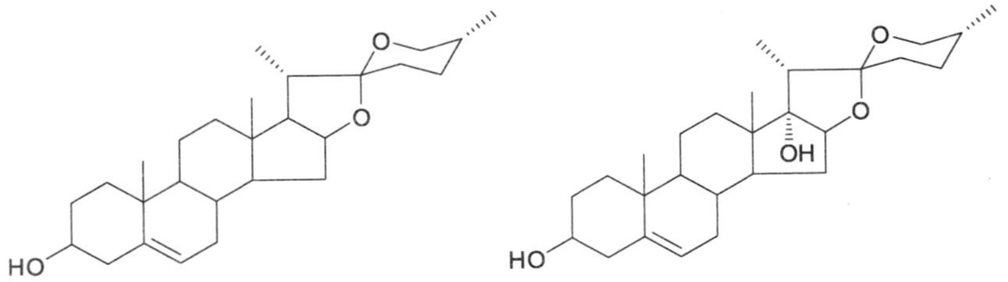

图 3 - 6　薯蓣皂苷元和偏诺皂苷元

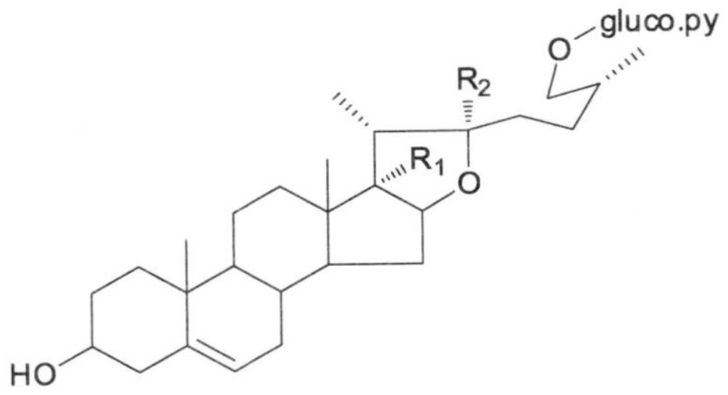

图 3 - 7　呋甾烷类原型皂苷元

薯蓣皂苷为重楼属中甾体皂苷的主要形式之一，是由薯蓣皂苷元在 3 位与糖链形成苷键而成，目前已经从重楼属植物中至少分离出 16 种薯蓣皂苷。例如，重楼皂苷 Ⅰ、Ⅱ、Ⅲ、Ⅳ、Ⅴ（薯蓣次苷 A）、25（R）diosgenin - 3 - O - β - D - glucopyranoside、Polyphyllin A、B、C、25（R）diosgenin - 3 - O - A - L - Rha（1→2） - α - L - Rha（1→4）［α - L - Rha（1→3）］ - β - D - glucopyranoside、25（R）diosgenin - 3 - O - α - L - Ara（1→4） - β - D - glucopyranoside、纤细薯蓣皂苷等（于素强等，2011）。

偏诺皂苷为重楼甾体皂苷的另一主要形式，偏诺皂苷元与薯蓣皂苷元的主要区别仅在 17 位多了一个羟基，也是由苷元在 3 位与糖链形成苷。重楼属植物中的偏诺皂苷目前也已经分离得到超过 9 个化合物。例如，偏诺皂苷 A（重楼皂苷Ⅵ）、B（重楼皂苷Ⅶ）、C（重楼皂苷 H）、D、25（R）pennogenin - 3 - O - β - D - Glu（1→3）［α - L - Rha（1→2）］ - β - D - glucopyranoside、25（R）pennogenin - O - β - D - glucopyranoside、25（R）pennogenin3 - O - α - L - Ara（1→4） - β - D - glucopyranoside 等（于素强等，2011）。

重楼属植物中还存在各种羟基化的偏诺皂苷元、纽替皂苷元、异纽替皂苷元等，它们分别与糖形成各自的皂苷（黄贤校，2010）。

26 种常见皂苷元中，在七叶一枝花和滇重楼中包含最多，各有 19 种，南重楼中有 10 种，金线重楼中有 7 种，五指莲中有 6 种。近年来在重楼属中发现的新皂苷在重楼属中分布比较少，目前只在 4 种重楼中发现，分别为七叶一枝花 2 种、五指莲 4 种、滇重楼 12 种、南重楼 1 种（黄贤校等，2009）。

2. 蜕皮激素

现已从云南重楼、四叶重楼、金线重楼等多个种和变种中分离检测到 β－蜕皮激素（陈昌祥和周俊，1981；刘海等，2006）。此外，汤海峰等（1998）从北重楼中分离到 α－蜕皮激素、ajugasterone A，Singh SB & Thakur RS（1982）从华重楼中分离到新的蜕皮激素 paristerone。

3. 其他化合物

国内学者分别报道了金线重楼和禄劝花叶重楼中含有胡萝卜苷、豆甾醇－3－O－β－D－吡喃葡萄糖苷（陈昌祥等，1983；刘海等，2006）。陈昌祥等（1995）报道了滇重楼中含有奈酚类黄酮苷。王羽（2007）在滇重楼中发现一个苯丙素的衍生物 Parispolyside F 和一个新的酚酸类衍生物 Parispolyside G。

药理作用

药理研究表明重楼属植物具有抗肿瘤、免疫调节、止血、抗生育、抑菌、治疗心血管和胃肠道疾病等作用，其中主要有效成分为甾体皂苷。

1. 抗肿瘤作用

Li 等（1996）证明重楼和云南白药的水、甲醇和乙醇提取物对 6 种人体肿瘤细胞均有抑制作用。重楼的水及醇提物在体内能抑制小鼠艾氏腹水癌（EAC）瘤株，两种提取物腹腔注射均有效，且水提物效果更好。Takuo 等（1985）通过体外实验，发现甲醇提取物对 Hela（人宫颈癌）瘤株有效，可抑制其生长。对于 L929（小鼠成纤维细胞）瘤株，甲醇提取物在体外的抑瘤率高于水提物，但水提物细胞毒活性相对较小。王强和许国钧（1987）发现华重楼、云南重楼和金线重楼的甲醇提取物均有良好的抑瘤作用。重楼属 3 个种和变种对 RNA 癌瘤病毒逆转录酶均有一定的抑制作用，且甲醇提取物的抑制作用强于水提物。重楼皂苷元也有相应的作用。刘广遐等（2008）研究发现重楼乙醇提取物对人胃癌、肝癌、肺癌、大肠癌等 4 株细胞系的半数抑制浓度 IC_{50} 平均值为 41.13 μg/mL，对 25 例恶性胸腹水中原代肿瘤细胞 IC_{50} 平均值为 82.33 μg/mL，两者无显著差异（$P > 0.05$）。对大肠癌来源的腹水中原代肿瘤细胞的 IC_{50} 值显著高于其他组（$P < 0.05$），对胃癌、肺癌及其他消化道肿瘤来源的胸腹水中原代肿瘤细胞的抗肿瘤作用无明显差异（$P > 0.05$）。对恶性胸腹水中原代肿瘤细胞，尤其是对化疗药物耐药的肿瘤细胞仍有一定的抗肿瘤作用。胡静等（2008）发现重楼醇提物在体外能有效抑制血管生成，其机制可能与抑制内皮细胞增生、迁移和管腔形成，诱导内皮细胞凋亡，抑制内皮细胞 DNA 的合成有关。

2. 免疫调节

重楼总皂苷制剂宫血宁口服给药可以激活成熟造血细胞，还能增加骨髓细胞造血因子的表达，促进外周血白细胞和血小板的生成；参与局部炎症组织的修复；增强小鼠的体液免疫和细胞免疫作用（李素燕等，2006）。此外，周满红等（2008a）发现重楼总皂苷对脂多糖及热灭活大肠杆菌诱导的大鼠腹腔巨噬细胞分泌的 TNF - α 及 IL - 1β 均有影响。

3. 止血作用

Toshihiro N 等（1982）研究发现重楼类生药均有一定的止血作用。其中滇重楼（胶质）、黑籽重楼、球药隔重楼作用较强，滇重楼（粉质）、狭叶重楼、南重楼次之，七叶一枝花较弱。小鼠灌服华重楼、云南重楼去脂后的甲醇提取物，可使其血凝时间明显缩短，提示重楼可能有止血作用。某些皂苷单体能显著缩短小鼠凝血时间和大鼠血浆复钙时间，还能诱导家兔主动脉条收缩，降低小鼠腹腔毛细血管通透性。

4. 镇痛和镇静作用

王强等（1990）发现云南重楼等 6 个种和变种的甲醇提取液均具有显著的镇痛和镇静作用。徐海伟等（2001）采用大鼠温水甩尾实验、痛行为评分法和 β 内啡肽、促肾上腺皮质激素的放射免疫分析，观察重楼皂苷对完全福氏佐剂所致的关节炎大鼠急性吗啡镇痛耐受的作用，发现重楼皂苷可阻断急性吗啡镇痛耐受的形成。

5. 对心血管作用

重楼皂苷对心脏有显著的作用。经对南重楼等 5 种标本、9 种市售药材及 4 种皂苷的药理实验表明，薯蓣皂苷在标准和低钙培养基中，可促进心肌细胞搏动数增加或停搏，并能显著增加心肌细胞钙离子摄入。但重楼皂苷Ⅶ在心率不变的情况下可增强兔心及离体蛙心的搏动力和心肌张力。此外，重楼皂苷Ⅶ可降低小鼠血压。七叶一枝花水提物可显著抑制内皮素（ET）引起的大鼠血压升高效应（张继峰等，1993）。

6. 其他作用

周满红等（2008b）发现重楼煎剂或乙醇提取物对引咳的小鼠有止咳作用，对组织胺喷雾所致豚鼠气管痉挛有保护作用。陈枝岚和谢守珍（2006）研究表明重楼具有一定的抑菌作用，对宋内氏痢疾杆菌、黏质沙雷氏菌、大肠杆菌、金黄色葡萄球菌、金黄色葡萄球菌有抑菌作用。欧阳录明和黄晓敏（2000）采用抗病毒作用实验证明重楼水及醇提取物对甲型和亚洲甲型流感病毒有较强的抑制作用。

参考文献

Kosuge T，Yokota M，Sugiyama K，et al. 1985. Studies on antitumor activities and antitumor principles of Chinese herbs I, Antitumor Activities Chin Herbs ［J］. Yakugaku Zasshi，105（8）：791 – 795.

Li XH. 1996. Antitumor cytotoxicity and stereochemistry of Polyketides from Goniothalamus Amuyon ［J］. Nat Prod lett，8：207 – 215.

Singh SB，Thakur RS. 1982. Structure and stereochemistry of paristerone，a novel phytoedysone from the tubers of Paris polyphylla ［J］. Tetrahedron，38（14）：2189 – 2194.

Toshihiro N，Yoshiki I，Haruko S，et al. 1982. Study on the Constitutions of Paris quadriforis L ［J］. Chem. Pharm Bull，30（5）：1851 – 1856.

陈昌祥，张玉童，周俊. 1995. 滇重楼地上部分的配醣体 ［J］. 云南植物研究，17（2）：473 – 478.

陈昌祥，周俊，张玉童等. 1983. 滇产植物皂素成分的研究Ⅷ—禄劝花叶重楼的甾体皂苷［J］. 云南植物研究，5（2）：219 – 223.

陈昌祥，周俊. 1981. 滇产植物的皂素成分研究Ⅴ—滇重楼的甾体皂甙和 β – 蜕皮激素 ［J］. 云南植物研究，3（1）：89 – 93.

陈枝岚，谢守珍. 2006. 14 种中草药体外抗白念珠菌作用研究 ［J］. 医药导报，25：765 – 767.

胡静，钱晓萍，刘宝瑞等. 2008. 重楼醇提物体外抑制血管生成作用研究 ［J］. 现代肿瘤医学，16：1273 – 1278.

黄贤校. 2010. 毛重楼、北重楼和五指莲的化学成分及其抗肿瘤活性研究 ［D］. 天津大学硕士学位论文.

黄贤校，高文远，满淑丽等. 2009. 重楼属药用植物皂苷类化学成分及其生源途径的研究进展 ［J］. 中草药，40（3），483 – 489.

李恒. 1998. 重楼属植物 ［M］. 北京：科学出版社.

李素燕，善亚君，赵振虎等. 2006. 宫血宁对小鼠骨髓细胞因子表达的影响 ［J］. 中药药理与临床，22：53 – 55.

刘广遐，王婷婷，胡文静等. 2008. 重楼醇提物对恶性胸腹水中原代肿瘤细胞的抗肿瘤作用［J］. 实用老年医学，22：101 – 104.

刘海，黄芸，张婷等. 2006. 金线重楼的化学成分 ［J］. 中国药科大学学报，37（5）：409 – 412.

欧阳录明，黄晓敏，吴兴无等. 2000. 中草药体外抗白色念珠菌的实验研究 ［J］. 中国中医药信息杂志，7（3）：26 – 27.

石小枫，杜德极. 1991. 重楼的药理研究及应用概况 ［J］. 中医药信息，4：42 – 42.

汤海峰，赵越平，将永培. 1998. 重楼属植物的研究概况 ［J］. 中草药，29（12）：839 – 842.

王强，徐国钧，蒋莹. 1990. 重楼类中药镇痛和镇静作用的研究 ［J］. 中国中药杂志，15（2）：45 – 47.

王强，徐国钧. 1987. 七叶一枝花类对逆转录酶的抑制作用 ［J］. 中国药科大学学报，18（3）：195 – 198.

王羽. 2007. 滇重楼抗肿瘤活性成分的研究 [D]. 天津：天津大学硕士学位论文.

徐海伟，黎海蒂，王建等. 2001. 重楼皂甙翻转急性吗啡耐受关节炎大鼠下丘脑内 ACTH 水平的下降 [J]. 中国神经科学杂志，17（3），259–264.

于素强，武毅，曲玮等. 2011. 重楼属植物的研究进展 [J]. 海峡药学，23（5）：1–6.

张继峰，田青，汤健等. 1993. 从抗蛇毒药探寻内皮素拮抗剂的初步报告 [J]. 南京医科大学学报（自然科学版），13（3）：228–229.

张树潘. 2007. 重楼属植物的化学成分及其药理活性研究进展 [J]. 海峡药学，19（6）：4–7.

周满红，杜文胜，龙胜双等. 2008a. 重楼总皂苷对脂多糖诱导大鼠腹腔巨噬细胞分泌 TNF–α 及 IL–1β 的影响 [J]. 四川中医，26：14–16.

周满红，陆元兰，杨光等. 2008b. 重楼对多发性创伤大鼠急性肺损伤的保护作用 [J]. 陕西医学杂志，37：1118–1121.

当归属 （*Angelica*）

科名：伞形科（Umbelliferae）
属名：当归属（*Angelica*）

资源分布：当归属植物为二年生或多年生草本。全世界约 90 种，大部分产于北温带和新西兰。我国有 45 种，分布于南北各地，主产于东北和西南地区，其中 32 种、2 变种为我国特产（舒璞和佘孟兰，2001）。属内重要的药用植物有当归 [*Angelica sinensis*（Oliv.）Diels]、白芷 [*A. dahurica*（Fisch. ex Hoffm.）Benth. Et Hook. f.] 等。

民间用途：当归属中多种植物在民间常做药用，包括常用中药当归、白芷和独活等（国家中医药管理局《中华本草》编委会，2000）。中国药典（2010）记载当归 *Angelica sinensis*（Oliv.）Diels 的干燥根为药材当归正品。具有补血活血，调经止痛，润肠通便的功效。用于血虚萎黄，眩晕心悸，月经不调，经闭痛经，虚寒腹痛，肠燥便秘，风湿痹痛，跌打损伤，痈疽疮疡。中药独活正品为属内重齿毛当归（*A. biserrata*）的干燥根，性辛、苦，微温，属归肝、肾、膀胱经。属内植物白芷（*A. dahurica*）和台湾独活（*A. dahurica* f. var. formosana）的干燥根为中药白芷药材正品，性温，味辛微甘，入肺、脾、胃经。

化学成分分析：该属植物主要的化学成分包括香豆素类、苯酞类、黄酮类、挥发油类、有机酸等多种类型。近年来国内学者对化学成分和药理作用研究比较多的有白芷（*A. dahurica*）、毛独活（*A. pubescens* Maxim.）和疏叶当归（*A. laxifoliata*）等 5 种。

1. 香豆素类化合物

当归属植物普遍含有香豆素类化合物。结构类型多为呋喃香豆素，尤其线型香豆素的种类较多。现已从当归属植物中分离得到 70 余种香豆素。代表化合物如香甜内酯、花椒毒素、欧前胡内酯、氧化前胡素、白当归素、伞形花内酯、异欧前胡内酯、紫花前胡苷等。

1.1 简单香豆素类

从多种当归属植物中都分离到了伞形花内酯、东莨菪素、蛇床子素等简单香豆素，如从重齿毛当归中还分离到尤劳帕替醇、彼西丹醇等简单香豆素（柳江华等，1994）。

1.2 呋喃香豆素

当归属植物富含呋喃香豆素，共分离到 40 多种，常见的为线性呋喃香豆素，有 30 余种。如孙汉董和饶高雄（1981）从阿坝当归中分离到法罗海。顾新宇等（1999）从疏叶当归中分离到疏叶香豆素。Okuyama 等（1990）从杭白芷中分离得到黄毒酚（图 3 -8）、8 - 甲氧基 -4 - 氧 - （3 - 甲基 -2 - 丁烯基）补骨酯素、5 - 甲基 -8 - 羟基补骨脂素，卢嘉和金永生（2007）从祁白芷中分离得到叔 -O - 甲基白当归素。此外，从日本当归中发现日本当归醇 A -D。

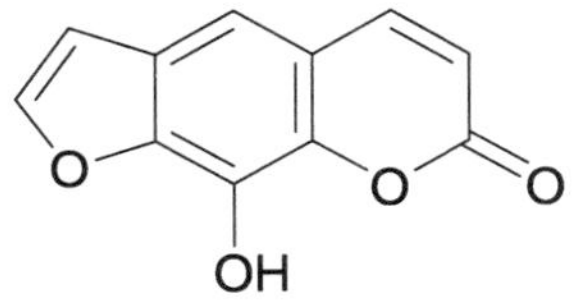

图 3 -8 黄毒酚

1.3 吡喃香豆素

部分当归属植物中含有吡喃香豆素。如 Itokawa（1994）从朝鲜当归中分离得到花前胡醇、紫花前胡素和紫花前胡醇当归酯等线型吡喃香豆素类化合物。

1.4 双香豆素

当归属植物中含有双香豆素的植物较少，但 Wang NH 等（2001）从日本白芷中分离 Dahuribin A - G 等。

2. 苯酞类化合物

苯酞类化合物为伞形科植物挥发油中广泛分布的一类化合物。但当归属植物中，仅从当归、东当归等少数几种植物中检测到。如 Lin，et al.（1998）利用 HPLC - ESI -MS 技术，从当归中分析得到新蛇床内酯（neocnidilide）（图 3 -9）等 25 种苯酞类化合物。

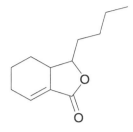

图 3 - 9　新蛇床内酯

3. 黄酮类

米彩峰等（1995）从拐芹中分离到拐芹色原酮 A。Matsuura（2001）从 *A. keiskei* 中分离到一些查尔酮类化合物等。

4. 其他类

卢嘉（2007）从杭白芷中分离得到豆甾醇、β - 谷甾醇、β - 胡萝卜苷。孙元琳（2006）对当归水溶性多糖进行分离纯化，得到 As - Ⅲa、As - Ⅲb 两个多糖成分，并认为当归水溶性多糖 W - ASP、W - ASPⅡ 主要由葡萄糖组成。Lu（2005）从当归分离得到阿魏酸。

药理作用

1. 对血液系统的作用

川白芷、杭白芷脂溶性成分有解热、镇痛、抗炎的作用，川白芷解热作用较阿司匹林高。醚溶成分扩张外周血管，水溶解成分则止血（凤良元和鄢顺琴，1990）。独活二氯甲烷提取物主要含香豆素化合物，具有拮抗钙通道阻滞剂受体的活性。Hatanoa R 等（2004）研究发现东当归水溶性物质能激活未成熟的红细胞，从而治疗对由于 5 - 氟尿嘧啶引起的贫血症。李成军和陈鹏（2007）研究发现当归多糖 AP 能明显地降低 Wister 糖尿病大鼠的血糖和改善糖尿病的临床症状，但是其作用机制并不是通过增加胰岛素的浓度。当归 AP 在凝血方面表现出双向调节作用，既有显著的抗凝血活性，又有明显的止血作用。

2. 对免疫系统的影响

当归多糖（AP）是当归免疫促进功能的主要成分，当归多糖可明显提高大鼠胸腺指数和脾脏指数，抑制环磷酰胺引起的小鼠脾脏萎缩和胸腺萎缩，对抗氢化可的松引起的小鼠脾脏萎缩，增加小鼠脾重，而对于正常及免疫抑制小鼠胸腺影响不大（何立，

2007）。王谨等（1999）研究发现当归多糖可促进放射损害小鼠免疫功能，抗 S – 180 腹水肿瘤活性。可能的机制为：促造血红细胞、T 淋巴细胞增殖，促细胞分裂活性等。同时还有抗补体活性，诱发干扰素活性，激活免疫等活性。当归及阿魏酸对非特异性免疫、体液免疫和细胞免疫均有较强促进作用（高向东和吴梧桐，1994）。

3. 抗菌、抗病毒和抗炎作用

东当归挥发油能使大脑镇静，高浓度则抑制心肌，具有镇痛、消炎作用。体外抗菌性试验表明，东莨菪内酯可抑制荷兰榆树病菌芽孢的发芽，剂量达 4mol/L 时能够不可逆地抑制菌丝体的生长。补骨脂素和 8 – 甲氧基补骨脂素可抑制大肠杆菌和藤黄微球菌的生长，是最有效的抗菌剂。蛇床子素能治疗脚癣、湿疹、阴道滴虫等，并具有抑制乙型肝炎表面抗原的作用。川白芷、杭白芷脂溶性成分有解热、镇痛、抗炎的作用，川白芷解热作用较阿司匹林高。白芷总香豆素（CAD）具有明显的抗炎作用（王春梅等，2006）。此外，欧芹酚甲醚、花椒毒素、伞形花内酯、欧前胡素、阿魏酸、东莨菪素等有一定抗菌活性。

4. 抗肿瘤

当归提取液能够抑制黑色素瘤高转移细胞株 B16 – BL6 的转移作用，可能与其能够抑制 B16 – BL6 细胞外基质的黏附以及降低 B16 – BL6 的运动能力有关（顾琴等，2007）。香柑内酯和花椒毒素对艾氏腹水癌细胞有杀灭作用。异欧前胡素和白当归素对HELA 细胞具有细胞毒作用。

5. 其他作用

兴安白芷中水合氧化前胡素、欧芹素乙等能激活小鼠脂肪组织细胞由肾上腺素诱导的脂肪分解，白当归素、新白当归素、异虎耳草素能抑制由胰岛素激活的脂肪生成，此活性与减肥有关（黄泰康编，1994）。东当归药材水提取物对四氯化碳及乙醇性肝损伤具有保护作用。乐江等（2002）研究发现归粗多糖尚可显著抑制醋酸所致小鼠扭体反应及提高热板法所致小鼠痛觉反应的痛阈，作用强度与剂量有关。

参考文献

Hatanoa R，Takanoc F，Fushiya S，et al. 2004. Water – soluble extractsfromAngelica acutilobaKitagawa enhancee hematopoiesis by act – ivating immature erythroid cells inmicewith 5 – fluorouraci – l inducedanemia [J]. ExpHematol，32：918 – 924.

Itokawa H，Ibraheim ZZ，Qiao YF，et al. 1994. Cytotoxic coumarins from the roots of Angelica gigas [J]. Nat Med，48（4）：334 – 335.

Lin L Z, He XG, Lian LZ, et al. 1998. Liquid chromatographic – electro – spraymass spectrometric study of the phalides of Angelica sinensisand chemical changes of Z – ligustilide [J]. J Chrom A, 810：71 – 79.

Lu GH, ChanK, LeungK, et al. 2005. Assay of free ferulic acid and to – tal ferulic acid for quality assessment of Angelica sinensis [J]. J Chrom A, 1068：209 – 219.

Matsuura M, Kimura Y, Nataka K, et al. 2001. Artery relaxation by chalcones isolated from the roots of Angelica keiskei. Planta Med, 67 (3)：230 – 235.

Okuyama T, Takata M, Nishino H, et al. 1990. Studies on the antitumor – promoting activity of naturally occurring substances Ⅱ. Inhibition of tumor – promoter – enhanced phospholipid metabolism by Umbelliferous materials [J]. Chem Pharm Bull, 38 (4)：1084 – 1086.

Wang NH, Yoshizaki K, Baba K. 2001. Seven new bifuranocoumarins, dahuribirinA – G from Japanese Bai Zhi. [J]. Chem Pharm Bull, 49 (9)：1085 – 1088.

凤良元，鄢顺琴. 1990. 五种不同产地白芷药理作用的比较. 安徽中医学院学报，9（2）：56 – 59.

高向东，吴梧桐. 1994. 当归及其成分阿魏酸对小鼠免疫系统功能的影响. 中国生化药物杂志，15（2）：107 – 110.

顾琴，徐建亚，程罗根等. 2007. 当归对黑色素瘤细胞粘附、侵袭、运动和转移能力的影响[J]. 中药材，30（3）：302 – 305.

顾新宇，张涵庆，王年鹤. 1999. 疏叶当归根的化学成分 [J]. 植物资源与环境，8（1）：1 – 5.

国家中医药管理局《中华本草》编委会编. 2000. 中华本草 [M]. 上海：上海科学技术出版社，5076.

何立. 2007. 当归对神经核免疫系统作用的研究现状与展望 [J]. 时珍国医国药，18（9）：2282 – 2283.

黄泰康. 1994. 常用中药成分与药理手册 [M]. 北京：中国医药科技出版社，1442.

乐江，彭仁琇，孔锐等. 2002. 当归粗多糖镇痛作用的实验研究 [J]. 中国药学杂志，37（10）：746 – 748.

李成军，陈鹏. 2007. 当归多糖对 STZ 诱导的糖尿病大鼠的降血糖作用及其机制 [J]. 齐齐哈尔医学院学报，28（10）：1158 – 1161.

柳江华，徐绥绪，姚新生等. 1994. 重齿毛当归化学成分的研究 [J]. 中草药，25（6）：288 – 291.

卢嘉，金永生. 2007. 中药杭白芷化学成分的研究 [J]. 第二军医大学学报，28（3）：294 – 298.

米彩峰，王长岱，石惠丽. 1995. 拐芹根化学成分研究. 药学学报，30（12）：910 – 913.

孙汉董，饶高雄. 1981. 伞形科中药的研究 IV 法罗海素的研究 [J]. 云南植物研究，3（3）：279 – 281.

舒璞，佘孟兰. 2001. 中国伞形科植物花粉图志 [M]. 上海：上海科学技术出版社，59.

孙元琳. 2006. 当归水溶性多糖的分离、纯化及结构初步分析 [J]. 食品与生物技术学报，25（1）：1 – 4.

王春梅，崔新颖，李贺. 2006. 白芷香豆素的抗炎作用研究 [J]. 北华大学学报（自然科学版），7（4）：318

王谨，刘君炎，夏丰年等．1999．当归多糖体外诱导巨噬细胞的实验研究．云南中医中药杂志，20（4）：34-36.

中华人民共和国药典委员会．2000．中华人民共和国药典一部．北京：化学工业出版社，79.

飞蓬属 （*Erigeron*）

科名： 菊科 （Compositae）

属名： 飞蓬属 （*Erigeron*）

资源分布： 飞蓬属植物为草本或半灌木，稀一年生或二年生。全世界有200种以上，主要分布于欧洲、亚洲大陆及北美洲，少数也分布于非洲和大洋洲。我国有35种，主要集中于西南部山区和新疆的山坡、旷野、田间。

民间用途： 菊科飞蓬属中的药用植物主要包括短葶飞蓬（*E. breviscapus*）、长茎飞蓬（*E. elongatus* Ledeb）、一年蓬（*E. annuus*）。性寒、微苦，具有散寒解表、祛风除湿、活血化瘀、消炎止痛、清热解毒、化痰止咳等功效。临床上主要用于治疗各种炎症、心脑血管疾病等（张青春和张辉，2007）。中国药典（2010）收载短葶飞蓬 *E. breviscapus* （Vant.） Hand. - Mazz. 的干燥全草为药材灯盏细辛（灯盏花）正品，用于风湿寒痹痛、中风偏瘫、胸痹心痛、风湿痹痛、头痛、牙痛。

化学成分分析： 该属植物主要的化学成分是黄酮类、咖啡酰类化合物，另外还有吡喃酮类、香豆素类、芳香酸类、木脂素类、萜类、甾醇类以及其他类化合物等。近年来国内学者对化学成分和药理作用研究比较多的有飞蓬（*E. acer* L）和多舌飞蓬 [*E. multiradiatus* （Lindl.） Benth.]。

1. 黄酮类

飞蓬属植物中的黄酮类是研究最为深入的一类成分。其黄酮中的主要化学结构类型为黄酮、黄酮醇、二氢黄酮等。其中又以黄酮类成分为主，主要存在形式为黄芩素及其苷类。多在4位上羟基取代，在7位羟基处一般发生甲基化与苷化。如张卫东等从正丁醇部分首次分得黄芩素-7-O-β-D-吡喃葡萄糖苷、以及新化合物5，6，4′-三羟基黄酮-7-O-β-D-半乳糖醛酸苷（张卫东等，2000）、5，6，4′-三羟基黄酮-7-O-β-D-吡喃葡萄糖醛酸乙酯（张卫东等，2001a）等。

2. 咖啡酰类

咖啡酰类化合物为飞蓬属植物中另外一大类化合物。从生源上看，咖啡酰类化合物与黄酮类化合物有密切关系。近几年来从灯盏细辛中不断发现新的咖啡酰类化合物，并经药理学初步证明具有一定的生理活性，是飞蓬属植物中代表性化合物。该类化合物主要和奎宁酸形成咖啡酰类化合物，而又以双咖啡酰类形式为主，但酰化位置并无一定规律性（图3-10）。张卫东等（1998）从灯盏细辛乙醇提取物的乙酸乙酯部分首次分得2个新的双咖啡酸酯类成分。在乙酸乙酯部位还首次分得了咖啡酸、3，5-二甲氧基-4-羟基苯甲酸、6-甲氧基香豆素-7-O-β-D-吡喃葡萄糖苷、七叶树苷（张卫东等，2001b；张峻等，2002）等。

图3-10　飞蓬属植物中咖啡酸和奎宁酸母核

3. 萜类

萜类化合物在飞蓬属植物中不常见。岳建民等人（1994）在灯盏花中得到了一个单萜化合物和一个新的倍半萜类化合物。胡昌奇等人（1985）在灯盏花乙醇提取物中分离得到了木醛酮、表木栓醇等三萜化合物。Iijima T 等（2003）从本属植物中得到了新的倍半萜和二萜化合物。

4. 其他

从飞蓬属中还分离得到吡喃酮类（张卫东等，2001b）、芳酸香类（张卫东等，2001c）、香豆素类（岳建民等，2000）、木脂素类及植物甾醇醇类化合物，如：对羟基苯甲酸、香草酸、豆甾醇、谷甾醇等（Mathela D K, et al. , 1986）。

药理作用

除灯盏花外，目前尚无关于前述其他种的药理作用的文献报道。对灯盏花药理作用的研究主要集中在其黄酮类有效成分对心、脑、肝、肾等方面的作用，但最近的研究报道其咖啡酰类化合物也有很强的活性，主要有扩张脑血管和冠脉血管、改善微循环、降低血液黏度、抗癌作用和对视神经的作用等。

1. 对循环系统的作用

周建中等（2002）研究了灯盏细辛注射液对高血压大鼠心室及血管重构的影响，发现具有明显的改善作用。陈一岳等（1993）的研究表明灯盏花素能显著的增加脑血流量。殷丽琼（2003）对灯盏细辛改善微循环的作用进行了临床观察，结果有明显的疗效。一些动物实验结果也表明了灯盏细辛具有能改善微循环的功效，这表现出的是黄酮类化合物的药效（雷雳等，1994）。黄震华等（1987）用灯盏花素进行动物实验以及临床观察，结果都表明血液黏度有较为明显的降低，认为其机理可能与抑制红细胞聚集有关。

2. 抗癌作用

周曾同等（2000）用灯盏花的稀释浸膏灌小鼠，12 周后涂二甲基苯丙蒽（DM-BA），然后检测微血管树脂铸形、墨汁灌注图像及 α - SMA，首次发现灯盏花还具有抗癌的功效。对其抗癌的机理进行了探讨，发现是因为灯盏花能保持血管壁的完整性和血管的正常空间构形和形态，从而起到抗癌的作用。

3. 对肝脏的作用

李文凡等（1999）研究发现灯盏花素注射液不但能减轻 CCl_4 对大鼠肝脏的炎症反应，减轻转氨酶代谢异常及蛋白代谢的异常程度，还减轻了 CCl_4 肝脏纤维化的进展程度，明显抑制了大鼠血清和肝匀浆组织中透明质酸和层粘蛋白的含量。周俭平等（1999）用结晶紫染色法和3H 标记的脯氨酸掺入法测定灯盏细辛黄酮 Z - 1、Z - 2 对成纤维细胞增殖和胶原合成的影响。结果表明 Z - 1 能明显抑制成纤维细胞的增殖，Z - 1 和 Z - 2 能剂量依赖性地抑制细胞内胶原合成，说明灯盏细辛体外有抗纤维化作用。

4. 其他作用

帅杰和董为伟（1998）动物实验表明灯盏花素能有效改善大脑中动脉梗死，大鼠脑缺血和再灌流的早期更为明显，对于缺血再灌流 3 ~ 12h 期间脑组织内中性粒细胞的浸润有明显抑制作用，并能明显减轻脑组织的缺血损伤程度。贾莉君等（1995）研究发现灯盏细辛注射液具有恢复大鼠高眼压状态造成的 RGCS 细胞色素氧化酶活性的作用，其机制可能是通过改善视网膜的微循环和使受损但仍然存活的 RGCS 的轴浆流部分恢复。蔡湘媛等（1985）通过鼠耳肿胀法及大白鼠足跖浮肿法实验证明，红头小仙煎剂也有抗炎作用。热板法及化学物质刺激法实验证明，红头小仙煎液有镇痛作用。细菌性培养液所致的大白鼠高热实验表明，红头小仙煎液有解热作用。

参考文献

Chen B, Li BG, Zhang GL. 2002. Glycosides from Erigeron breviscapus［J］. Acta Botanica Sinica，44（3）：344 - 348.

Iijima T., Yaoita Y., Kikuchi M. 2003. Five new sesquiterpenoids and a new diterpenoid from Erigeron annuus（L.）pers., Erigeron philadelphicus L. and Erigeron sumairensis retz［J］. Chem Pharm Bul1，51（5）：545 - 549.

Mathela D K，Mathela C S，Taskinen J. 1986. Polyacetylenes and Terpenoids from Erigeron karwinskyanus

[J] . Indian Chem Soc, 63 (6): 603 – 604.

Yue JM, Lin ZW, Sun HD, et al. 1994. A sesquiterpene and other constituents from Erigeron Brevisapus [J] . phytoehem. , 36 (3): 717.

Yue JM, Zhao QS, Lin ZW et al. 2000. Phenolic Compounds from Erigeron breviscapus (Compositae) [J] . Acta Botanica Sinica, 42 (3): 311 – 315.

蔡湘媛, 陈怡. 1985. 红头草的初步药理研究 [J] . 中草药, 16 (1): 25.

陈一岳, 王胜涛, 曾文珊等. 1993. 灯盏花素与三氟拉嗪作用的比较 [J] . 广东医药学院学报, 9 (2): 65.

胡昌奇, 张德成, 华云等. 1985. 灯盏花化学成分的研究 [J] . 中草药, 16 (10): 121.

黄震华, 徐济了, 乐忠庆等. 1987. 灯盏花注射液对家兔血液粘度的影响 [J] . 中成药研究, (11): 25.

贾莉君, 刘忠浩, 罗学港等. 1995. 青光康注射液对急性实验性高眼压大鼠视网膜节细胞代谢的作用 [J] . 中华眼科杂志, 13 (2): 129.

雷雳, 员彭年. 1994. 三七总苷、灯盏花素对豚鼠耳蜗外侧壁微循环的影响 [J] . 昆明医学院学报, 15 (4): 59.

李文凡, 白娟, 王立荣. 1999. 灯盏花对实验性肝纤维化大鼠血清和肝匀浆中透明质酸和层粘蛋白含量的影响 [J] . 兰州医学院学报, 25 (6): 28 – 30.

刘宏, 杨祥良, 徐辉碧. 2002. 灯盏花的研究进展 [J] . 中草药, 33 (6): 566.

马宇辉, 罗国安, 王义明. 2004. 灯盏花研究近况 [J] . 中成药, 26 (1): 63.

帅杰, 董为伟. 1998. PKC抑制剂灯盏花素对缺血/再灌流脑损害的作用研究 [J] . 中国药理学通报, 14 (1): 75.

徐庆有, 李学信. 1995. 灯盏细辛注射液对高粘滞血症病人血液粘度的影响 [J] . 新药与临床, 14 (4): 233.

殷丽琼. 2003. 灯盏细辛注射液改善微循环的临床观察 [J] . 安徽中医临床杂志, 15 (2): 107.

张峻, 李雪松, 张卫东. 2002. 中药灯盏花化学成分与药理活性进展 [J] . 药学实践杂志, 20 (2): 103—107.

张青春, 张辉. 2007. 菊科飞蓬属药用植物研究概况 [J] . 吉林中医药, 27 (1): 68 – 69.

张卫东, 陈万生, 王永红. 2000. 灯盏花黄酮苷化学成分的研究 [J] . 中草药, 31 (8): 565.

张卫东, 陈万生, 王永红等. 2001a. 灯盏花中两个新化合物的分离和鉴定 [J] . 中草药, 32 (7): 577 – 579.

张卫东, 陈万生, 王永红. 2001b. 灯盏细辛化学成分的研究Ⅱ [J] . 中国药学杂志, 36 (4): 233.

张卫东, 陈万生, 王永红等. 2001c. 灯盏花中两个新苷类化合物的结构鉴定 [J] . 中国中药杂志, 26 (10): 689 – 690.

张卫东, 孔德云, 李惠庭等. 1998. 灯盏花化学成分研究Ⅰ [J] . 中国工业杂志, 1998, 29 (11): 498 – 500.

周曾同, 张水龙, 华丽等. 2000. 灯盏细辛对白斑癌变的影响和血管生成机理的研究 [J] . 上海口腔医学, 9 (2): 110 – 113.

周俭平，张俊平，刘福堂等．1999．植物黄酮对成纤维细胞增殖和胶原合成的影响［J］．中国药学杂志，34（10）：668－669．

周建中，雷寒，陈运贞等．2002．灯盏细辛注射液对自发性高血压大鼠心室及血管重构的影响［J］．中国中西医结合杂志，22（2）：122．

藁本属（*Ligusticum*）

科名：伞形科（Umbelliferae）
属名：藁本属（*Ligusticum*）

资源分布：藁本属植物为多年生草本，全球约 60 多种，分布于欧亚大陆和北美洲，是一个典型的北温带分布属。中国产 40 种，5 变种，占世界藁本属种类 65%。主产西南地区，包括云南西北部、四川西部和东部、湖北西部、西藏东部和南部。

民间用途：藁本属中约有 15 种的根和根状茎入药。中华人民共和国药典（2010）记载，属内川芎（*L. chuanxiong* Hort.）的干燥根茎，味辛、性温，归肝、胆、心包经。活血行气，祛风止痛，适宜瘀血阻滞各种病症，用于胸痹心痛，胸胁刺痛，跌扑肿痛，月经不调，经闭痛经，癥瘕腹痛，头痛，风湿痹痛。主要栽培于四川、云南、贵州、广西、湖北、湖南、江西、浙江、江苏、陕西、甘肃等地。藁本（*L. sinense* Oliv.）或辽藁本（*L. jeholense* Nakai et Kitag.）以根茎及根入药，气浓香，味辛、苦、微麻，归膀胱经，可祛风，散寒，除湿，止痛。用于风寒感冒，巅顶疼痛，风湿肢节痹痛。

化学成分分析：该属植物主要的化学成分有苯酞类化合物、香豆素、生物碱、色原酮、蒽醌、三萜、有机酸及甾醇等。近年来国内外学者对化学成分和药理作用研究比较多的有川芎（*L. chuanxiong* Hort.）、茶芎（*L. sinense* Oliv. cv. Chaxiong）和藁本（*L. sinense* Oliv.）、膜苞藁本（*L. oliverianum*）、尖叶藁本（*L. acuminatum* Franch.）、辽藁本（*L. jeholense*）、蕨叶藁本（*L. pteridophyllum*）、短片藁本（*L. brachylobum*）等 8 种。

1. 苯酞类化合物

苯酞类化合物为藁本属植物的特征性成分。根据其结构特点，苯酞类化合物又可分为苯酞类和二聚苯酞类。苯酞类化合物是具有 3 - 烷基内酯苯结构（图 3 - 11）的一类化合物，二聚苯酞类化合物是指两个苯酞类化合物经过 Diels - Alder 双烯加成反应生成的二聚体。迄今为止，从本属植物中先后分离鉴定出 40 多种苯酞类化合物。如，从藁本中分离得到的藁本酚、藁本酮、藁本内酯、藁本内酯二聚体等。

在藁本属植物中，苯酞类化合物的主要植物来源是川芎和藁本，但在辽藁本、绿粉藁本、波特藁本及茶芎中也有存在。二聚苯酞类化合物的主要植物来源是川芎和波特藁本，而在藁本、绿粉藁本、茶芎中也有存在（张博，2009）。

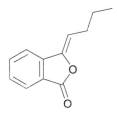

图 3 - 11　藁本属植物中苯酞类化合物母核

2. 香豆素类化合物

香豆素类化合物为藁本属植物的另一特征性成分。从本属的 9 种植物中共分离鉴定出 27 种香豆素类化合物,其骨架结构主要为呋喃型和吡喃型两种。如,从辽藁本(张金兰,1996)得到的佛手柑内酯,从新疆藁本中得到茴芹内酯等(陈若芸和于德泉,1995;1993)。

3. 萜类化合物

藁本属植物中存在的萜类也是其另一大类特征次级代谢产物。分为单萜、倍半萜和三萜等。

其中单萜有无环单萜、单环单萜和双环萜及其含氧衍生物。藁本属中无环单萜的基本骨架是 2,6 - 二甲基辛烷,存在于所测的所有种类中。单环单萜类以薄荷烷型为代表,存在于几乎所有种类中。藁本属中双环单萜有侧柏烷、蒈烷、蒎烷、莰烷和茨烷 5 种基本骨架。

藁本属中倍半萜存在无环倍半萜、单环倍半萜、双环倍半萜和三环倍萜及其含氧衍生物。

无环倍半萜的基本骨架有金合欢烷。单环倍半萜有没药烷、蛇麻烷和榄香烷 3 种基本骨架。双环倍半萜有杜松烷、桉叶烷、菖蒲烷、愈创木烷、雪松烷、丁香烷和佛手柑烷 7 种基本骨架。三环倍半萜有橄榄烷、毕澄茄烷、胡椒烷、香木兰烷、柏木烷和广藿香烷 6 种基本骨架。

在本属植物川芎中,肖永庆等人(2002)发现了唯一的一个三萜类化合物,而这一类成分在该属的其他植物中均没有发现,这一发现使川芎在本属中的地位变得特殊起来,成为具有特殊开发价值的植物。

4. 其他化合物

生物碱仅在川芎中发现过,而在本属其他植物中尚未发现。从川芎中分离鉴定出 11 种生物碱。有机酸及有机酸酯为藁本属中的共有成分。

药理作用

1. 镇静、镇痛、解热作用

沈雅琴等（1987）对藁本的中性油进行了镇静、镇痛、解热和抗炎的初步药理实验研究，结果表明藁本中性油能抑制小鼠的自发活动及对抗苯丙胺引起的运动性兴奋，能加强硫贲妥钠的催眠作用，能对抗酒石酸锑钾引起的小鼠"扭歪反应"及明显延长热板反应的时间，并降低致热动物的体温及正常小鼠的体温，还能对抗二甲苯性炎症。张金兰等（2002）通过实验研究发现，小鼠在中国藁本、辽藁本作用下，有较强的抗醋酸扭体作用，中国藁本、辽藁本和阿魏酸能明显促进动物进入睡眠状态，表现出较强的镇静催眠作用。

2. 对平滑肌的抑制作用

陈光娟等（1987）报道藁本中性油有抑制离体兔小肠收缩振幅、抑制离体豚鼠回肠张力、抑制离体兔子宫张力的作用，可以对抗药物引起的肠活动兴奋，对抗催产素引起的子宫张力增高，还可抑制小鼠小肠推进运动，抑制蓖麻油引起的小鼠腹泻。

3. 对心、脑和血管的作用

藁本中性油能明显减慢小鼠耗氧速度，降低耗氧量和延长小鼠存活时间，减小由亚硝酸钠和氰化钾所致小鼠组织细胞缺氧的程度，增加组织细胞在缺氧情况的生存，且对脑缺血性缺氧情况下也能延长小鼠的存活时间（汤臣康和许青媛，1992）。将藁本水或乙醇提取物对兔静脉注射，能使兔血压明显而短暂下降，显示其有扩张血管作用（孟庆祥等，1981）。

4. 抗炎症作用

沈雅琴等通过实验研究发现，藁本中性油能抑制醋酸提高的小鼠腹腔毛细血管渗透性及组胺提高的大鼠皮肤毛细血管渗透性，抑制二甲苯致小鼠耳壳肿胀，抑制角叉菜胶所致大鼠足肿胀及摘除肾上腺大鼠注射角叉菜胶所致大鼠足肿胀。但不能抑制大鼠塑料环肉芽肿增生，也不能延长摘除肾上腺大鼠的生存时间，提示其抗炎症作用与垂体－肾上腺系统无明显关系，推测其可能是通过抑制前列腺素产生抗炎作用（沈雅琴等，1989）。张金兰等（2002）报道了中国藁本、辽藁本和阿魏酸对小鼠角叉菜胶性足肿胀的影响研究，表明辽藁本和中国藁本 7g/kg 对小鼠角叉菜胶性足肿胀具有较强的抑制作用。

5. 其他作用

川芎嗪作用于 Bel－7402 细胞，可抑制细胞增殖，显著降低甲胎蛋白（AFP）分泌量和 γ－谷氨酰转肽酶（γ－GT）和醛缩酶（ALD）活性，升高酪氨酸－α－酮戊二酸转氨酶（TAT）、鸟氨酸氨基甲酰转移酶（OCT）和碱性磷酸酶（ALP）活性，具有诱导 Bel – 7402 人肝癌细胞分化的作用（彭安和叶红军，2002）。刘振芳等（2004）报道了川芎嗪能增强再障小鼠骨髓造血细胞和基质细胞上 VCAM – 1、单个核细胞 PECAM – 1 的表达，加强造血细胞的增生。川芎嗪对大鼠加速型抗肾小球基底膜（GBM）抗体肾炎有保护作用，它可使胞浆和线粒体中 GSH – Px、CAT、SOD 等抗氧化酶活性增加，逐渐降低 MDA 含量，保护肾功能（傅红等，2004）。

参考文献

陈光娟，沈雅琴，马树德. 1987. 藁本中性油对肠和子宫平滑肌的抑制作用［J］. 中药通报，12（4）：240 – 243.

陈若芸，于德泉. 1993. 新疆藁本化学成分研究. 中草药，24（10）：517 – 519.

陈若芸，于德泉. 1995. 新疆藁本有效成分研究. 药学学报，30（7）：526 – 530.

傅红，黎七雄，刘文励等. 2004. 川芎嗪对大鼠加速型抗肾小球基底膜抗体肾炎的保护作用及机制［J］. 中国药理学通报，20（2）：196 – 199.

刘振芳，孙汉英，刘文励等. 2004. 川芎嗪促进急性放射损伤小鼠骨髓造血修复作用的研究［J］. 中华放射医学与防护杂志，24（5）：396 – 398.

孟庆祥，杜宝华，董其生等. 1981. 藁本药理作用的初步研究［J］. 中草药，12（3）.

彭安，叶红军. 2002. 川芎嗪诱导 Bel – 7402 人肝癌细胞恶性表达逆转的研究［J］. 临床肝胆病杂志，18（3）：157 – 158.

沈雅琴，陈光娟，马树德等. 1989. 藁本中性油的抗炎症作用［J］. 中草药，1989，20（6）：262 – 264.

汤臣康，许青媛. 1992. 藁本中性油对耐缺氧的影响［J］. 中国中药杂志，17（12）：745 – 746.

沈雅琴，陈光娟，马树德. 1987. 藁本中性油的镇静、镇痛解热和抗炎作用［J］. 中西医结合杂志，7（12）：738 – 740.

肖永庆，李丽，游小琳等. 2002. 川芎化学成分研究［J］. 中国中药杂志，27（7）：519.

张博. 2009. 辽藁本化学成分研究［D］. 长春中医药大学.

张金兰，周志华，陈若芸等. 2002. 藁本药材化学成分、质量控制及药效学研究［J］. 中国药学杂志，37（9）：654 – 657.

张金兰. 1996. 辽藁本化学成分的研究［D］. 长春中医药大学.

蒿属（*Artemisia*）

科名：菊科（Compositae）
属名：蒿属（*Artemisia*）

资源分布： 蒿属为一年或多年生草本植物，稀半灌木或小灌木，生长适应性十分强。蒿属植物我国有 186 种，44 个变种，隶于 2 亚属 7 组。分布以西南各省区最多，局部地区常组成植物群落，如草原、亚高山草原或荒漠与半荒漠草原的建群种在青海分布极广。多生长在草原、荒漠草原、森林草原、戈壁及高山与亚高山草原、草甸及砾质坡地上（西北高原生物所，1987）。

民间药用： 该属药用植物在民间用药历史悠久，是传统的药用植物资源，具有清热解毒、抗菌消炎、祛风除湿、通经活络、活血、止血等功效（傅立国，2000）。根据功效及使用情况，蒿属药用植物分为青蒿类，代表植物黄花蒿（*A. annua* Linn.），全草入药（张馨等，1990）。其干燥地上部分为中国药典（2010）中青蒿正品，具有清热凉血，退虚热，解暑，截疟的功效，用于疟疾，伤暑，潮热等症。青蒿、南牡蒿为地方习用品。艾蒿类，代表植物为艾蒿（*A. argyl*），全草入药。散寒除湿，温经止血，安胎。用于功能性子宫出血，痛经，月经不调，先兆流产，湿疹。常作灸用。果实亦入药。北艾（*A. vulgaris* Linn）、五月艾（*A. indica*）、野艾蒿（*A. lavandulaefolia*）、歧茎蒿（*A. igniaria* Maxim）、南艾蒿（*A. verlotorum* Lamotte）、魁蒿（*A. princeps Pamp*）、蒙古蒿[*A. mongolica*（Fisch1ex Bess1）Nakai]等亦为艾叶的资源植物。第二类为刘寄奴类，代表植物奇蒿（*A. anomala* S. Morre），全草入药。活血通经，解暑，利湿消炎，敛疮消肿。用于经闭腹痛，产后血瘀，中暑，风湿疼痛。蒌蒿（*A. selengensis*）、白苞蒿（*A. lactiflora*）、龙蒿（*A. dracunculus* Linn）在个别地区也作为刘寄奴使用。第三类茵陈类，代表植物茵陈蒿（*A. capillaris* Thunb1）或滨蒿（*A. scoparia* Waldst. et Kit.），幼嫩茎叶入药。清热利湿，利胆退黄，降血压。用于黄疸型肝炎，胆囊炎，小便不利。直茎蒿（*A. edgeworthii*）、碱蒿（*A. anethifolia*）、冷蒿（*A. frigida*）、臭蒿（*A. hedinii*）等为地方习用品。第四类牡蒿类，代表植物牡蒿（*A. japonica* Thunb），全草入药。清热凉血，解暑。用于感冒发热，中暑，肺结核潮热，高血压等症。南牡蒿（*A. eriopoda* Bunge）、狭叶牡蒿（*A. angustissima* Nakai）、滨海牡蒿（*A. littoricola* Kitam）、海南牡蒿（*A. japonica* Thunb. var. hainanensis Y. R. Ling）等为地方习用品。

化学成分分析： 蒿属植物中含多种化学成分，包括挥发油、萜类、黄酮类、香豆素类、色原酮类等化合物。近年来国内外学者对化学成分和药理作用研究比较多的包括，黄花蒿（*A. annua* L.）、滨蒿（*A. scoparia* Waldst. et Kit.）、茵陈蒿（*A. capillaries* Thunb.）、猪毛蒿（*A. scoparia* Waldst. et Kit.）等四种（陈世林和林余霖，2006；赵国平等，2006；肖培根，2002）。

1. 萜类

蒿属中的萜类化合物是其特征性次级代谢产物。1972年人们从该属植物青蒿中分离出的抗疟倍半萜青蒿素（图3-12），随后又分离得到的青蒿素系列衍生物均是蒿属植物中最著名的倍半萜类化合物。

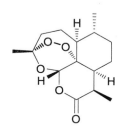

图 3 - 12   青蒿素结构图

多年研究表明（郑维发，1996），蒿属植物中的单萜骨架主要为：薄荷烷型、侧柏烷型、蒎烷型。倍半萜骨架类型主要是桉叶烷型、大根香叶烷型、金合欢烷型、蛇麻烷型、石竹烷型和卡丹烷型、长蒎烷型、檀香烷型、古巴烷型、雪松烷型、香橙烷型以及荜茄油烷型、波旁烷型等链状、单环和二环、三环倍半萜。

此外蒿属植物（Tan & Jia，1992）中还有三萜类化合物，α-香树脂醇、β-香树脂醇、无羁萜、羽扇烯酮、粘霉烯酮、羊齿烯酮、西米杜鹃醇、24-亚甲基环木菠萝烷酮等。

2. 黄酮类

从蒿属植物中分离得到了百余种黄酮类化合物。化学结构类型主要包括黄酮类、黄酮醇类、二氢黄酮类及其苷。其中黄酮类和黄酮醇类占本属黄酮类化合物种数的2/3以上。该属植物中黄酮类化合物的母体主要有芹菜素、泽兰黄素、木犀草素、山柰酚、槲皮素、万寿菊素、柚皮素、野樱素和黄衫素等（图3-13）。如青蒿中的6，7，3′，4′-四甲氧基万寿菊素、黑沙蒿中的5，7，2′，4′-四羟基-6，5′-二甲氧基黄酮（张卫等，2006）、滨蒿中的5，2′，4′-三羟基-6，7，5′-三甲氧基黄酮（张启伟等，2002）等。一般这些母体化合物的母核上9个位置均可以被取代，但几率有所不同。C-5位的取代几率最高，然后依次是C-7、C-4′、C-6、C-3′、C-5′、C-2′，而C-8、C-6′取代比较少。一般取代基只有羟基、甲氧基两种。此外根据苷元与糖基连接方式不同，蒿属中的黄酮苷分为碳苷和氧苷两类，且糖基均连在3位或7位，其他位则无糖基团取代。糖部分主要包括葡萄糖、半乳糖、芸香糖等。常见的如芹菜素-7-O-葡萄糖苷、木犀草素-7-O-葡萄糖苷、山柰酚-3-O-葡萄糖苷、金丝桃苷、仙人掌苷、异鼠李素 – 3 – 葡萄糖苷、槲皮素 – 3 – 芸香苷等（赵东保等，2005；吕华军等，2007；谢韬等，2005；）。

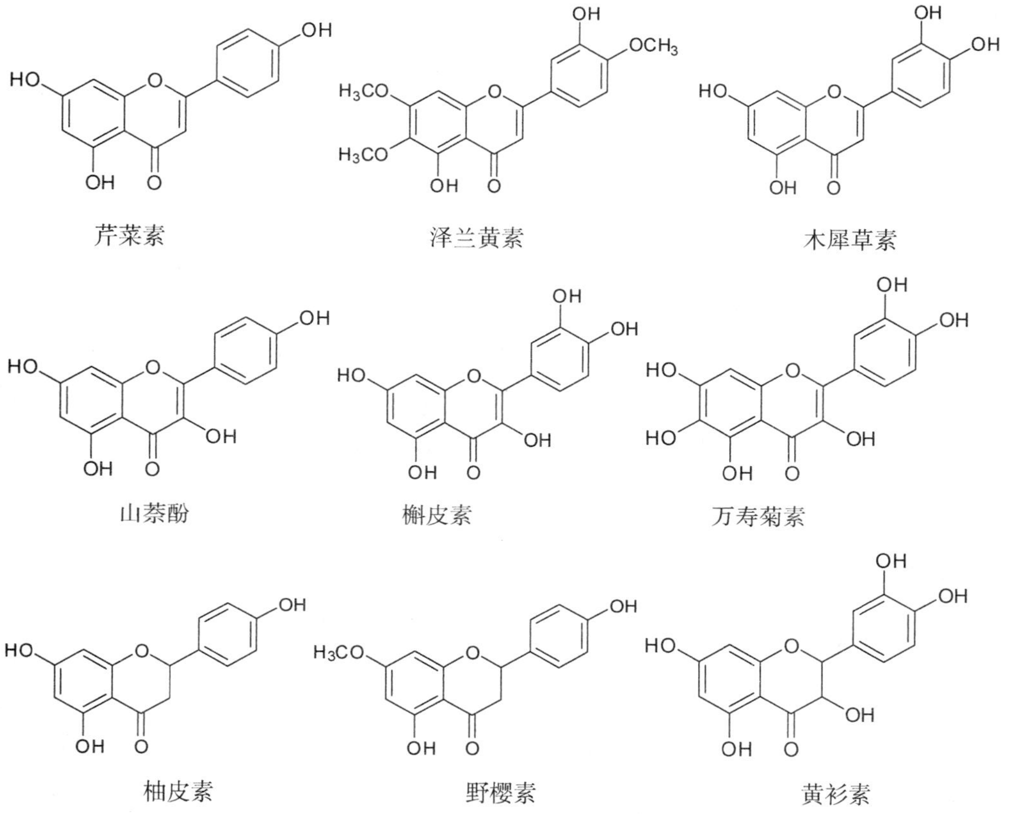

芹菜素　　　　　　　　泽兰黄素　　　　　　　　木犀草素

山萘酚　　　　　　　　槲皮素　　　　　　　　　万寿菊素

柚皮素　　　　　　　　野樱素　　　　　　　　　黄衫素

图 3 – 13　蒿属植物中代表性黄酮化合物

3. 香豆素类

从蒿属植物中分离得到的香豆素类化合物（见图 3 – 14），一般在 3 和 4 位通常没有取代，5 位如有取代基，多是甲氧基。如果是与糖结合成苷的形式存在，一般在 6 位或 7 位，常见的糖是葡萄糖。如，从茵陈蒿中得到的 Artemicapin B、Artemicapin C、Artemicapin D 等（Wu TS, et al. , 2001）。

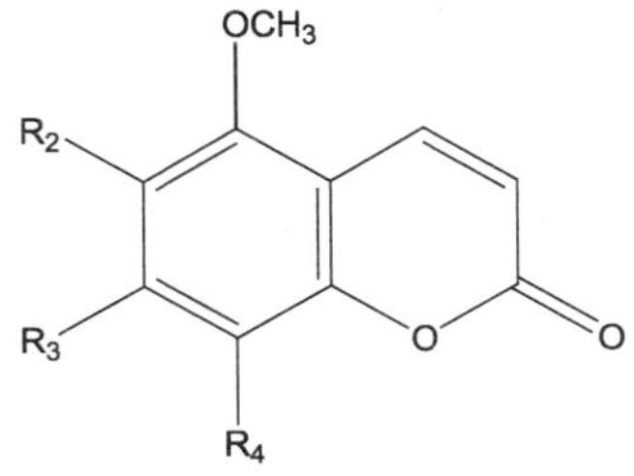

图 3 – 14　蒿属植物中香豆素母核

4. 挥发油类

艾叶含挥发油（0.45 – 1.0%），潘炯光等（1992）从中鉴定出 2 – 甲基丁醇、2 – 己烯醛、三环萜、α – 侧柏烯等 60 种成分；蒙古蒿叶含挥发油 0.7%，从中鉴定出樟烯、月桂烯、榄香醇等 50 种成分。奇蒿（洪永福等，1997）中挥发油的含量为 0.15%，其中樟脑的含量占 26.41%。

药理作用

1. 抗病原微生物活性

青蒿素是我国药学工作者 1971 年从黄花蒿叶中提取分离到的一种含有过氧基团的新型倍半萜内酯化合物，在其基础上又开发出了双氢青蒿素、青蒿琥酯、蒿甲醚、蒿乙醚等多种衍生物。青蒿素类药均有抗疟活性，对各种疟疾有效。青蒿素类药能快速杀灭疟原虫早期配子体，并能抑制各期配子体，对未成熟配子体可中断其发育。青蒿素对配子体的这种抑制作用是其他抗疟药所不具备的，其对配子体的杀灭有利于控制疟疾流行。吴玲娟等（1997）实验证明青蒿琥酯、蒿甲醚皆发展为预防或早期治疗日本血吸虫病的药物。进一步的研究结果表明，青蒿琥酯、蒿甲醚亦有抗曼氏血吸虫和埃及血吸虫作用。倪小毅和陈雅棠（2001）通过实验证明，双氢青蒿素和青蒿琥酯在一定浓度时对卡氏肺孢子虫的抑制作用与喷他脒相当，而双氢青蒿素的抑制作用略高于青蒿琥酯。金慧玲等（2003）研究发现青蒿琥酯外用可抑制金黄色葡萄球菌、白喉杆菌、枯草杆菌、绿脓杆菌、副霍乱杆菌、痢疾杆菌等，抑菌最低浓度（MIC）在 0.6% ~ 1.2%，对石膏样小孢子菌、红色毛癣菌、表皮癣菌、玫瑰毛癣菌、白色念珠菌等真菌 MIC 在 0.9% ~ 1.2%，外用 1.5% 青蒿琥酯可明显缩短豚鼠体癣的病程。刘运德等（1995）研究发现奇蒿三种提取物（石油醚提取物 I；氯仿提取物 II；乙醇提取物 III）均有一定的抗真菌作用，其中提取物 III 的抗真菌作用已接近临床常规抗真菌药物效果。谭余庆等（1999）研究发现青蒿提取物、青蒿素可降低脂质过氧化物（LPO）、酸性磷酸酶（ACP）、内毒素、肿瘤坏死因子（TNFα）、细胞色素 P450 浓度，升高超氧化物歧化酶（SOD）活性，降低内毒素休克小鼠的死亡率，延长小鼠的平均生存时间，对肝、肺组织形态也有一定的保护作用。

2. 保肝作用

茵陈蒿汤、茵陈蒿均能降低小白鼠四氯化碳中毒性肝炎的死亡率及肝细胞病变的作用。郑红花等（2003）观察到茵陈煎剂大、中、小三个剂量治疗组均能降低急性四氯化碳（CCl_4）肝损伤模型大白鼠血浆中丙二醛（MDA）含量和山梨醇脱氢酶（SDH）活性，增加 SOD 活性，减轻肝损伤程度，且有明显的量效关系。熊玉兰等（2002）对茵陈中分离的四种化学成分进行保肝实验，结果表明茵陈中的这四种有效成分都能使 CCl_4 损伤的肝细胞活力明显提高，培养液中 ALT 含量显著降低，进一步验证了茵陈的保肝作用。此外，滨蒿是药材茵陈的来源之一，常用于治疗急、慢性肝炎，肝硬化等，临床实践均证明有很强的保肝作用。

3. 抗肿瘤活性

杨小平和张星（2002）报道，青蒿酯钠可诱导人肝癌细胞（BEL7402）凋亡，艾灸有较好的防治肿瘤的作用，艾灸血清具有抑制小鼠 EL4 淋巴瘤细胞增殖、诱导其分化的作用（马晓芃等，2003）。Seo HJ 等（2001）报道 *Artemisia asiatica* Nakai 中分离获得的异泽兰素对培养的人体白血病早期幼粒细胞（HL-60）存活及其 DNA 的合成产生浓度依赖性的抑制效应，从而诱导肿瘤细胞的凋亡。蒿属植物中广泛存在的异泽兰素（Eupatilin）具有抑制某些肿瘤细胞的增殖或诱导其凋亡的活性。其可通过阻断 MCF10A-ras 细胞的周期进程，也即抑制 ERK1/2 的激活，从而对 H-ras 转化的人体乳腺上皮细胞（MCF10A-ras cells）增殖产生明显的抑制作用，并且这种活性呈浓度依赖性和时间相关性。

4. 其他作用

于永红等（2001）研究发现茵陈、赤芍、三棱、淫羊藿具有促进家兔主动脉粥样硬化（AS）病灶及冠状动脉 AS 病灶消退的作用，显示出良好的抗 AS 作用。张虹等（2000）研究认为刘寄奴提取液具有阻断亚硝胺（NDMA）合成的显著作用，同时亦能有效清除亚硝酸盐。青蒿素类药对胚胎有较高的选择性毒性，较低剂量即可使胚胎死亡而导致流产，但对母体子宫、卵巢和一般健康状况无明显影响，此类药有可能被开发为人工流产药物（娄小娥，2001）。曹治东等（2003）观察青蒿素对体外培养的瘢痕成纤维细胞的生物学影响，结果表明青蒿素在30～120 mg/L 浓度范围内，可剂量及时间依赖性地抑制瘢痕成纤维细胞的增殖活性及胶原合成量。光镜下见用药组细胞呈椭圆性，胞浆颗粒增多，甚至核浓缩、核碎裂。李岩等（1998）研究认为茵陈具有减弱胃攻击因子的作用，这有助于消化性溃疡的修复。

参考文献

Seo HJ, Surh YJ. 2001. Eupatilin, a pharmacologically active flavone derived from Artemisiaplants, induces apoptosis in human promyelocytic leukemia cells [J]. Mutation Research Genetic Toxicology and Environmental Mutagenesis, 496 (12): 191 – 198.

Tan Renxiagn, Jia Zhongjian. 1992. Eudesmanolides and other constituents from Artemisia Argyi [J]. Planta Medica, 58 (4): 370.

Wu TS, Tsang ZJ, Wu PL, et al. 2001. New constituents and antiplatelet aggregation and anti – HIV principles of Artemisia capillaries [J]. Bioorganic & Medicinal Chemistry, 9 (1): 77 – 83.

曹治东, 石崇荣, 黄崇本. 2003. 青蒿素对体外瘢痕成纤维细胞的生物学影响 [J]. 重庆医学, 32 (5): 521.

陈世林, 林余霖. 2006. 中草药大典 [M]. 北京: 军事医学科学出版社.

傅立国. 2000. 中国高等植物第 11 卷 [M]. 青岛: 青岛出版社, 48 (8): 3256 – 3266.

洪永福, 李医明, 许怀勇等. 1997. 南刘寄奴挥发油成分研究 [J]. 第二军医大学学报, 18 (4): 399.

金慧玲, 张汝芝, 高玉祥等. 2003. 青蒿琥酯抗真菌、抗细菌的实验研究 [J]. 中国微生态学杂志, 15 (1): 26 – 27.

李岩, 李永渝. 1998. 茵陈等 CCB 中药对消化性溃疡相关因素的研究 [J]. 遵义医学院学报, 21 (4): 7.

刘运德, 杨湘龙, 齐新等. 1995. 奇蒿抗真菌成分研究 [J]. 天津医科大学学报, 1 (4): 5 – 7.

娄小娥, 周慧君. 2001. 青蒿琥酯对大鼠孕酮、雌二醇和蜕膜组织的影响 [J]. 药学学报, 36 (4): 254.

吕华军, 黄举鹏, 卢健. 2007. 青蒿化学成分的研究 [J]. 广西中医药, 30 (3): 56 – 57·

马晓芃, 赵粹英, 李祖剑等. 2003. 艾灸血清体外对小鼠 EL – 4 淋巴瘤细胞作用的实验研究 [J]. 中医药学刊, 21 (11): 1949 – 1950.

倪小毅, 陈雅棠. 2001. 青蒿素衍生物抗卡氏肺孢子虫体外作用的研究 [J]. 中华结核和呼吸杂志, 24 (3): 164 – 167.

潘炯光, 徐植灵, 吉力等. 1992. 艾叶挥发油的化学成分研究 [J]. 中国中药杂志, 17 (12): 741 – 742.

谭余庆, 赵一, 林启云等. 1999. 青蒿提取物抗内毒素实验研究 [J]. 中国中药杂志, 24 (3): 166 – 169.

吴玲娟, 徐潘生, 范济堂等. 1997. 青蒿琥酯防止急性血吸虫病的实验研究 [J]. 中国血吸虫病防治杂志, 9 (5): 284 – 287.

西北高原生物所. 1987. 青海经济植物志 [M]. 西宁: 青海人民出版社, 68 – 79.

肖培根. 2002. 新编中药志第 3 卷 [M]. 北京: 化学工业出版社.

谢韬, 刘净, 梁敬钰等. 2005. 滨蒿炔类和黄酮类成分研究 II [J]. 中国天然药物, 3 (2): 86 – 89.

熊玉兰，周钟鸣，王彦礼等.2002.茵陈有效成分对四氯化碳损伤的原代培养大鼠肝细胞的作用［J］.中国实验方剂学杂志，8（1）：32-35.

杨小平，张星.2002.青蒿酯钠诱导人肿瘤细胞凋亡及其分子机制的探讨［J］.中草药，33（9）：819-821.

于永红，胡昌兴，孟卫星等.2001.茵陈、赤芍、三棱、淫羊藿对家兔实验性动脉粥样硬化病灶的消退作用及原癌基因 C-myc、C-fos、V-sis 表达的影响［J］.湖北民族学院学报（医学版），18（2）：4.

张虹，许刚，袁建耀.2000.刘寄奴提取液对亚硝化反应的抑制作用［J］.郑州粮食学院学报，21（1）：50.

张启伟，张永欣，张颖等.2002.滨蒿化学成分的研究［J］.中国中药杂志，27（3）：202-204.

张卫，赵东保，李明静等.2006.黑沙蒿黄酮类化学成分研究 II［J］.中国中药杂志，31（23）：1959-1961.

张馨，张志英.1990.中国蒿属药用植物资源.中药材，13（7）：17.

赵东保，杨玉霞，张卫等.2005.黑沙蒿黄酮类化学成分研究［J］.中国中药杂志，30（18）：1430-1432.

赵国平，戴慎，陈仁春.2006.中药大辞典［M］.上海：上海科学技术出版社.

郑红花，罗德生，李映红.2003.茵陈煎剂保肝作用机理的实验研究［J］.咸宁学院学报（医学版），17（2）：106-108.

郑维发，谭仁祥，刘志礼等.1996.八种蒿属植物石油醚提取物中萜类成分分析［J］.南京大学学报 32（4）：706-712.

黄精属 （*Polygonatum*）

科名：百合科（Liliaceae）
属名：黄精属（*Polygonatum*）

资源分布：黄精属植物为多年生草本，全世界约 60 种，广布于北温带，主要分布于东喜马拉雅至横断山脉地区。我国是该属植物的分布中心和分化中心，有 39 种，占世界种类的 2/3 左右，其中许多为特有种。该属植物适宜生长于表层水分充足且富含腐殖质的砂质土壤及荫蔽之地，以及上层透光充足的林缘、灌丛、草丛和林下开阔地带（钱枫等，2009）。

民间用途：黄精为一种传统名贵中药，味甘，性平，具有宽中益气，益肾填精，滋阴润肺，生津补脾之功效。中华人民共和国药典（2010）收载黄精为百合科黄精属植物滇黄精（*P. kingianum* Coll. et Hemsl.）、黄精（*P. sibiricum* Red.）或多花黄精（*P. cyrtonema* Hua）的干燥根茎。按形状不同，习称大黄精、鸡头黄精、姜形黄精。黄精主治肺燥干咳、体虚乏力、心悸气短、久病津亏口干、糖尿病、高血压等病症。对治疗心血管疾病、结核病、慢性肝炎以及抗菌、解毒、抗疲劳、抗衰老等也有较好作用。

化学成分分析：该属植物主要的化学成分有甾体皂苷、黄酮、醌类、木脂素、生物

101

碱及多糖等。近年来国内学者对化学成分和药理作用研究比较多的有黄精（*P. sibiricum* Red.）、玉竹（*P. odoratum*（Mill.）Druce）、滇黄精（*P. kingianum* Coll. et Hemsl.）、多花黄精（*P. cyvtonema*）、短筒黄精（*P. altelobatum*）、湖北黄精（*P. zanlanscianense* Pamp.）、多花玉竹（*P. odoratum* var. pluriflorum）、东方黄精（*P. orientale*）、康定玉竹（*P. prattii*）、点花黄精（*P. punctatum*）、狭叶黄精（*P. stenophyllum*）和轮叶黄精（*P. verticillatum*）等12种。

1. 甾体皂苷

甾体皂苷类化合物是该属植物中研究报道最多的次生代谢产物。国内外学者从12种黄精属植物中分离得到80余种甾体皂苷。其中新甾体皂苷类化合物超过40种（张洁等，2006a；2006b）。Yang等（1999）对黄精属植物中螺甾皂苷类成分的皂苷元及其糖基的种类进行了分析，认为薯蓣皂苷元或亚莫皂苷元是主要的皂苷元（图3-15），而其他皂苷元都是由薯蓣皂苷元或亚莫皂苷元衍生而来。糖基主要有半乳糖、葡萄糖、葡萄糖醛酸及海藻糖等。

金建明（2003）等从湖北黄精中分离得到10个甾体皂苷，Li等（1992）、孙隆儒（1999）分别从滇黄精和黄精中分离得到20多种甾体皂苷单体化合物。张洁（2006b）从滇黄精中分离得到9个新的甾体皂苷。

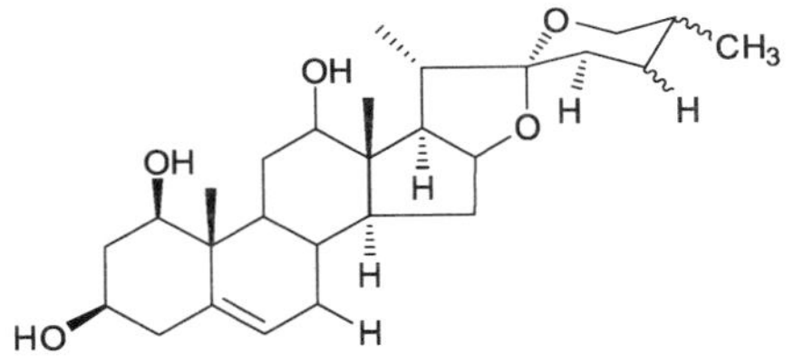

图3-15　黄精皂苷元化学结构

2. 多糖及正丁基单糖苷

黄精多糖是黄精化学组成的一个重要部分，粗多糖含量达到13.0%。黄精多糖中有甲、乙、丙3种。黄精低聚糖甲，分子量为1630，由8个果糖和一个葡萄糖聚合而成。黄精低聚糖乙，分子量为862，由4个果糖和一个葡萄糖聚合而成。黄精低聚糖丙，分子量为474，由2个果糖和一个葡萄糖聚合而成。3种黄精低聚糖均由果糖和葡萄糖分别按摩尔比8:1、4:1和2:1缩合而成（杨明河和于德泉，2003）。

Liu Fen等（2004）从多花黄精中分离得到一种多糖PD。孙隆儒（2001）等首次从黄精中分离得到正丁基-β-D-吡喃果糖苷，王易芬（2003）等也从滇黄精中分离得到正丁基-β-D-吡喃果糖苷，并得到了正丁基-β-D-呋喃果糖苷和正丁基-α-D-呋喃果糖苷。

3. 黄酮及蒽醌类化合物

从黄精属植物中分离得到异黄酮类和多种黄酮苷。郑虎占（1998）等发现多花黄精叶中含有牡荆素木糖苷和 5，4′ - 二羟基黄酮的糖苷，其根茎中含有吲哚 - 2 - 羧酸、毛地黄精苷以及多种蒽醌类化合物。王易芬等（2003）从滇黄精中分离得到甘草素、异甘草素、4′，7 - 二羟基 - 3′ - 甲氧基异黄酮等。孙隆儒等（2001）从黄精的根茎中分离到 4，5，7 - 三羟基 - 6，8 - 二甲基高异黄酮和神经鞘苷类成分 A、B、C 的混合物。黄精还含有苯醌类化合物，如 Huang 等（1997）从 *P. altelobatum* 的根茎中分离到黄精醌 A 和 B。

4. 其他化合物

孙隆儒（2001）等首次从黄精中分离出木脂素类成分和新生物碱 polygonatine A 和 polygonatine B；Wang 等（2003）从黄精中分得 3 个新生物碱等。

药理作用

1. 对心血管系统的作用

黄精醇提物能明显降低 Iso 致心肌缺血大鼠心脏组织中 AST、CK、LDH 的活性，能明显对抗结扎 LAD 致大鼠心脏组织中 SOD 活性的下降以及 MDA、心肌总钙含量的增高，对缺血心肌具有保护作用（龚莉等，2007）。0.35% 的黄精水浸膏溶液可增加离体兔心冠脉流量，给兔静脉注射黄精溶液 1.5g/kg 有对抗神经垂体素所致使的急性心肌缺血作用，抑制垂体后叶素所引起的 T 波增高（$p < 0.05$），促进 T 波异常变化提前恢复（$p < 0.001$）（丁安荣，1990）。张建平（2004）自拟的玉竹汤有明显的改善心功能作用，能有效地提高心率，增强心肌收缩力，甚至部分病人出现心功能持续改善，从而使病人顺利渡过心衰加重期。

Nobuaki 等（1997）研究了黄精甲醇提取物（OM）对小鼠左心房强心作用的影响，研究表明浓度为 1 - 7mg/mL 的 OM 可以增强左心房的舒张压。有泽宗久（1984）研究发现黄精甲醇冷浸物的氯仿萃取部分通过较强地抑制血管紧张肽转变加速因子酶的活性而具有降压作用。俞之杰（1986）实验发现黄精可以增强纤溶酶的活性，促进纤维蛋白的溶解。

2. 对免疫系统的作用

黄精可提高受环磷酰胺处理小鼠的骨髓造血机能，使其白细胞和红细胞数上升，骨髓嗜多染红细胞微核率下降，提高小鼠腹腔巨噬细胞的吞噬功能（睢大员等，1996）。黄精具有提高 CY 所致小鼠骨髓造血机能，使白细胞和红细胞数增加，骨髓多染红细胞

（PCE）微核率（MNR）下降（P < 0.01），能提高小鼠腹腔巨噬功能（庞玉新等，2003）。高、中剂量与对照相比，差异显著（p < 0.05）（薄芯等，1977；朱槿波等，1994）。

3. 抗肿瘤作用

叶红翠等（2008）研究发现多花黄精粗多糖（PSP）可有效抑制 S180 肉瘤的生长，促进荷瘤鼠胸腺和脾脏的生长发育，可通过提高动物的免疫功能来达到控制和杀灭肿瘤细胞的目的。张峰等（2007）发现给予黄精多糖灌胃的荷瘤小鼠的脾脏指数和胸腺指数显著增加。Wang（2001）、Wang Y 等（2006）和 Cai J 等（2002）观察了从湖北黄精根茎中分离的甾体皂苷 Dioscin 和 Methyl Protodioscin 体外对肿瘤细胞的抑制作用，实验结果表明，Dioscin 具有显著抑制人白血病 HL – 60、人宫颈癌 Hela、人乳腺癌 MDA – MB – 435 细胞及人肺癌 H14 细胞增殖的作用，并显示良好的剂量依赖关系。

4. 其他作用

黄精提取物可明显提高大鼠心肌线粒体在大强度耐力运动中的能量供给、抗氧化能力，防止心肌线粒体的氧化损伤，保证了运动中心脏的正常生理功能（毛雁等，2008）。用黄精水煎剂 2.55g/kg 灌胃小鼠，能显著延长小鼠游泳时间（P < 0.05）。黄芳等（1999）研究表明，黄精多糖能显著改善老龄大鼠学习记忆及记忆再现能力，降低错误次数。傅利民等（1998）实验研究表明，黄精对多种细菌和真菌均显示抑制作用，具有增强免疫、抗病毒、抗真菌和抑制脂质过氧化等多种功能。

参考文献

Cai J, Liu MJ, Wa GZ. 2002. Apoptosis induced by dioscin in Hela cells［J］. Bio Pharm Bull, 25（2）：193 – 196.

Huang PL, GanKH, Wu RR, et al. 1997. Benzoquinones, ahomoisoflavanone and other constituents from Palte – lobatum［J］. Phytochemistry, 44（7）：1369 – 1373.

Li CY, Pan XY, Zhang MC, et al. 2003. The antineoplastic mechanism of the extract B of polygonatum odoratum［J］. Chinese J Immunology. 19（4）：253 – 254（Ch）.

Li X. C, Yang C. R, Ichikawa M, et al. 1992. Steroidal saponins from Polygomatum kingianum［J］. Phytochemistry, 31（10）：3559 – 3563.

Liu Fen, Liu Yinghua, Meng Iiwen, et al. 2004. Structure of polysaccharide from Polygonatum cyrtonema hua and the antiherpetic activity of its hydrolyzed fragments［J］. Antiviral Res, 63（3）：183 – 189.

Nobuaki H, Toshihiro M, Masataka M. 1997. Cardiotonic activity of the rhizome of Polygonatum sibiricum in rats［J］. Biol Pharm Bull, 20（12）：1271 – 1273（Eng）.

Wang Y, Yim HC, Yang ZQ, et al. 2006. Proteomic approach to study the cytotoxicity of dioscin［J］.

Proteomics，6：2422－2432.

Wang YF，Lu CH，Lai GF，et al. 2003. A new indolizinone from Polygonatum kingianum［J］. Planta Med，69（11）：1066－1068.

Wang Z，Zhou JB，Ju Y. 2001. Effects of two saponins extracted from the Polygonatum zanlanscianense pamp on the human leukemia（HL－60）cells［J］. Biol Pharm Bull，24（2）：159－162.

Yang QX. 1999. Steroidal saponins from five medicinal liliaceous plants［D］. Kunming：Kunming Institute of Botany，Chinese Academy of Sciences（中国科学院昆明植物研究所）.

薄芯，董历平. 1977. 黄精、党参核绿茶减轻环磷酰胺毒副反应初探［J］. 中医研究. 10（3）：20－22.

丁安荣. 1990. 黄精等六种补益中药对小鼠红细胞膜 Na＋－K＋－ATP 酶活性的影响［J］. 中成药，12（9）：28.

傅利民，杨艳平，鞠远荣等. 1998. 黄精治疗呼吸道继发霉菌感染40例［J］. 山东中医杂志，17（2）：60.

龚莉，向大雄，隋艳华. 2007. 黄精醇提物对心肌缺血大鼠心脏组织中 AST、CK、LDH 等活性及心肌坏死病理变化的影响［J］. 中医药导报，3（6）：99－101.

黄芳，陈桃林，蒙义文. 1999. 黄精多糖 PP 对老龄大鼠记忆获得和记忆再现的影响［J］. 应用与环境生物学报，5（1）：36－39.

金建明. 2003. 四种百合群药用植物体成分的化学研究［D］. 昆明植物所.

毛雁，马兰军，吕永安. 2008. 黄精提取物对大强度耐力训练大鼠心肌线粒体抗氧化能力及 ATP 酶活性影响的实验研究［J］. 四川中医，26（2）：15－17.

庞玉新，赵致，袁媛等. 2003. 黄精的化学成分及药理作用［J］. 山地农业生物学报，22（6）：547－550.

钱枫，赵宝林，王乐等. 2009. 安徽药用黄精资源及开发利用［J］. 现代中药研究与实践，23（4）：33－34.

睢大员，于晓凤. 1996. 枸杞子、北五味子和黄精三种粗多糖的增强免疫与抗脂质氧化作用［J］. 白求恩医科大学学报，6：606.

孙隆儒，李铣. 2001. 黄精化学成分的研究（Ⅱ）［J］. 中草药，32（7）：586－588.

孙隆儒. 1999. 黄精化学成分及生物活性的研究［D］. 沈阳：沈阳药科大学.

王易芬，穆天慧，陈纪军等. 2003. 滇黄精化学成分研究［J］. 中国中药杂志，28（6）：524－526.

杨明河，于德泉. 2003. 黄精多糖和低聚糖的研究［J］. 特种经济动植物，（11）：30－31.

叶红翠，张小平，余红. 2008. 多花黄精粗多糖抗肿瘤活性研究［J］. 中国实验方剂学杂志，14（6）：34－36.

有泽宗久. 1984. 生药中 ACE 抑制活性成分的研究，国外医学中医中药分册［J］，（6）：31.

俞之杰. 1986. 21种中药对体外纤维蛋白溶解作用的观察［J］. 中西医结合杂志，6（8）：484.

张峰，高群，孔令雷. 2007. 黄精多糖抗肿瘤作用的实验研究［J］. 中国实用医药，2（21）：95－96.

张建平. 2004，"玉竹汤"合 β 受体阻滞剂治疗心衰52例［J］. 江苏中医药，25（4）：23.

张洁，马百平，杨云等.2006b.黄精属植物甾体皂苷类成分及药理活性研究进展［J］.中国医药杂志，41（5）：330－332.

张洁.2006a.滇黄精化学成分的研究［D］.郑州河南中医学院.

郑虎占，董泽宏，佘靖等.1998.中药现代研究与应用，第五卷［M］.北京，学苑出版社：4071－4074.

中国科学院中国植物志编辑委员会.1978.中国植物志［M］.北京：科学出版社，15：52.

朱槿波，王慧贤，焦炳忠等.1994.黄精调节免疫及防治肿瘤作用的实验研究［J］.中国中医药科技，1（6）：31－33.

黄连属（*Coptis*）

科名：毛茛科（Ranunculaceae）
属名：黄连属（*Coptis*）

资源分布：多年生草本。分布于北温带，我国有9种，主要分布在四川、云南、西藏和贵州等西南地区。黄连属植物对环境条件要求较高。黄连生于海拔500—2000m处的山林地下或山谷阴处；三角叶黄连生于海拔1600—2200m处的山坡林下，野生植株已不多见；云南黄连生于海拔2000—3000m的林下，由于生长慢，采挖过度，现已危及种源；峨嵋黄连为我国特有植物，仅分布于四川局部地区，生于海拔1000—1700m荫蔽的悬岩陡壁上，植株日益减少，处于绝灭边缘；短萼黄连常生于海拔600—1600m沟谷林下阴湿地或溪涧岩隙间，资源日趋减少（贺善安，1998；傅立国，1992；）。

民间用途：国产黄连原植物包括黄连（*C. chinensis*）、短萼黄连（*C. chinensis* var. brevisepala）、三角叶黄连（*C. deltoidea*）、峨眉黄连（*C. omeiensis*）和云南黄连（*C. teeta*）等。作为中药，始载于东汉《神农本草经》，列为上品。据不完全统计13部宋代以前古代方书中有3.2万多方剂，含"黄连"的方剂有1760种，即约5%左右的方剂中有黄连（张莉和张小平，2006）。中国药典（2010）记载中药黄连为黄连（*C. chinensis*）、三角叶黄连（*C. deltoidea* C. Y. Cheng et Hsiao）、云南黄连（*C. teeta* Wall.）的干燥根茎。以上三种分别称为"味连"、"雅连"、"云连"。味连、雅连主产于四川、湖北。云连主产于云南。其味苦、性寒，归心、脾、胃、肝、胆、大肠经。可清热燥湿，泻火解毒。用于湿热痞满，呕吐吞酸，泻痢，黄疸，高热神昏，心火亢盛，心烦不寐，心悸不宁，血热吐衄，目赤，牙痛，消渴，痈肿疔疮。外治湿疹，湿疮，耳道流脓。

化学成分分析：黄连的主要化学成分有生物碱和木脂素2类，此外还包括酚酸、挥发油、黄酮类、香豆素、萜类、甾体、多糖等。迄今为止，在黄连属植物中发现的生物碱都是异喹啉生物碱，具体有小檗碱、黄连碱、甲基黄连碱、巴马亭、药根碱和表小檗碱等，其中以小檗碱含量最高，药根碱含量最低。系统研究过的属内植物包括：黄连（*C. chinensis*）、三角黄莲（*C. deltoidea*）、云南黄连（*C. teeta* Wall.）。

1. 生物碱类化合物

1.1 原小檗碱类生物碱

原小檗碱类生物碱是黄连属植物中含量最丰富的一类生物碱，取代常发生在母核的2，3，9，10，11，13位，取代基多为甲氧基、羟基、亚甲二氧基。当原小檗碱的C环被还原，则成为四氢原小檗碱类生物碱，黄连属植物中分离得到的四氢原小檗碱的数目较少，代表化合物为 N – methylcorydalmine、Stecepharine、13 – methylcorydalmine、13 – methyltetrahydropal matrubine（Liu et al.，2011）。由于原小檗碱化合物的8位氢与吸电子的氮原子相连，所以较为活拨，易被氧化为氧化原小檗碱，故从黄连属植物中也分离得到8 – 氧化原小檗碱类化合物，代表化合物如 oxyberberine、8 – oxoepiberberine、8 – oxocoptisine（Min et al，2006）。

1.2 阿朴啡类生物碱

黄连属植物中的阿朴啡类生物碱目前发现的主要为木兰花碱（图3 – 16），Liu 等（2011）运用LC – MS 的方法，发现了黄连中的其他阿朴啡类的生物碱，如 menisperine、norisocorydine 等。

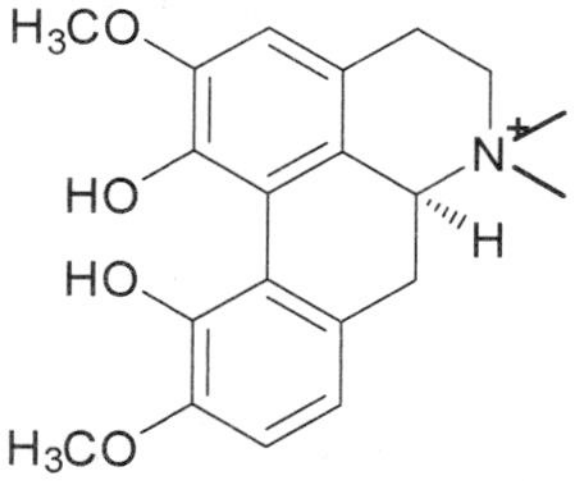

图3 – 16　木兰花碱

1.3 其他类型的生物碱

Mizuno 等（1992）从黄连中分离出 noroxyhydrastine、corydaldine 等一些微量的苯丙胺类生物碱。Cho 等（2006）从黄连属植物中分到了 berbamine 二聚体型生物碱。

2. 木脂素类化合物

除生物碱外，黄连属植物中还含有大量的木脂素成分，其生物活性与黄连功效具有一定的相关性。目前从黄连中分出的木脂素化合物多为二聚体，可分为8 – 8'相连的木脂素类和非8 – 8'相连的新木脂素类（Cho et al，2001）。其中木脂素类包括四氢呋喃类、双四氢呋喃类、芳基四氢萘类，新木脂素类有苯并呋喃类、苯并二氧六环类

（Yoshikawa et al. ，1995）。

3. 其他化合物

黄连属植物中还有酚酸类，如阿魏酸、氯原酸、乳酸、龙胆酸等化合物。此外，还含有二氢黄酮、二氢查尔酮、苯丙醇糖苷类衍生物以及半萜糖苷类、鞣质等（匡艳辉等，2008）。

药理作用

1. 抗菌作用

陈波华等（1996）通过纸片法抑菌实验发现黄连能抑制幽门螺旋菌生长，其效果甚至超过某些抗菌素。陈芝芸等（1996）通过琼脂平板稀释法对100味常用中药进行了体外抑制幽门螺旋菌的研究，发现黄连等对幽门螺旋菌有高度抑制作用。李娟等（2006）研究表明，黄连有较强的抑制幽门螺杆菌作用，但其杀菌作用机制较为复杂，可能是小檗碱抑制细菌的生长与呼吸，抑制细菌的葡萄糖及糖代谢中间产物的氧化过程，特别是脱氧反应，从而杀灭细菌。刘强和李力（2004）研究表明，黄连具有体外抑制白色念珠菌生长的作用。其机理可能是药物作用于真菌细胞的细胞壁，改变其选择性渗透的性质，进而弥散入细胞内，与核的细胞膜部分磷脂成分结合，导致细胞器消失（卢玉娟和李相忠，1983）。

2. 降低血糖的作用

高芳等（2002）研究发现小檗碱能改善 II 型糖尿病胰岛素抵抗，降糖总有效率为90%，空腹血糖、空腹胰岛素和 ISI 都明显下降（$p < 0.01$），同时血脂指标 TC、TG、HDL、LDL 也都明显下降（$P < 0.01$），同时血压在治疗前后收缩压和舒张压也有明显下降（$p < 0.01$）。这表明小檗碱能通过有效改善胰岛素抵抗使机体的胰岛素敏感性增加，起到有效改善胰岛素抵抗使机体的胰岛素敏感性增加，从而起到降糖作用，同时还起到了降脂、降压作用。此外，还有研究发现口服小檗碱后，血糖下降，血清胰岛素和生长抑制素升高，生长激素降低，坐骨神经的神经传导速度明显改善。

3. 抗炎和抗病毒作用

Jiang 等（1998）研究发现小檗碱的抗炎作用机制主要是抑制中性粒细胞的趋化作用，抑制白细胞呼吸爆发和体外氧自由基的生成，抑制中性粒细胞磷脂酶 A2（PLA2）的活性，降低急性炎症组织中 PGE_2 含量。皮下注射小檗碱 4.8mg/kg 能抑制二甲苯引起的小鼠耳廓肿胀，抑制率达 73.9% 和 84.1%。马伏英（1998）用黄连、黄芪、栀子及复方制剂对感染鼠进行治疗，表明 4 种药物均有抗病毒心肌炎作用。英国学者研究从脱脂的蓖麻子粉和脱脂的黄连粉的混合物中提取的有效成分，含黄连素，不含蓖麻子白蛋白和蓖麻碱为最好，此有效成分具有抗 HIV 病毒的活性，可用于治疗艾滋病。

4. 调节心血管的作用

Wang WY 等（1999）研究表明小檗碱对大鼠冠脉结扎、桂巴因、氯化胆碱、氯化钙、缺血再灌注和氯仿—肾上腺素等所致的心律失常均有治疗作用，对髓离体大鼠胸主动脉环有直接舒张作用。小檗碱主要是通过作用于血管内皮和平滑肌细胞两种途径而产生血管松弛作用的（Ko etal. 等，2000）。储钟禄等（1994）体外实验证明小檗碱对四种小檗碱诱导剂诱导的家兔血小板聚集均有抑制作用。

5. 抗肿瘤的活性

Tan et al（2001）许多实验研究证实小檗碱体外对多种肿瘤细胞株如 K562、HepG 细胞、鼻咽癌上皮细胞株 HNE、HNE1 细胞、人胃癌细胞株、食管癌细胞株均有不同程度的抑制作用。Giri 和 Suresh（2010）研究发现 coralyne 及其衍生物与其他原小檗碱类化合物相比有较低的毒性及较好的抗肿瘤活性。

参考文献

Cho JY, Kim AR, Park MH. 2001. Lignans from the rhizomes of Coptis japonica differentially act as anti-inflammatory principles［J］. Planta Med, 67（4）: 312 – 316.

Giri P, Suresh Kumar G. 2010. Molecular recognition of poly（A）targeting by protoberberine alkaloids: in vitro biophysical studies and biological perspectives［J］. Mol BioSyst. , 6（1）: 81 – 88.

Jiang JY, Geng DS, Tursonjan T, et al. 1998. Anti – inflammatory effects and mechanism of berberine［J］. Chin Pharmacol Bull, 14（5）: 434 – 437.

Ko WH, Yao XQ, Lau CW, et al. 2000. Vasorelaxant and antiproliferative effects of berberine［J］. Eur J Pharmacol, 399（2 – 3）: 187 – 196.

Liu Q, Qiu s, Yu H, et al. 2011. Selective separation of structure – related alkaloids in Rhizoma coptidis with "click" binaphthyl stationary phase and their structural elucidation with liquid chromatography – mass spectrometry［J］. Analyst, 136（20）: 4357 – 4365.

Mizuno M, Kojima H, Linuma M, et al. 1992. Chemical constituents and their variations among Coptis spp in Japan［J］. Shoyakugaku Zasshi, 46（1）: 42 – 48.

Min YD, Yang MC, Lee KH et al. 2006. Protoberberine alkaloids and their reversal activity of P – gp expressed multidrug resistance（MDR）from rhizome of Coptis japonica Makino［J］. Arch Pharm Res, 29（9）: 757 – 761.

Tan YH, Chen GL, Guo SJ, et al. 2001. The effects of berberine in inhibition of proliferation and induction of apoptosis of gastric cancer cell MGC – 803［J］. Chin Pharmacol Bull, 17（1）: 40 – 43.

Wang WY, Chen KM, Guan YY, et al. 1999. Agonistic effectsof berberine hydrochtoride on muscarinic receptors [J]. Chin J Pharmacol Toxicol, 13 (3): 187 – 190.

Yoshikawa K, Kinoshita H, Kan Y, et al. 1995. Neolignans and phenylpropanoids from the rhizomes of Coptis japonica var. dissecta [J]. Chem Pharm Bull, 43 (4): 578 – 581.

Cho HS, Lee MH, No K0, et al. 2006. Composition for inhibiting or alleviating itching comprising berbamine. KR2006000127A.

陈波华, 刑洪君, 张影等. 1996. 浅述黄连等中药抑制幽门螺杆菌生长的实验研究 [J]. 时珍国药研究, 7 (1): 115 – 116.

陈芝芸, 项柏康, 朱林喜等. 1996. 100 味中药对幽门螺杆菌抑菌作用的实验研究 [J]. 时珍国药研究, 7 (1): 25 – 26.

储钟禄, 黄才国, 徐志平. 1994. 小檗碱的抗血小板作用和机制 [J]. 中国中西医结合杂志, 8: 510 – 512.

傅立国. 1992. 中国植物红皮书——稀有濒危植物（第 1 册）[M]. 北京: 科学出版社, 522.

高芳, 岳桂华, 王庆斌. 2002. 黄连素改善 II 型糖尿病患者胰岛素抵抗的临床研究 [J]. 甘肃中医, 15 (6): 34 – 36.

贺善安. 1998. 中国珍稀植物 [M]. 上海: 上海科学出版社, 133.

匡艳辉, 朱晶晶, 王智民等. 2008. 黄连属药用植物化学成分和质量控制的研究进展 [J]. 中国药学杂志, 43 (15): 1121 – 1125.

李娟, 傅颖媛. 2006. IgY、黄连、太子参影响幽门螺杆菌感染小鼠胃黏膜的变化 [J]. 中国临床康复, 10 (31): 78 – 80.

刘强, 李力, 陈枝岚. 2004. 黄连体外抗白色念珠菌的实验研究 [J]. 中国药业, 13 (10): 26 – 27.

卢玉娟, 李相忠, 武庆科等. 1983. 土槿皮等三种中药抗真菌作用的超微结构观察 [J]. 中华医学杂志, 63 (1): 14.

马伏英. 1998. 黄连等中药抗实验性小鼠柯萨奇 B3 病毒性心肌炎的实验研究 [J]. 武警医学, 9 (4): 187 – 190.

张莉, 张小平. 2006. 国产黄连属植物的研究现状 [J]. 安徽师范大学学报, 29 (4): 365 – 371.

龙胆属（*Gentiana*）

科名：龙胆科（Gentianaceae）

属名：龙胆属（*Gentiana*）

资源分布：龙胆属植物为一年生或多年生草本。全世界大约有 400 余种，广泛分布在全世界温带地区的高山地带。中国有 230 种以上，各地均产，但主产地为西南部的高山、流石滩、高山草甸和灌丛。龙胆属由多组系植物组成，秦艽组是本属最大的组，约 16 种。

民间用途：龙胆属植物中以秦艽组和龙胆草组药用植物最多，中国药典各版均有收录。中药秦艽的基源植物主要有大叶龙胆（*G. macrophylla*）、麻花艽（*G. straminea*）、粗茎秦艽（*G. crassicaulis*）和小秦艽（*G. dahurica*）。具有祛风除湿、活血舒筋、清热利尿的功效，用于治疗风湿痹痛、筋骨拘挛、黄疸、便血、骨蒸潮热、小便不利。龙胆草组在中国药典（2010）中收载条叶龙胆（*G. manshurica*. Kitag.）、龙胆（*G. scabra* Bge.）、三花龙胆（*G. triflora* Pall.）或坚龙胆（*G. rigescens* Franch.）的干燥根和根茎为中药龙胆。味苦性寒，具有泻肝胆实火、清下焦湿热等功效，用于治疗肝经热盛、惊厥狂躁、黄疸、热痢、乙型脑炎、咽痛目赤、阴囊肿痛、阴部湿痒等疾病（车彦云和梁敬钰，2008）。

化学成分分析： 龙胆属植物化学成分主要有裂环环烯醚萜类和环烯醚萜类、黄酮、口山酮及其甙类、三萜类、生物碱等。系统研究过的属内植物有：条叶龙胆（*G. manshurica* Kitag.）、三花龙胆（*G. triflora* Pall.）、红花龙胆（*G. rhodantha* Franeh）、坚龙胆（*G. rigescens* Franeh）、龙胆（*G. scabra* Bunge）。

1. 环烯醚萜类

龙胆属植物普遍含有环烯醚萜类化合物（罗集鹏和楼之岑，1985），这类化合物是龙胆属植物的主要化学成分之一，也是本属植物的特征性化学成分，在化学分类学上具有重要意义。

龙胆属中环烯醚萜类化合物最为常见的是裂环环烯醚萜类，如龙胆苦甙、当药甙、獐芽菜苦甙（杨智等，1985）等（图 3-17）。

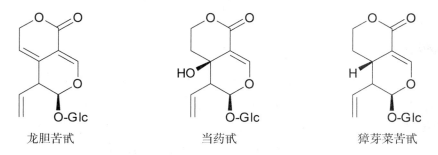

龙胆苦甙　　　　　　当药甙　　　　　　獐芽菜苦甙

图 3-17　龙胆属中常见的裂环烯醚萜苷

属内植物还含有环烯醚萜类化合物（图 3-18），包括 loganin 类，如从植物 *G. depressa* 中得到的 depresteroside（Chulia et al.，1994）；morroniside 类，如 Garcia 等（1989）从 *G. pyrenaica* 中分离出的 4´-p-coumaroyl morroniside；kingside 类，如植物 *G. pyronacia* 中的 6´-vanilloyl kingside（Garcia et al.，1990），植物 *G. rhodentha* 中的 8-epikingside（Ma et al.，1994），*G. siphonantha* 中的 6´-gentisoyl-8-epi-kingside（Tan & Kong，1997）；以及 aucubin 类。

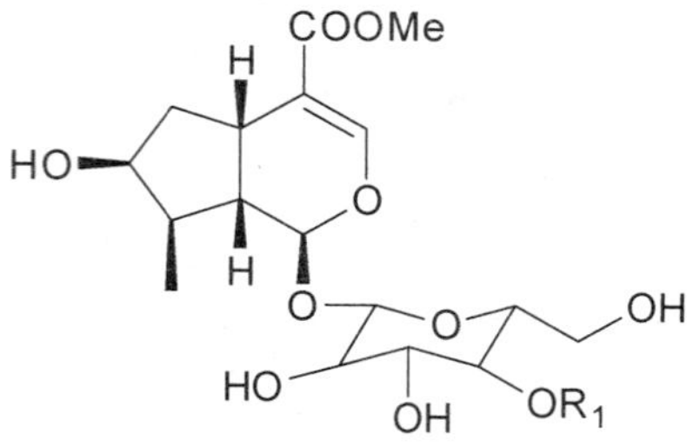

loganin类

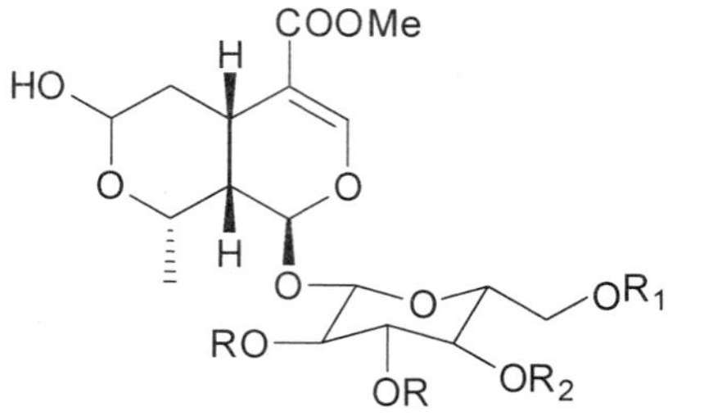

morroniside类

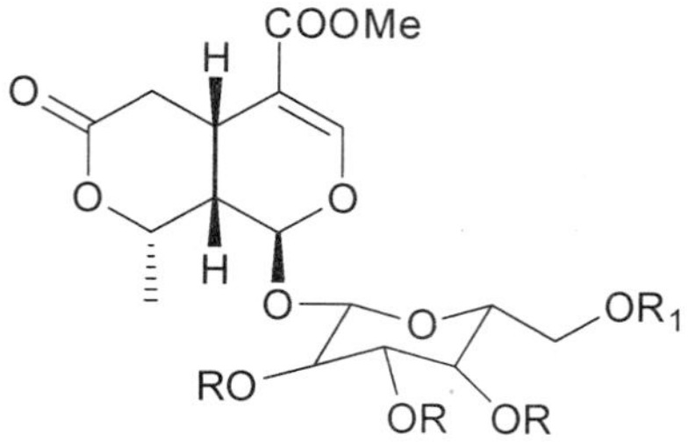

kingside类

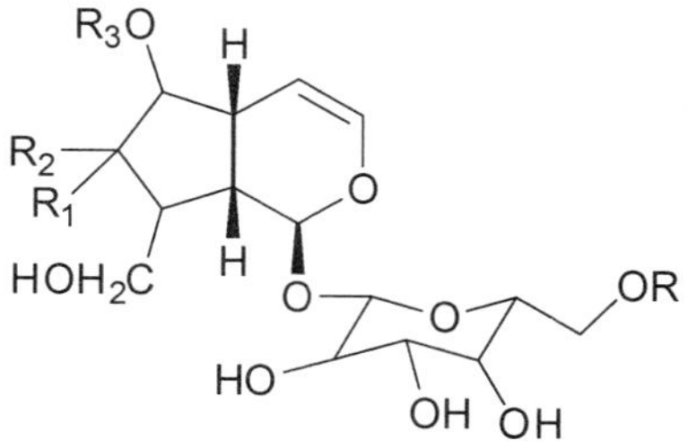

Aucubin类

图 **3－18**　龙胆属植物中的环烯醚萜化合物母核

属内植物还含有聚合环烯醚萜苷。Ihsan Calis 等（1992）从 *G. septemfida* 中发现了 septemfidoside。Ma WG 等（1996）从 *G. rhodantha* 中分得 rhodanthoside A，rhodanthoside B 和 rhodanthoside C。郁关平等（1996）从翅鄂龙胆中分得 kusnezosides Ia 和 kusnezosides Ib。

2. **屾酮类**

近年来从龙胆属植物中分离得到了 100 多种屾酮类化合物，多数为 1，3，5，8－取代和 1，3，7，8－取代（王彩君等，2009）。龙胆屾酮及异龙胆屾酮是龙胆科植物一个很有用的化学分类特征，在龙胆属中主要以苷的形式存在，有 O－糖苷和 C－糖苷两种。例如，Goetz M 等（1977）从 *G. ciliate L.* 中分离到的屾酮苷，杨红澎等（2007）从流苏龙胆中得到的屾酮苷。

3. **黄酮类及其苷类**

龙胆属的许多植物中已分离得到了黄酮类化合物，绝大多数为异荭草苷、异牡荆苷类系列衍生化合物，属 C 糖苷（徐力平，1998）。

4. **三萜类**

这种成分在龙胆属植物中较为普遍，主要为齐墩果酸（oleanolic acid）（Shibata S et al.，1965）和熊果酸（ursolic acid）（Chen et al.，1981）及其衍生物。

5. 生物碱及其他化合物

龙胆属含有的生物碱主要是单萜生物碱。主要有龙胆宁碱、龙胆次碱等（顾松杰和黄志云，1999）。龙胆及天山龙胆含龙胆黄碱（冯锦标，2001），西藏龙胆含西藏龙胆碱和欧龙胆碱，天山龙胆含天山龙胆碱。此外还含有糖类，如龙胆二糖、龙胆三糖以及长链烷烃和脂肪酸衍生物，如卅一碳烷、正卅二碳酸乙酯、正卅二碳酸（陈运和龚路，2001）等。

药理作用

1. 保肝作用

龙胆水提物具有明显的保肝作用。黄正明等（1992）发现芹龙合剂（系水芹和龙胆草）能明显减轻氯仿和萘异硫氰酸酯中毒大鼠的病理改变，对肝脏具有一定的保护作用。徐丽华等通过实验发现龙胆对不同机制诱导的验证性肝损伤影响有减轻作用，并提示龙胆水提物保肝的机制可能为：保护肝细胞膜，抑制在肝脏发生的特异性免疫反应，促进吞噬功能及在肝损伤状态下刺激肝药酶的活性，加强对异物的代谢和处理等（徐丽华和徐强，1994）。龙胆苦苷可显著抑制由氯仿和 D-氨基半乳糖所致的小鼠急性肝损伤引起的血清谷丙转氨酶的升高，从而对肝脏产生保护作用（张勇等，1991）。龙胆泻肝汤是中医临床治疗肝胆疾病的重要方剂，王琦用龙胆泻肝汤加减治疗传染性肝炎 40 余例，均取得了较好效果（王琦，1975）。张诗军等（1997）从自然杀伤细胞 NK 水平、自由基损伤等方面探讨龙胆酸枣汤治疗慢性乙型肝炎的机理，临床应用 33 例取得满意的效果。

2. 抗炎作用

Odontuya G 等（2005）通过对不同种植物中的木犀草素及其糖苷类衍生物的研究发现，从柔弱喉毛花和黑边假龙胆中分离得到的异荭草素对血栓烷 B_2 合成有抑制作用。秦艽中的龙胆宁的抗炎作用机制与抑制肿瘤坏死因子-α和白细胞介素-6 产生有关（Kwak et al.，2005）。Yu F 等（2004）研究发现秦艽根的氯仿提取物有明显的抗类风湿关节炎的作用。

3. 对消化系统的影响

文献报道经胃瘘管注入龙胆苦苷可使胃液中游离酸及总酸度升高，舌下涂抹龙胆苦苷可使胃液量稍增，静脉给药胃液量基本不增加，表明龙胆苦苷刺激胃液和胃酸分泌是直接作用。报道认为，龙胆及其同属植物等根的提取物，特别是粉剂，对胃肠道有微弱刺激作用，可使黏膜轻度充血，加快食物由胃运送到肠管，临床上可用于消化不良、食欲不振及消化液缺乏的患者（张勇等，1991）。

4. 其他作用

龙胆碱对小鼠有镇静作用，可使活动能力降低、肌肉松弛。大剂量龙胆碱对动物有降压作用，并能抑制心脏，减慢心率。用含龙胆（品种未注明）的"化癌丹"试用于小鼠艾氏腹水癌，证明有抗肿瘤作用。从 *G. lutea* L. 中提出的龙胆苦甙对疟原虫有较高的毒性，可用于疟疾发热。龙胆尚有抑制抗体生成的作用（张勇等，1991）。

参考文献

Calis, I, Ersoz, T, Chulia AJ, et al. 1992. Septemfidoside：a new bis – iridoid diglucosides from Gentiana septemfida［J］. J Nat Prod, 55（3）：385 – 388.

Chen SE, Staba EJ, Taniyasu S, et al. 1981. Futher Study on dammarane – saponins of leaves and stems of American Ginseng, Panax quinquefolium［J］. Planta Med, 42（8）：406 – 409.

Chulia AJ, Vercauteren J, Kaouadji M. 1994. Depresteroside, a mixed iridoid – secoiridoid structure from Gentiana depressa［J］. Phytochemistry, 36（2）：377 – 382.

Garcia J, Mpondo EM, Cartier G, et al. 1989. Secoiridoids and a phenolic glucoside from Gentiana pyrenaica［J］. J Nat Prod, 52（5）：996 – 1002.

Garcia J, Mpondo EM, Kaouadj M. 1990. Kingiside and derivative from Gentiana pyrenaica［J］. Phytochemistry, 29（10）：3353 – 3354.

Goetz M, Maniliho F, Jacot – Guilarmod A. 1977. Study of the flavonic and xanthonic compounds in the leaves of Gentiana ciliata L［J］. Helve Chim Acta, 61（5）：1549 – 1554.

Kwak WJ, Kim JH, Ryu KH, et a1. 2005. Effects of gentianine on the production of pro – inflammatory cytokines in male Sprague – Dawley rats treated with lipopolysaccharide（LPS）［J］. Biol Pharm Bull, 28（4）：750 – 753.

Ma WG, Fruzzati N, Wolfender JL, et al. 1994. Rhodenthoside A, a new type of acylated secoiridoid glycoside from Gentiana rhodentha［J］. Helve Chim Acta, 77（6）：1660 – 1671.

Ma WG, Fuzzati N, Wolfender JL, et al. 1996. Further acylated secoiridoid glucosides from Gentiana rhodantha［J］. Phytochemistry, 43（4）：805 – 810.

Odontuya G, Hoult JR, Houghton PJ. 2005. Structure – activity relationship for antiinflammatory effect of luteolin and its derived glycosides［J］. Phytother Res, 19（9）：782 – 786.

Shibata S, Tanaka O, Soma K, et al. 1965. Studies on saponins and sapogenins of Ginseng. The structure of panaxatriol［J］. Tetrahedron Lett, 42（3）：207 – 213.

Tan RX, Kong LD. 1997. Secoiridoids from Gentiana siphonatha［J］. Phytochemistry, 46（6）：1035 – 1038.

Yu F, Li R, et a1. 2004. Inhibitory effects of the Gentiana macrophylla（Gentianaceae）extract on rheumatoid arthritis of rats ［J］. J Ethnopharmacol，95（1）：77 – 81.

车彦云，梁敬钰. 2008. 龙胆属植物研究进展［J］. 海峡药学，20（3）：1 – 4.

陈运，龚路. 2001. 十味龙胆花颗粒治疗慢性支气管炎急性发作期60例［J］. 中国中医药信息杂志，8（10）：79 – 80.

冯锦标. 2001. 十味龙胆花颗粒治疗急性咽炎256例［J］. 中国中医药信息杂志，8（10）：79.

顾松杰，黄志云. 1999. 浅谈龙胆草在皮肤科临床配伍应用［J］. 时珍国医国药，10（4）：321.

黄正明，张志明，曹文斌. 1992. 芹龙合剂抗肝炎的药理实验研究［J］. 中国药学杂志，27（9）：555 – 556.

罗集鹏，楼之岑. 1985. 中药龙胆中裂环烯醚萜苷类的硅胶薄层与聚酰胺薄膜色谱鉴定［J］. 药物分析杂志，5（1）：7 – 10.

王彩君，王智民，王维皓等. 2009. 龙胆属植物中的化学成分及药理活性研究进展［J］. 34（23）：2987 – 2994.

王琦. 1975. 龙胆泻肝汤的临床运用体会［J］. 江苏医药，（5）：19.

徐力平. 1998. 龙胆草化学成分研究［J］. 中国中药杂志，23（5）：293.

徐丽华，徐强. 1994. 龙胆对实验性肝损伤的影响［J］. 中药药理与临床，（3）：20.

杨红澎，刘霞，师彦平. 2007. 流苏龙胆中的叫酮类成分研究［J］. 中草药，38（3）：344 – 346.

杨智，张玉碧，杨占芬等. 1985. 头花龙胆各部位中龙胆苦苷的含量测定［J］. 白求恩医科大学学报，11（5）：488 – 491.

郁关平，李兴从，刘玉清等. 1996. 翅萼龙胆中的两个寡聚裂环烯醚萜苷［J］. 云南植物研究，8（1）：110 – 114.

张诗军，马翠玉，陈泽雄等. 1997. 清热利湿法对慢性乙型肝炎湿热证患者自然杀伤细胞、自由基水平的影响［J］. 中国中西医结合杂志，17（5）：304 – 305.

张勇，蒋家雄，李文明. 1991. 龙胆苦苷药理研究进展［J］. 云南医药，12（5）：304 – 306.

绿绒蒿属（*Meconopsis*）

科名： 罂粟科（Papaveraceae）
属名： 绿绒蒿属（*Meconopsis*）

资源分布： 绿绒蒿属植物为一年生或多年生草本，具黄色液汁。全世界有49种，主产于亚洲中南部，以中国最为丰富，有40种。分布于藏、滇、川、青、甘、陕等省区。其中，以云南分布最多，达20余种（含2个变种），且多集中分布于滇西北海拔3000—5000米的雪山草甸、高山灌丛、流石滩、亚高山地带。

民间用途： 绿绒蒿属植物不仅具有很高的观赏价值，亦能入药治病，是极具特色的民族植物药。例如，五脉绿绒蒿（*M. quintuplinervia*），藏医常以其为正品，收载于《中华人民共和国卫生部药品标准藏药》第一册（卫生部药典委员会，1995）。通常6—8月采其花、果实或全草，除去毛刺，洗净晒干，以单味或复方入药，用于治疗肝炎、肺炎、胆囊炎、肺结核、胃溃疡等（杨永昌，1991）。此外，全缘绿绒蒿（*M. integrifolia*）全草入药，性凉，味甘、涩，具清热解毒、止痛、消炎、利尿的功效，以花入药解热效果好（赵建刚，2008）。尼泊尔绿绒蒿（*M. napaulensis*），又名山莴苣，具有清热解毒的功效。总状绿绒蒿（*M. racemosa*），纳西族和藏族称其为红毛洋参、雪参，是著名的藏药之一。藏医用其全草消炎，治骨痛、头伤、骨折。丽江地区用根入药，治气虚下陷、浮肿、脱肛、久痢、哮喘，有补中益气的作用（冯志舟，2004）。

化学成分分析：绿绒蒿属植物中化学成分较多，主要有生物碱、挥发油、黄酮、萜类、甾醇等，其中生物碱是本属植物主要的次生代谢产物，亦是最早分离到的化学成分。已有研究的种为五脉绿绒蒿（*M. quintuplinervia*）、红花绿绒蒿（*M. punicea*）、全缘叶绿绒蒿（*M. integrifolia*）、多刺绿绒蒿（*M. horridula*）、总状绿绒蒿（*M. racemosa*）、美丽绿绒蒿（*M. speciosa*）、西欧绿绒蒿（*M. cambrica*）。

1. 生物碱类

至今为止，国内外已从绿绒蒿属植物分离得到的生物碱约有40多种（刘松渝和王宪楷，1986；王明安和陈耀祖，1995；尚小雅等，2003；Slavik，1977；Slavik，1996），根据化学结构可分为：丽春定生物碱类（图3-19）、原小檗碱类、粟碱和异粟碱类、阿朴啡类、原阿朴啡类、普托品类、苯菲啶类、吲哚类、苄基苯乙胺类以及其他类型的生物碱，如血根碱、白屈菜红碱、石蒜碱、2-羟基乙酰基呋喃、5，5'-双氧甲基呋喃醛。

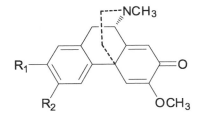

图3-19　丽春定生物碱类母核

2. 黄酮类

从绿绒蒿属中分离得到超过20个黄酮类化合物（张国林等，1997；尚小雅等，2006），代表化合物如色原酮、异鼠李素、棉花皮素、草棉素、柯伊利素、北美圣草素、hydnocarpin、双氢槲皮素、木犀草素，槲皮素、洋芹素、槲皮素-3-O-O-D-半乳糖苷、蜀葵3-葡萄糖苷、山奈酚3-二葡萄糖苷、矢车菊素糖苷、槲皮素葡萄糖苷等。

3. 其他类

在绿绒蒿属植物中还发现了谷甾醇、豆甾醇和胡萝卜苷等甾醇类物质，熊果酸类三萜化合物，咖啡酸、对羟基苯甲酸、桂皮酸等苯丙素物质，以及香豆素、脂肪酸等化合物（尚小雅等，2002；杨慧和布仁，2006）。

药理作用

1. 抗炎作用

血根碱的酸性硫酸盐对金黄色葡萄球菌、白假丝酵母和羊毛状小抱霉菌有强的抗菌作用。熊果酸体外对革兰氏阳性菌、阴性菌和酵母菌有活性。桂皮酸有抗细菌和抗真菌作用。别隐品碱对葡萄球菌生长有强力抑制作用。白屈菜红碱对某些细菌、真菌及病毒有抑制作用。小檗碱抗菌作用很强，俗称黄连素，临床上常用盐酸黄连素治疗细菌性痢疾、胃肠炎等，它对溶血性链球菌、脑膜炎球菌、霍乱弧菌、炭疽杆菌、枯草杆菌及金黄色葡萄球菌皆有较强抑制作用，对痢疾杆菌、白喉杆菌、绿色链球菌有抑制作用，对肺炎杆菌亦有效。熊果酸体外对革兰阳性菌、阴性菌和酵母菌有活性（程睿波等，2008）。

2. 中枢作用

小剂量小檗碱加强大脑皮层的心奋过程，大剂量则减弱之，还有解热镇痛、镇静、延长戊巴比妥睡眠时间等作用。粟碱和异粟碱类大多具有镇痛、镇静作用（孙文基和绳金房，1998）。威尔士绿绒蒿定碱对小鼠具有镇静、镇痛作用（王明安和陈耀祖，1995）

3. 镇痛作用

郭枚等（2008）研究表明在五脉绿绒蒿的乙醇提取物和石油醚提取物中都有发现镇痛活性物质。给实验小鼠灌胃高、中、低剂量的五脉绿绒蒿总生物碱与总黄酮，结果发现五脉绿绒蒿抗炎、镇痛作用的共同药效学基础是总生物碱和总黄酮（王志旺等，2010）。从五脉绿绒蒿碱的结构和性质角度探究，发现五脉绿绒蒿碱具有与吗啡类药物相似的镇痛药效（易平贵和胡瑞定，2005）。

4. 其他作用

给小鼠服用高、低剂量95％乙醇总状绿绒蒿提取物，结果发现在抗疲劳方面有显著效果（郭世民等，2003）。五脉绿绒蒿既能降低模型小鼠 ALT、AST 的活性，对模型小鼠实验性肝损伤具有一定的保护作用（丁莉和李锦萍，2007）。石蒜碱具有催吐和抗病毒及抑制植物生长的作用（郭世民等，2009）。血根碱有抗血小板凝聚的作用，白屈菜红碱是一种很有开发前景的细胞凋亡诱导剂（宗永立和刘艳萍，2006）。

参考文献

Slavik J，Slavikova L. 1977. Alkaloids of some himalayan species of Meconopsis genus ［J］. Collect Czech Chem Commun, 42（1）: 132 – 139.

Slavik J，Slavikova L. 1996. Alkaloids of Meconopsis cambrica（L.）VIG. and M. robusta Hook. f. et THOMS ［J］. Collect Czech Chem Commun, 61（12）: 1815 – 1822.

程睿波，陈旭，刘淑杰等 . 2008. 白屈菜红碱对变链菌产酸抑制作用的实验研究 ［J］. 实用口腔医学杂志，24（3）: 364 – 366.

丁莉，李锦萍 . 2007. 藏药五脉绿绒蒿对小白鼠实验性肝损伤保护作用的研究 ［J］. 青海畜牧兽医杂志，37（4）: 7 – 8.

冯志舟 . 2004. 绿绒蒿及其药用价值 ［J］. 云南林业，25（5）: 23.

郭枚，赵建刚，王志旺等 . 2008. 藏药五脉绿绒蒿不同溶剂提取物镇痛作用的实验研究 ［J］. 甘肃中医学院学报，25（5）: 8 – 9.

郭世民，赵远，王曙光 . 2003. 总状绿绒蒿药效学的初步研究 ［J］. 云南中医中药杂志，24（1）: 25 – 27.

郭世民，赵远，温敏等 . 2009. 刺尔恩根有效成分的镇痛作用实验研究 ［J］. 云南中医中药杂志，30（11）: 53.

刘松渝，王宪楷 . 1986. 藏药红花绿绒蒿的化学成分研究 ［J］. 中药通报，11（6）: 360 – 362.

尚小雅，李冲，张承忠等 . 2006. 藏药五脉绿绒蒿中非生物碱成分 ［J］. 中国中药杂志，31（6）: 468 – 471.

尚小雅，张承忠，李冲等 . 2002. 藏药五脉绿绒蒿化学成分的研究 ［J］. 中药材，25: 250 – 252.

尚小雅，石建功，杨永春等 . 2003. 藏药五脉绿绒蒿中的生物碱 ［J］. 药学学报，38: 273 – 276.

孙文基，绳金房 . 1998. 天然活性成分简明手册 ［M］. 北京: 中国医药科技出版社 .

王明安，陈耀祖 . 1995. 五脉绿绒蒿中一个新生物碱的结构 ［J］. 天然产物开发与研究，7（1）: 32 – 34.

王志旺，郭枚，马骏等 . 2010. 五脉绿绒蒿抗炎镇痛作用有效部位的研究 ［J］. 中国中医药信息杂志，17（1）: 21 – 22.

卫生部药典委员会 . 1995. 中华人民共和国卫生部药品标准藏药 ［S］. 1 册 . 卫生部，98.

杨慧，布仁 . 2006. 甲基麻黄碱取代桂皮酸酯类衍生物的合成 ［J］. 内蒙古医学院学报 . 2: 111 – 113.

杨永昌 . 1991. 藏药志 ［M］. 西宁: 青海人民出版社，4652 – 4681.

易平贵，胡瑞定，俞庆森等 . 2005. 藏药五脉绿绒蒿碱结构和性质的理论研究 ［J］. 化学学报，63（1）: 5 – 10.

张国林，李伯刚，周正质 . 1997. 红花绿绒蒿的非生物碱成分 ［J］. 天然产物研究与开发，9（2）: 4 – 6.

赵建刚，郭玫 . 2008. 藏药绿绒蒿的研究概括［J］. 中国中医药信息杂志，15（8）：106 – 107.

宗永立，刘艳萍 . 2006. 白屈菜红碱诱导细胞凋亡的机理综述［J］. 时珍国医国药，17（10）：2068 – 2070.

马先蒿属（Pedicularis）

科名：玄参科（Scrophulariaceae）
属名：马先蒿属（Pedicularis）

资源分布：马先蒿属植物为多年生或一、二年生半寄生草本。全世界该属有600种以上，为双子叶植物中大属之一，分布于北半球，尤以北极和近北极地区最多。我国有300多种马先蒿，资源丰富，尤以西南地区为最，占全部马先蒿属种类的一半以上。其中极少部分作药用，如太白参或美观马先蒿（P. decora Franch）、藓生马先蒿（P. muscicola Maxim）、亨氏马先蒿（P. henryi Maxim）等，其他尚未知其用途。

民间药用：马先蒿属植物在民间应用历史悠久。《神农本草经》、《本草纲目》、《本草纲目拾遗》等就有关于该属植物马先蒿、煤参的记载。现代本草收载该属植物50余种。其中以根、根茎入药者有美观马先蒿（P. decora Franch）、藓生马先蒿（P. muscicola Maxim）、亨氏马先蒿（P. henryi Maxim）等20余种，多有滋阴补肾、补中益气、健脾和胃等功能。以花或全草入药者有：阿拉善马先蒿（P. alaschanica Maxim）、聚花马先蒿（P. conferitiflora Li）、长花马先蒿（P. longiflora Rudoph）等近30种，多具有清热解毒、利尿、保肝等作用（祝之友，1997）。

化学成分分析：该属植物主要的化学成分有苯丙素苷类、环烯醚萜以及一些黄酮和生物碱等。近年来国内学者对化学成分和药理作用研究比较多的有管花马先蒿（P. siphonantha Don）、头花马先蒿（P. cephalantha Franch）和大卫氏马先蒿（P. dauidii Franch）。

1. 苯丙素苷类

苯丙素苷类化合物是马先蒿属植物的特征性次级代谢产物，根据其苷元的结构类型可以分成两类。一类是其母核由咖啡酰基或阿魏酰基通过糖链与苯乙醇基相连而成的一类化合物。其糖链多由葡萄糖、鼠李糖、木糖或阿拉伯糖组成。通常苯乙醇基与葡萄糖的 C – 1 相连，而咖啡酰基或阿魏酰基常与葡萄糖的 C – 4 或 C – 6 相连。代表性化合物为 verbascoside。另一类是以木脂素或新木脂素为苷元的苷类化合物。如，tortoside E、tortoside A 和 longfloroside A（Wang&Jia，1996；1997a；1997b 图 3 – 20）。

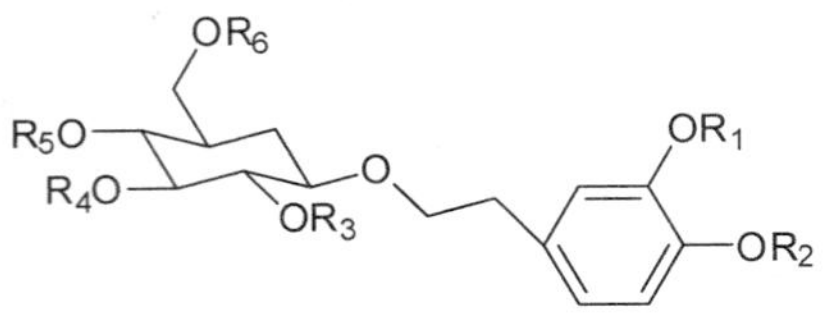

Verbascoside母核结构

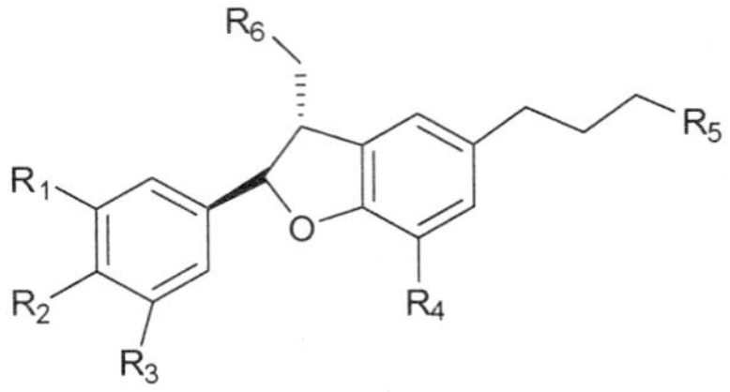

tortoside E母核结构

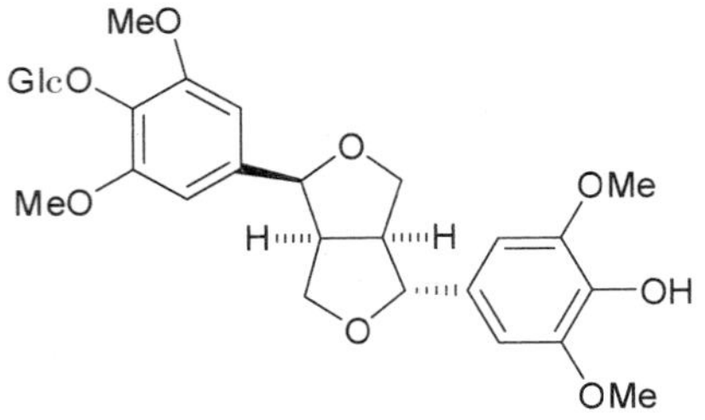

tortoside A母核结构

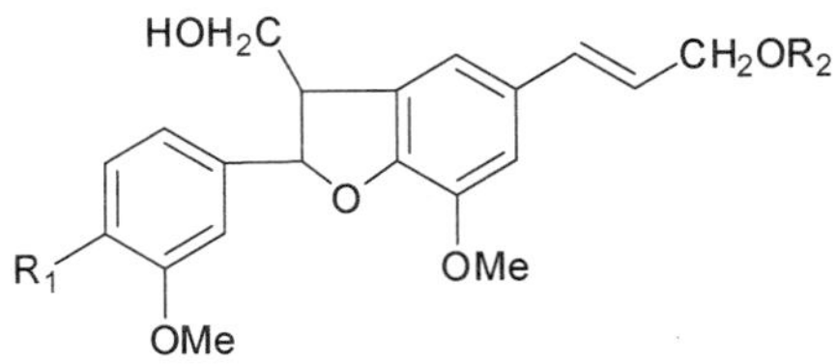

longfloroside A母核结构

图 3 - 20　马先蒿属植物中主要的苯丙素苷类化合物母核

2. 环烯醚萜

马先蒿属植物中的第二大类次级代谢产物，一般具有环戊烷骈吡喃骨架结构，取代基的变化主要发生在 C-1，4，5，6，7，8 和 10 等位置。已从该属植物中分离超过了 50 个环烯醚萜类化合物。代表性化合物为 aucubin 及其衍生物（图 3 - 21）　（Jia Z. J. etal. 1991；Liu Z. M. etal. 1991）。

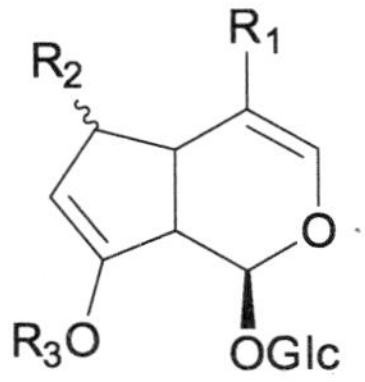

图 3 - 21　**Aucubin** 母核结构

3. 黄酮

马先蒿属植物中的黄酮类化合物主要是木犀草素、芹菜素、小麦黄素及槲皮素及其苷类化合物（Su BN，etal. 1998；FujiiM，et al. 1995；Yang LR et al. 2006）。

4. 生物碱

马先蒿属植物中生物碱主要为单萜衍生的吡啶类生物碱，如 pediculine、indicainine、pediculidine、pediculinine、gentiananine、noractinidine 等（Abdusamatov et al.，1968；1971；1976；Khakimdihanov et al.，1971）。研究人员分别从 *P. artselaeri*、*P. dolichocymba*、*P. longiflora* 中分离出 adenine、adenosine、uridine 等核苷类化合物（王长增，1996；Chu et al.，2007；Su et al.，1998）。

药理作用

1. 抗氧化作用

Li J 等（1993）对 6 种从马先蒿中分离提取的苯丙素苷化合物进行了抗氧化作用研究。结果表明，该类化合物有抑制红细胞的氧化溶血作用，抗氧化活性强度与化合物中所含酚羟基的数目紧密相关，酚羟基的数目越多，活性越强。一般认为，苯丙素类化合物的抗氧化活性是因为该类化合物能与羟自由基发生反应，从而消除自由基。利用脉冲电磁波分析技术，对从马先蒿中分离出的 7 种苯丙素类化合物与羟自由基的反应进行检测，实验结果也证明了上述结论。Yang JX 等（2001）用太白参水煎液给 ICR 小鼠灌胃 24d 后，禁食 16h，随即腹腔注射四氧嘧啶（150mg/kg），通过测定小鼠血液和肝脏超氧化物歧化酶、过氧化酶、肝指数等指标，提示太白参能有效地清除自由基，提高机体的抗氧化能力。由于已从太白参中分离出苯丙素类等含酚羟基的化合物，故其抗氧化活性也可能是苯丙素类化合物。马先蒿属植物的另一类特征性成分环烯醚萜也显示了抗氧化活性，能有效地清除自由基，保护因自由基破坏而损伤的细胞。

2. 抗肿瘤活性

苯丙素苷的抗肿瘤活性强度与其化学结构紧密相关，即分子中酚羟基越多，抗肿瘤活性越强。马先蒿苷 A 对 3 种癌细胞生长的半抑制浓度 IC_{50}（mg/L）为 94.8±2.0（肝癌 SMMC-7721）、97.6±5.0（肺腺癌 L342）和 101.6±2.8（胃腺癌 MGV-803）。阿克苷对肝癌、肺腺癌及胃腺癌有抑制作用，其 IC_{50}（mg/L）分别为 102.4±8.2、96.8±4.0 和 94.5±3.8。高建军等（1996）通过对其分离所得到的三种苯丙素苷进行拓扑异构酶研究，表明毛蕊花苷和角胡麻苷是拓扑异构酶的抑制剂，从而也具有一定的抗肿瘤活性。

3. 其他作用

Yim 等（1997）的研究结果显示 verbascoside 能抑制由角叉（菜）胶引起的老鼠爪水肿。Abd-El-Wahab SM 等（1987）研究发现马先蒿属植物中的槲皮素、芦丁、芹菜素等黄酮类成分对由四氧嘧啶诱导的糖尿病小鼠均有明显的降血糖作用。通过观察太白参提取物对饥饿所致"脾虚"小鼠的影响，显示出太白参可显著提高脾虚小鼠血液淀粉酶活力、胸腺指数及胸腺 RNA 含量，说明太白参具有提高脾虚动物消化能力和机体免疫力的作用，能较好地改善脾虚症状（李发荣等，2002）。美观马先蒿（吴臻等，2002）具有显著地增强小鼠学习记忆功能（即促智防呆作用）和增强小鼠耐疲劳性，改善体内的氧代谢，具有延缓衰老的作用。美观马先蒿的总提取物可以显著改善甲亢型肾阴虚小鼠的各种症状，可明显延长鼠力竭游泳的时间，能加速力竭游泳小鼠 SOD、MDA、Hb、肝糖原、肌糖原和血清 LDH 的恢复。因此，美观马先蒿有可能作为滋补药或保健品应用。

参考文献

Abd – El – Wahab SM, Wassel GM, AmmarNM, et al. 1987. Flavonoid constituents in the different organs of selected Bauhinaspecies and their effect on blood glucose［J］. Herba Hung, 1987, 26（1）: 27.

Abdusamatov A, RashidovM U, Yunusov SY. 1971. Structures of pediculidine［J］. Khim Prir Soedin, 7: 304.

Abdusamatov A, Samatov A, Yunusov S Y. 1976. Alkaloids from Pedicularis macrochila［J］. Khim Prir Soedin, 12: 122.

Abdusamatov A, Ubaev Kh, Yunusov SY. 1968. The alkaloids of Pedicularis algae［J］. Khim PrirSoedin, 4: 136.

Chu HB, TanNH, Xiong J, et al. 2007 Chemical constituents of Pedicularis dolichocymba Hand. Mazz ［J］. Nat Prod Res Dev, 19（4）: 584.

Fujii M, Miyaichi Y, Tomimori T. 1995. Flavonoid, phenylethanoid and iridoid constituents of the whole plant of Pedicularis longiflora var. tubiformis［J］. Planta Med, 61（6）: 584.

Jia ZJ. , Liu ZM. , Wang CZ. , 1991. Phenylpropanoid and iridoid glycosides from Pedicularis spicata Phytochemistry 30（11）, 3745－3747.

Khakimdihanov S, Abdusamatov A, Yunusov SY. 1971. Structures of indicainine［J］. Khim Prir Soedin, 7: 126.

Li J, Wang PF, Zheng RL, et al. 1993. Protection by phenylpropanoid glycosides from Pedicularis against oxidative hemolysisin vitro［J］. Planta Med, 59（4）: 315.

Liu ZM. , Jia ZJ. , 1991. Phenylpropanoid and iridoid glycosides from Pedicularis striata. Phytochemistry. 30（4）, 1341－1344.

Su BN, Zhai JJ, Jia ZJ. 1998. New iridoids from Pedicularis artselaeri［J］. J Asian Nat Prod Res, 1（2）: 103.

Wang CZ, Jia ZJ. 1996. Neolignan glucosides from Pedicularis torta ［J］. Chin Chem Lett, 7（2）: 145.

Wang CZ, Jia ZJ. 1997a. Lignan, phenylpropanoid and iridoid glycosides from Pedicularis torta［J］.

Phytochemistry，45（1）：159.

Wang CZ，Jia ZJ. 1997b. Neolignan glycosides from Pedicularis longiflora［J］. Planta Med，63（3）：241.

Yang JX，Tian JW，Li FR. 2001. Influence on antioxidative ability of Taibaishen inmice［J］. Northwest Pharm J，16（5）：209.

Yang LR，Xiong J，TanNH，et al. 2006. Chemical constituents of Pedicularis tricolor（Scrophulariaceae）［J］. Acta Botanica Yunnanica，28（5）：553.

Yim DS，Lee SY，Yoo SJ. 1997. Biological activities of verbascoside from Pedicularis resupinata var. oppositifolia［J］. Saengyak Hakhoechi 28（4）：252.

高建军，李润召，韩桂秋等．1996. 阿拉善马先篙中苯丙素苷类拓扑异构酶抑制剂的研究［J］. 北京医科大学学报，28（1）：50 – 51.

李发荣，宋建平，徐文友等．2002. 太白参对饥饿致"脾虚"小鼠影响［J］. 陕西中医，23（2）：180.

王长增，贾忠建．1996. 长花马先蒿核苷类成分研究［J］. 兰州大学学报：自然科学版，32（04）：87.

吴臻、李发荣、杨建雄．2002. 马先蒿属药用植物研究进展［J］. 时珍国医国药，13（5），305 – 307.

祝之友．1997. 马先蒿属药物的临床应用与本草学研究［J］. 时珍国药研究，8（2）：103 – 104.

鼠尾草属（*Salvia*）

科名：唇形科（Lamiaceae）
属名：鼠尾草属（*Salvia*）

资源分布：鼠尾草属植物为草本或半灌木或灌木。全世界约 1000 多种，主要分布于热带及温带地区。我国有 83 种，25 变种，9 变型（常军民和堵年生，1999），分布于全国各地，但以西南地区最多见。其中云南产 37 种，11 变种，4 变型。该属许多植物，如甘西鼠尾草（*S. przewalskii* Maxim.）、栗色鼠尾草（*S. castanea* Diets.）、云南鼠尾草（*S. yunnanensis* C. H. W right.）等，在许多地方被当作丹参的代用品（徐任生，1990）。

民间用途：鼠尾草属中很多植物具有重要的药理作用，例如扩张冠脉、增加冠脉流量、改善微循环、保护心脏、抑制和解除血小板聚集以及提高机体耐缺氧能力、抗肝炎、抗寄生虫、抗肿瘤和抗病毒等（王浴生等，1998；Jiang et al.，2005）。该属植物药用 30 余种（含变种、变型），大多数以根入药作丹参用。中国药典收载鼠尾草属植物丹参（*S. miltiorrhiza* Bge.）的干燥根和根茎为常用中药。味苦、性微寒。归心、肝经。具活血祛瘀、通经止痛、清心除烦、凉血消痈的功效。用于胸痹心痛，脘腹胁痛，癥瘕积聚，热痹疼痛，心烦不眠，月经不调，痛经经闭，疮疡肿痛。

化学成分分析：鼠尾草属植物的化学成分主要是萜类化合物和多酚类化合物。国内外目前研究发现了大概 400 个化合物，其中二萜类化合物约 300 个，是该属植物的特征性化合物之一，结构类型极为丰富。此外该属植物还含有三萜类、黄酮类、甾醇类等。本属植物丹参（*S. miltiorrhiza* Bunge.）和新疆鼠尾草（*S. deserta* Schang）的化学成分研究比较深入，

1. 二萜类

鼠尾草属植物中二萜类主要的类型有：松香烷型、海松烷型、意烯萜烷型、克罗烷型和半日花烷型（图 3 – 22）五种主要的结构类型，其中以松香烷型最多，克罗烷型次之。同时还有开环、重排、二聚以及降二萜等骨架新颖的化合物被从鼠尾草属植物中发现。

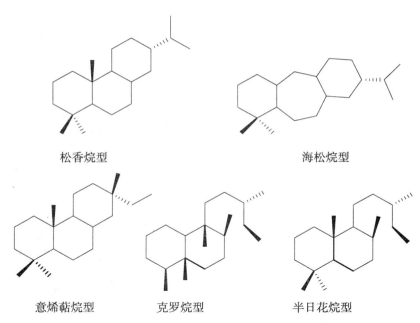

松香烷型 海松烷型

意烯萜烷型 克罗烷型 半日花烷型

图 3 – 22 鼠尾草属植物中二萜类化合物母核结构

1.1 松香烷型二萜

在鼠尾草属中十分普遍，数量最多。此外还有裂环和重排的松香烷二萜也被发现（张正付等，2007）。例如，已从云南产甘西鼠尾草（*S. przewalskii*）中分离得到了 2 个源于松香烷二萜的新骨架化合物等（Xu et al.，2006；Xu et al.，2007）。

1.2 克罗烷二萜

在鼠尾草中也比较多见，如近十年来从该植物中共分离得到 20 个新克罗烷型二萜（Bighama et al.，2003；Harding et al.，2005；Kutrzeba et al.，2009；Lee et al.，2005；

Munro et al.，2003；Shirota et al.，2006；Vald·s III et al.，2001）。此外还有克罗烷二萜二聚体和二萜苷化合物，如 Bisio 等（2004）从美国产 *S. wagneriana* 的二氯甲烷提取物中得到 2 个克罗烷型二萜二聚体。Kawahara 等（2004）从 *S. greggii* 中得到 4 个克罗烷二萜苷等。

1.3 其他类型的二萜

鼠尾草属植物中其他二萜类化学成分还有半日花烷型、贝壳杉烷型、意烯萜烷型、海松烷型和白鼠尾草烷型等（潘争红等，2010）。

1.4 二萜醌类化合物

鼠尾草植物所含的二萜醌类较多，根据醌类结构类型又可分为三类：变形醌、丹参酮型和罗列酮型。丹参酮型化合物为该属植物二萜醌类化合物中数量最多的一种，也是丹参中最具有特征性的次生代谢产物和活性成分（图 3 – 23）（常军民和堵年生，1999）。

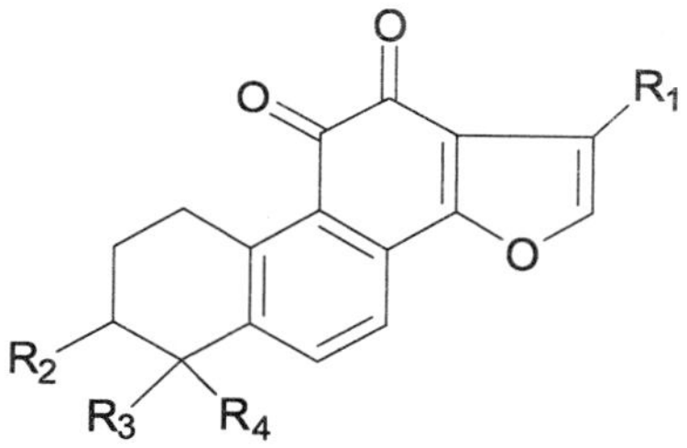

图 3 – 23　丹参酮型化合物母核

2. 三萜类

从鼠尾草属植物中分离得到的三萜类化合物相对于二萜类较少，但也超过了 10 余种。2003 年 Topcu 等（2003）从土耳其 *S. saminea* 的甲醇提取物中得到 1 个乌苏烷型结构的新三萜。2004 年 Topcu 等又从土耳其 *S. kronenburgii* 的丙酮提取物中得到 3 个结构类似的新三萜。

3. 二萜生物碱

目前从鼠尾草属植物中发现了 14 个松香烷型二萜生物碱。Don MJ 等（2005）从正品丹参（*S. miltiorrhiza*）中分离到 5 个新生物碱。Lin FW 等（2006）从 *S. yunnanensis* 植物中得到 9 个新生物碱。

4. 咖啡酸缩酚酸类

近二十年来我国学者从鼠尾草属植物中分离得到了由两个或两个以上的酚酸类化合物以酯键的形式缩合而成的咖啡酰缩酚酸类化合物。该类化合物是鼠尾草属植物的另一种特征次级代谢产物。如，丹酚酸 A 和丹酚酸 B（图 3 - 24）。我国学者黎莲娘等对该类化合物有深入研究（赵立敏，1997；Ai &Li，1988，1991，1992；Li et al.，1984）。

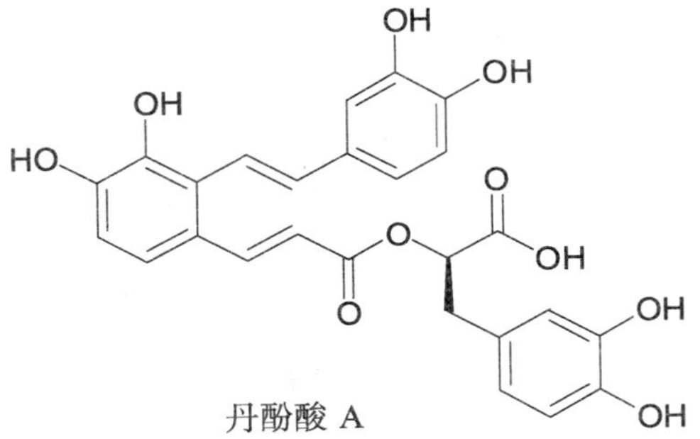

丹酚酸 A

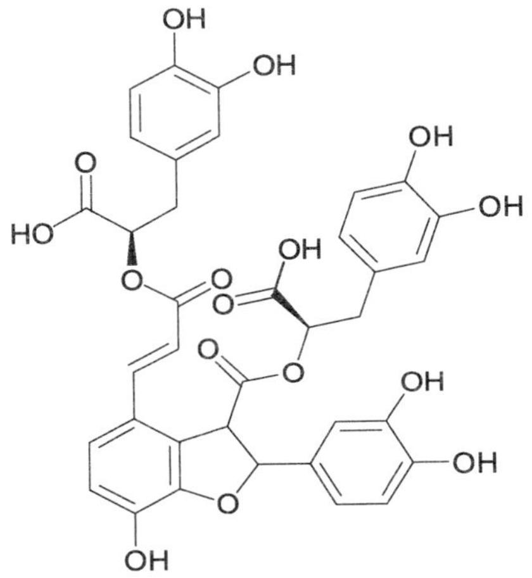

丹酚酸 B

图 3 - 24　丹酚酸 A 和 B

5. 糖苷类

目前已从鼠尾草属植物中分离得到了多种糖苷类化合物，包括黄酮苷（Zahid et al.，2002）、二萜苷（Kawahara et al.，2004）和酚酸苷（秦德华等，2004）。

6. 多糖类

汪红等（2006）研究丹参中水溶性多糖得到了 2 个浅黄色多糖 SMP1，SMP0.5，刘翠平等（2002）得到了 4 个具有免疫调节活性的石见穿多糖 SC3、SC4、SC5 和 SC6。

药理作用

鼠尾草属植物民间一直用来治疗和预防各种疾病，例如丹参类产品。其水溶性部分的酚酸类化合物和脂溶性部分的萜类化合物具有明显的治疗心脑血管疾病和抗菌消炎活性，此外还具有抗肿瘤、抗氧化、抗 HIV 病毒、治疗肝硬化等活性。鼠尾草属植物的药理活性主要有：

1. 治疗心脑血管疾病

在这方面报道最多的是丹参，祖国医学记载丹参有"活血化瘀"之功效，被列为中药上品，一直沿用至今，现在广泛用于心脑血管疾病的治疗。复方丹参片、丹参注射液等都用于治疗有胸闷、心绞痛症状的冠心病患者。药理实验证明，上述制剂确有显著扩张冠脉、增加冠脉血流量的作用。尤其在心脑功能已经不良的情况下，可明显改善心脏收缩力，减慢心率，使心脏功能明显得到改善。丹参注射液可抑制血小板聚集，使其黏附性降低，对抗血栓形成和抗凝血。

2. 抗肿瘤

据报道蓝花鼠尾草在体外有抗肿瘤作用，对结肠癌、胸腺癌及肺癌有一定效果。林隆泽等（1990）在研究红根草时，报道了其主要化学成分 Salvinolone 在体外对 P388 和 KB 白血病细胞有作用。中国医学科学院肿瘤研究所傅乃武等（1981）报道，丹参可明显对抗 PHA 诱发的癌细胞聚集，说明其有较强的解聚作用。

3. 抗菌消炎

本属植物荔枝草新鲜蒸馏液可治疗慢性支气管炎，对宫颈糜烂、宫颈炎亦有良好疗效。此外，还报道用红根草治疗扁桃体炎、咽喉炎、支气管炎、肾炎均取得一定效果（史彦斌等，1999）。

4. 其他作用

该属植物中的许多二萜类化合物具有抗氧化、昆虫拒食和细胞毒等方面的生物活性。张锡源等（1993）用丹参注射液静脉滴注法治疗急性腹泻取得较好疗效。柯晓云和吴艺（1997）报道，丹参对糖尿病性视网膜病变具抗脂质过氧化和增强超氧化物歧化酶活性的作用。另外，丹参在促进伤口愈合及治疗痈、肿、疖等方面均有效果。某些鼠尾草属植物提取物还有降糖活性（张锡源，1993）。

参考文献

Ai CB, Li LN. 1988. Stereostructure of salvianolic acid B and isolation of salvianolic C from Salvia miltiorrhiza ［J］. J Nat Prod, 51：145 – 149.

Ai CB, Li LN. 1992. Salvianolic acids D and E：two new depsides from Salvia miltiorrhiza ［J］. Planta

Med, 58 (25): 197 – 199.

Ai CB, Li LN. 1991. Salvianolic acid G, a caffeic acid dimer with a novel tetracyclic skeleton [J]. Chinese Chemistry Letters; 2: 17 – 18.

Bighama AK, Munro TA, Rizzacasa MA, et al. 2003. Divinatorins A – C, new neoclerodane diterpenoids from the controlled sage Salvia divinorum [J]. J Nat Prod, 66 (9): 1242 – 1 244.

Bisio A, Tommasi N, Romussi G. 2004. Diterpenoids from Salvia wagneriana [J]. Planta Med, 70 (5): 452 – 457.

Don MJ, Shen CC, Lin YL, et al. 2005. Nitrogen – containing compounds from Salvia miltiorrhisa [J]. J Nat Prod, 68 (7): 1066 – 1070.

Harding WW, Tidgewell K, Schmidt M, et al. 2005. Salvinicins A and B, new neoclerodane diterpenes from Salvia divinorum [J]. Org Lett, 7 (14): 3017 – 3020.

Jiang RW, Lau KM, Hon PM, et al. 2005. Chemistry and biological activities of caffeic acid derivatives from Salvia miltiorrhiza [J]. Curr Med Chem, 12 (2): 237 – 246.

Kawahara N, Tamura T, Inoue M, et al. 2004. Diterpenoid glucosides from Salvia greggii [J]. Phytochemistry, 65 (18): 2577 – 2581.

Kutrzeba LM, Ferreira D, Zjawiony JK. 2009. Salvinorins J from Salvia divinorum: mutarotation in the neoclerodane system [J]. J Nat Prod, 72 (7): 1361 – 1363.

Lee DYW, Ma Z, Liu – Chen LY, et al. 2005. New neoclerodane diterpenoids isolated from the leaves of Salvia divinorum and their binding affinities for human kopioid receptors [J]. Bioorg Med Chem, 13: 5 635 – 639.

Li LN, Tan R, Chen WM. 1984. Salvianolic acid A, a new depside from roots of Salvia miltiorrhiza [J]. Planta Med, 50: 227.

Lin FW, Damu AG, Wu TS. 2006. Abietane ditepene alkaloids from Salvia yunnanensis [J]. J Nat Prod, 69 (1): 93 – 96.

Lin LZ, Wang XM, Huang XL, et al. 1988. Diterpenoids from Salvia prionitis [J]. Planta Med, 54 (5): 443 – 445.

Munro TA, Rizzacasa MA. 2003. Salvinorins D – F, new neoclerodane diterpenoids from Salvia divinorum, and an improved method for the isolation of salvinorin A [J]. J Nat Prod, 66 (5): 703 – 705.

Shirota O, Nagamatsu K, Sekita S. 2006. Neoclerodane diterpenes from the hallucinogenic sage Salvia divinorum [J]. J Nat Prod, 69 (12): 1782 – 1786.

Topcu G, Altiner EN, Gozcu S, et al. 2003. Studies on di – and triterpenoids from Salvia staminea with cytotoxic activity [J]. Planta Med, 69 (5): 464 – 467.

Topcu G, Turkmen Z, Ulubelen A, et al. 2004. Highly hydroxylated triterpenes from Salvia kronenburgii [J]. J Nat Prod, 67 (1): 118 – 121.

Vald·s III LJ, Chang HM, Visger DC, et al. 2001. Salvinorin C, a new neoclerodane diterpene from a bioactive fraction of the hallucinogenic Mexican mint Salvia divinorum [J]. Org Lett, 3 (24): 3935 – 3937.

Xu G, Hou AJ, Zheng YT, et al. 2007. Przewalskin B, a novel diterpenoid with an unprecedented skeleton from Salvia przewalskii maxim [J]. Org Lett, 9 (2): 291 – 293.

Xu J, Chang J, Zhao M, et al. 2006. Abietane diterpenoid dimers from the roots of Salvia prionitis［J］. Phytochemistry, 67（8）: 795 - 799.

Zahid M, Ishrud O, Pan Y, et al. 2002. Flavonoid glycosides from Salvia moorcroftiana Wall［J］, Carbohydr Res, 337（5）: 403 - 407.

常军民，堵年生. 1999. 鼠尾草属植物化学成分研究进展［J］. 中成药，21（9）: 480 - 482.

傅乃武，范贤骏，王永泉等. 1981. 丹参对实验肿瘤生长和转移的影响及其作用原理的初步探讨［J］. 中华肿瘤杂志，3（3）: 165 - 170.

柯晓云，吴艺. 1997. 丹参对糖尿病性视网膜病变患者脂质过氧化物及超氧化物歧化酶的影响［J］. 中国中医眼科杂志，7（4）: 205 - 207.

林隆泽，王晓明，黄秀兰等. 1990. 新二萜醌——红根草对醌［J］. 药学学报，154 - 156.

刘翠平，王雪松，方积年. 2002. 石见穿多糖 SC3 的化学研究［J］. 药学学报，37（3）: 189 - 193.

潘争红，许刚，赵勤实. 2010. 鼠尾草属植物二萜类化学成分的研究进展［J］. 广西植物，30（6）: 781 - 790.

秦德华，陈鸿珊，彭宗根等. 2004. 丹参中一个新化合物及其抗 HIV 活性［J］. 中草药，35（7）: 725 - 728.

史彦斌，薛明，崔颖等. 1999. 鼠尾草属植物化学成分及生物活性研究进展［J］. 国外医药，14（5）: 199 - 201.

王浴生，邓文龙，薛春生. 1998. 中药药理与应用（第 2 版）［M］. 北京: 人民卫生出版社，190 - 191.

汪红，王强，王顺春等. 2006. 丹参多糖的提取分离及结构鉴定［J］. 中国中药杂志，31（13）1075 - 1077.

徐任生. 1990. 丹参——生物学及其应用［M］. 北京: 科学出版社.

赵立敏. 1997. 鼠尾草属植物水溶性化学成分的研究［D］. 中国协和医科大学博士学位论文.

张锡源. 1993. 丹参注射液静脉滴注治疗急性腹泻 91 例［J］. 中国中西医结合杂志，(2): 109.

张正付，陈鸿珊，李卓荣. 2007. 鼠尾草属植物化学成分及活性研究新进展［J］. 中国新药杂志，16（9）: 665 - 672.

天名精属（*Carpesium*）

科名：菊科（Compositae）

属名：天名精属（*Carpesium*）

资源分布： 天名精属植物是菊科多年生草本植物。本属全世界共约 21 种，大部分分布于亚洲中部，少数种类广布欧、亚大陆。我国有 17 种，3 个变种，多分布在我国西南山区等少数民族地区。主要品种有天名精（*C. abrotanoides*）、贵州天名精（*C. faberi*）、烟管头草（*C. cernuum*）、大花金挖耳（*C. macrocephalum*）、金挖耳

（*C. divaricatum*）、尼泊尔天名精（*C. nepalense*）、四川天名精（*C. szechuanense*）、小花金挖耳（*C. minum*）等（中国科学院中国植物志编委会，1989b）。

民间用途：《神农本草经》列为上品，云：止血，利小便，久服轻身耐老（中国科学院中国植物志编委会，1989a）。在民族地区天名精属植物常用于治疗带状疱疹、流行性腮腺炎、口腔糜烂、三叉神经痛、毛囊炎、扁平疣、流行性急性病毒性结膜炎、毒蛇咬伤等症。代表性植物药：暗花金挖耳（*C. triste*）、贵州天名精（*C. faberi*）、高原天名精（*C. lipskyi*）等（万明香等，2009）。

化学成分分析：目前为止，国内外学者已对该属植物中的 10 余种植物进行了化学成分的研究，其中研究较多有大花金挖耳（*C. macrocephalum*）、天明精（*C. abrotanoides*）、金挖耳（*C. divaricatum*）、长叶天明精（*C. longifolium*）、烟管头草（*C. cernuun*）等几种植物，从中分离了 100 多个化合物。结构类型包括单萜、倍半萜、二萜、三萜、香豆素、黄酮、酚类、甾体、脂肪酸及其酯类等，其中倍半萜类化合物最多，是天名精属植物的代表性次生代谢产物。

1. 倍半萜

该类化合物是天名精属植物的主要活性成分，多为内酯，在天名精属植物的根、果实和地上部分中均有分布。1975 年日本学者 Masao 等人（1975）首次从该属植物天名精的地上部分中分离到一个倍半萜类化合物 granilin。至今已从该属植物中分离了近 100 个倍半萜类化合物，其主要骨架为桉烷型、吉马烷型和愈创木烷型（图 3 − 25），同时还包括伪愈创木烷型、卡拉布烷型等骨架。

1.1 桉烷型倍半萜内酯化合物

从该属植物中已分离得到近 40 个桉烷型（包括裂环桉烷型）倍半萜类化合物，又分成三种，即 12，6 内酯型、12，8 内酯型和 12 – COOH 型。Yang 等（2002，2003）和 Kim 等（2004）从大花金挖耳发现 6 个桉烷型倍半萜内酯化合物。Lee 等（2002）从天名精中分离得到 3 个桉烷型倍半萜内酯化合物。

1.2 吉玛烷型倍半萜内酯化合物

该属植物中共分离得到 40 余个吉玛烷倍半萜类化合物，其中绝大多数为内酯类化合物，12，6 内酯型和 12，8 内酯型，倍半萜母核上多有烯键、环氧、羟基、酰基、酰氧基取代等。如：高雪等（2007，2008）对暗花金挖耳种子进行化学成分研究，分离得到 4 个吉玛烷型倍半萜内酯化合物。Kim 等（1999，2007）对东北金挖耳进行化学成分研究，从中分离得到 6 个吉玛烷型倍半萜内酯化合物。Masao 等（1990）从金挖耳中分离得到 3 个吉玛烷型倍半萜内酯化合物等。Lin 等（1996）对尼泊尔天名精进行化学成分研究，发现 4 个新的吉玛烷型倍半萜内酯化合物。

1.3 愈创木烷型倍半萜内酯化合物

从该属植物中共分离得到 20 余个愈创木烷型（包括伪愈创木烷型）倍半萜类化合

物，其中绝大多数为内酯类化合物，有12，6内酯型和12，8内酯型，母核上的羟基取代多在3，4，8，10位，烯键取代多在1，2位、11，13位和4，11（13）位，环氧取代多在1，10位和4，5位，羟基取代在2，8，9，14位。如Kim等（2002）从大花金挖耳发现4个愈创木烷型倍半萜内酯化合物。

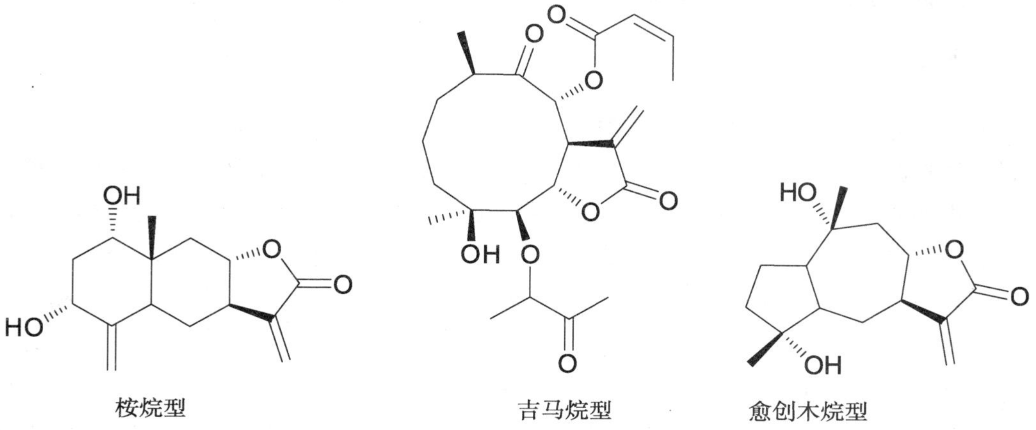

桉烷型　　　　　　　　　吉马烷型　　　　　　　愈创木烷型

图3－25　天名精属植物中的代表性倍半萜内酯

2. 二萜类

已从天名精属中得到的二萜均为链状，如高雪等（2008）对暗花金挖耳种子进行化学成分研究，分离得到的链状二萜化合物。

3. 香豆素类

Wang等（2007）从天名精属植物中分离得到香豆素二聚体化合物。杨超（2002）等人也从大花金挖耳地上部分中分离得到6－methoxy－7－hydroxy coumarin。

4. 酚酸类

Yang等（2001）对烟管头草进行化学成分研究，分离得到云杉醇、丹皮酚、黄木灵。Kim等（2004）从大花金挖耳发现vomifoliol、citrusin C。

5. 其他类

Ma等（2008）首次从烟管头草中分离得到糖苷类化合物。杨超（2002）从长叶天名精中分离到芳香族化合物和黄酮类化合物等。此外还得到谷甾醇、豆甾醇、亚油酸、棕榈酸、胡萝卜苷、二十二烷醇等。

药理作用

1. 抗癌活性

Gao 等（2007，2008）从暗花金挖耳种子提取物中筛选出对急性早幼粒白血病细胞有明显细胞毒活性的化合物，以及对人肝癌细胞有较明显细胞毒活性的化合物。

2. 抑菌、抗菌活性

郭小炜等（2007）和冯俊涛（2006）从大花金挖耳的花和果实中分离得到的化合物对内生真菌 H-18、G-6 和内生细菌 H-32 都具有很好的抑菌活性。研究还发现天名精属中大花金挖耳植物提取液对小麦赤霉病菌、番茄灰霉病菌、辣椒疫霉病菌、苹果炭疽病菌、玉米人斑病菌 5 种病原真菌的菌丝生长抑制率大于 70%，大花金挖耳、天名精植物样品对 5 种供试菌种的孢子萌发抑制率大于 93%，尤其是大花金挖耳植物样品的提取液对 5 种供试菌种的菌丝生长和孢子萌发的抑制率均大于 70%。同时发现大花金挖耳丙酮提取物对多种植物病原真菌具有很好的抑制效果，并从其花中分离出 16 个抑菌活性化合物，证明倍半萜内酯化合物为主要抑菌活性物质。此外，将 50% 大花金挖耳全草煎剂用平板挖沟法进行实验，发现对金黄色葡萄球菌、福氏痢疾杆菌、伤寒杆菌有抑制作用。

3. 杀虫活性

天名精种子的水提干浸膏，在体外可使大多数或全部猪蛔虫虫体于 24h 内麻痹死亡。1% 天名精种子的水提干浸膏 5 滴加入生理盐水 25ml 中，加温 37℃ 再放入犬绦虫，结果 1—3min 即死（江苏新医学院主编，2001）。

4. 抑制血小板聚集作用

杨晓红和周小平（2000）对大花金挖耳水提物进行抑制血小板聚集作用试验，初步发现大花金挖耳水提物具有抑制血小板聚集作用。

参考文献

Gao X, Lin CJ, Jia ZJ. 2007. Cytotoxic germacranolides and acyclic diterpenoides from the seeds of Carpesium triste［J］. J Nat Prod, 70（5）：830-834.

Gao X, Zhang ZX, Jia ZJ. 2008. New acyclic 12 - hydroxygeranylgeraniol - derived diterpenoids from the seeds of Carpesium triste［J］. Helve Chim Acta, 91（10）：1934-1939.

Kim MR, Hwang BY, Jeong ES, et al. 2007. Cytotoxic germacranolides sesquiterpene lactones from Carpesium triste var. manshuricum［J］. Arch Pharm Res, 30（5）：556-560.

Kim MR, Kim CS, Hwang KH, et al. 2002. Isolation and structures of guaianolides from Carpesium macrocephalum [J]. J Nat Prod, 65 (4): 583 – 584.

Kim MR, Lee SK, Kim CS, et al. 2004. Phytochemical Constituents of Carpesium macrocephalum FR. et SAV [J]. Arch Pharm Res, 27 (10): 1029 – 1033.

Kim MR, Sub BR, Kim JG, et al. 1999. Sesquiterpene lactones from Carpesium triste var. manshuricum [J]. Phytochemistry, 52 (1): 113 – 115.

Lee J, Min B, Lee S, et al. 2002. Cytotoxic sesquiterpene lactones from Carpesium abrotanoides [J]. Planta Med, 68 (8): 745 – 747.

Lin YL, Ou JC, Kuo YH, et al. 1996. Sesquiterpene Lactones from Carpesium nepalense [J]. J Nat Prod, 59 (10): 991 – 993.

Ma JP, Tan CH, Zhu DY. 2008. Glycosidic constituents from Carpesium cernuum L [J]. J Asian Nat Prod Res, 10 (6): 565 – 569.

Maruyama M, Shibata F. 1975. Stereochemistry of granilin isolated from Carpesium abrotanoides [J]. Phytochemistry, 14 (10): 2247 – 2248.

Maruyama M. 1990, Sesquiterpene lactones from Carpesium divaricatum [J]. Phytochemistry, 29 (2): 547 – 50.

Wang J N, Gu SP, Tan RX. 2007. Coumarin dimer and sesquiterpene lactones from Carpesium lipskyi Winkl [J]. Indian J Chem B, 46 (6): 985 – 988.

Yang C, Shi YP, Jia ZJ. 2002. Sesquiterpene lactone glycosides, eudesmanolides, and other constituents from Carpesium macrocephalum [J]. Planta Med, 68 (7): 626 – 630.

Yang C, Zhu QX, Yong W, et al. 2001. A new eudesmanolide and a new aromatic derivative from Carpesium cernuum [J]. Chin Chim Lett, 12 (7): 597 – 600.

Yang C, Zhu Y, Jia ZJ. 2003. Sesquiterpene lactones and other constituents from the aerial parts of Carpesium macrocephalum [J]. Aust J Chem, 56 (6): 621 – 624.

冯俊涛. 2006. 大花金挖杀菌作用研究 [D]. 陕西: 西北农林科技大学博士学位论文.

郭小炜, 冯俊涛, 易晓华等. 2007. 大花金挖耳内生菌的分离及抑菌活性筛选 [J]. 西北植物学报, 27 (2): 377 – 383.

江苏新医学院主编. 2001. 中药大词典 [M]. 上海: 上海科技出版社, 325.

万明香, 何顺志, 王悦芸等. 2009. 天名精属药用植物的研究现状 [J]. 贵阳中医学院学报, 31 (6): 76 – 78.

杨超. 2002. 四种旋复花亚族植物的化学成分及生物活性研究 [D]. 甘肃: 兰州大学博士学位论文.

杨晓红, 周小平. 2000. 大花金挖耳提取物的血小板聚集作用 [J]. 人参研究, 12 (1): 20 – 21.

中国科学院中国植物志编委会. 1989a. 中国植物志 [M]. 北京: 科学出版社, 75: 300.

中国科学院中国植物志编委会. 1989b. 中国植物志 [M]. 北京: 科学出版社, 75: 293.

天南星属 (*Arisaema*)

科名： 天南星科 (Araceae)
属名： 天南星属 (*Arisaema*)

资源分布： 天南星属植物为多年生草本，有块茎。全世界有约150种，大都分布于亚洲热带、亚热带和温带，少数产热带非洲，中美洲和北美洲也有数种。我国南北各省区共有82种（其中59种系我国特有）。我国主产地为西南，以云南最为丰富。《中国药典》收载有一把伞天南星 [A. erubescens (Wall. a) Schott]、天南星 (*A. heterophyllum* Bl.)、东北天南星 (*A. amurense* Maxim.) 3个品种。属内其他植物还有雪里见 (*A. rhizomatum*)、奇异南星 (*A. decipiens*)、螃蟹七 (*A. fargesii*) 等。

民间用途： 天南星属植物药理活性广泛，多数具有祛风除湿、解毒消肿、止咳祛痰、镇痛等活性。中医理论认为天南星味苦、辛，性温，有毒，具有燥湿化痰、祛风止痛、散结消肿等功效。中国药典（2010）收载制天南星，其基源为天南星、异天南星或东北天南星的干燥块茎经炮制加工而成。味辛、苦，性温，有毒。归肺、肝、脾经。具有燥湿化痰，祛风止痉，散结消肿的功能。用于顽痰咳嗽，风痰眩晕，中风谭壅，口眼㖞斜，半身不遂，癫痫，惊风，破伤风，外用治痈肿，蛇虫咬伤。

化学成分分析： 天南星中含有多种化学成分，包括生物碱类、甙类、甾醇类、氨基酸类、凝集素类。系统研究过的属内植物有：一把伞天南星 [A. erubescens (Wall. a) Schott]、天南星 (*A. heterophyllum* Blume)、东北天南星 (*A. amurense Maxim.*)。

1. 生物碱类

Prakash等（1974）从 *A. curvatum* 果实的甲醇提取液中分离得到秋水仙碱。Miglani BD等（1978），在 *A. tortuosum* 中分离得到胆碱和水苏碱。Sylvie Ducki等（1996）从天南星的块茎中鉴定一生物碱为 aurantiamide acetate。宋治中和贾忠建（1989）从螃蟹七中得到氯化胆碱。王瑞（1997）等已从掌叶半夏中分离得到32个生物碱，其中十五个化合物为环二肽类化合物（图3-26）。

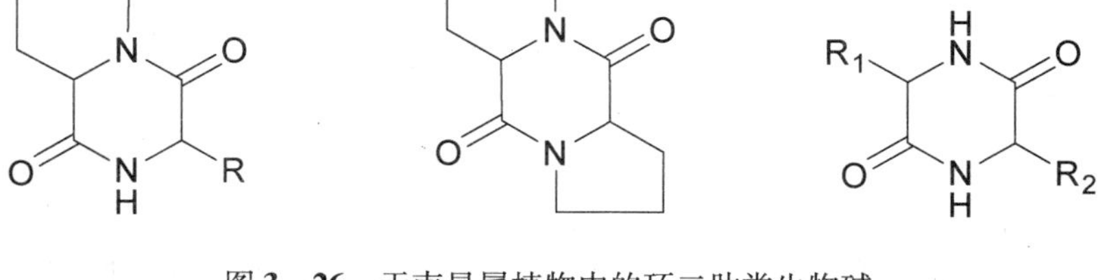

图 3-26 天南星属植物中的环二肽类生物碱

2. 脂肪酸及甾醇类

李和伟（1998）从一把伞天南星中分离得到棕榈酸、β－谷甾醇、单棕榈酸甘油酯、胡萝卜苷及二十五烷酸和二十六烷酸的混合物。宋治中和贾忠建（1989）从螃蟹七中分离得到三十七烷、安息香酸、琥珀酸、硬脂酸、豆甾醇、β－谷甾醇、胡萝卜苷。杜树山等（2003）从一把伞天南星块茎分离得到三十烷酸、二十六烷酸、没食子酸、β－谷甾醇。秦文娟等（1983）从掌叶半夏中分离到 β－谷甾醇等。

3. 苷类

杜树山等（2005）从一把伞天南星块茎中分离得到 6 个黄酮苷类化合物。王广树等（2009）研究发现东北天南星块茎中也含有夏佛托苷和异夏佛托苷等黄酮苷类化合物。Jung JH 等从朝鲜天南星（*A. amurense* Nakai）中分离得到 9 个二酰基甘油基半乳糖苷类化合物（1996a），还从东北天南星中分离得到 5 个脑苷脂类（1996b）（图 3 － 27）。

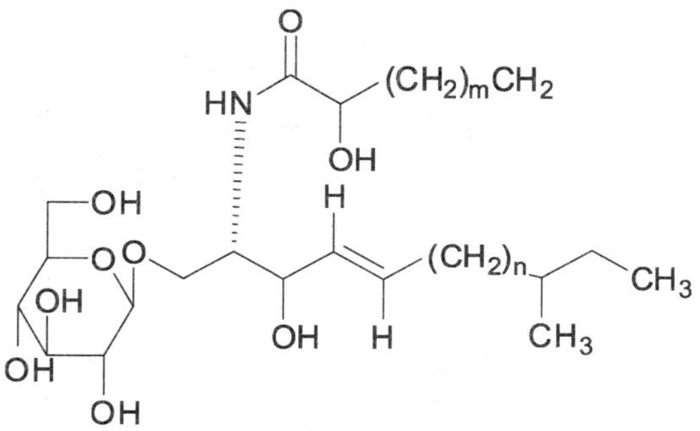

图 3 － 27　天南星中的葡萄糖脑苷脂

4. 其他

从天南星属植物中发现了血液凝集素、淋巴凝集素、精液凝集素（Osihio et al, 1978）等 11 个凝集素，从天南星（*A. ringen*）中得到 13 种氨基酸（Maletskii et al., 1977）。此外天南星属植物中还含有木脂素、D－葡萄糖、D－甘露糖、蔗糖、微量元素等（郑占虎等，1997）。

药理作用

天南星入药使用已有两千多年的历史，近年来通过对天南星的研究发现，天南星在抗肿瘤、抗惊厥、镇痛、镇静、抗炎、抑菌等方面均有明显的疗效。

1. 抗肿瘤作用

用掌叶半夏分离出总蛋白的 1% 生理盐水液注射小鼠腹腔 0.1mL/d，结果对小鼠 S180 癌细胞生长有明显抑制作用（孙光星等，1992）。体外实验表明，天南星提取物对肝癌 SMMC－7721 细胞增殖有显著抑制作用，能诱导 SMMC－7721 细胞程序性凋亡（杨宗辉等，2007）。含天南星的复方三生注射液对小鼠 Lewis 肺癌、艾氏腹水癌及 S180 等均有明显抑制作用，对小鼠肝癌腹水型及实体型亦有一定疗效。体外试验表明，该品对人肺癌、肝癌及胃癌细胞有直接杀伤效应或抑制作用，使细胞分裂停止在中期以前（洪元康，1986）。复方三生注射液对小鼠肝癌细胞的生长有明显抑制作用，其作用机制可能为抑制生物大分子合成，对 DNA、RNA 的合成抑制强于对蛋白质合成的抑制，但对外周血淋巴细胞 ANAE 阳性率、淋巴细胞转化率、血清 IgG 及溶菌酶含量均无明显影响（曾昭贤等，1987）。

2. 抗惊厥作用

一把伞南星 60% 乙醇提取物对戊四唑惊厥模型小鼠有对抗作用。而对士的宁惊厥模型小鼠无对抗作用，也不能降低死亡率（楼之岑和秦波，1995）。天南星水浸剂能降低士的宁、五烯四氮唑和咖啡因对小鼠的惊厥率，天南星对菸碱所致小鼠的惊厥有明显的对抗作用，并能消除其对肌肉震颤的症状（浙江医学院药理教研组，1960）。

3. 镇静镇痛作用

给小鼠口服虎掌南星、一把伞南星和天南星的 60% 乙醇提取物，对戊巴比妥钠的催眠均有明显的协同作用，也能抑制小鼠自主活动。说明 3 个不同品种南星均有明显的镇静作用（秦彩玲等，1994）。复方三生注射液镇静、镇痛作用明显，镇痛强度小于吗啡，但作用较持久。对戊巴比妥钠的催眠有协同作用（邢蜀林等，1987）。

4. 抗菌作用

王关林等（2004）研究发现一把伞南星块茎的醇提物对革兰阴性菌－大肠埃希氏菌、鸡大肠杆菌、猪大肠杆菌和革兰阳性菌－金黄色葡萄球菌、藤黄微球菌、蜡样芽孢杆菌、短小芽孢杆菌都有明显的抑制作用。蒋丹和岳静（2003）实验证明 1 日龄海蓝褐雏鸡实验接种感染鸡大肠杆菌病后，以含天南星饮片 5kg/L 的计量给鸡内服，治愈率为 70%，实验药物组与感染对照组差异极显著，即天南星对雏鸡大肠杆菌病有良好的疗效。

5. 毒性及刺激性

虎掌南星、一把伞南星、天南星的 200 目细粉对兔眼均有刺激作用，其中虎掌南星刺激作用最强，所需恢复时间也最长，约需 7—10d。其余 2 种天南星在 1—2d 内即能恢复（秦彩玲等，1994）。吴连英等（1997）取虎掌南星干燥块茎为原材料研究了天南星生、制品的毒性和刺激性。结果表明，可使兔眼结膜出现明显的水肿反应和小鼠腹膜刺激引起的扭体反应，而制品的刺激作用明显降低。

6. 其他作用

天南星煎剂给家兔灌胃能显著增加呼吸道粘膜分泌，具有祛痰作用（郝炎等1997）。有实验表明胆南星除外的南星生、制品水煎液均有促凝血作用，而它们的水浸液则有抗凝血作用（杨中林等，1998）。

参考文献

Ducki S, Hadfield JA, Zhang X, et al. 1996. Isolation of aurantiamide acetate from Arisaema erubescens [J]. Planta Med, 62 (3)：277 – 278.

Jung JH, Lee CO, Kim TC, et al. 1996b. New bioactive cerebrosides from Arisaema amurense [J]. J Nat Prod, 59 (3)：319 – 322.

Jung JH, Lee H, Kang SS. 1996a. Diacylglycerylgalactosides from Arisaema amurense [J]. Phytochemisty, 42 (2)：447 – 452.

Maletskii SI, Polyakova EV. 1977. Genetics of isoezymes in plantovts [J]. Genet. lzofermentov Gene – tics of isoenzymes in plants, (6)：250 – 252.

Miglani BD, Chawla AS, Gaind KN. 1978. Chemical investigation of Arisaema tortuosum Corm [J]. Indian J. Pharm, 40 (1)：24 – 26.

Osihio H, Tsukui M, Matsuoka T. 1978. Isolation of 1 – ephedrine from "Pinelliae Tuber" [J]. Chem Pham Bull, 26 (7)：2096 – 2097.

Prakash S, Sinha GK. 1974. Chemical examination of Arisaema curvatum Kunth (Part 1) [J]. Nat Appl Sci Bull,, 26 (2)：25 – 27.

杜树山，雷宁，徐艳春等. 2005. 天南星黄酮成分的研究 [J]. 中国药学杂志, 40 (19)：1457 – 1459.

杜树山，徐艳春，魏璐雪. 2003. 天南星化学成分研究（I）[J]. 中草药, 34 (4)：310 – 342.

郝炎，吴连英，王孝涛. 1997. 胆南星不同炮制品的药效和毒性实验研究 [J]. 中药材, 20 (9)：459 – 461.

洪元康. 1986. 抗癌药复方三生注射液通过技术鉴定 [J]. 新药与临床, 5 (2)：127.

蒋丹，岳静. 2003. 天南星对人工诱发鸡大肠杆菌病的药效试验 [J]. 鞍山师范学院学报, 5 (6)：74 – 76.

李和伟. 1998. 天南星的化学成分研究 [D]. 北京：北京中医药大学硕士学位论文.

楼之岑，秦波. 1995. 常用中药材品种整理和质量研究 [M]. 北京：北京医科大学和中国协和医科大学联合出版社. 975 – 1036.

秦彩玲，胡世林，刘君英等．1994．有毒中药天南星的安全性和药理活性的研究［J］．中草药，25（10）：527－530．

秦文娟，王瑞，温月笙等．1995．掌叶半夏化学成分的研究（Ⅴ）［J］．中草药，26（1）：3－6．

秦文娟，王蜀鑫，范志同等．1983．掌叶半夏化学成分的研究［J］．中草药，14（10）：11－13．

宋治中，贾忠建．1989．螃蟹七化学成分的研究［J］．中国中药杂志，14（8）：32－33．

孙光星，丁声颂，钱瑶君．1992．掌叶半夏总蛋白的提取、化学分析和对小鼠S180瘤株的抑制作用［J］．上海医科大学学报，19（1）：17－20．

王关林，蒋丹，方宏筠．2004．天南星的抑菌作用及其机理研究［J］．畜牧兽医学报，35（3）：280－285．

王广树，刘银燕，陈滴等．2009．东北天南星块茎化学成分的研究［J］．特产研究，28（2）：21－22．

王瑞，温月笙，杨岚等．1997．掌叶半夏化学成分的研究［J］．中国中药杂志，22（7）：421－423．

吴连英，程丽萍，毛淑杰等．1997．天南星（虎掌南星）生、制品毒性比较研究［J］．中国中药杂志，22（2）：90－92．

邢蜀林，李谷霞，丁建新等．1987．复方三生针的药理研究［J］．中药通报，12（9）：47－49．

杨中林，朱谧，顾萱．1998．天南星各炮制品的药效学初步研究［J］．中国药科大学学报，29（5）：342－344．

杨宗辉，尹建元，魏征人等．2007．天南星提取物诱导人肝癌SMMC－7721细胞凋亡及其机制的实验研究［J］．中国老年学杂志，27（2）：142－144．

浙江医学院药理教研组．1960．五虎追风散及蝉蜕的药理作用初步报告［J］．浙江医学院学报，3（2）：93．

郑占虎，董泽宏，佘靖主．1997．中药现代研究与应用（第一卷）［M］．北京：学苑出版社，848－857．

曾昭贤，肖逸，张廷华等．1987．复方三生注射液抗癌作用机制的初步研究［J］．中药通报，12（11）：45－46，51．

乌头属（*Aconitum*）

科名：毛茛科（Ranunculaceae）
属名：乌头属（*Aconitum*）

资源分布：乌头属植物为多年生、二年生或一年生草本，全球约有350种，分布于北半球温带山地潮湿的草地上。主要分布于亚洲，其次为欧洲和北美洲。我国乌头属植物约200种，分布广泛。大多数分布于西南横断山区，如云南北部、四川西部、西藏东部的高山地带（傅立国等，2000）。其中青藏高原及其邻近地区，包括四川、云南、西藏、青海、甘肃、宁夏是乌头属植物最丰富亦最复杂地区，具有该属植物的全部3亚属约 170 个种（肖小河等，1992）。其中，代表植物药有附子（乌头 *A. carmichaeli* Debx. 的子根的加工品）、川乌（乌头 *A. carmichaeli* 的干燥母根）、雪上一枝蒿（短柄乌头 *A. brachypodum* 的块根）、草乌（北乌头 *A. kusnezoffii* 的干燥块根）、甘青乌头（*A. tanguticum*）、宣威乌头（*A. nagarum* var. lasiandrum）等（Yang et al.，2007）。

民间用途：乌头属植物在我国药用历史悠久，供药用的乌头属植物达 76 种之多。著名的有附子（*A. carmichaeli* Debx.）、川乌（*A. carmichaeli*）、草乌（*A. kusnezoffii*）、短柄乌头（*A. brachypodum*）、关白附（黄花乌头 *A. coreanum* 的块根）等。该属植物传统功效为祛风除湿、活血祛瘀、温里散寒等，可用于治跌打损伤、关节炎、神经性疼痛、中风瘫痪、胃冷痛、胃肠炎、月经不调、痈疽疮毒等疾病（李志勇等，2010）。例如中国药典（2010）中收载毛茛科植物乌头（*A. carmichaeli* Debx.）的子根的加工品为中药附子。味辛、甘，性大热，有毒。归心、肾、脾经。具有回阳救逆，补火助阳，散热止痛的功效。用于亡阳虚脱，肢冷脉微，心阳不足，胸痹心痛，虚寒吐泻，脘腹冷痛，肾阳虚衰，阳痿宫冷，阴寒水肿，阳虚外感，汗湿痹痛。

化学成分分析：乌头属植物的主要成分是生物碱。至今已从三十余种乌头属植物中分离出生物碱 400 余种。其结构类型主要为二萜生物碱。此外，该属植物还含有少量非二萜生物碱、黄酮类以及其他类型化合物。系统研究过的属内植物包括：宣威乌头（*A. nagarum* var. lasiandrum）、伏毛铁棒锤（*A. flavum*）、铁棒锤（*A. pendulum*）、露蕊乌头（*A. gymnandrum*）、高乌头（*A. sinomontanum*）等。

1. 二萜生物碱

二萜生物碱是一类结构复杂而又颇具分类价值的特征性化合物。迄今，报道的天然产二萜生物碱已有近千个，且绝大多数来自毛茛科乌头属。根据乌头属中二萜生物碱的结构差异，一般将其分为 C_{18} 型二萜生物碱、C_{19} 型二萜生物碱和 C_{20} 型二萜生物碱（图 3-28）。

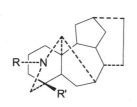 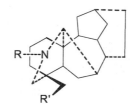 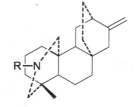

C_{18} 型二萜生物碱类　　C_{19} 型二萜生物碱类　　C_{20} 型二萜生物碱类

图 3-28　二萜生物碱母核

C_{18} 二萜生物碱绝大部分存在于乌头属植物中，根据 C-7 位上是否存在含氧基团分为高乌宁碱型（Lappaconines）和冉乌宁碱型（Ranaconines）（图 3-29）。例如，delavaconitine F、delavaconitine G、6 – methylumbrofine 等。

C_{19}二萜生物碱是目前发现最多的一类生物碱，也是目前发现最具毒性的植物成分之一，又常称为乌头碱型生物碱（符华林，2004；高黎明等，1999）。根据 C – 7 有无连氧基团主要分为乌头碱型和牛扁碱型（图 3 – 29）。例如，何平等（2009）从龙蒿山乌头的根中分离到了一个新的乌头碱型，C_{19} – 二萜类生物碱。

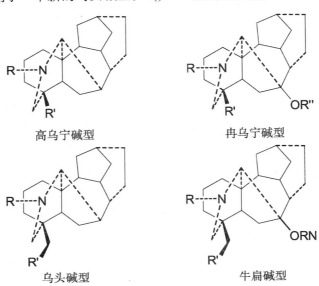

图 3 – 29　乌头属植物中生物碱类型

C_{20}二萜生物碱的骨架类型复杂多样，也属于较原始的二萜生物碱类型。与 C_{18} 和 C_{19}二萜生物碱类相比，C_{20}二萜生物碱绝大多数都具有环外双键结构。C_{20}二萜生物碱常见的有阿替生型、光翠雀碱型、海替定型、海替生型和纳哌啉型（薛姣等，2009）。

2. 其他化合物

除生物碱外，乌头属植物还含有黄酮、萜类、蒽醌以及一些常见的甾醇和脂肪酸等（杨姝等，2007），这些化合物多是从乌头属植物的地上部分如叶或花中分离得到的。近年来从乌头属植物中分离得到 20 多个黄酮苷，苷元多为山柰酚或槲皮素，并多在 C – 3 和 C – 7 位上连有糖元部分（Fico et al.，2000；Mariani et al.，2008）。

药理作用

乌头属植物具有广泛的药理作用和临床用途，同时也显示很强的毒性。现代药理研究表明，大多数乌头类药材都具有抗炎、免疫抑制、麻醉止痛、抗肿瘤、强心、降血压、扩血管等作用。

1. 抗肿瘤作用

药理研究表明，乌头有抗癌作用。王纯和陈光义（2001）通过临床治疗和观察得出乌头注射液可提高肿瘤患者巨噬细胞 Ia 抗原表达，提高肿瘤化疗患者的巨噬细胞吞噬功能，增强机体的抗肿瘤能力。彭波等（1993）用中药乌头提取精制的乌头注射液进行动物和胃癌病人的临床研究表明，肌注乌头注射液 2mL（总生物碱 0.18mg）有抑制癌瘤生长和癌细胞自发转移的作用，临床用于治疗晚期胃癌等消化系统恶性肿瘤均收到一定效果。

用川乌与草乌提取制成的注射液 200μg/mL 浓度对胃癌细胞有抑制作用，并可抑制体外胃癌细胞的有丝分裂，对小鼠肝癌实体瘤抑制率高达 57.4%（沈映君，2000）。因此乌头用于治疗消化系统等肿瘤，可改善临床症状，延长存活期。汤新铭和孙桂芝（1986）研究发现，以乌头注射液（每毫升含乌头总碱 0.4mg）稀释后腹腔注射，对小鼠移植性肿瘤前胃癌 FC 和肉瘤 S180 均有一定抑制作用，抑瘤率分别为 34.9% 和 46%，并能抑制 Lewis 肺癌自发转移。

2. 镇痛作用

乌头属药用植物如附子、川乌、草乌、短柄乌头、伏毛铁棒锤、高乌头等无论内服或外用都具有显著的镇痛作用，在临床上常用于多种痛症的治疗，如头痛、胁痛、痹痛、癌痛等（胡学军和钟燕珠，2001）。乌头碱对小鼠坐骨神经干的阻滞作用相当于可卡因的 31 倍，豚鼠皮下注射浸润麻醉作用相当于可卡因的 400 倍。临床用于手术麻醉确有较好的麻醉止痛效果，如 10% 的乌头乙醇浸出液用于鼻腔和口腔黏膜的麻醉（胡烈，2000）。王华灵（1994）用乌头碱注射液肌肉注射（每毫升含乌头类生物碱 0.62mg）治疗晚期癌性疼痛患者 168 例，研究结果显示，临床总有效率为 79.76%（134/168）。对抗疼痛效果评价时发现，乌头碱注射液对多种表现形式的疼痛均有效，对隐痛、胀痛、钝痛效果更为突出，虽然其镇痛效果较吗啡类药物显效慢，但维持时间长，无药物依赖性。

3. 免疫调节作用

对早期原乌头属植物根茎煎剂的研究，就已发现乌头有抗炎作用（汪沪双，1996）。蔡定芳和沈自尹（1996）认为乌头碱可通过兴奋下丘脑 CRH 神经细胞而改善下丘脑—垂体—肾上腺轴功能。师海波和周重楚（1990）认为乌头抗急性炎症的效应可能与中枢神经系统及抑制组织中的前列腺素释放有关。在免疫抑制作用方面，乌头碱类化合物对免疫器官及体液免疫均呈现免疫抑制作用，由制川乌组成的复方乌头汤提取液，能使幼年小鼠胸腺明显萎缩。川乌总碱能明显抑制结核菌素引起的大鼠皮肤迟发型超敏反应。

4. 其他作用

乌头属药用植物有的还对平滑肌具收缩作用（如高乌头），有的具神经肌肉阻断作用，有的对内分泌系统具调节作用，有的还有止咳平喘作用（如紫花高乌头）等。

参考文献

Fico G, Braca A, Bilia AR, et al. 2000. Flavonol glycosides from the flowers of Aconitum paniculatum [J]. J Nat Prod, 63 (11): 1563 – 1565.

He P, Jian XX, Chen DL, et al. 2009. Diterpenoid alkaloids from Aconitum longzhoushanense [J]. Nat Prod Commun, 4 (1): 19 – 22.

Mariani C, Braca A, Vitalini S, et al. 2008. Flavonoid characterization and in vitro antioxidant activity of Aconitum anthora L (Ranunculaceae) [J]. Phytochemistry, 69 (5): 1220 – 1226.

Yang S, Jin ZH, Yang XD, et al. 2007. Progress in Studies on Chemical Constituents and Pharmacological Functions of Aconitum L. Plants [J]. J Yunnan Agric Univ, Nat Sci, 22 (2): 293 – 295, 298.

蔡定芳, 沈自尹. 1996. 乌头碱对大鼠下丘脑促肾上腺皮质激素释放激素含量的影响 [J]. 中国中西医结合杂志, 16 (9): 544 – 546.

符华林. 2004. 我国乌头属药用植物的研究概况 [J]. 中药材, 27 (2): 149 – 152.

傅立国, 陈潭清, 郎楷永等. 2000. 中国高等植物（第三卷）[M]. 青岛：青岛出版社, 404.

高黎明, 郑尚珍, 沈序维等. 1999. 乌头属植物中二萜生物碱研究进展 [J]. 西北师范大学学报, 35 (2): 109 – 116.

胡烈. 2000. 乌头临床新用 [J]. 中国临床医生, 28 (12): 45 – 46.

胡学军, 钟燕珠. 2001. 乌头类中药及其制剂的镇痛作用 [J]. 中医药研究, 17 (4): 56 – 58.

李志勇, 李彦文, 图雅等. 2010. 乌头属植物在少数民族医药中的应用 [J]. 中央民族大学学报（自然科学版）, 19 (2): 72 – 74.

彭波, 杨华元. 1993. 乌头、附子及其主要生物碱研究进展 [J]. 华西药学杂志, 8 (3): 158 – 161.

沈映君. 2000. 中药药理学 [M]. 北京：人民卫生出版社, 382, 490.

师海波, 周重楚, 李延忠等. 1990. 川乌总碱的抗炎作用 [J]. 中国中药杂志, 15 (3): 46 – 49.

汤新铭, 孙桂芝. 1986. 乌头碱抑瘤及抗转移的研究与治癌的观察 [J]. 北京中医杂志, (3): 27 – 28.

汪沪双. 1996. 乌头碱抗风湿作用的药效学研究概述 [J]. 基层中药杂志, 10 (3): 45 – 46.

王纯, 陈光义. 2001. 乌头注射液对肿瘤化疗患者巨噬细胞功能的影响 [J]. 中草药, 20 (10): 618.

王华灵, 韩培秀, 徐世明等. 1994. 乌头碱对癌症疼痛的治疗效果 [J]. 中国中西医结合杂志, 14 (4): 219 – 220.

肖小河，陈士林，陈善墉 . 1992. 中国乌头属分布式样的数值分析［J］. 植物学通报，9（1）：46－49.

薛姣，杨春华，刘静涵等 . 2009. 乌头属植物二萜生物碱研究进展［J］. 海峡药学，21（2）：1－10.

杨姝，金振辉，羊晓东等 . 2007. 乌头属植物的化学成分及药理作用研究进展［J］. 云南农业大学学报，22（2）：293－295.

雪胆属（*Hemsleya*）

科名：葫芦科（Cucurbitaceae）

属名：雪胆属（*Hemsleya*）

资源分布：本属植物为草质、秃净藤本，全世界共约 31 种，主产于亚热带至温带地区。除 2 种产于印度东北部及越南北部外，其余在我国均有分布，而西南地区是中国雪胆属植物的主要分布区。云南、四川、贵州三省拥有全属植物的 92%（聂瑞麟等，1988）。代表植物为雪胆（*H. chinensis* Cogn. ）。

民间用途：雪胆属植物大多可药用，是我国西南地区各民族常用的草药、民族药。例如，雪胆属植物具块茎的种类，其地下膨大部分在四川多作"金龟莲"药用。金龟莲始载于《天宝本草》，性寒，味苦，有清热、解毒、去肿的功效（沈联德和张文锦，1980）。新华本草纲要（吴征镒，1988）收载的雪胆属植物有曲莲、雪胆、罗锅底和大五月五。

化学成分分析：雪胆属植物中一些典型品种如蛇莲（*H. sphaerocarpa*）、马铜铃 [*H. graciliflora* (Harms) Cogn.]、曲莲（*H. amabilis* Diels)) 的化学成分研究已有较深入报道。研究结果显示，葫芦烷型三萜及其苷类以及齐墩果烷型三萜及其苷类是该属植物的主要次生代谢产物。

1. 葫芦烷型三萜

芮和恺（1978）的研究表明，雪胆属植物富含葫芦素类成分（图 3－30）。上世纪 70 年代中期，陈维新等（1975）从园果雪胆中首次分离得到雪胆甲素（23，24－dihydrocucurbitacin F－25－acetate）和雪胆乙素（23，24－dihydrocucurbitacin F）并对其结构进行了鉴定。其后对属内其他植物化学成分的研究结果均表明，该属植物富含雪胆甲素和雪胆乙素（白敏等，2012）。随着雪胆甲素、乙素结构的阐明，芮和恺等（1981）又从贵州产蛇莲中分离得到了雪胆甲素 2 位连有 β－D 吡喃葡萄糖的三萜苷。

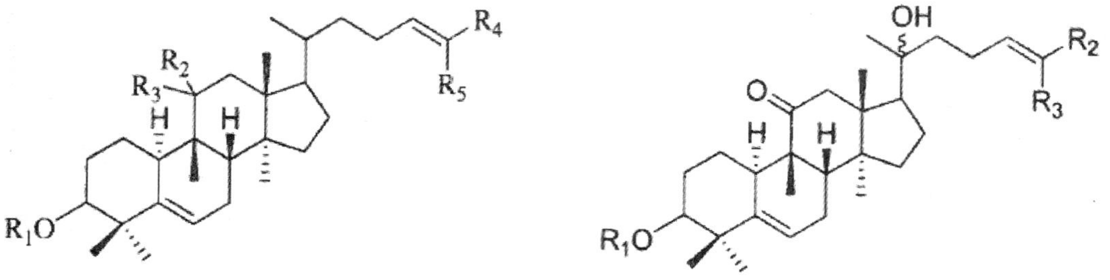

图 3 - 30　雪胆属植物中葫芦素苷化合物母核

2. 齐墩果烷型三萜

林晓琴和张文锦（1997）从小花雪胆中分离得到了雪胆皂苷 - Ma1、G1、H1、Ma3、B，竹节参苷 - IVa、V，齐墩果酸 - 28 - O - β - D - 葡萄糖苷和齐墩果酸等化合物。杨叶坤和邱明华（2000）从圆果雪胆中分离了齐墩果酸 - 3 - O - α - 吡喃阿拉伯糖（l→3）- β - 葡萄糖醛酸苷、28 - O - β - D - 吡喃葡萄糖齐墩果酸 3 - O - α - 吡喃阿拉伯糖（l→3）- β - 葡萄糖醛酸、28 - O - β - D - 吡喃葡萄糖齐墩果酸 3 - O - ［β - D - 吡喃葡萄糖（l→2）］ - ［α - 吡喃阿拉伯糖（l→3）］ - β - D - 葡萄糖醛酸。随着研究的深入，从雪胆属植物中分离得到了大量新化合物。这其中包括 Xuedanglyeoside F（Zhen et al.，2009）、3 - O - β - D - glucuropyranosyl oleanolic acid - 28 - O - β - D - glu-copyranosyl - （1→6）- β - D - glucopyranoside、oleanolic acid 28 - O - β - D - glucopyr-anosyl - 3 - O - α - L - arabinopyranosyl - （1→3）- （6' - butylester）- β - D - glu-curopyranoside、oleanolic acid 28 - O - β - D - glucopyranosyl - （1→6）- β - D - glucopy-ranoside（Chen et al.，2003）。

3. 其他类

林晓琴和张文锦（1997）从雪胆属植物中得到了 β - 谷甾醇、胡萝卜苷、13 - 谷甾醇 - 3 - O - （6 - 软脂酰基）β - D - 葡萄糖苷、软脂酸、十八碳烷醇、十六碳烷醇，而邱明华和杨叶坤（2000）从雪胆属植物中还得到了双糖。

药理作用

1. 抗肿瘤作用

陶朝阳等（1999）对雪胆根脂溶性部分和水溶性部分分别进行了抗肿瘤活性筛选，发现其脂溶性成分具有抗肿瘤活性，而水溶性部分则无活性。其中，雪胆根脂溶性部分

的齐墩果酸 - 28 - O - β - D - 吡喃葡萄糖苷和雪胆甲素具有抗肿瘤活性，并首次报道了齐墩果酸 - 28 - O - β - D - 吡喃葡萄糖苷对肿瘤细胞 U937 与 HL60 有抑制作用。雪胆甲素对 P388 亦显示有延长生命作用的抗肿瘤活性。Wu J 等（2002）研究了雪胆的乙醇提取液对癌细胞的作用，他们选择了星形细胞 u87、乳腺癌细胞 MDA - MB - 231 和白血病细胞 Jurkat，实验结果表明，提取液能抑制 3 种癌细胞的扩散和群体的形成。提取液对 3 种癌细胞的敏感性不同，其中对星形细胞 U87 最为敏感。Boykin C 等（2011）研究发现葫芦素对前列腺癌细胞株和肺癌细胞株的抑制率分别为 43%、52% 和 63.9%。在小鼠 H22 肝癌动物模型上，腹腔注射葫芦素比口服给药显示更强的抑瘤活性。雪胆甲素与葫芦素 B、E 的抗肿瘤机制不同，葫芦素 B、E 的抗肿瘤机制是通过抑制 JAKZ/STAT3 信号传导通路，而雪胆甲素是通过诱导肌动蛋白聚集、抑制生存素的产生，从而诱导细胞凋亡。

2. 抗菌抗炎作用

在体外抗菌实验中，从雪胆醇浸出物中提取的雪胆皂苷和雪胆苦味素对溶血性链球菌、金黄色葡萄球菌、福氏痢疾杆菌、大肠杆菌、伤寒杆菌等都有不同程度的抗菌作用，较同浓度的氯霉素强（杨群芳和王贤英，2003）。侯幼红和王正文（1990）研究了包括雪胆在内的七种中草药对白色念珠菌体外黏附作用的影响，结果显示雪胆的抑菌作用较强。李亮和朱玲（2005）用雪胆素进行了体外抗菌活性、体外抗病毒活性测定，用 10 日鸡胚孵化方法测定雪胆素片的最低病毒抑制浓度。用小鼠耳肿胀试验，大鼠关节炎试验了解其抗炎作用。

3. 抗艾滋病毒作用

Tian RR 等（2008）研究了雪胆素 A 和 B 的体外抗 HIV - 1 活性，结果表明，雪胆素 A 和 B 是抑制 HIV - 1 病毒的生物活性物质，它们的反应机制可能与病毒的入侵有关。

4. 治疗溃疡及胃肠道疾病

宛蕾和覃仁安（2003）研究发现雪胆水提醇沉提取物能使大鼠实验性胃溃疡的溃疡面积缩小、溃疡指数降低，能减少大鼠胃液分泌、降低胃酸度及胃蛋白酶活性。刘艳丽等（2010）研究了雪胆胃肠丸对胃溃疡的作用，结果显示该药物对实验性胃溃疡有明显的保护作用。

参考文献

Boykin C，Zhang G，Chen YH，et al. 2011. Cucurbitacin IIa：a novel class of anti - cancer drug inducing non – reversible actin aggregation and inhibiting survivin independent of JAK2/STAT3 phosphorylation ［J］. Br J Cancer, 104 (5): 781 – 789.

Chen Y, Chiu MH, Gu K, et al. 2003. Cucurbitacin and Triterpenoid Glycosides from Hemsleya giganthy ［J］. Chin Chem Lett. 14 (5): 475 – 478.

Lin YP, Chiu MH, Zhong RL, 2003. Two New Compounds from Hemsleya penxianensis var. Gulinensis ［J］. Chin Chem Lett. 14 (2): 169 – 172.

Tian RR, Chen CJ, Zhang HG, et al. 2008. Anti – HIV – 1 activities of hemslecins A and B ［J］. J Nat Med, 6 (3): 214 – 218.

Wu J, Wu YJ, Yang BB. 2002. Anticancer activity of Hemsleya amabilis extract ［J］. Life Sci, 71 (18): 2 161 – 2 170.

Zhen JL, Jian CC, Yun S, et al. 2009. Three New Triterpene Saponins from Hemsleya chinensis ［J］. Helve Chim Acta, 92 (9): 1853 – 1859.

白敏, 李宏亮, 徐贵丽. 2012. 雪胆属植物化学成分及药理活性研究进展 ［J］. 昆明医学院学报, (1B): 177 – 180.

陈维新, 聂瑞麟, 陈毓群等. 1975. 圆果雪胆中雪胆甲素和雪胆乙素的结构 ［J］. 化学学报, 33 (1): 49 – 56.

侯幼红, 王正文. 1990. 七种中草药对白念珠菌体外黏附作用的影响及电镜观察 ［J］. 中国皮肤性病学杂志, 4 (3): 136 – 139.

李亮, 朱玲, 刘蓉等. 2005. 雪胆素的药效学试验 ［J］. 四川生理学杂志, 27 (3): 135.

林晓琴, 张文锦. 1997. 小花雪胆化学成分的研究 ［J］. 中国中药杂志, 22 (6): 357 – 358.

刘艳丽, 李笑然, 许琼明等. 2010. 雪胆胃肠丸对胃溃疡的作用实验研究 ［J］. 时珍国医国药, 21 (2): 301 – 302.

聂瑞麟, 吴征镒, 笠井良次等. 1988. 雪胆属植物的开发利用 ［J］. 云南植物研究, 10 (增刊): 29 – 37.

邱明华, 杨叶坤, 何以能. 2002. 雪胆双糖的 NMR 碳氢化学位移完全解析 ［J］. 波谱学杂志, 19 (3): 247 – 251.

芮和恺, 袁明耀, 余秋妹等. 1981. 雪胆甲素甙的化学结构 ［J］. 药学学报, 15 (6): 445 – 447.

芮和恺. 1978. 葫芦素的研究概况 ［J］. 中成药研究, (1): 37 – 47.

沈联德, 张文锦. 1980. 四川的雪胆属植物 ［J］. 四川医学院学报, 11 (1): 14 – 22.

陶朝阳, 易杨华, 林厚文等. 1999. 雪胆根抗肿瘤活性成分研究 ［J］. 第二军医大学学报, 20 (5): 337 – 339.

宛蕾, 覃仁安. 2003. 雪胆提取物对实验性胃溃疡作用的研究 ［J］. 中国中药杂志, 28 (3): 266 – 287.

吴征镒. 1998. 新华本草纲要 ［M］. 上海: 上海科学技术出版社.

杨群芳, 王贤英. 2003. 中药雪胆及其制剂的研究进展 ［J］. 中国药业, 12 (9): 76 – 77.

杨叶坤, 邱明华. 2000. 圆果雪胆中的皂苷成分 ［J］. 云南植物研究, 22 (1): 103 – 108.

银莲花属（*Anemone*）

科名：毛茛科（Ranunculaceae）
属名：银莲花属（*Anemone*）

资源分布： 银莲花属植物为多年生草本，花多美丽。全世界约有150种，多数分布在欧洲和亚洲。我国约52种，多数分布在西北和西南部高山地区。四川省是该属植物的重要资源和生物多样性区域之一，其分布的种类占全国的一半，而且资源量相当丰富。根据植物形态特征，可将分布在我国的银莲花属植物分为西南银莲花（*A. davidii*）、鹅掌草（*A. flaccida*）、草玉梅（*A. rivularis*）、卵叶银莲花（*A. begoniifolia*）、打破碗花花（*A. hupehensis*）、钝裂银莲花（*A. obtusiloba*）、银莲花（*A. cathayensis*）和二歧银莲花（*A. dichotoma*）等8个组。

民间药用： 银莲花属中多数植物在民间可作为药用（张惠源和张志英，1994）。本属植物多以其根茎入药，具有清热除湿、活血祛淤、消肿解毒的功效。该属植物中的多被银莲花（*A. raddeana*）的根茎为《中华人民共和国药典》（2010）收载的中药两头尖的正品。有祛风湿和消痈肿的功效，用于风寒湿痹、四肢拘挛、骨节疼痛和痈肿溃烂，解毒等。属内阿尔泰银莲花（*A. altaica*）、黑水银莲花（*A. amurensis*）、西南银莲花（*A. davidii*）、展毛银莲花（*A. demissa*）、二歧银莲花（*A. diehotoma*）、林荫银莲花（*A. flaccida*）、打破碗花花（*A. hupehensis*）、秋牡丹（*A. hupehensis var. japonica*）、叠裂银莲花（*A. imbricata*）、钝齿银莲花（*A. obtusiloba*）、反银萼莲花（*A. reflexa*）、草玉梅（*A. rivularis*）、小花草玉梅（*A. riolars var. floreminore*）、大火草（*A. tomentosa*）、条叶银莲花（*A. trullifolia var. linearis*）、野棉花（*A. vitifolia*）等也是常用的药用植物。

化学成分分析： 银莲花属植物中主要含有三萜皂苷类、香豆素类、黄酮类、内酯类、挥发油以及油脂类等化学成分。系统研究过的属内植物包括：黑水银莲花（*A. amurensis*）、卵叶银莲花（*A. begoniifolia*）、西南银莲花（*A. davidii*）、鹅掌草（*A. flaccida*）、打破碗花花（*A. hupehensis*）、伏毛银莲花（*A. narcissiflora var. protracta*）、钝齿银莲花（*A. obtusiloba*）、多被银莲花（*A. raddeana*）、草玉梅（*A. rivularis*）、湿地银莲花（*A. rupestris*）、复伞银莲花（*A. tetrasepala*）、大火草（*A. tomentosa*）。

1. 五环三萜皂苷类化合物

该属植物富含五环三萜皂苷，尤以齐墩果酸糖苷和常春藤配基糖苷为主，它们是银莲花属植物的特征次级代谢产物。从本属植物已分离得到近百个皂苷。其皂苷元大都是齐墩果酸和常春藤皂苷元（图3-31）。该类皂苷的结构特征为C-3和28位连接糖单元。该类皂苷中的单糖以葡萄糖最常见，也有L-鼠李糖、L-阿拉伯糖、D-核糖、D-木糖和D-葡萄糖醛酸（王熠，2012）。糖链的长度从单糖苷到10糖苷均有，其中以二糖苷和三糖苷普遍。其中 C – 3 位往往接有糖链，且糖的种类和连接顺序比较多样化。同时 C – 28 位以酯糖链成苷。银莲花属中齐墩果酸皂苷有：fatsiaside A1（廖循等，2001a）、五加苷 K（路金才等，2002）、giganteaside D（叶文才等，1990）、saponin P_E（Li et al，2004）、prosapogenin CP_4（Zhao et al.，1990）等。常春藤皂苷元型代表化合物有红毛七皂苷 D（廖循等，2001b）等。

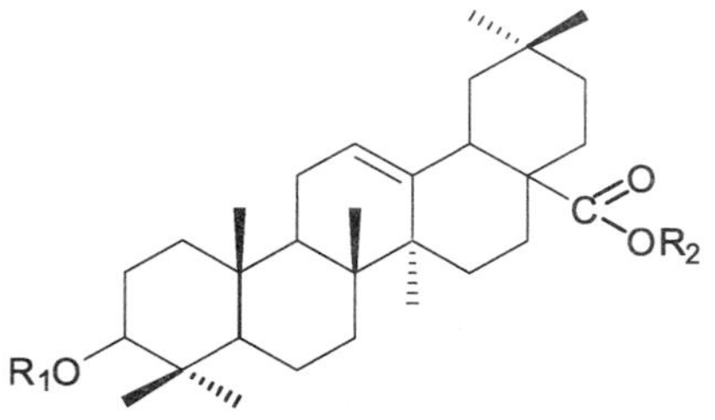

图 3 – 31　银莲花属植物中五环三萜皂苷苷元结构

2. 香豆素类

王俊儒等（1999）报道从大火草中分离得到了 4，5 – 二甲氧基 – 7 – 甲基香豆素、4 – 甲氧基 – 5 – 甲基 – 6，7 – 二氧亚甲基香豆素和 4，7 – 二甲氧基 – 5 – 甲基香豆素。

3. 黄酮类化合物

廖循等（1999c）从银莲花属植物中得到了以槲皮素、山柰酚为苷元的黄酮苷类化合物。

4. 内酯类

刘大有（1953）从银莲花中得到了白头翁素、原白头翁素和毛茛苷。李国航等（1984）从阿尔泰银莲花中分得（5R，8R）1，6，9，13 – 四氧双螺［4.2.4.2］十四烷 – 2，10 – 二酮（图 3 – 32）。

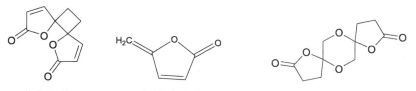

白头翁素　　　　原白头翁素　　1，6，9，13- 四氧双螺[4.2.4.2]十四烷- 2，10- 二酮

图 3 – 32　银莲花属植物中内酯类化合物

5. 挥发油及油脂类

刘大有等（1984）从多被银莲花中发现了苯乙醛、苯乙醇、C 萜品醇、对叔丁基苯乙醚、4－羟基－3甲基苯乙酮、2，6－叔丁基－4－甲基苯酚、2甲基十六碳烷、7，9－二甲基十六碳烷、十九烷醇、2，6，10，14－四甲基十六烷、棕榈酸乙酯、邻苯二甲酸正丁酯异丁酯等。

药理作用

1. 抗肿瘤作用

近年来研究表明银莲花属植物具有显著的抗肿瘤作用。王本祥（1985）动物实验表明，多被银莲花总皂苷能抑制癌的生成。口服总皂苷 200 mg/kg，对艾氏腹水癌、肉瘤 180、宫颈癌的抑制率分别为49％、59％、84％以上。30 mg/L 皂苷 D 对腹水型肝癌（AH）细胞抑制率为81％，在体外能显著抑制小鼠 S180 和腹水型肝癌细胞的 DNA、RNA 和蛋白质的合成，其抑制率随时间的延长而增加，对 DNA 合成48 h 的 LD_{50} 为 21μg/mL，皂甙 D10 mg/kg × 5 d 能提高小鼠血浆 CAMP 含量的61％。Sun YX 等（2009）研究发现两头尖（多被银莲花干燥根茎）提取物对人肝癌细胞 Hep－G_2 和人肠癌细胞 Hct－22 有明显的抑制作用。彭树林等（2001）从西南银莲花中分离得到的 3 种三萜皂苷，体外实验表明这些皂苷可以明显地抑制肺癌、结肠癌、卵巢癌、白血病及乳腺癌等癌细胞的生长。Lin TH 等（2009）从展毛鹅掌草中分离出的五种三萜皂苷被证实会诱导 HeLa 细胞凋亡。高雅蓉等（2010）的研究表明银莲花素 A 能显著抑制非小细胞肺癌 H460 细胞的增殖，且抑制效应呈明显的时间量效关系。

2. 抗炎作用

冉忠梅等（2000）采用小鼠耳廓肿胀法，对两头尖根茎的不同提取部位进行了抗炎活性的初步测试，显示两头尖水层提取部分有明显的抗炎活性，并呈明显的剂量依赖性。王本祥（1985）研究发现多被银莲花皂苷对角叉菜胶、甲醛以及葡聚糖引起的大鼠足肿胀有抑制作用，其中对甲醛引起的足肿胀的抑制作用最强。江俊（1993）研究表明地乌（林荫银莲花干燥根茎）总苷对佐剂性关节炎以及蛋清致大鼠足肿胀有良好的抗炎作用。邝飞虹等（2008）的研究表明蜈蚣三七（林荫银莲花干燥根茎）提取物可以有效抑制 II 型胶原诱导性关节炎小鼠的关节肿胀。周大云等（1998）研究发现安徽银莲花醇提液及水煎剂腹腔注射给药，对角叉菜胶致大鼠足关节肿胀有明显抑制作用。

3. 抑菌作用

刘大有（1988）研究发现多被银莲花的总皂苷、内酯、挥发油、皂苷 D，F，H 对人体致病性绿脓杆菌、乙型链球菌、痢疾杆菌、伤寒杆菌、金黄色葡萄球菌等均呈现出不同程度的抑菌作用。Matin ML（1990）研究表明银莲花属植物中含有的白头翁素和原白头翁素是抗菌的有效成分，其中原白头翁素有体外抑制真菌活性，最小抑制浓度为 15mg/mL。

4. 其他作用

林荫银莲花煎剂、精制皂苷对化学刺激、热刺激、电刺激所致疼痛均具有明显抑制作用，由地乌提取物制成的银莲花胶囊具有祛风湿、强筋骨、消肿止痛之功效，可用于治疗各种关节疼痛和跌打损伤（计子勋等，1990）。林荫银莲花煎剂对家兔发热有明显降温作用（计子勋等，1986）。林荫银莲花煎剂、多被银莲花总皂苷、皂苷 D 对正常小鼠自发活动有抑制作用，以皂苷 D 为最强，同时林荫银莲花精苷，对戊巴比妥钠的催眠时间及阈下催眠时间有协同作用，从而显示了对中枢神经系统的镇静作用（杨兴海等，1989）。多被银莲花的总皂苷对小鼠由于咖啡碱所引起的惊厥没有明显作用，对士的宁所引起的惊厥具有抑制作用（郧飞虹，1997）。

参考文献

Li LM, Liao X, Peng SL, et al. 2004. Triterpenoid saponins from Anemone begoniifolia ［J］. J Asian Nat Prod Res, 6（3）: 211 – 215.

Lin TH, Li J, Huang F, et al. Triterpenoid saponins from Anemone flaccida induce apoptosis activity in HeLa cells ［J］. J Asian Nat Prod Res, 2009. 11（1 – 2）: 122 – 127.

Matin ML. 1990. Studies on Anemone and protoanemonin pharmacological action ［J］. Planta Med, 56（1）: 60 – 62.

Sun YX, Li YJ, Li MQ, et al. 2009. Optimization of extraction technology of the Anemone raddeana polysaccharides（ARP）by orthogonal test design and ecaluation of its anti – tumor activity ［J］. Carbohyd polym, 75（4）: 575 – 579.

Zhao L, Chen WM, Fang QC. 1990. Triterpenoid saponins from Anemone flaccida ［J］. Planta Med, 56（1）: 92 – 93.

郧飞虹, 张国斌, 邓成志. 2008. 蜈蚣三七提取物对胶原性关节炎小鼠病理改变的影响 ［J］. 湖北中医学院学报, 10（2）: 3 – 5.

郧飞虹, 江俊, 蒋冠斌. 1997. 地乌总甙抗组织胺作用研究 ［J］. 中医药学报, 14（1）: 33 – 34.

高雅蓉, 安君霞, 朱启彧等. 2010. 银莲花素 A 对非小细胞肺癌 H460 的抑制作用 ［J］. 应用与环境生物学报, 16（5）: 637 – 641.

计子勋, 陈超, 杨兴海. 1986. 林荫银莲花解热镇痛作用的初步研究 ［J］. 药学通报, 21（6）: 373.

计子勋，杨兴海，邹坤等．1990．地乌精制皂试镇痛作用的研究［J］．中草药，21（2）：10－11．

江俊．1993．地乌总苷抗炎作用研究［J］．湖北中医杂志，15：75－77．

李国航，李春林，罗尚峰．1984．阿尔泰银莲花根茎的化学成分［J］．陕西新医药，13（7）：57－59．

廖循，陈耀祖，丁立生等．1999c．冰地银莲花的化学成分研究［J］．天然产物研究与开发，11（4）：1－6．

廖循，李伯刚，丁立生等．2001b．复伞银莲花中的三萜皂甙［J］．有机化学，21（4）：299－304．

廖循，李伯刚，王明奎等．2001a．草玉梅中的化学成分［J］．高等学校化学学报，22（8）：1338－1341．

刘大有．1988．两头尖有效成分的抑菌及溶血作用的研究［J］．长春中医学院学报，2：87－89．

刘大有．1953．两头尖中毛茛苷的分离［J］．中草药，14（12）：523－524．

刘大有．1984．李向高，李树殿等．两头尖挥发油和脂肪油的研究［J］．中成药研究，4：27－28．

路金才，张新艳，孙启时等．2002．两头尖的化学成分研究［J］．药学学报，37（9）：709－712．

彭树林，廖循，丁立生等．2001．西南银莲花皂苷的抗肿瘤作用［J］．天然产物研究与开发，13（5）：60－62．

冉忠梅，陈金斗，刘宇．2000．两头尖抗炎活性的初步测试［J］．中国民族民间医药杂志，46（5）：293－294．

王本祥．1985．多被银莲花的药理作用［J］．中草药，5：41－43．

王俊儒，彭树林，王明奎等．1999．大火草根部的化学成分［J］．植物学报，41（1）：107－110．

王熠．2012．大火草的皂苷类成分研究［J］．陕西：中国人民解放军第四军医大学硕士学位论文．

杨兴海，计子勋，钱京平．1989．地乌精制皂甙对中枢神经系统的影响［J］．中草药，20（4）：33．

叶文才，赵守训，沈漪涟等．1990．安徽银莲花化学成分的研究（Ⅰ）．中国药科大学学报，21（3）：139－141．

张惠源，张志英．1994．中国中药资源志要［M］．北京：科学出版社，313－317．

周大云，宣一新，胡显亚．1998．安徽银莲花抗炎作用初步研究［J］．基层中药杂志，12（2）：43－45．

紫金龙属 （*Dactylicapnos*）

科名：罂粟科（Papaveraceae）
属名：紫金龙属（*Dactylicapnos*）

资源分布： 该属植物为草质藤本。全世界共有8种，主要分布在不丹、尼泊尔及印度阿萨姆、缅甸中部和中南半岛东部。我国有7种，产于四川西南部（冕宁）、云南西北部（德钦）、西部、中部至东南部以及广西西部和西藏东南部。生于海拔1100—3000米的林下、山坡、石缝或水沟边、低凹草地、沟谷。代表性植物有紫金龙（*D. scandens*），别名黑牛藤、藤铃儿草、川三七、串枝莲等。

民间用途： 紫金龙为我国云南省民间习用草药，有清热、止痛、止血之功用，在《中药大辞典》、《云南中草药》和《云南中药资源名录》中均有记载。其干燥根入药，在我国西南地区民间常用于牙痛、神经性头痛、胃痛和止血（云南省药材公司，1993）。该属植物还是白族地区发掘出来的具有显著镇痛作用的民间草药，用于治疗各种疼痛、高血压、血崩、内伤出血、跌打损伤（代世林等，1978；吴勍等，2003）。

化学成分分析： 已有研究结果表明，紫金龙中主要化学成分为生物碱类化合物。目前已经得到了三十余种生物碱。国内外对紫金龙属植物的研究主要集中在紫金龙（*D. scandens*），而对属内其他植物研究较少。

1. 生物碱

王富华等（2009）从紫金龙中分离得到8个单体化合物，分别为 d - 异紫堇丁、普洛托品、d - 木兰碱，d - 异紫堇丁 - β - N - 氧化物、d - 紫堇丁 - α - N 一氧化物、d - 紫堇丁 - β - N - 氧化物、6S，6aS - N - 甲基六驳碱、6R，6aS - N - 甲基六驳碱。严田青等（2004）首次从紫金龙中分离得到 l - 四氢巴马汀 l - 四氢非洲防己胺青藤碱、巴马汀和药根碱。吴颖瑞等（2008）从紫金龙中分离得到了11个生物碱，分别鉴定为 6 - acetonylsan - guinarine、7 - hydroxy - dehydroglaucine、demethylsonodione、dihydrosanguinarine、isocorydione、glaucine、N - methylisocorydine、isocorydine、protopine、magnoflorine 和 haitinosporine。

药理作用

1. 镇痛镇静作用

紫金龙其干根入药，白族民间广泛用于牙痛、神经性头痛、胃痛的治疗（代世林等，1978）。从紫金龙总生物碱中提取分离纯化得到的吗啡类生物碱——青藤碱有明显的镇痛作用，等剂量相比，青藤碱镇痛效果与纳洛酮相当（李乐和张彩玲，2006）。紫菫丁、异紫菫丁、海罂粟碱还能够通过与突触后烟碱乙酰胆碱受体的作用阻断离体大鼠神经—肌肉的信号传导，其中 C-6a 的 S 构型对该活性具有重要意义（Kang et al., 1998）。吴勐和王银叶（2003）采用热板法、扭体法研究紫金龙总生物碱的镇痛作用，采用福尔马林实验、纳洛酮拮抗实验和竖尾实验研究其镇痛机制，发现紫金龙总生物碱可以明显抑制醋酸导致的小鼠扭体反应，但对热刺激所致小鼠疼痛无明显镇痛作用。紫金龙总生物碱对福尔马林所致小鼠两相疼痛均有明显镇痛作用。纳洛酮未能拮抗其镇痛作用且紫金龙总生物碱给药组动物均未出现 S 形竖尾反应。紫金龙总生物碱既具有外周镇痛作用，又具有中枢镇痛作用，但其作用不同于吗啡类药物，也不同于非甾体抗炎药，提示其可能作用于阿片受体以外的疼痛相关受体。

2. 离子通道活性

阿朴啡类生物碱对离子通道的作用主要表现在对离子通道的阻滞活性方面（Sotníková R et al., 1997；Zhao et al., 1991）。海罂粟碱能通过对受体依赖和（或）电压依赖的钙离子通道的阻滞调节钙离子的流动，产生以松弛效应为主的生理活性（Ivanovska et al., 2000）。此外，异紫茎定还能干扰心肌细胞的 K^+、Na^+、C_a^{2+} 流。

3. 心血管作用

应用血管平滑肌等张收缩和放射免疫测定环核苷酸水平的方法，发现异紫菫丁浓度依赖性地松弛去甲肾上腺素，异紫菫丁还可促进 cGMP 生成增加，并可被亚甲蓝完全阻断，异紫菫丁对 cAMP 的生成无影响，结果提示，异紫菫丁的扩血管作用至少部分通过激活鸟苷酸环化酶，促进 cGMP 的生成实现（蒋青松和黄燮南，2001）。青藤碱有扩张血管降血压作用，能抑制血管运动中枢，阻断神经节，反射性扩张血管，降低血压，其降压作用不受阿托品影响，但可被抗组胺药所对抗，提示其降压作用与促组胺释放有关。l-四氢巴马汀具有抗高血压作用，能降低自发性高血压大鼠的血压（邢淑华，1999）。程龙献报道颅痛定对高钾和 Bay K8644 所致的猪肺动脉平滑肌细胞胞浆游离钙有抑制作用（程龙献等，1997），同时亦能降低麻醉犬的血压。

4. 其他作用

邓敏等（2001）研究发现异紫菫丁对硫代乙酰胺、扑热息痛造成的肝损伤有保护作用，这提示异紫菫丁提高肝脏解毒功能可能是其抗肝损伤作用的一个环节。曹跃华等（1997）研究发现异紫菫丁具有明显的预防水肿的作用。

参考文献

Ivanovska N, Hristova M. 2000. Treatment with oxoglaucine can enhance host resistance to Candida albicans infection of mice with adjuvant arthritis [J] . Diagn Microbiol Infect Dis, 38 (1): 17 – 20.

Kang JJ, Cheng YW, Fu WM. 1998. Studies on neuromuseular bloekade by boldine in the mouse Phrenic nerve – diaphragm [J] . JPn J Pham, 76: 207 – 212.

Sotníková R, Kettmann V, Kostálová D, et al. 1997. Relaxant properties of some aporphine alkaloids from Mahonia aquifolium [J] . Methods Find Exp Clin Pharmacol. 19 (9): 589 – 97.

Zhao YQ, Li GR, Zhang DZ, et al. 1991. Effects of isocorydine on action potentials in isolated canine Purkinje fibers and ventricular muscles. Acta Pharmacologica Sinica, 12 (4): 324 – 327.

曹跃华, 熊文昌, 罗耀辉等. 1997. 异紫堇定预防大鼠肺水肿的实验研究 [J] . 云南中医中药杂志, 18 (3): 33 – 35.

程龙献, 毛焕元, 胡清华. 1997. 颅痛定对猪动脉平滑肌细胞胞浆游离钙浓度的影响 [J] . 同济医科大学学报, 26 (5): 398 – 400.

代世林, 施文良, 李荫等. 1978. 紫金龙的发掘研究及紫金龙片 540 例临床疗效观察 [J] . 云南医药, (3): 65.

邓敏, 宋秀媛, 王家富. 2001. 普洛托品的药理作用研究进展 [J] . 中草药, 32 (3): 275 – 277.

蒋青松, 黄燮南. 2001. 异紫堇丁的扩血管作用与环核苷酸的关系 [J] . 中国药理学与毒理学杂志, 15 (4): 251 – 255.

李乐, 张彩玲, 宋必卫. 2006. 青藤碱的药理研究进展与临床应用 [J] . 中药新药与临床护理, 17 (4): 310 – 312.

王富华. 2009. 紫金龙生物碱类成分的分离与结构鉴定 [D] . 上海: 复旦大学硕士学位论文.

吴勍, 王银叶, 艾铁民. 2003. 紫金龙总生物碱的镇痛作用及其机制初探 [J] . 中草药, 24 (11): 1021 – 1025.

吴颖瑞, 赵友兴, 刘玉清等. 2008. 紫金龙的生物碱成分研究 [J] . 天然产物研究与开发, 20: 622 – 626.

邢淑华, 郑加麟, 卞春甫等. 1999. 左旋四氢巴马汀的降压效应及对冠脉循环的影响 [J] . 中国现代化应用药学杂志, 16 (2): 8 – 10.

严田青, 艾铁民. 2004. 紫金龙化学成分的研究 [J] . 中草药, 35 (8): 861 – 862.

云南省药材公司. 1993. 云南中药资源名录 [M] . 北京: 科学出版社, 168.

第四章　青藏地区（青海、西藏）
药用植物化学成分与药理作用

　　青藏高原，北起昆仑山，南至喜马拉雅山，西自喀喇昆仑山，东抵横断山脉。海拔一般超过 4000m，许多山峰海拔在 6000—8000m，主峰珠穆朗玛峰海拔为 8846m，是世界上最高的高原。土地面积 250 万平方公里，约占全国土地总面积的 1/4，主要的行政区划包括西藏自治区和青海省。该区是全国最大的藏族聚居区，但也居住着门巴、珞巴、回、纳西等民族。

　　青藏高原寒冷而干燥，气候条件极为严酷。同时由于地势高，区内空气稀薄，气压低，光照充足，是全国太阳辐射量最大的地区。高原地表为大面积草原，植物生长稀疏，种类不多，且植株矮小、抗风，常成为垫状、莲座状、匍匐状，叶小而被绒毛。但高原东部为亚热带常绿阔叶林或常绿与阔叶混交林区，南部与东部边缘，由于河谷海拔较低，热量丰富，植被出现亚热带和热带山地垂直结构。特殊的生态环境孕育了特有的植物种群，植物区系成分复杂，物种繁多，其中药用植物有 1460 种。且由于青藏高原特殊的地理和气候特征，这些药用植物具有独特的生态、生理与生化特点，疗效独特。

　　本章选取青藏地区产量丰富、分布广泛的 8 属药用植物，对其资源分布、民间用途、化学成分及药理作用进行论述。

大黄属 （*Rheum*）

科：蓼科 （Polygonaceae）
属：大黄属 （*Rheum*）

　　资源分布：本属植物系多年生宿根草本植物。全世界约有 60 种，主要分布在亚洲温带及亚热带的高寒山区。该属植物以我国为分布中心，共有 41 种和 4 个变种，主要分布于青海、甘肃等西北地区和四川、云南等西南地区。本属植物性喜高寒怕涝，较多生长于海拔 2000—4000 米左右山坡石砾地带，主要有华北大黄（*R. franzenbachii* Munt.）、藏边大黄（*R. australe* D. Don）、塔黄（*R. nobile* Hook. f. et Thoms.）、天山大黄（*R. wittrockii* Lundstr.）等。

民间药用：大黄为我国传统常用中药材。《神农本草经》载"其主下淤血、血闭、寒热、破症瘕积聚、留饮宿食、荡涤肠胃、推陈致新、通利水谷、调中化食、安合五脏"（江苏新医学院，1986）。张仲景的《伤寒论》、《金匮要略》两书中大黄的应用占全书方剂用药的1/4左右。中华人民共和国药典（2010）收载的大黄正品为掌叶大黄（*R. palmatum* L.）、唐古特大黄（*R. tanguticum* Maxim.）或药用大黄（*R. officinale* Baill.）的干燥根及根茎。除正品大黄外，河北、山西、内蒙古、新疆、西藏等地所产的同属多种植物，也作为地区习用药材。此外我国西藏、四川、青海和甘肃等地区少数民族群众也食用大黄地上部分的基生叶柄和幼嫩的茎叶，称为"秋久"，在《四部医典》、《妙音本草》等药典中亦有记载。山大黄（包括华北大黄、波叶大黄等），是我国华北地区的野生资源，为食用大黄的一种，当地群众用叶柄作蔬菜或食品加工的原料（李积宏，1994），所含营养成分与大多数水果蔬菜相似，味酸，多汁（韩雅珊，1985）。

化学成分分析：从大黄属植物中分离得到了多种类型次级代谢产物。主要包括蒽醌类、蒽酮类、二苯乙烯类、鞣质类、酰基糖苷类、色酮类、苯丁酮苷类等各类型化合物。系统研究过的属内植物包括：藏边大黄（*R. australe*）、*R. qinjingense*、天山大黄（*R. wittrochii*）、河套大黄（*R. hotaoense*）、窄叶大黄（*R. sublanceolatum*）、枝穗大黄（*R. rhizastachyum*）、单脉大黄（*R. uninerve*）、光茎大黄（*R. glabricaule*）、矮大黄（*R. nanum*）、华北大黄（*R. franzenbachil*）、鸡爪大黄（*R. tanguticum* Maxim. ex regel）、波叶大黄（*R. undulatum*）、掌叶大黄（*R. palmatum*）等。

1. 蒽醌类

生物活性蒽醌类化合物是大黄属植物的主要次生代谢产物，至今从该属植物中发现了20余个蒽醌类化合物（傅兴圣，2011），包括蒽醌和与单糖形成的蒽醌苷。蒽醌的结构类型如图4-1，目前发现的单糖主要是D-吡喃葡萄糖。

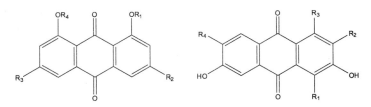

图4-1 大黄属植物蒽醌类化合物母核

2. 蒽酮类

蒽醌类化合物的10位羰基变化为羟基，或者两分子蒽醌通过10位连接便形成了大黄属植物的另一类主要次生代谢产物蒽酮类。该类化合物是大黄属植物泻下作用的主要成分之一。目前已发现20余个蒽酮类成分（南海江，2009），该类化合物多具有羟基和羧基（如图4-2），也能和单糖形成苷，同时分子中的羧基能与长链脂肪酸形成酯。

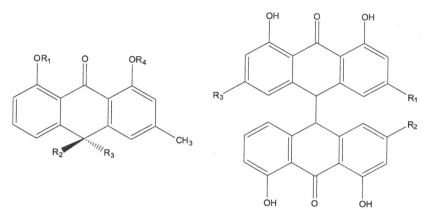

图4-2　大黄属植物蒽酮类化合物母核

3. 二苯乙烯类

各国学者现从 Imo-Daio（芋大黄）、*R. Undulatum*、*R. wittrochii*、*R. palmatum*、*R. nanum*、*R. palaestinum*、*R. tanguticum* 和 *R. maximowiczii* 中发现了30余种二苯乙烯类化合物。该类化合物的乙烯双键以反式为主（图4-3），其中一个苯环上还连接桂皮酸或没食子酸等酚酸单元（Kashiwada Y，1984a；1988b；敏德，1998；Aburjai TA，2000）。

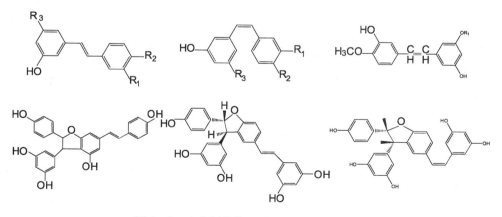

图4-3　大黄属植物二苯乙烯类化合物母核

4. 鞣质类

大黄属植物富含鞣质，日本学者 Kashiwada Y 等从唐古特大黄 *R. tanguticum* 和掌叶大黄 R. palmatum 分离得到 40 余个鞣质及其苷，这些化合物被报道有降低血清尿素氮的功效（Kashiwada Y，1984b；1986a；1986b）。

5. 芳香酰基糖苷类

日本研究者从大黄属植物中分离得到没食子酰基、桂皮酰基以及香豆酸酰基与单糖羟基形成酯键衍生的糖苷类化合物（Kashiwada Y，1988a）。

6. 色酮类

色酮类化合物是从大黄属植物中分离得到的另一类特征性次生代谢产物如，2，5 – dimethyl – 7 – methyloxychromone、2，5 – dimethyl – 7 – hydroxychromone、2 – methyl – 5 – acetonyl – hydroxychromone、2 – methyl – 5 – carboxymethyl – 7 – hydroxychromone、2 – （2′ – hydroxypropyl） – 5 – methyl – 7 – hydroxychromone、2 – （2′ – hydroxypropyl） – 5 – methyl – 7 – hydroxy – chromone、7 – O – β – D – glucopyranoside、2 – methyl – 5 – carboxymethyl – 7 – hydroxychromanone、aloesone – 7 – O – β – D – glucopyranoside、2 – methyl – 5 – （2′ – oxo – 4′ – hydroxypentyl） – 7 – hydroxychromone – 7 – O – β – D – glucopyranoside（Kashiwada Y，1984c；魏玉辉，2005）。

7. 苯丁酮类

日本学者从大黄属植物中得到苯丁酮类衍生物如 lindleyin，isolindleyin，4 – （4′ – hydroxyphenyl） – 2 – butanone – 4′ – O – β – D – glucopyranoside、4 – （4′ – hydroxyphenyl） – 2 – butanone – 4′ – O – β – D – （2′，6′ – di – O – galloyl） – glucopyranoside、4 – （4′ – hydroxyphenyl） – 2 – butanone – 4′ – O – β – D – （2′ – O – galloy – 1 – 6′ – O – cinnamoyl） – glucopyranoside、4 – （4′ – hydroxyphenyl） – 2 – butanone – 4′ – O – β – D – （2′ – O – galloyl – 6′ – O – p – coumaroyl） – glucopyranoside（Nonaka G，1981）。

8. 其他类

Han et al.（1994）等从大黄属植物中分离得到了以山柰酚和芹菜素及其苷类为代表的黄酮类化合物。李军林（1998）等得到了 3 – （3′，5′ – dihydroxyl – trans – cinnamoy l） – 5 – hydroxy – 1 – $\triangle^5$ – α – pyranone 吡喃酮。王雪峰、张丙生等分别从唐古特大黄和掌叶大黄检测出棕榈酸、亚油酸、十二酸、十四酸、十五酸等（王雪峰，1995；张丙生，1992）。此外还有萘苷类化合物（Tsuboi M，1977）。

药理作用

大黄中蒽醌类成分有抗菌、抗病毒、抗肿瘤的作用，蒽酮类成分主要有泻下作用，二苯乙烯类成分主要有扩张毛细血管、降血压、抗氧化的作用，鞣质类成分主要有止血、抗氧化、抗病毒、促进氮代谢、改善肾功能、治疗精神病的作用，苯丁酮类成分主要有抗炎镇痛的作用。有关大黄的具体药理学研究综述如下。

1. 泻下作用

早在 19 世纪初就发现了大黄的泻下作用，后来研究表明：大黄的主要泻下成分是番泻苷类和大黄酸苷 A、B、C、D，且番泻苷之间有协同泻下作用，如将番泻苷 A、C 以 7∶3 混合，其泻下作用为单独投予的 1.7 倍，对其泻下机理研究证明，番泻苷类物质在肠内细菌作用下，分解为蒽酮后而呈现泻下作用（刘庆增，1987）。

2. 抗炎作用

祁红（1999）发现，大黄的抗菌谱对许多细菌均有不同程度的抑制作用，如葡萄球菌（白色、柠檬色、金黄色）、溶血性链球菌（甲、乙）、草分枝杆菌、白球杆菌、枯草杆菌、包皮垢球菌、淋病双球菌、布鲁氏杆菌、炭疽杆菌、鼠疫杆菌、覃状杆菌、伤寒和副伤寒杆菌、痢疾杆菌，尤其以葡萄球菌、淋病双球菌最敏感。大黄的主要抑菌成分为大黄酸、大黄素和芦荟大黄素。它们对肠道内厌氧菌和葡萄球菌、链球菌、白喉杆菌、枯草杆菌、炭疽杆菌、伤寒杆菌、痢疾杆菌和霍乱杆菌等均有明显的抑制作用，以芦荟大黄素的作用最强（万淑莹，1983）。此外，王志玉等（1996）研究发现掌叶大黄醇提液能抗疱疹病毒，随剂量增加抗病毒作用明显，且有阻断病毒进入细胞的作用。

3. 抗肿瘤作用

大黄的抗瘤机制，主要是抑制肿瘤细胞的增生、促进细胞凋亡，抑制细胞色素 P450 1A1（CYP1A1）和抗突变作用，以及抑制 N－乙酰转移酶的活性。肖军军等（1993）报告了 9 种大黄提取物对人肝癌细胞均有生长抑制作用，其中唐古特大黄、网脉大黄等抑制作用较明显，但其抗癌活性强弱与蒽醌类成分含量高低没有平行关系，提示其抗癌活性成分除蒽醌类以外尚有其他成分。张利红等（2007）研究表明：大黄素可显著增强 5－氟尿嘧啶（5－Fu）诱导肝癌细胞 $HepG_2$ 细胞凋亡的作用，可能与调控 Bax、Bcl－2、凋亡诱导因子（AIF）蛋白表达有关。

4. 循环系统作用

钱跃贤等（1981）用 20 只兔的 121 条离体血管和 22 例病人的 55 条胃肠道血管进行实验，证明大黄提取液能增加离体血管的收缩力和部分血管的自发节律。黎磊石（1991）给小鼠灌胃大黄醇提物后，其耳廓微动脉及微静脉管径无明显改变，但可使血流速度变慢，有颗粒状红细胞聚集体出现，以微静脉内最明显，局部滴注不能改变肾上腺素引起的肠系膜微血管的收缩，但可使胃壁微动脉和微静脉明显扩张，出现较明显的粒絮流，尤其以微静脉为主。正常人口服大黄醇提物后，甲皱和眼结膜微循环有轻度改变，大黄的上述作用可能与凝血有关。

5. 其他作用

罗志毅等（2007）采用电子自旋共振技术（ESR），研究了掌叶大黄中主要成分芦荟大黄素、大黄酸、大黄素、大黄素甲醚和大黄酚清除超氧阴离子自由基的能力，依次为大黄酸 > 大黄酚 > 大黄素 > 大黄素甲醚 > 芦荟大黄素。邱春复（1987）发现大黄水提、稀醇（20% 和 60%）提取物对胰蛋白酶的活性有明显的抑制作用，而 95% 乙醇提取物的作用则不明显，去掉鞣质及总蒽醌苷也无活性，提示其抑制胰蛋白酶的活性成分为水溶性的。郑丰（1993）研究发现大黄提取物能改善肾功能，显著降低肾衰小鼠 BUN 和肌酸酐浓度，肝及肾脏中的尿素氮浓度，且能抑制肾重量增加，减少 2，8 - 二羟基腺嘌呤的积蓄，大黄提取物可以用做尿毒症保守治疗用药。焦东海（1998）等通过动物实验研究表明：大黄可使小鼠胃排空时间延长，致使摄食减少，肠内容物移动速度加快，引起缓泻，使脂肪吸收减少，特别是大黄作用于脂肪细胞，使脂肪细胞的活力下降，引起局灶性脂肪溶解，这可能是大黄减肥的主要作用机理之一。张景艳等（1993）采用小鼠扭体法，观察了青藏高原产 12 种大黄的镇痛作用，减边大黄作用强于阿司匹林，网迈大黄和小大黄作用较弱，其余 9 种均与阿司匹林作用相近。这与藏医将减边大黄分为大、中、小三类的情况基本符合。

参考文献

Aburjai TA. 2000. Antiplatelet stilbenes from aerial parts of Rheum palaestinum［J］. Phytochemistry, 55：407 - 410.

Han IH, Oh IS, W hang WK, et al. 1994. Pharmaco - constituents of Korean cultivated rhubarb leaves：the flavonoids from leaves［J］. Yakhak Hoechi, 38：469 - 475.

Jiangsu New Medical College（江苏新医学院）. 1986. Chinese Traditional Medicine Dictionary（中药大辞典）. Shanghai the Science& Technology. Press in Shanghai.

Kashiwada Y, Nonaka G, Nishioka I, et al. 1988a. Galloyl and hydroxycinnamoyl glucoses from Rhubarb［J］. Chem Pharm Bull, 27：1473 - 1477.

Kashiwada Y, Nonaka G, Nishioka I. 1984a. Studies on Rhubarb（Rhei Rhizoma）VI. Isolation and characterization of Stilbenes［J］. Chem Pharm Bull, 32：3501 - 3517.

Kashiwada Y, Nonaka G, Nishioka I. 1984b. Tannins and related compounds. XXIII. rhubarb（4）：isolation and structure of new classes of gallotnnins［J］. Chem Pharm Bull, 32：3461 - 3470.

Kashiwada Y, Nonaka G, Nishioka I. 1984c. Isolation and characterization of chromone and chromanone derivatives［J］. Chem Pharm Bull, 32：3493 - 3500.

Kashiwada Y, Nonaka G, Nishioka I. 1986a. Tannins and related compounds. XLV. Rhubarb.（5）isolation and characterization of flavan - 3 - ol and procyanidin glucosides［J］. Chem Pharm Bull, 34：

3208 – 3222.

Kashiwada Y, Nonaka G, Nishioka I. 1986b. Tannins and related compounds. XI VII. Rhubarb. (6). isolation and characterization of new p – hydroxyphenylbutanones, stilbenes and gallic acid glucosides [J]. Chem Pharm Bull, 34: 3237 – 3243.

Kashiwada Y, Nonaka G, Nishioka I. 1988b. Studies on rhubarb (Rhei Rhizoma) VI. Isolation and characterization of stilbenes glucosides from chinese rhubarb [J]. Chem Pharm Bull, 36: 1545 – 1549.

Kasiwada Y, Nonaka G, Nishioka I. 1986c. Tannins and Related Compouds. XLVIII. Rhubarb. (7) Isolation and characterization of new dimeric and trimeric procyanidins [J]. Chem Pharm Bull, 34: 4083 – 4091.

Nonaka G, Nishioka I, Nagasawa T, et al. 1981. Tannins and related compounds. I. Rhubarb (1) [J]. Chem Pharm Bull, 29: 2862 – 2870.

Tsuboi M, Minami M, Nonaka G, et al. 1977. Studies on Rhubarb (Rhei Rhizoma). IV. naphtha lene glycosides [J]. Chem Pharm Bull, 25: 2708 – 2712.

陈友方, 张万峰. 1996. 附黄汤治疗慢肾功能衰竭 32 例临床观察 [J]. 第七届全国中西医结合肾脏病会议, 12 – 14.

傅兴圣, 陈菲, 刘训红等. 2011. 大黄化学成分与药理作用研究新进展 [J]. 中国新药杂志, 20 (16): 1534 – 1568.

韩雅珊, 蔡同一, 周山涛. 1985. 食用大黄的生物化学成分及其利用的研究 [J]. 中国农业科学, (1): 92.

焦东海. 1998. 大黄提取片治疗单纯性肥胖病的临床研究 [J]. 中国中西医结合杂志, 18 (4): 241 – 244.

江苏新医学院. 1986. 中药大辞典. 上海: 上海科学与技术出版社.

黎磊石. 1991. 血管紧张素转换酶抑制剂、血管紧张素受体拮抗剂与肾脏病的治疗 [J]. 中西医结合杂志, 11 (7): 392 – 395.

李积宏, 刘一和. 1994. 食用大黄资源及其加工利用 [J]. 中国野生植物资源, (1): 29 – 31.

李军林, 王爱芹, 李家实等. 1998. 河套大黄非蒽醌类成分研究 [J]. 中草药, 29 (11): 721 – 723.

刘庆增. 1987. 大黄的化学成分及药理作用 [J]. 中草药, 18 (1): 41.

罗志毅, 黄新. 2007. 包国荣大黄中主要成分清除超氧阴离子自由基的 ESR 研究 [J]. 中华中医药学刊, 25: 612 – 614.

敏德, 徐丽萍, 张治针等. 1998. 天山大黄的化学成分研究 [J]. 中国中药杂志, 23 (7): 416 – 418.

南海江, 许旭东, 陈士林等. 2009. 大黄属研究进展 [J]. 天然产物研究与开发, 21: 690 – 701.

祁红. 1999. 大黄素的抗炎作用 [J]. 中草药, 30 (7): 522 – 524.

钱跃贤. 1981. 大黄提取液对血管收缩能力的影响 [J]. 中草药, 12 (10): 31.

邱春复. 1987. 生大黄对消炎痛引起的大鼠胃黏膜损伤的影响 [J]. 赣南医学院学报, 1 (7): 58 – 61.

万淑莹. 1983. 中药药理与应用 [J]. 人民卫生出版社: 125 – 126.

王雪峰, 郑俊华, 陈青云等. 1995. GC/MS 对唐古特大黄挥发油化学成分的研究 [J]. 中国药学

161

杂志，30（12）：719－720．

王志玉，王桂亭，许洪芝等．1996．大黄提取液的抗疱疹病毒作用［J］．中国中药杂志．11（6）：364－366．

魏玉辉，武新安，张承忠，李冲．2005．光茎大黄化学成分研究［J］．中药材，28：658－660．

肖培根．2002．新编中药志，Ⅱ．化学工业出版社，66－76．

肖军军，万峰，郑俊华等．1993．大黄蒽醌衍生物对人肝癌细胞和小鼠腹水肝癌细胞的杀伤作用［J］．北京医科大学学报，25（5）：76（增刊）．

张丙生，王树槐．1992．大黄挥发油化学成分的研究［J］．中草药，3：165－166．

张景艳．1993．APP17肽对β－淀粉样肽及有关蛋白质表达的影响［J］．北京医科大学学报，25（3）：62－63．

张利红，官阳，杨木兰．2007．大黄素对化疗药诱导肝癌细胞凋亡的增强作用［J］．华中科技大学学报（医学版），36（3）：310－313．

郑丰．1993．大黄对体外肾小管细胞增殖的影响［J］．中华医学杂志，73（6）：343－347．

番红花属（*Crocus*）

科名：鸢尾科（Iridaceae）
属名：番红花属（*Crocus*）

资源分布：番红花为球根类多年生无茎草本植物（成都中医学院，1997）。原产于西班牙、希腊、南欧各国以及伊朗等地，在印度、日本也有栽培，经印度传入我国西藏，因而又称为藏红花（江苏中医学院，1996）。全世界约75种，我国野生的1种，常见栽培的1种，本属模式种为番红花*C. sativus* L. 产地中海及小亚细亚。番红花喜凉爽、湿润和阳光充足的环境，也耐半阴，耐寒性强，能耐－10℃低温，忌高温和水涝，要求肥沃疏松、排水良好的砂质壤土。

民间作用：藏红花的柱头（雌蕊的顶部）为名贵藏药材，味甘微酸，性平温，归心、肝经。具有活血通脉、养血祛瘀、消肿止痛和滋补的作用。用于治疗胃病和调经，也用于治疗肺病、肝病及酒精引起的学习和记忆损伤等。藏红花引入中药可追溯到唐朝中期，从资料推测中药藏红花最初可能是通过丝绸之路传入。藏红花之名见于《本草纲目拾遗》，番红花之称始见于《本草品汇精要》，在《本草纲目》中以番红花为正名。中华人民共和国药典（2010）收载西红花为番红花*C. sativus* L. 的干燥柱头。除药用以外，藏红花柱头中所含的藏红花色素是一种世界各地广泛应用、价格昂贵的天然食用香料和食品调料及化妆美容品。

化学成分分析：该属植物主要的化学成分有挥发油类、黄酮类、蒽醌类、藏花酸类、胡萝卜素及其苷类等。国内主要研究的是番红花（*C. sativus*）。

1. 挥发油类

番红花的药用部位是柱头，研究表明其主要成分是挥发油类（高文运，1999）。特征性化合物是三甲基环己烯衍生物，3，5，5－三甲基－3－环己烯－1－酮（Ⅰ）、2，6，6－三甲基－1，4－环己二烯－1－甲醛（Ⅱ）、3，5，5－三甲基－2－环己烯－1－酮（Ⅲ）、2，6，6－三甲基－1，3－环己二烯－1－甲醛（藏花醛）（Ⅳ）和2，6，6－三甲基－2－环己烯－1，4－二酮（Ⅴ）（结构式如图4－4）。此外还有2－苯基乙醇、2－丁烯酸内酯、棕榈酸、硬脂酸、油酸、亚油酸、亚麻酸等。

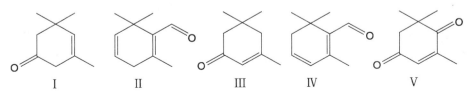

图4－4　番红花中三甲基环己烯衍生物

2. 藏花酸类、胡萝卜素及其苷类

藏花酸是一类有十六个碳原子的长链共轭多烯酸（如图4－5），通常以酸的形式（何美莲，2006），也与单糖和其他有羟基的化合物成酯键。与α－胡萝卜素、β－胡萝卜素、番茄红素和玉米黄素等胡萝卜素类化合物组成了番红花的色素。

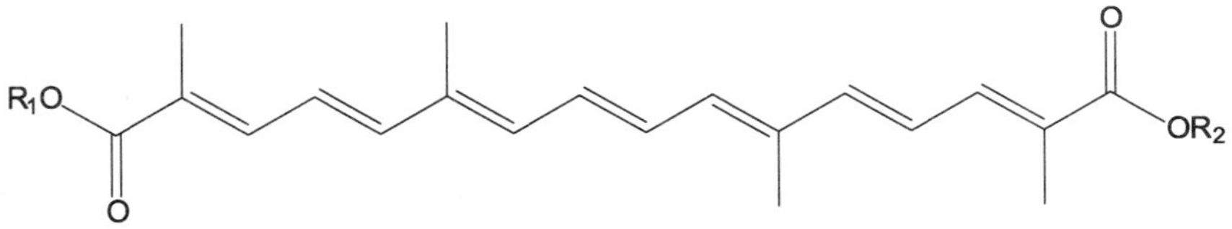

图4－5　番红花中藏花酸结构通式

3. 黄酮类

番红花的花粉和花被中含有黄酮类化合物，如山奈素、紫云英苷、槲皮素－3－对香豆酰葡萄糖苷、山奈素－3－葡萄糖－6－乙酰葡萄苷和山奈酚－3－O－葡萄糖－（1→2）－葡萄糖苷（王莉，2001）。

4. 蒽醌类

Gao（1999）等从番红花的侧芽中分离出2个新的蒽醌类化合物，1－甲基－3－甲氧基－8－羟基蒽醌－2－酸和1－甲基－3－甲氧基－6，8－二羟基蒽醌－2羟基，以及已知化合物大黄素，2－羟基大黄素。

药理作用

1. 抗癌及抗肿瘤的作用

现代药理研究证实番红花粗提物、藏红花酸、藏红花素都具有较强的广谱抗癌活性，且毒副作用很小。番红花提取物局部用药可抑制二甲苯并蒽（DMBA）诱发的皮肤癌的发生。同剂量番红花提取物小鼠口服，可限制甲基胆蒽（MCA）诱发的软组织肉瘤，并且番红花提取物具有细胞毒活性，可延迟肿瘤发生，延长荷瘤小鼠的生存时间，其对多种人类恶性肿瘤细胞呈现剂量依赖性抑制作用而不损害正常细胞功能。番红花提取物无毒性，无致突变性和抗突变性（张代平，2009）。此外，Premkumar et al.（2001）等研究表明番红花提取液还可以对抗顺铂、环磷酰胺、丝裂霉素 C 等化疗药物的生殖毒性作用。Das I et al.（2004）研究了西红花水浸液对由 7，12 - 二甲基苯蒽和巴豆油诱导的瑞士白鼠变种大鼠皮肤癌的疗效。吴强等人（2003）发现藏红花浸出液（10mg/mL）对人神经母细胞瘤 SK - N - SH 细胞有明显的抑制作用，使 s 期细胞明显减少，而且 CD95 受体的表达有不同程度上调。他们认为，藏红花对 SK - N - SH 细胞的抑制作用可能与藏红花诱导 SK - N - SH 细胞发生凋亡有关。CD95/CD95 - L 途径可能参与了该凋亡过程。藏红花素的水溶性、强抗肿瘤活性及低毒性使其成为番红花组分中最有可能开发的抗癌药物之一。

2. 对循环系统的作用

董玉睿（2000）研究发现藏红花煎剂可降低麻醉狗和猫的血压，并能维持较长时间。藏红花萃取物对呼吸有兴奋作用，在常压缺氧的条件下，可增大丙酮酸的生成量，提高心肌细胞内乳酸脱氢酶（LDH）活性。从而可增强细胞内的氧代谢功能，提高心脏的耐缺氧能力。在一定程度上减弱剧烈运动对心肌细胞的损伤，对心脏有一定保护作用。陈琼等（1997）研究发现藏红花的热水萃取物对血液凝固有明显的抑制作用，其有效成分为腺苷，可延长凝血酶原的生成时间和活化时间，抑制二磷酸腺苷（ADP）和胶原引起的血小板聚集，加速尿激酶和纤维蛋白酶的纤维活性，因而可以降低全血比黏度。李今玉等（2007）研究发现番红花对肠、血管、支气管平滑肌均有不同程度兴奋作用，使冠脉扩张，冠脉血流量增加。番红花煎剂能使麻醉动物的血压下降，且维持较长时间，对呼吸有兴奋作用，在常压缺氧条件下，可提高心肌细胞内乳酸脱氢酶活性，使细胞内代谢旺盛，提高心脏耐缺氧能力，对心脏有一定的保护作用。余国禧和陈素燕（2006）研究发现藏红花提取液对常压缺氧和减压缺氧小鼠有明显保护作用，对特异性增加心脏耗氧的小鼠也能明显延长生存时间，说明藏红花水提液能增强实验动物在缺氧条件下的生存能力。

3. 对肝胆的作用

李今玉等（2007）研究发现番红花酸能降低胆固醇、增加脂肪代谢，配伍山楂、草决明、泽泻等可用于脂肪肝的治疗。番红花制剂能抑制肝炎病毒、促进 HBSAg 转阴，提高免疫力，减轻肝炎实质炎症，防止细胞坏死，促进肝细胞的恢复与再生。杨春潇等（2009）探讨了番红花对四氯化碳致小鼠肝损伤的保护作用，证实了其能够对抗自由基活性，加速自由基的清除，减少脂质过氧化的发生，减轻自由基对肝组织细胞的损害，对小鼠 CCl_4 化学性肝损害具有保护作用。

4. 其他作用

林夏静（2007）研究证明番红花萃取液能彻底清洁毛孔，提高肌肤抗氧化、抗衰老能力。其中所含的腺苷成分可延长凝血酶原生成时间和活化时间，降低全血黏度，改善皮肤的血液微循环。胡辉和宋义军（2005）报道番红花水煎剂对多种动物的在体及离体子宫均表现有兴奋作用。小剂量可使子宫紧张性或节律性收缩，大剂量使子宫紧张性或兴奋性增高，甚达痉挛。驰平（1998）研究发现番红花总苷灌胃给药能明显抑制二甲苯所致小鼠急性耳廓肿胀，醋酸所致小鼠腹腔毛细血管通透性增高及蛋清、角叉菜胶致大鼠足跖肿胀，且有一定的镇痛作用。对迟发型变态反应有明显的抑制作用。藏红花酸对 H_2O_2 系统的羟自由基有较强的清除能力，并能抑制肝匀浆自氧化和 Vc - Fe2 + 系统羟自由基引起的脂质过氧化。Escribano et al.（1999）研究表明西红花水提液能显著抑制瑞士小鼠由环磷酰胺、丝裂霉素和聚氨酯引起的基因毒性，且这种抑制作用不呈剂量依赖性。另外西红花水提液还能减弱基因致毒物对谷胱甘肽酶的抑制效应。番红花中黄酮类、藏红花苷类等活性物质能降低总胆固醇（TC）、甘油三酯（TG），因而具有降血脂的作用（Jiang ZR 等，2003）。

参考文献

Das I, Chakrabarty R N, Das S. 2004, . Saffron can prevent chemically induced skin carcinogenesis in Swiss albino mice [J]. Asian Pac J Cancer Prev, 5 (1): 70 – 76.

Escribano J, Diaz – Guerra M J M, Riese H H, et al. 1999. In vitro activation of macrophages by a novel corms of Crocus sativus L. [J]. Cancer Lett, 144 (1): 107 – 114.

Gao WY, Li YM, Zhu DY. 1999. New anthraquinones from the sprout of Crocus sativus [J]. Acta Bot Sin （植物学报）, 41 (5): 531 – 533.

Jiang Z R, Ou S P, Liu K L. 2003. The effect of saffron Xuekangning troche on level of blood fat of rat [J]. J Prev Med Inf, 19 (3): 272 – 274.

Premkumar K, Suresh K A, Santhiya S T, et al. 2001. Inhibition of genotoxicity by saffron (Crocrus sativusL.) in mice [J]. Drug Chem Toxicol, 24 (4): 421 – 428.

陈琼，顾仁樾，周端 . 1997. 藏红花对冠心病心绞痛患者血流变学的作用 . 辽宁中医杂志，24（8）：372.

成都中医学院 . 1997. 中药鉴定学［M］. 上海：上海人民出版社 .

驰平 . 1998. 西红花总苷的药理学研究 I 对炎症及免疫功能的影响［J］. 中草药，29（8）：536 – 539.

董玉睿 . 2000. 浅谈西红花的药理研究概况 . 天津中医学院学报，19（2）：53.

高文运，朱大元 . 1999. 番红花的化学及药理研究概况［J］. 中草药，30（5）：389 – 391.

何美莲，陈家宽，周铜水 . 2006. 番红花化学成分及生物活性研究进展［J］. 中草药 37（3）：466 – 470.

胡辉，宋义军 . 2005. 西红花的药学、药理学及其应用概述［J］. 新疆中医药，23（4）：72 – 73.

江苏中医学院 . 1996. 中药大辞典（下册）［M］. 上海：上海人民出版社 .

李今玉，金松竹，卢波 . 2007. 藏红花的鉴定及临床应用［J］. 中医中药，21（6）：71 – 72.

林夏静 . 2007. 藏红花在美容方面的应用研究［J］. 中药医药导报，36（4）：224 – 225.

王莉，李毅，张宝深 . 2001. 藏红花的研究进展［J］. 特色经济，2：18 – 21.

吴强，施诚仁，沈敏等 . 2003. 藏红花浸出液通过 CD95/CD95 – L 途径诱导神经母细胞瘤发生凋亡［J］. 中华小儿外科杂志，24（4）：353 – 356.

杨春潇，李丽丽，席烨等 . 2009. 藏红花对 CCl4 至小鼠急性肝损伤的保护作用［J］. 现代中医药，29（2）：64 – 65.

余国禧，陈素燕 . 2006. 藏红花对缺氧模型小鼠的保护作用研究［J］. 中药材，29（6）：590 – 591.

张代平 . 2009. 番红花化学成分及生理活性研究概述［J］. 海峡药学，21（11）：99 – 100.

凤毛菊属 （*Saussurea*）

科名： 菊科 （Compositae）

属名： 凤毛菊属 （*Saussurea*）

资源分布： 凤毛菊属植物全世界约 400 种，中国有 300 种，分属 5 个亚属，生长在 3600—5750m 的高山冰渍石、流石滩石隙及高山草甸悬崖峭壁上，是唯一能够生长在海拔 4000m 雪线上的中国西部高山地区特有的多年生大型草本植物，在国外少有分布。常被用作中药的雪莲原植物共有 12 种和 1 变种，代表种有三指雪兔子 （*S. tridactyla*）（西藏）、丛株雪兔子 （*S. tridactyla* var. Maiduoganla） （西藏）、星状雪兔子 （*S. stella*）（青海、甘肃、四川、云南、西藏），其中丛株雪兔子是三指雪兔子的变种 （青藏高原综合考察队，1985；李君山等，1997）。

民间作用： 凤毛菊属植物中雪莲亚属和雪兔子亚属植物是高寒地区民间常用的一类名贵中草药，在民间总称为雪莲 （卢新生等，2011），全草入药。6—7 月间花期采收。以茎、叶、花保持原色，无杂质、无霉变者为上选。早在 8 世纪藏族古代药物文献《月王药诊》就有雪莲的记载，后来在《西部药典》、《西北域记》、《兰琉璃》、《晶珠本草》以及清代《本草纲目拾遗》中均有记载。中华人民共和国药典（2010）收载菊科植物天山雪莲 *S. involucrata*（Kar. et. Kir）Sch. ‒ Bip. 的干燥地上部分为正品。雪莲甘、苦、温，归肝、脾、肾经。具有清热解毒、祛风除湿、通经活血、强筋助阳、抗炎镇痛、暖宫散寒等功效。用于风湿性关节炎、宫寒腹痛、闭经、胎衣不下、中风、肾虚腰痛、遗精阳痿、麻疹不透、肺寒咳嗽、高山不适应症等。为藏医、藏兽医、民间中医所习用。

化学成分分析：我国凤毛菊属植物资源丰富，已进行化学成分和药理研究的约 20 多种，如云木香（*S. costus*）、*S. controversa*、雪莲花 *S. involcucrata* 等，从中提取出包括倍半萜内酯及其内酯苷类、黄酮及其苷类化合物、三萜及甾体类、苯丙素类在内的四类化学成分。

1. 倍半萜内酯及其内酯苷类

倍半萜内酯及其苷是凤毛菊属植物中特征性代谢产物。根据倍半萜的碳骨架类型可具体分为愈疮木烷内酯、吉玛烷型内酯和桉烷型内酯三类（见图 4 ‒6）。愈疮木烷内酯是目前凤毛菊属植物中最多的一类。国内学者（陈玉珍和李凤兰，2005）从新疆雪莲和雪兔子中分离到的二氢去氢木香内酯类化合物和相应的 D ‒ 葡萄糖苷，如 8α ‒ 羟基 ‒11βH ‒11，13 ‒ 二氢脱氢木香内酯、11βH ‒11，13 ‒ 二氢脱氢木香内酯 ‒8 ‒ O ‒ β ‒ D ‒ 葡萄糖苷、3α，8α ‒ 二羟基 ‒11βH ‒11，13 ‒ 二氢脱氢木香内酯、3α ‒ 羟基 ‒11βH ‒11，13 ‒ 二氢脱氢木香内酯 ‒8 ‒ O ‒ β ‒ D ‒ 葡萄糖苷。宋治中和贾忠建（1990）从大苞雪莲中发现了一种倍半萜内酯生物碱，经鉴定为 13 ‒ 脯氨酸取代的二氢去氢广木香内酯，命名为大苞雪莲碱。桉烷型内酯代表性化合物主要有，4β ‒ 羟基 ‒11（13）‒ 桉叶烯 ‒12 醛、arbusculin A、1β ‒ hydroxyarbuseulin A、1β，4α ‒ dihydro xy ‒12，6 ‒ eudesmanolide、土木香内酯、异土木香内酯（青藏高原综合考察队，1985）。吉玛烷型内酯代表性化合物主要有木香内酯。此外凤毛菊属植物中还有石竹烷型倍半萜，石竹烯、雪松烯、雪松烷型倍半萜 α ‒ 反式 ‒ 柠檬烯，以及其他类型 2，12 ‒ 柠檬二烯 ‒14 ‒ 醛、（E）‒9 ‒ 异丙基 ‒6 ‒ 甲基 ‒5，9 ‒ 癸二烯 ‒2 ‒ 酮和姜黄烯（贾忠建等，1986）。

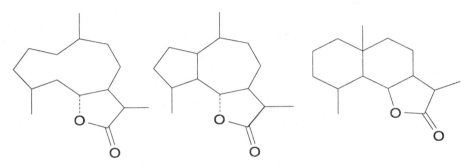

图 4 ‒6　凤毛菊属植物中吉玛烷型内酯、愈疮木烷内酯和桉烷内酯母核

2. 黄酮类及其苷类化合物

黄酮类化合物是凤毛菊属植物中一类主要的次生代谢产物。代表性黄酮化合物有：芹菜素、山奈素、金合欢素、木樨草素、槲皮素、粗毛豚草素、高车前素、柯伊利素等。这些化合物多与 β - D - 葡萄糖、鼠李糖形成糖苷（贾忠建等，1989；1986；1984）。

3. 三萜及甾体类

凤毛菊属植物中的三萜类化合物多为蒲公英甾醇骨架，如从西北凤毛菊（*S. Petrovii*）中得到一系列蒲公英醇衍生物（王红兵和秦国伟，2005）：taraxast - 20 - ene - 3β，30 - diol、20α，21α - epoxy - taraxastane - 3β，22α - diol、taraxast - 20（30）- ene - 3β，2lα - diol、taraxast - 20（30）- ene - 3β - ol 等。印林刚等（1989）和余建华等（1991）从雪兔子中分离出豆甾烷醇、β - 谷甾醇、豆甾 - 7 - 烯 - 3 - 醇、麦角甾烷 - 3，24 - 二醇等。

4. 苯丙素类

木脂素是凤毛菊属植物中常见的苯丙素类次生代谢产物，已得到的多为双四氢呋喃型木脂素，如从水母雪莲花中得到的落叶松树脂醇、lα - hydroxy - 2α，4α - guaie yl - 3，7 - dioxabieyelo［3.3.0］octane（侯小琳等，1996）。此外凤毛菊属植物中还含有东莨菪素、伞形花内酯等香豆素类化合物（侯小琳等，1996；赵玉英和李广义，1986）。

药理作用

1. 抗菌抗炎及抗癌作用

李咏华等（2004）研究发现水母雪莲的超临界 CO_2 提取物体外实验对革兰氏阴性、阳性细菌有较好的抑菌作用，对白色念珠菌也有很好的抗菌活性。云木香水煎剂在试管内对副伤寒杆菌有轻微抑制作用，但对痢疾杆菌、绿脓杆菌、葡萄球菌、链球菌等则无抑制作用。对某些致病真菌（如许阑氏黄癣菌、许阑氏黄癣菌蒙古变种、犬小芽孢菌、共心性皮内癣菌、红色发癣菌、絮状表皮癣菌、趾间发癣菌、足拓发癣菌、铁锈色小芽孢菌）有抑制作用，但对新型隐球菌无明显作用。体外试验对阴道滴虫亦有微弱的抑制作用。王桂秋等（2000）用凤毛菊和美花凤毛菊进行的抗炎的定性、定量实验结果显示，两种凤毛菊提取物均可通过降低毛细血管通透性，减小渗出而表现出良好的对抗急性炎症作用（$P < 0.05$，$P < 0.01$），其作用与氢化可的松相似。天山雪莲总碱和乙醇提取物对蛋清引起的大鼠后踝关节急性炎症有较强的对抗作用（新疆医学院药理研究室，1979）。绵头雪莲花中的 C_{17} - 多烯乙醇对人肿瘤细胞株 A549、SK - OV - 3、SK -

MEL – 2、XF498 和 HCT15 有中等强度的细胞毒作用（祝继英，2002）。从水母雪莲中提取出的 24 个组分中，有 4 种化合物对脂多糖刺激的细胞生长有显著的抑制作用，其中以木脂素类作用较明显。刁恩英等（2000）用凤毛菊配合放疗治疗恶性肿瘤也取得了明显的效果。采用体外细胞培养 H – TdR 掺入法，将天山雪莲花中的黄酮成分 jaceosidin 和粗毛豚草素与腹水型肝癌细胞和 S180 癌细胞分别培养 12、24、36 和 48h。结果这两个化合物对两种癌细胞的 DNA 合成均有明显的抑制作用，二者对腹水型肝癌细胞 DNA 合成的抑制均比对 S180 的显著。

2. 对心血管系统的影响

雪莲总碱可降低家兔皮肤血管的通透性，使离体家兔耳血管收缩。雪莲乙醇提取物对血管则呈现扩张作用。据报道，芹菜素等黄酮类可以缓解、降低血脂和胆固醇，有明显的降压作用，β – 谷甾醇是天然药用植物中能减低血中胆固醇的有效成分。雪莲总碱和总黄酮均能降低麻醉家兔和麻醉犬的血压，家兔心电图表现为心率减慢，T 波变凸，可持续 10min（黄明勤和赵国珍，1996）。此外，从云木香根油中分离出的内脂油及 12 – 甲氧基二氢木香内脂有明显的扩张支气管和降低血压的作用。

3. 其他作用

黄明勤和赵国珍（1996）实验证明大苞雪莲能提高血红蛋白的含量、增强血液携带氧的功能，具有增强心肌收缩力、降低基础代谢率、改善血液循环等作用，在抗疲劳、抗缺氧方面有一定功效。水母雪莲对小鼠各个时期的妊娠和兔的早期妊娠有终止作用，体外实验表明其不损伤胎盘绒毛滋养层细胞（李咏华等，2004）。药理研究表明雪莲黄酮总苷可显著提高正常小鼠经 PHA 刺激后的淋巴细胞转化率，提高血清抗绵羊红细胞抗体效价及溶血素的效价，增强免疫功能。水母雪莲花煎剂对离体、在体兔回肠活动有抑制作用。天山雪莲花总黄酮能抑制离体兔肠平滑肌，还可降低麻醉兔和犬的血压，其降压作用可部分地被普蔡洛尔阻断。总生物碱能部分地对抗组胺引起的离体气管环收缩。雪莲总碱对组胺、毛果芸香碱和乙酰胆碱引起的离体家兔肠平滑肌痉挛有显著的解痉作用，能部分地对抗组胺引起的豚鼠离体气管环的收缩。

参考文献

陈玉珍，李凤兰 . 2005. 药用资源植物雪莲化学成分及药理作用 . 中国野生植物资源，24（3）：1 – 4.

刁思英，聂晶等 . 2000. 放疗同时应用凤毛菊治疗恶性肿瘤的临床观察［J］. 中国中医药科技，7（1）：41 – 42.

侯小琳，王珂，顾平 . 1996. 雪莲和珍珠的中子活化分析［J］. 19（7）：415 – 420.

黄明勤，赵国珍．1996．雪莲的抗疲劳抗缺氧效应以及对血红蛋白含量的影响［J］．西北师范大学学报（自然科学版），32（2）：58－60．

贾忠建，费厚满，李瑜等．1984．水母雪莲化学成分的研究［J］．兰州大学学报（自然科学版），20（4）：128．

贾忠建，宫尼春，杜牧．1989．水母雪莲化学成分的研究［J］．高等化学学报，10（2）：202－204．

贾忠建，李瑜，杜牧．1986．大苞雪莲挥发油成分的研究［J］．兰州大学学报（自然科学版），22（3）：100－105．

李君山，陈虎彪，蔡少青等．1997．新疆凤毛菊属新植物［J］．植物研究，17（1）：39－42．

李咏华，葛发欢，苏薇薇．2004．水母雪莲花研究进展［J］．中药材，27（4）：297－299．

李瑜，贾忠建，朱子清等．1989．新疆雪莲化学成分研究［J］．10（9）：909－912．

卢新生，张海玲，苟如虎等．2011．藏药雪莲花的化学成分及药用价值研究［J］．北方园艺，（06）：188－191．

青藏高原综合考察队，1985．西藏植物志［M］．北京：科学出版社．

宋治中，贾忠建．1990．新疆雪莲化学成分的研究（Ⅳ）［J］．中草药，21（12）：4－5．

王桂秋，聂晶．2000．凤毛菊抗炎作用的实验研究［J］．中国中医药科技，7（1）：39．

王红兵，秦国伟．2005．凤毛菊属的化学成分和生理活性［J］．国外医药（植物药分册），20（2）：47－51．

新疆医学院药理研究室．1979．雪莲的药理作用研究［J］．药学通报，14：86．

印林刚，连敏，马忠武等．1989．雪兔子的成分研究［J］．植物学报，31（5）：398－401．

余建华，程珍，郑尚珍．1992．雪兔子中木脂素成分的研究［J］．中草药，23（6）：283－285．

余建华，郑尚珍，沈序维．1991．雪兔子中甾体成分的研究［J］．中国中药杂志，16（6）：356－358．

赵玉英，李广义．1986．棉头雪莲花化学成分研究［J］．中草药，17（7）：8－9．

祝继英．2002．绵头雪莲花及其药物应用［J］．中国民族民间医药杂志，58：295－296．

红景天属 （*Rhodiola*）

科名：景天科（Crassulaceae）
属名：红景天属（*Rhodiola*）

资源分布：该属植物为多年生草本或亚灌木，常具肉质匍匐的根状茎，属于珍稀药用植物。全世界共有90种，主要分布于喜马拉雅山区。我国有73种、2亚种、7变种，主要分布在西北、西南、东北及华北部分地区，尤以云南、四川以及西藏高寒地区种类最多。其中西藏产32种，2个变种，四川省有22种。除少数种生长在海拔2000m左右的高山草地、林下灌丛或沟旁岩石附近外，大部分种生长于海拔3500—5000m的石灰岩、花岗岩、山地冰川、山梁草地或山谷岩石上，常呈现几十平方米一片片的密集生长，很少零星分布。

民间药用：红景天属植物，素有"高原人参"和"雪山仙草"之称，味甘，苦，平，归肺、心经。具有"扶正固本"的功效。民间用其根茎熬水、泡酒可消除疲劳，抵御严寒，为经典藏药（李伟和黄勤妮，2003）。公元 1200 年的著名藏医经典《四部医典》中记载红景天"性凉、清热、滋补元气"，称红景天治病具有神效。《晶珠本草》、《藏药图鉴》中记载红景天能治疗咳血和妇女白带等病症。而《本草纲目》草部第 20 卷中更注明红景天为"草本上品"，具有扶正固本、补气养血、清热润肺的功效。中华人民共和国药典（2010）收载的是红景天科植物大花红景天 *R. crenulata* (Hook. f. et Thoms.) H. Ohba 的干燥根及根茎。在民间可供药用的红景天还有狭叶红景天（*R. kirilowii*）、小丛红景天（*R. dumulosa*）（龙继红，2007）等。现代药理学研究也证明红景天属植物具有抗衰老、抗缺氧、抗疲劳、抗辐射、抗寒冷、预防高原反应等作用，且对心血管系统也有一定影响。

化学成分分析：红景天属植物研究较多包括库页红景天（*R. sachalinensis* A. Bor）（李建新等 1997）、德钦红景天 [*R. atuntsuensis* (Praeg) . Fu.]（陈纪军等，1999）、大花红景天 [*R. crenulata*（Hook. f. et Thoms）]　（张所明等，1991）、狭叶红景天 [*R. kirilowir*；(regl) Maxim]（张坚等，1995；康胜利等，1992；彭江南等，1994）、喜马红景天 [*R. himalensis*（D. Don）S. H. Fu]　（邱林刚等，1989）、帕里红景天 [*R. phariensis*（H. Ohba）. S. H. Fu]　（马忠武等，1995）、菱叶红景天 [*R. henryi* (Diels) S. H. Fu]　（娄红祥，1990）和圣地红景天 [*R. sacra*（Prain ex Hamet）S. H. Fu]（邱林刚，1991）等。研究表明，红景天属富含黄酮类、酚和芳香酸类等化合物。

1. 酚和芳香酸类化合物

红景天苷及其苷元酪醇为代表的酚苷和酚类化合物（图 4 – 7）几乎是每一种红景天属植物中的特征成分。从高山红景天（*R. crentinni*）、大花红景天（*R. crenulata*）、库页红景天（*R. sachalinensis*）、异齿红景天（*R. heterodonta*）、德钦红景天（*R. atuntsuensis*）、柱花红景天（*R. semenovii*）、长鳞红景天（*R. gelida*）、克氏红景天（*R. krylovii*）、狭叶红景天（*R. kirilowii*）、长鞭红景天（*R. fastigiata*）、条叶红景天（*R. linearfolia*）、帕里红景天（*R. phariensis*）中都发现了红景天甘和酪醇。此外肉桂醇及其苷类化合物，如 β – （E）–肉桂醇基 – O – α – 6' – O – α – L – 吡喃阿拉伯糖基）– D – 吡喃葡萄糖苷、没食子酸及其苷类化合物，1，2，3，4，6 – penta – O – galloyl – β – D – glucopyranoside 也是红景天中主要的小分子酚酸类化合物。儿茶酚、（–）–表儿茶酚、（–）–表儿茶酚没食子酸酯等也从红景天属植物中得到（骆传环和舒融，1997；Lei, et al. , 2004；彭江南等，1994；Gad & Mary，2006；陈纪军等，1999；Pangarova，1975）。

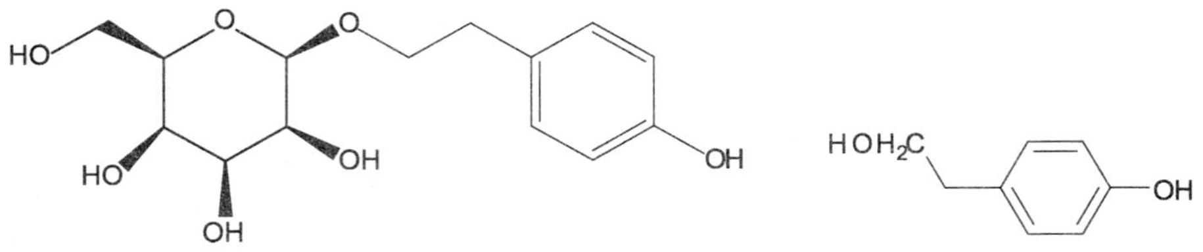

图 4 - 7　　　红景天苷和酪醇

2. 黄酮类化合物

黄酮类化合物是红景天属植物中的另一类重要的次级代谢产物。常见的黄酮化合物是山柰酚、小麦黄素、槲皮素、异槲皮素、草质素等。这些化合物通常和 β – D – 葡萄糖、α – 鼠李糖、β – D – 木糖和阿拉伯糖等单糖形成黄酮苷类化合物（Aleksanteri，et al.，2006；Jens，2002；Krasnov，et al.，1984；罗定强等，2005；王军宪等，2006；彭江南等，1996；张晓丹等，2006）。

3. 其他类化合物

红景天属植物中还含有烷烃及烷酸，如帕米尔红景天（*R. parmiroalaica*）中得到了正二十二烷，二十六烷酸（刘俊岭，1999 和 Vladimir D 等，2004），香豆素类化合物，以及谷甾醇、鞣质、生物碱类等。

药理作用

1. 抗衰老作用

袁倬斌（1999）采用电化学方法研究红景天（红景天苷、西藏红景天、长白山红景天）和丹参消除超氧阳离子自由基和羟基自由基作用，实验结果表明红景天苷、西藏红景天、长白山红景天均可消除活性氧自由基。郝利铭等（2000）在对老龄大鼠抗老化的研究中证实红景天素有提高老龄大鼠生长激素细胞活力、促进其分泌、延缓衰老的作用。武艺等（1999）实验证明红景天活性成分能有效抑制乙酰胆碱酯酶活性，减少自由基产生，降低其氧化能力。一定意义上说，红景天活性成分可以作为乙酰胆碱酯酶的抑制剂，在医学上用来防御阿尔茨海默病。王淑兰等（1991）认为红景天素还具有延长人胚肺二倍体细胞（2BS）的传代寿命，促进细胞生长增殖，增强腺苷三磷酸酶（ATPase）及降低酸性磷酸酶（ACPase）的活性，促进 DNA 合成，提高巨噬细胞的吞噬功能，从而提高细胞活力，调节细胞代谢与合成，延缓衰老。

2. 抗缺氧、抗疲劳、抗辐射、抗寒冷，预防高原反应

红景天能降低细胞的氧消耗，提高肌体利用氧的能力，改善人体缺氧，消除无氧酵

解产物——乳酸。红景天提取物饲养雄性小鼠，每天 1 次，连续 7 天，于末次给料后 1h 进行耐缺氧和抗疲劳实验，结果说明能显著改善缺氧和抗疲劳能力，从而预防高原反应。此外，对库页红景天抗疲劳作用进行试验研究，发现给药组小鼠的运动耐力、耐化学缺氧明显强于对照组，且小鼠的 HB 含量高于对照组，血清丙二醛含量明显低于对照组，表明红景天可以增强小鼠运动耐力，并具有抗疲劳作用。张早华（1989）对狭叶红景天进行了预防高原反应的实验研究，结果表明其乙醇提取物可降低氧耗速度，又能增加大脑静脉血的氧压差，增加供氧，从而增强动物对缺氧的耐力。叶子聪（1993）报道红景天可使用动物血液中乳酸、丙酮酸含量下降，提示本药有促进机体有氧代谢过程，增强对高寒低氧环境的适应能力。邓伟国等（1997）研究 X 射线对小鼠脂质及细胞表面电荷的影响和红景天苷对其的干预作用结果提示，红景天苷具有防护 X 射线对机体组织和细胞膜的损伤作用，作用机理可能与维生素 E 相似。尹旭辉等（1996）研究发现，低温条件下，在用红景天组与不用药组的人体免疫功能比较中，不用药组暴寒 10d，NK 活性、IL－2 产生能力、mIL－2R 表达水平低于常温条件，暴寒 24d 恢复正常，达到自然冷适应，用药组 10d 已达到正常水平。结果表明红景天可增强低温条件下人体抗寒能力，加速冷适应能力的建立。

3. 对心血管系统作用

沈霈和吴翔（2002）研究发现氯化钙、乌头碱致大鼠，哇巴因致豚鼠及肾上腺素致大白兔心律失常模型，在口服大花红景天水提液后，能显著减少氯化钙致大鼠室速、室颤的发生率及死亡率，并显著提高氯化钙致大鼠室性心律失常的阈剂量。显著提高乌头碱致大鼠室速、室颤的阈剂量。显著推迟肾上腺素致大白兔室性心律失常开始发作的时间、缩短发作持续时间及窦性心律恢复时间，表明红景天水提液对多种实验性快速室性心律失常有良好的防治作用。张早华等（1998）对狭叶红景天活血化瘀作用进行一系列的研究，实验表明狭叶红景天能明显减轻大鼠脏器超微结构所受高原低氧环境的损害，提示其具活血化瘀作用。盛勇（1995）考察红景天对老年男性冠心病患者 SOD、LOP 的影响，发现其有减低 LOP 水平，提高 SOD 活性作用，可作为治疗老年冠心病的辅助药物。此外，研究发现红景天醇提物对大鼠动脉血压和心率的影响，发现其可使大鼠动脉血压明显升高，具一定量效关系。曾朝（1999）研究发现圣地红景天能够明显降低血小板聚集率，改善胸痛症状及心电图 ST－Tc，可认为是治疗心肌梗塞的有效药物。

4. 其他作用

吴永强等（2004）研究发现红景天提取物能有效抑制胆碱酯酶活性，并能显著降低 AD 模型动物大脑皮层内胆碱酯酶活力，改善模型动物的学习记忆能力。王淑兰等（1994）研究发现红景天苷能有效抑制癌细胞的生长繁殖，提高 T 淋巴细胞转化率和吞噬细胞活力，增强免疫力，抑制肿瘤生长。孙非等（1997）研究发现高山红景天多糖能够阻止 $CoxB_5$ 病毒在宿主细胞上的吸附，并抑制 $CoxB_5$ 在宿主细胞内的复制，保护细胞不受病毒的损害，并有一定抑制病毒的作用。周丽君等人（2003）用醋酸扭体法观察红景天多糖对内脏痛的影响，结果显示，与生理盐水组相比，红景天多糖组小鼠15min 内的扭体次数明显减少。

参考文献

Aleksanteri Petsalo, Jorma Jalonen, Ari Tolonen. 2006. Identification of flavonoids of Rhodiola rosea by liquid chromatography – tandem mass spectrometry [J]. Journal of Chromatography A, (1112): 224.

Gad G. Yousef, Mary H. Grace. 2006. Comparative phytochemical characterization of three Rhodiolaspecies [J]. Phytochemistry, 67: 2380.

Jens Rohloff. 2002. Volatiles from rhizomes of Rhodiola rosea [J]. Phytochemistry, (59): 655.

Krasnov EA, Alekseyuk NV. 1979. Phenolic compounds of Rhodiola gelida [J]. Khimiya Prirodnykh Soedinenii, (6): 860.

Krasnov EA, Flavonol LA. 1984. Glycosides of Rhodiola – Krylovii [J]. Khimiya Prirodnykh Soedinenii, (1): 106.

Krasnov EA, Khoruzhaya TG, Dranik LI, et al. 1976. 6 – O – galloylarbutin from Rhodiola coccinea [J]. Chemistry of Natural Compounds, (4): 492.

Kurkin VA. 1986. The chemical composition and pharmacological properties of Rhodiola plants [J]. Pharm Chem, (10): 1231.

Lei YD, Nan P, Tashi Tsering, et al. 2004. Interpopulation variability of rhizome essential oils in Rhodiola crenulate From Tibetand Yunnan, China [J]. Biochemical Systematics and Ecology, (32): 611.

PangarovaTT. 1975. The chemical compositions of Rhodiolasemenovli [J]. Khimiya Prirodnykh Soedinenii, (11): 334.

Vladimir D, Tsydendambaev, William WC, et al. 2004. Identification of unusual fatty acids of four alpineplant Species from the Pamirs [J]. Phytochemistry, (65): 2695.

陈纪军，陈金素，陈泗英等 . 1999. 德钦红景天的化学成分 [J]. 云南植物研究, 21 (4): 525 – 530.

邓伟国，陈秋丽，傅艳等. 1997. X 射线对小鼠脂质及细胞表面电荷的影响和红景天苷的防护作用 [J]. 白求恩医科大学学报, 23 (1): 17 – 19.

郝利铭，姜文华，孟晓婷等 . 2000. 红景天素对老龄大鼠垂体生长激素细胞的影响 [J]. 中国老年学杂志, 20 (4): 230.

康胜利，张坚，王晋等 . 1992. 狭叶红景天化学成分的研究 [J]. 中国中药杂志, 17 (2): 100 – 101.

康胜利 . 1997. 9 种红景天中的生氰苷的含量分析 [J]. 西北药学杂志, 12 (1): 14.

李建新，金永日，张宏桂等 . 1998. 高山红景天茎叶的化学成分研究 [J].. 中草药, (10): 659.

李建新，刘松艳，李绪文等．1997．高山红景天茎叶的三萜成分研究［J］．东北师范大学学报，（4）：53－55．

李伟，黄勤妮．2003．红景天属植物的研究与应用［J］．首都师范大学学报（自然科学版），Vol. 24（1）：55－59．

凌关庭．2004．保健食品原料手册［M］．北京：化学工业出版社，466－468．

刘俊岭，热娜，堵年生．1999．帕米尔红景天化学成分的研究［J］．天然产物研究与开发，12（3）：30．

龙继红．2007．红景天属植物药用研究进展［J］．中国药品标准，Vol. 8 1：11－15．

娄红祥．1990．菱叶红景天化学成分研究［J］．沈阳药学院学报，7（2）：145．

罗定强，赵翔宇，王军宪．2005．小丛红景天化学成分的研究（Ⅰ）［J］．中药材，28（2）：97．

骆传环，舒融．1997．红景天中糖组分的分析［J］．中国医药工业杂志，28（10）：463．

马忠武，何关福，吴莉莉等．1995．帕里红景天的化学成分研究［J］．植物学报，37（7）：574－580．

彭江南，葛永潮，李晓晖．1996．长鞭红景天化学成分的研究［J］．药学学报，31（10）：798．

彭江南，马成禹，葛永潮．1994．狭叶红景天的化学成分［J］．中国中药杂志，19（11）：676－677．

邱林刚，陈金瑞，蒋思平等．1989．喜马红景天的化学成分［J］．云南植物研究，11（2）：219－222．

邱林刚，王叶富，陈金瑞等．1991．圣地红景天的成分研究［J］．天然产物研究与开发，31：6－10．

沈霁，吴翔．2002．大花红景天对室性心率失常防治的初步研究［J］．南通医学院学报，22（4）：388－389，392．

盛勇，杨燕华，梁亚民等．1995．红景天对老年男性冠心病患者 SOD、LPO 的影响［J］．四川中医，13（12）：17．

孙非，于起福，张淑芹等．1997．高山红景天多糖抗病毒感染细胞超微结构的电镜观察［J］．吉林中医药，（3）：40．

王军宪，罗定强，赵翔宇．2006．小丛红景天化学成分的研究（Ⅱ）［J］．中药材，29（4）：335．

王淑兰，李淑莲，崔丽等．1994．红景天素抗肿瘤作用的研究［J］．白求恩医科大学学报，20（3）：221－223．

王淑兰，吴盛东，王宜等．1991．红景天素抗氧化作用的研究［J］．白求恩医科大学学报，17（6）：542．

吴永强，姚文兵，高向东等．2004．红景天提取物对小鼠记忆获得性障碍的改善作用［J］．中国药科大学学报，35（1）：69－72．

武艺，李爱馥，陈俊龙等．1999．红景天人参制剂抗皮肤老化扫描电镜观察［J］．中华医学美容杂志，5（4）：172．

叶子聪，陈钦铭，金凯平．1993．红景天苷对培养心肌细胞缺氧后再给氧损伤后的影响［J］．中国药理学报．14（5）：424－426．

尹旭辉，杨成君，姜在福等．1996．红景天对寒冷适应过程中正常人体免疫功能的调节作用

[J].解放军预防医学杂志，14（6）：405.

袁倬斌.1999.用电化学方法研究红景天和丹参清除超氧阴离子自由基和羟基自由基的作用[J].分析化学，27（6）：626－630.

曾朝.1999.红景天属植物药理作用的研究进展［J］.湖北民族学院学报.医学版，16（4）：12－14.

张坚，康胜利，王晋等.1995.狭叶红景天氨基酸和微量元素的分析［J］.青海医药杂志，25（8）：55.

张所明，王景山，张惠迪等.1991.藏药大株红景天化学成分研究［J］.中国中药杂志，16（8）：483.

张晓丹，余自云，张茹.2006.红景天属植物的化学成分研究进展［J］.航空航天医药，17（1）：61.

张早华，杨梅香，王泽广.1998.红景天胶囊对实验性心肌缺血合并心衰大鼠的影响［J］.中国实验方剂学杂志，4（1）：24－26.

张早华.1989.藏药狭叶红景天预防高原对人体心电图影响的效果分析［J］.中国药学杂志，24（11）：654－656.

周丽君，张振，苏丽等.2003.高山红景天抗伤害感受作用初探［J］.大连医科大学学报，25（3）：181－190.

花锚属 （*Halenia*）

科名： 龙胆科 （Gentianaceae）
属名： 花锚属 （*Halenia*）

资源分布：花锚属植物全球约有80余种，分布在北半球及南美。我国有两种，为花锚 H. corniculata 和椭圆叶花锚 H. ellipitica D. Don。其中花锚为一年生草本植物，主要集中分布于东北、华北及陕西等地。生于海拔200—1750m的林下林地、山沟水边湿草地。椭圆叶花锚是一年生或两年生草本植物，主要分布于我国西藏、青海、四川、甘肃等地，生于海拔2500—4000m的林下或草原。

民间药用：我国的两种花锚属植物均有药用，且都为全草入药，为蒙藏医常用药物，但中医少用。其中椭圆叶花锚在藏药、蒙药、佤药、傈僳药等中均有记载。其性味苦寒，清热利湿，全草入药可治急性黄疸型肝炎、胆囊炎、胃痛、头晕头痛、牙痛等症。现代医学验证，椭圆叶花锚对治疗肝炎确有疗效。以其为主药材研制开发的治疗肝胆系统疾病的成品藏药，具有疗效稳定，效率高等特点，市场前景广阔（包保全，2003）。

化学成分分析：该属植物主要的化学成分有𬭩酮及其苷。近年来国内学者对化学成分和药理作用研究比较多的有花锚［*H. corniculata* （L.） Cornaz.］和椭圆叶花锚（*H. elliptica* D. Don）。

176

1. 𠮷酮及其苷

𠮷酮（图4-8）及其苷类化合物是花锚属植物特征次级代谢产物。在𠮷酮苷元上多连接吡喃葡萄糖和木糖（包保全等，2003）。如孙洪发等（1983；1987）从椭圆叶花锚中得到1，7-二羟基-2，3，4，5-四甲氧基（𠮷）酮、1，5-二羟基-2，3，7-三甲氧基（𠮷）酮、1，2-二羟基-3，4，5-三甲氧基（𠮷）酮、1，5-二羟基-2，3-二甲氧基（𠮷）酮和1，7-二羟基-2，3-二甲氧基（𠮷）酮、1-O-［β-D-木吡喃糖-（1→6）-β-D-葡萄吡喃糖］-2，3，5，7-四甲氧基（𠮷）酮和1-O-［β-D-木吡喃糖-（1→6）-β-D-葡萄吡喃糖］-2，3，5-三甲氧基（𠮷）酮。

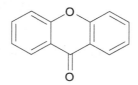

图4-8　𠮷酮化学结构

2. 其他类

椭圆叶花锚中被报道（高光跃等，1994）含有当药苷和獐芽菜苦苷，也被报道（H. Dhasmana，1990）了木犀草素为苷元的黄酮苷以及齐墩果酸。

药理作用

1. 保肝作用

椭圆叶花锚长久以来被认为具有清热利湿、平肝利胆的功效，藏族民间常用于治疗黄疸、胆囊炎。青海省的医药工作者对抗肝炎的药理作用进行了系统性的研究，发现椭圆叶花锚的煎剂、醇浸片、复方（与黄芪、甘草配伍）对 CCl_4 所致的急性肝损伤有保护作用，经过椭圆叶花锚治疗后，肝小叶坏死区缩小，肝细胞明显增生，细胞内核糖核酸及糖原均有所增加，而中性脂肪大大减少（杨凤乡等，1981）。张经明等（1984）采用花锚煎剂（含花锚苷）对 CCl_4 造成的肝损伤模型的研究表明，花锚苷可明显增加核糖核酸；药理实验证明，花锚中的花锚苷和去甲氧基花锚苷具有明显的保肝作用，可增加核糖核酸，增加肝糖原，促进蛋白质的合成，促进肝细胞的再生，加速坏死组织的修复，是该植物抗肝炎的主要有效成分。周富强（2006）通过不同剂量西宁花锚对 CCl_4 实验性肝损伤后肝糖原的含量的研究，发现西宁花锚对 CCl_4 损伤后小鼠肝糖原的储存的恢复有一定的药效，可显著提高肝糖原的含量。

2. 降血糖作用

苗德田等（1998）研究了齐墩果酸对大鼠血糖的影响，结果显示齐墩果酸对化学性高血糖模型大鼠有显著的降血糖作用。柳占彪等（1994）用齐墩果酸对高血糖大鼠治疗，结果发现单一的齐墩果酸具有降低高血糖的作用，同时在血糖降低时肝糖原和血清胰岛素均有明显升高。

3. 其他作用

肝细胞膜的脂质过氧化是造成肝损伤的重要原因之一，高洁等（2004）在研究藏药花锚中（口山）酮类成分及其抗氧化活性时，从椭叶花锚乙醇提取物醋酸乙酯萃取部分分离得到 8 个（口山）酮化合物，且该类化合物在一定程度上能显著抑制 Fe^{2+} – Cys 诱导大鼠肝微粒体丙二醛的生成，有效降低肝微粒体膜的氧化损伤。因此，具有一定的抗氧化活性。王琰等（2008）在椭圆叶花锚中鉴定了 6 个（口山）酮化合物，并且发现它们对小鼠冠状动脉具有很强的舒张作用，其效果甚至比肩著名的丹参酮。椭圆叶花锚的干浸膏可提高单核 – 巨噬细胞吞噬功能，具有调节体液免疫的作用，使降低的血清溶血素及脾细胞免疫溶血活性提高到正常水平（张杰，1986）。H. Dhasmana（1990）报道椭圆叶花锚全草的氯仿可溶部分（富含口山酮葡萄糖苷）具有抗阿米巴作用。

参考文献

H. Dhasmana. 1990. Xanthones of Halenia elliptica [J] . Phytochemistry，29（3）：961.

包保全，孙启时，包巴根那 . 2003. 花锚属植物化学成分及生物活性研究进展 [J] . 中药材，26（5）：382.

高光跃，李鸣，冯毓秀等 . 1994. 11 种獐芽菜及近缘植物中有效成分的高效液相色谱测定[J] . 药学学报，29（12）：911.

高洁，王素娟，方芳等 . 2004. 藏药花锚中的（口山）酮类成分及其抗氧化活性 [J] . 中国医学科学院学报，August：364.

柳占彪，王鼎，王淑珍等 . 1994. 齐墩果酸的降糖作用 [J] . 中国药学杂志，1994，29（12）：7.

苗德田，吴小凤，蔡德海 . 1998. 齐墩果酸对大鼠血糖的影响 [J] . 武警医学院学报，7（3）：149.

孙洪发，胡柏林等 . 1987. 花锚的三个新口山酮苷 [J] . 植物学报，29（4）：422.

孙洪发，胡柏林，樊淑芬等 . 1983. 花锚的三个新口山酮 [J] . 植物学报，25（5）：460.

王琰，石建功，车镇涛 . 2008. HPLC – DAD – MS 法同时测定藏药花锚中 6 个（口山）酮类成分 [J] . 药物分析杂志，28（3）：345 – 349.

杨凤乡，周一煊，冯伟力 . 1981. 花锚对四氯化碳致大白鼠急性肝损伤的组织学及组织化学初步观察［J］. 青海医学院学报，（1）：10 – 14.

张杰. 1986. 花锚及复方花锚免疫药理实验研究［J］. 青海医药杂志，（3）：17.

张经明，鲍文莲，高海平等. 1984. 花锚及其（口山）酮苷抗肝损伤和毒性的研究［J］. 中草药，15（10）：34.

周富强. 2006. 西宁花锚（Halenia Sibirica Born）对小鼠肝糖原含量的影响［J］. 青海师范大学学报·自然科学版，（3）：84.

羌活属（*Notopterygium*）

科名：伞形科（Umbelliferae）
属名：羌活属（*Notopterygium*）

资源分布：羌活属为伞形科植物，是中国特有属，包括 5 个种和 1 个亚种。生长在横断山脉北段海拔 1700—4900m 的阴坡林缘（吴征镒，1979；周毅等，2003）、林窗及亚高山、高山灌丛下。主要分布在我国西部青藏高原东缘的川西高山峡谷和川西北高原、青海东南部、甘肃南部及西藏东南部的部分区域（溥发鼎等，2000）。其中羌活分布海拔较高，主要在 2500—4100m。宽叶羌活的分布海拔较羌活低，主要分布在 1700—3500m，二者在 3000—3500m 海拔有重叠分布（王幼平等，1996）。

民间药用：在中华人民共和国药典中（2010），羌活为伞形科植物羌活（*N. incisun* Ting ex H. T. chang）或宽叶羌活（*N. forbesii* H. de Boiss.）的干燥根茎和根。春秋两季采挖，除去须根及泥沙，晒干。其味辛，性温，被列为辛温解表药。具有解表散寒、祛风除湿、止痛之功效。中医临床多用于治疗感冒风寒、头痛无汗、风寒湿痹、项强筋急、骨节酸疼、风水浮肿、痈疽疮毒等症（江苏新医学院，1977）。

化学成分分析：该属植物主要的化学成分是香豆素类，也含有丰富的挥发油类化合物。近年来国内学者对化学成分和药理作用研究比较多的有羌活（*N. incisum* Ting ex H. T. Chang）和宽叶羌活（*N. forbesii* de Boiss.）。

1. 香豆素类

香豆素是羌活属植物的特征性代谢产物（肖永庆，1995；金盼盼，2011）。代表性化合物有异欧芹素乙、佛手柑内酯、佛手柑亭、佛手酚、羌活酚、羌活醇、脱水羌活酚、乙基羌活醇、羌活酚缩醛、环氧脱水羌活酚和紫花前胡苷等。

2. 挥发油类

羌活含挥发油约 2—3%，主要成分为小分子烷烃或含氧化合物（马玉林，2010），如乙醛、庚醛、庚烷、乙酸辛酸、乙酸癸酯。萜类，如 α - 蒎烯、β - 蒎烯、α - 侧柏烯、乙酸玛鞭草烯酯、柠檬烯、γ-松油烯、β-水芹烯、匙叶桉油烯醇和结草萜烯醇百里香酚、α-库比烯、胡椒烯、β-柏木烯等。

3. 其他类化合物

李丽梅、张鹏等（张鹏，杨秀伟，2008；李丽梅等，2007）分别从羌活中分离得到小分子芳香酸、香草酸、香豆酸、反式阿魏酸、3，4，5-三甲氧基-反式-桂皮酸、4-乙酰氧基-3-甲氧基-反式-桂皮酸、对羟基-反式-桂皮酸以及脂肪酸甘油酯的衍生物9，12-octadecadienoicacid（Z，Z）-（2，2-dmiethyl-1，3-diox-olan-4-yl）methylester等。此外，羌活中还含有β-谷甾醇、娠烯醇酮、镰叶芹二醇等类化合物（李云霞等，2004）。

药理作用

1. 抗菌、抗炎、抗病毒作用

实验表明，羌活对多种细菌具有不同程度的抑制作用。其抑菌的有效成分主要为挥发油，浓度为0.002mL时对伤寒杆菌、副伤寒杆菌、弗氏痢疾杆菌、大肠杆菌126有明显的抑制作用，对大肠杆菌127、金黄色葡萄球菌、宋氏痢疾杆菌则无抑制作用；当挥发油浓度为0.001mL时对以上菌种均无抑制作用。

佐藤规子（2002）研究发现羌活含有的法卡林二醇对病原性皮肤金黄色葡萄球菌有显著的抑制作用。羌活水提醇沉制成50%水溶液，能抑制大鼠蛋清性足肿胀，抑制小鼠二甲苯所致耳肿胀，抑制小鼠胸腔毛细血管通透性的增加，抑制弗氏完全佐剂所致大鼠足肿胀，这些均表明羌活有明显的抗炎作用（王一涛等，1996）。秦彩玲等（2000）发现，大鼠口服羌活水提物能明显抑制酵母致大鼠足趾肿胀。徐惠波等（1991）研究发现羌活挥发油经灌胃和胸腔注射给药均能不同程度地抑制小鼠二苯耳水肿，对大鼠角叉菜胶、右旋糖苷足肿胀也有一定的抑制作用。张明发等（1996）实验表明羌活75%醇提物，抑制角叉菜胶性小鼠足跖肿胀可持续5h。

郭晏华等（2005）在研究羌活的超临界提取物对流感性病毒性肺炎的防治作用时发现，高、中、低3个剂量的提取物均能直接杀灭小鼠肺内的流感病毒，降低肺内流感病毒的血凝滴度和感染力，中、高剂量的提取物对流感病毒的杀灭作用均优于病毒唑和双黄连口服液，高剂量组可较好地改善由病毒导致的组织病理学变化。

2. 对心脑血管的作用

羌活的水溶液部分具有抗心律失常作用，挥发油具有减缓心率、扩张冠脉及增加心肌营养性血流量等作用（成伊竹等，1998）。路新强等（1992）研究表明，羌活提取物对乌头碱致大鼠心律失常、哇巴因致豚鼠心律失常及麻醉大鼠缺血—再灌注心律失常均有保护作用。口服羌活提取物能延长乌头碱致大鼠心律失常的出现时间，提高哇巴因致豚鼠室颤和心脏停搏的用量，降低大鼠缺血—再灌注诱发的室早、室速和室颤的发生率。张明发等（1996）实验表明，羌活75%醇提物能延长电刺激大鼠颈总动脉血栓形成时间，大剂量组使凝血时间延长50.9%，显示了羌活具一定的抗血栓形成和抗凝血作用。灌服羌活75%醇提物能显著延长电刺激大鼠颈总动脉的血栓形成时间和凝血时间，羌活水煎醇沉液也可抑制离体兔血小板聚集、血小板血栓形成、纤维蛋白血栓形成和血栓增长速度，使体外血栓形成时间延长（张小丽等，2000）。此外，还有研究表明羌活挥发油能对抗脑垂体后叶素引起的大白鼠急性心肌缺血。羌活静脉注射能选择性地增加动物的脑血流量，而不增加外周血流量，且不加快心率，不升高血压，此为羌活在心脑血管系统的作用特点。羌活增加脑血量的作用，解释了羌活缓解上焦疼痛的机理，为临床上羌活用于治疗脑血管疾病找到理论依据（冯英菊和谢人明，1998）。

3. 其他作用

羌活水提物，乙酸乙酯提取部分及正丁醇提取部分均能抑制醋酸引起的小鼠扭体次数。而乙酸乙酯提取部分的镇痛作用略强于正丁醇提取部分。王一涛等（1996）研究表明羌活水提醇沉溶液能显著促进佐剂性关节炎模型大鼠全血白细胞的吞噬功能和全血淋巴细胞的转化率，并提高其红细胞免疫功能。徐惠波等（1991）研究发现羌活挥发油能使致热性大鼠体温明显降低，具有显著的解热作用。此外，羌活挥发油经灌胃和腹腔注射给药，对DNCB（2，4-二硝基氯苯）所致小鼠迟发型超敏反应有一定的抑制作用。高天辉（1999）报道用参苓白术散治疗脾虚型的肠鸣久泻病症未能获效，而羌活、白芷并用，连续服用3~5剂后，肠鸣泄泻症状可基本消失，再进10剂腹泻痊愈。这表明，羌活具有抗菌、抗炎、调节肠管蠕动与分泌、兴奋迷走神经的作用，从而改善肠胃消化、吸收功能，缓解肠鸣久泻。宋逸民（2002）研究表明，患者温服柴胡疏肝散加羌活等制成方剂后痛经症状明显消失，患者连续2个月在月经前服用该方剂，1年内未出现痛经的症状。

参考文献

成伊竹，闪增郁，陈燕萍. 1998. 羌活水溶液不同成分抗心律失常腹胀的比较［J］. 中国中医基础医学杂志，4（2）：43.

冯英菊，谢人明. 1998. 羌活对麻醉动物脑循环的作用［J］. 陕西中医，19（1）：37.

高天辉. 1999. 羌活治肠鸣久泻［J］. 中医杂志，40（10）：582.

郭晏华，沙明，孟宪生等. 2005. 中药羌活的抗病毒研究［J］. 时珍国医国药，16（3）：23.

江苏新医学院. 1977. 中药大辞典（上册）［M］. 上海：上海科学技出版社，1172.

金盼盼. 2011. 药用植物羌活的研究进展［J］. 安徽农业科学. 39（2）：815-816，903.

李丽梅，梁宝德，俞邵文等.2007. 羌活的化学成分［J］. 中国天然药物，5（5）：351－354.

李云霞，高春华，沙明.2004. 中药羌活化学成分及药理作用研究进展［J］. 辽宁中医学院学报，6（1）：22－23.

路新强，胡燕，肖文彬.1992. 羌活提取物对实验性心律失常的保护作用［J］. 军事医学科学学院院刊，16（4）：272.

马玉林，李建民，马莉等.2010. 药用植物羌活的研究进展［J］. 安徽农业科学，38（24）：13092－13093.

溥发鼎，王萍莉，郑中华等.2000. 重订羌活属的分类［J］. 植物分类学报，38（5）：4301.

秦彩玲，张毅，刘婷等.2000. 中药羌活有效成分的筛选试验［J］. 中国中药杂志，25（10）：639.

宋逸民.2002. 羌活在妇科疾病中的应用［J］. 河北中医，24（1）：28－29.

王一涛，杨奎，王家葵等.1996. 羌活的药理学研究［J］. 中药药理与临床，（4）：12.

王幼平，溥发鼎，王萍莉等.1996. 羌活属系统分类研究［J］. 云南植物研究，18（4）：4241.

吴征镒.1979. 论中国植物区系的分区问题［J］. 云南植物研究，1（1）：11.

肖永庆，谷口雅彦，刘晓宏等.1995. 中药羌活中的香豆素［J］. 药学学报，30（4）：274－279.

徐惠波，孙晓宏，赵全成等.1991. 羌活挥发油的药理作用研究［J］. 中草药，22（1）：28.

张明发，沈雅琴，朱自平等.1996. 羌活的镇痛抗炎抗血栓形成作用研究［J］. 中医药研究，（6）：51.

张鹏，杨秀伟.2008. 羌活化学成分进一步研究［J］. 中国中药杂志，33（24）：2918－2921.

张小丽，谢人明，冯英菊.2000. 四种中药对血小板聚集性的影响［J］. 西北药学杂志，15（6）：260－26.

周毅，蒋舜媛，马小军等.2003. 羌活资源危机和保护［J］. 中草药，34（10）：121.

佐藤规子.2002. 羌活中抑制金黄色葡萄球菌的活性成分［J］. 国外医学中医中药分册，24（4）：249.

水柏枝属 （*Myricaria*）

科名：柽柳科（Tamaricaceae）
属名：水柏枝属（*Myricaria*）

资源分布： 1825 年法国学者 Desvaux 将水柏枝属（*Myricaria*）植物从柽柳属（*Tamarix*）中分出修订而成。水柏枝属植物为落叶灌木，稀为半灌木，直立或匍匐。该属全世界有 13 个种，喜马拉雅为其分布中心，主要分布于我国西藏及其邻近的地区（张鹏云和张耀甲，1990）。我国有 10 种，其中特有种 5 种 1 变种，主要分布于西北和西南地区，生长在河谷砂砾地、湖边沙地，砾石质山坡及冰川雪线以下溪边。该属植物西藏最多，有 9 种，其次为青海 8 种，甘肃和云南 6 种，新疆、山西和四川各 5 种，河南、陕西和宁夏各 4 种，内蒙古 2 种，河北、湖北各 1 种。

民间药用：该属植物大多为民间药用植物，并具有生态保护作用，有些为重要的饲用植物。如，三春水柏枝（*M. paniculata*）及河柏（*M. alopecuroides*）的嫩枝可入蒙药，名"巴勒古纳"，可清热、燥协日乌素、透疹、敛毒，主治毒热、陈热、伏热、热症扩散、肉毒症、协日乌素、血热、麻疹（国家中医药管理局《中华本草》编委会，2004；朱亚民，1993）。宽叶水柏枝（*M. platyphylla*）嫩枝入蒙药，能发表透疹（内蒙古植物志编辑委员会，1989）。水柏枝（*M. germanica*）和宽苞水柏枝（*M. bracteata*）全草入藏药，名"翁布"，有清热解毒、发散透疹、治黄水病的功效（中国科学院西北高原研究所，1991）。

化学成分分析：该属植物主要的化学成分有黄酮、三萜以及芳香酸等。近年来国内学者对化学成分和药理作用研究比较多的有三春水柏枝（*M. paniculata*）、河柏（*M. alopecuroides*）和宽叶水柏枝（*M. platyphylla*）等3种。

1. 黄酮

黄酮类化合物是目前水柏枝属植物中分离得到数量最多的一类化合物。黄酮的代表性化合物为鼠李素、异鼠李素、槲皮素、山奈酚及柽柳素等以及以这些化合物为苷元的黄酮苷（周嵘等，2006；Zhao&Liu，2005）。

2. 三萜

三萜类化合物是水柏枝中比较有特征的次级代谢产物，代表性化合物包括以蒲公英烷、乌索烷、无羁萜醇为母核的三萜。如，李帅等从三春水柏枝（*M. paniculata*）中分离到3-羰基-14-taraxeren-28-醛、3-羰基-14-taraxeren-28-醇、表无羁萜myricarin A 和 B（李帅等，2007；Li, et al.，2005）。

3. 芳香酸

以没食子酸为代表的小分子芳香酸也是水柏枝属植物中的一类主要成分。研究者分别从宽苞水柏枝（*M. bracteata*）和小花水柏枝（*M. wardii*）中分离到没食子酸和没食子酸乙酯（Zhao&Liu，2005）。李帅等还从三春水柏枝（*M. paniculata*）中分离到 methyl 3, 5-dihydroxy-4-methoxy-benzoate（Li, et al.，2005）。

药理作用

1. 抑菌作用

以生理盐水作为对照，采用滤纸片扩散法测量藏药翁布70%的醇提取物和水提取物的抑菌效果，对8种菌即枯草芽孢杆菌、梭状芽孢杆菌、金黄色葡萄球菌、变形杆菌、痢疾杆菌、八叠球菌、巨大芽孢杆菌、四联球菌等均有明显的抑菌作用，最低抑菌浓度均为5%以下，且水提物的抑菌效果好于醇提物（鲍敏等，2005a；2006）。Gonchig E 等（2008）研究发现河柏全草75%醇提物的乙酸乙酯部分对大肠杆菌、粪肠球菌、金黄色葡萄球菌、绿脓杆菌具有不同程度抑制作用，对金黄色葡萄球菌的抑制作用最为明显。Ahmad et al.（2008）研究发现秀丽水柏枝的六种五环三萜类成分对大肠杆菌、弗氏志贺菌、枯草杆菌、金黄色葡萄球菌、伤寒沙门菌、绿脓杆菌具有不同程度的抑制作用。

2. 抗疲劳作用

藏药翁布水提取物对同运动量组和力竭运动组的给药组小鼠心肌过氧化物酶（POD）活性无明显影响，但使脂质过氧化物（LPO）含量明显下降，力竭运动组的给药小鼠游泳时间明显长于对照组。此外，藏药翁布水提物各剂量组可使同运动量小鼠肌肉组织 SOD 酶活性明显提高，LPO 含量显著下降，力竭运动的给药小鼠游泳时间明显长于运动对照组。这些均提示藏药翁布具有抗疲劳功能（鲍敏等，2005b）。金兰等（2005）报道，藏药翁布水提物还可改变力竭运动小鼠心肌 POD 同工酶的表达，提示翁布引起的小鼠心肌 POD 同工酶酶谱的变化与小鼠抗氧化能力增强有关。

3. 抗炎镇痛作用

藏药翁布水提物可显著抑制二甲苯所致小鼠耳廓肿胀，并可降低二甲苯致急性炎症小鼠模型肌肉组织中超氧化物歧化酶（SOD）的活性，还可以显著降低炎症区域毛细血管的通透性，显著抑制棉球肉芽组织增生，并显著提高小鼠的痛阈值，明显延长痛阈时间，减少小鼠的扭体次数（曾阳等，2005）。

4. 其他作用

藏药翁布提取物显著降低 CCl_4 所致小鼠血清中的 ALT、AST 活力（$P < 0.001$），提高肝脏中 SOD 活性（$P < 0.05$），降低 LPO 的含量（$P < 0.01$）。说明藏药翁布对 CCl_4 所致的肝损伤有一定的保护作用（鲍敏等，2010）。藏药翁布水提物还可提高胸腺指数、脾脏指数，增加单核吞噬细胞系统廓清功能，有增强免疫作用。

参考文献

Ahmad M, Ahmad W, Khan S, et al. 2008. New antibacterial pentacyclic triterpenes from Myricaria elegans Royle (tamariscineae). J. Enzy. Inhib. Med. Chem., 23 (6): 1023 – 1027.

BandyukovaVA, Dzhumirko SF. 1970. Flavonolglycosides from some plants in the Teberd awildlife preserve [J]. Khim1Prir1Soedin1, 6 (2): 2701.

Gonchig E, Erdenebat S, Togtoo O, et al. 2008. Antimicrobial activity of Mongolian medicinal plants. Natural Product Sciences, 14（1）：32 – 36.

　　Li S, Dai JS, Chen RY, et al. 2005. Triterpenoids from the stem of Myricaria paniculata［J］. Journal of Asian Natural Products Research, 7（3）：253 – 2571.

　　Zhao DB, Liu XH. 2005. Separation and Determination of Six Active Components in TwoMyricariaPlants by Capillary Chromatography［J］. Chromatographia, 61：643 – 6461.

　　鲍敏, 陈振宁, 曾阳等. 2005a. 藏药翁布体外抑菌作用研究［J］. 山东中医杂志, 24（12）：746 – 747.

　　鲍敏, 罗桂花, 曾阳等. 2005b. 藏药翁布对运动小鼠超氧化物歧化酶活性及脂质过氧化作用的影响. 中成药, 27（11）：1348 – 1350.

　　鲍敏, 曾阳, 陈振宁等. 2010. 藏药翁布提取物对 CCl₄ 所致小鼠肝损伤的保护作用研究. 青海师范大学学报（自然科学版）, 01：43 – 46.

　　鲍敏, 曾阳, 米琴等. 2006. 藏药翁布不同提取物的体外抑菌实验研究［J］. 时珍国医国药, 17（08）：1410 – 1411.

　　国家中医药管理局《中华本草》编委会. 2004. 中华本草·蒙药卷［M］. 上海：科学技术出版社：138 – 139.

　　金兰, 罗桂花, 曾阳等. 2005. 藏药翁布对力竭运动小鼠心肌过氧化物酶同工酶的影响［J］·四川中医, 23（4）：13 – 14.

　　喇晓琴, 张颖君, 曾阳. 2010. 水柏枝属植物的化学成分及生物活性研究进展［J］. 青海师范大学学报（自然科学版）,（4）：52 – 56.

　　李帅, 陈若芸, 于德泉. 2007. 三春水柏枝化学成分的研究［J］. 中国中药杂志, 32（5）：403 – 4061.

　　内蒙古植物志编辑委员会. 1989. 内蒙古植物志［M］. 第二版. 第三卷. 呼和浩特：内蒙古人民出版社, 528 – 529.

　　曾阳, 陈振宁, 罗桂花等. 2005. 藏药翁布对急性炎症模型小鼠超氧化物歧化酶的影响［J］. 山东中医杂志, 24（04）：236 – 237.

　　张鹏云, 张耀甲. 1990. 中国植物志. 柽柳科［M］北京：科学出版社, 50（2）：167 – 176.

　　中国科学院西北高原研究所. 1991. 藏药志［M］. 西宁：青海人民出版社, 318.

　　周嵘, 汪涛, 杜新贞. 2006. 宽苞水柏枝化学成分研究［J］. 中国中药杂志, 31（6）：474 – 4761.

　　朱亚民. 1993. 内蒙古植物志［M］. 第二卷. 呼和浩特：内蒙古人民出版社, 208 – 210.

獐芽菜属（*Swertia*）

科名：龙胆科（Gentianaceae）

属名：獐牙菜属（*Swertia*）

　　资源分布：獐牙菜属植物为多年生草本。该属植物全世界共有170个种，主产于青海、西藏、四川及云南等地，是藏族、彝族等少数民族常用的植物药源（朱钰叶等，

2008）。我国约有 80 个种，主要分布在西南地区，仅云南就有 38 种。代表种有双斑獐牙菜（S. bimaculata）、西南獐牙菜（S. cincta）、川东獐牙菜（S. davidii）等。

民间药用：獐牙菜属中的多种植物在我国民间已有悠久的入药历史。在西藏、青海、甘肃等高寒地区，该属植物俗称藏茵陈，是我国藏族历史悠久的贵重八珍藏药之一（贾敏如和李星炜，2005）。早在公元 8 世纪就已经广泛用于治疗肝胆疾病。藏医学经典著作《四部医典》中所记载的藏药獐牙菜，全草入药，性寒、味苦，具有清热解毒、清肝利胆之功效，主治黄疸型肝炎、肝硬化、肝腹水（郭爱华，2005；纪兰菊和保怡，2004）等症。药用獐芽菜基源植物包括有现代的抱茎獐芽菜（S. franchetiana H. Smith）、北方獐芽菜（S. diluta Turcz）和显脉獐芽菜 [S. nervosa（G. Don）Wall]、叶萼獐牙菜（S. calycina Franch）、川东獐牙菜（S. davidii Franch.）、红直獐牙菜（S. erythrosticta Maxim.）、青叶胆（S. mileensis T. N. Ho et W. L. Shih）、观赏獐牙菜（S. decora Franch.）等十几种。

化学成分分析：该属植物主要的化学成分有𠮟酮及其苷类化合物、环烯醚萜及其苷类化合物，以及三萜及其苷类化合物和黄酮及其苷类化合物等。近年来国内学者对化学成分和药理作用研究比较多的有抱茎獐芽菜（S. franchetiana H. Smith）、北方獐芽菜（S. diluta Turcz）和显脉獐芽菜（S. nervosa（G. Don）Wall）、叶萼獐牙菜（S. calycina Franch）、川东獐牙菜（S. davidii Franch.）、红直獐牙菜（S. erythrosticta Maxim.）、青叶胆（S. mileensis T. N. Ho et W. L. Shih）、观赏獐牙菜（S. decora Franch.）等。

1. 𠮟酮及其苷类化合物

𠮟酮及其苷类化合物普遍存在于獐牙菜属植物中，𠮟酮母核为苯并色原酮（图 4-9），呈平面结构，有 8 个位置可被取代，氧代位置以 1，3，5，7，8 位最常见，6，4，2 位次之。从 1990 年以来已分离得到超过 50 种该类化合物。代表性化合物如，周慧敏（1990）等从大籽獐牙菜中分离的大籽獐牙菜苷、芒果苷、1，5，8-三羟基-3-甲氧基𠮟酮及 1，5，8-三羟基-3-甲氧基𠮟酮-8-O-β-D-吡喃葡萄糖苷。王世盛等报道抱茎獐牙菜中三个𠮟酮 1，7-二羟基-3，8-二甲氧基𠮟酮、1-羟基-2，3，5，7-四甲氧基𠮟酮、1-羟基-2，3，4，5-四甲氧基𠮟酮。卞庆亚（1996）等从抱萼獐牙菜中分离得到八个𠮟酮苷和苷元。肖怀（肖怀和刘光明，2001）等从观赏獐牙菜中分离得到 1-羟基-4，5，6，7-四甲氧基𠮟酮、1，3，8-羟基-2，5-二甲氧基𠮟酮。谭桂山（2002）等从川东獐牙菜中得到 1，8-二羟基-3，4，7-三甲氧基𠮟酮。其他还有，红直獐牙菜中首次分得 1-O-β-D-吡喃葡萄糖-3，7，8-三羟基𠮟酮（李玉林和丁晨旭，2002），祁连獐牙菜中首次分离得到 1，3，7，8-四羟基𠮟酮、1-O-β-D-吡喃葡萄糖苷-7-羟基-3，8-二甲氧基𠮟酮、1-O-β-D-吡喃葡萄糖苷-8-羟基-3，7-二甲氧基𠮟酮、7-O-β-D-吡喃葡萄糖苷-1，8-二羟基-3-甲氧基𠮟酮等（潘莉和王明奎，2002）。

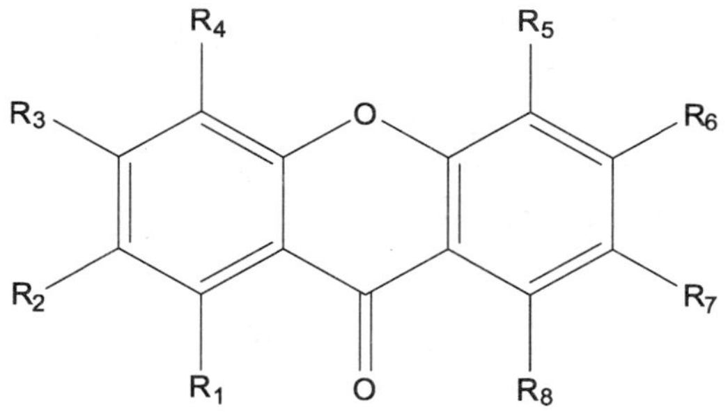

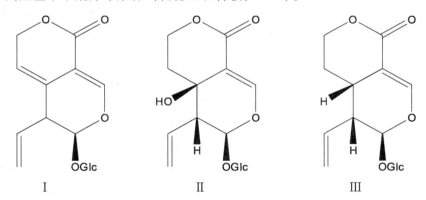

图 4 - 9　獐牙菜属植物中咄酮类化合物母核

2. 环烯醚萜及其苷类化合物

该类化合物是獐芽菜属植物另一类特征性代谢产物，在其植物化学分类学上有很重要的意义。獐牙菜属环烯醚萜类化合物主要是裂环烯醚萜类，且 C - 1 的 - OH 很活泼，易与糖结合。具体分为马钱素类、獐牙菜苷类、獐牙菜苦苷类、龙胆苦苷类及裂番木鳖酸类。（图 4 - 10）代表性的化合物如龙胆苦苷（Ⅰ）、当药苦苷（Ⅱ）和当药苷（Ⅲ）。姜燕（1990）从青叶胆中分离到了 2′ - 乙酰基当药苦苷，罗跃华和聂瑞麟（1992）则从狭叶獐牙菜中分离得到狭叶獐牙菜苦苷、狭叶獐牙菜苷，伸梗獐牙菜中分离出 2′ - 间羟基苯甲酰獐牙菜苷（孔德云和蒋毅，1995）。

图 4 - 10　獐牙菜属植物中环烯醚萜苷类化合物

3. 三萜及其苷类化合物

獐牙菜属多种植物中也发现了三萜及其苷类化合物。代表性化合物有从金沙青叶胆、川西獐牙菜、美丽獐牙菜、西南獐牙菜等中分出的齐墩果酸、熊果酸、常春藤皂苷元、β - 香树脂醇、3 - β - 羟基羽扇豆 - 13（18） - 烯等。而三萜苷类有，獐牙菜皂苷、2α，3β - 二羟基齐墩果酸 - 12 烯 - 28 - 羟酸 - 28 - O - β - D - 吡喃葡萄糖苷 - （1

→6) - β - D - 吡喃葡萄糖苷 - (1→2) β - D - 吡喃葡萄糖苷等（于莹，2009）。

4. 黄酮及其苷类化合物

獐牙菜属植物中的黄酮类化合物多以苷类形式存在。代表性化合物有（Wang JN, et al., 1994；Pant, et al., 2000）当药黄素（6 - C - β - D - 吡喃葡萄糖苷芫花素）、异当药黄素、异日当药黄素、日当药黄素。其他还有芹菜素苷。

5. 其他类化合物

獐牙菜属植物中还含有龙胆碱、gentiocrucine 和 enicoflacine 等生物碱（Pant N, et al., 2000）以及 β - 谷甾醇等。

药理作用

1. 保肝利胆作用

本属多数植物具有保肝作用，民间多应用于治疗各种肝炎、胆囊炎，还有防止肝硬化的作用。抱茎獐牙菜的乙醇提取物对 CCl$_4$ 引起的肝损伤小鼠有显著的降酶作用（卞庆亚等，1996）。云南獐牙菜的水煎剂能促进正常大鼠胆汁分泌，提高胆汁流量，对肝细胞功能有保护作用（王芸和杨峻山，1992）。Reen et al.（2001）用 CCl$_4$ 和 AAP（乙酚氨基酚）诱导的原代单层大鼠体外培养肝细胞损伤模型，筛选了 8 种印度产獐牙菜属植物不同提取部位的肝保护作用，结果发现大部分植物的甲醇、己烷和正丁醇提取部位的提取物均有不同程度的保肝作用，而氯仿部分活性稍弱或增加肝毒胜。*S. chirata* 的甲醇提取物有明显保护作用，其中氯仿萃取部分的肝保护作用更强，而正丁醇部分作用不明显，表明氯仿部位是肝保护活性的主要有效部位。彭芳等人（2002）采用 CCl$_4$ 及 BCG/LPS 造成小鼠肝损伤模型，观察紫红獐牙菜提取物对模型小鼠血清转氨酶（ALT、AST）和肝组织中的丙二醛（MDA）含量的影响，同时观察肝组织病理改变。结果表明紫红獐牙菜提取物能明显降低由 CCl$_4$ 引起的小鼠血清 ALT、AST 的升高，缓解肝组织病变，减轻肝脏水肿；而对 BCG/LPS 所致小鼠血清 ALT、AST 的升高无明显降低作用，但能降低肝组织中 MDA 含量及肝脏和脾脏指数，同时也能缓解肝组织病理改变。此实验结果说明紫红獐牙菜提取物具有一定保肝降酶及抗氧化作用，对 CCl$_4$ 肝损伤的保护作用比对 BCG/LPS 性肝损伤的保护效果好。另有实验发现，藏药獐牙菜的有效成分獐牙菜苦苷对 D - 氨基半乳糖（D - GalN）引起的大鼠肝损伤有明显的治疗作用，它可以降低 ALT 含量，减轻肝细胞质空泡变性，疏松变性和肝细胞坏死。涂民等（2001）应用川西獐牙菜制剂藏茵陈注射液治疗急性黄疸性肝炎 42 例，用药 4 周后临床症状明显好转，且未发现任何毒性反应及副作用，目前此类制剂已制成藏茵陈片、乙肝片等多种剂型。曾伟导等人（2004）选取 124 例慢性乙型肝炎患者随机分为治疗组

（64 例）和对照组（60 例），对照组常规给予肝安、强力宁、肝泰乐治疗，而治疗组在对照组用药基础上加用藏茵陈胶囊，观察两组患者综合疗效、肝功能及乙肝病毒标志物的变化情况，以观察藏茵陈胶囊对慢性乙型肝炎的临床疗效。观察结果表明，藏茵陈胶囊对慢性乙型肝炎患者具有较好的保肝退黄、抗病毒作用，对患者肝功能恢复有明显效果，是临床治疗慢性乙型肝炎较好的药物。张秀桥等（2006）将贵州獐牙菜叫酮类提取物 4、6 分别作用于 HBV – DNA 转染人肝癌细胞系 2215 细胞，通过检测第 8 天的细胞培养液中 HBsAg、HBeAg 的变化来评价獐牙菜属植物抗 HBV 作用效果。实验显示贵州獐牙菜叫酮类提取物 4 的多数浓度对 HBsAg、HBeAg 表达有显著抑制作用。田峦鸢等（2006）在对 2215 细胞最大无毒浓度范围内，观察紫红獐牙菜醋酸乙酯提取部位抗乙型肝炎病毒的作用，结果显示紫红獐牙菜醋酸乙酯提取物对乙型肝炎病毒转染的 2215 细胞培养液中 HBsAg、HBeAg 有显著抑制作用，说明其有抗 HBV 的作用。

2. 抗炎、抗病毒作用

獐牙菜属植物在民间广泛用于治疗各种炎症，包括咽喉炎、扁桃体炎、结膜炎、骨髓炎等。赵旭升等（2007）实验显示红直獐牙菜对角叉菜胶引起的小鼠脚肿胀和十四烷佛波醇乙脂引起的小鼠耳肿胀抑制率达 44.4%。乔慧军等（2005）用二甲苯、醋酸作为致炎因子，观察紫红獐牙菜对实验性炎性渗出和肿胀的影响，以了解紫红獐牙菜的抗炎效果。实验显示，紫红獐牙菜 3 个剂量组均能明显抑制二甲苯所致小鼠耳廓肿胀度。

3. 其他作用

方春生等（2003）将紫红獐牙菜总提物应用于 10% 葡萄糖或 240mg/kg 肾上腺素造成的小鼠生理性高血糖模型及 80mg/kg 四氧嘧啶所造成的小鼠糖尿病模型，发现能降低葡萄糖及肾上腺素性高血糖小鼠的血糖水平，改善小鼠对葡萄糖耐受力，能降低嘧啶性糖尿病小鼠血糖水平，减少动物饮水量，结果显示其具有一定降糖和较好改善糖尿病临床症状的作用。

吕小满等（2006）采用炭末推进法、离体标本运动实验法研究紫红獐牙菜对在体及离体肠肌的作用及可能的机理。实验显示，高、低剂量组的紫红獐牙菜对乙酰胆碱及组胺引起的豚鼠离体肠肌痉挛均有显著的解痉作用。

藏药獐牙菜是一种天然的药物，除具有保肝、消炎、抗病毒、保护中枢神经、保护消化道、降血糖的生物活性外，还具有抗真菌、抗原虫、促进毛发生长、护肤以及治疗心血管疾病等多种药理作用。且藏药獐牙菜有毒副作用小、安全性高、来源丰富的优点，在临床应用方面有着广阔的前景。目前国内外对藏药獐牙菜研究较多，特别是有关提取分离及药理作用，但很多药理作用机制尚处于研究探索阶段，复方制剂的研究相对较少，并受现有剂型生物利用度低的限制，这些原因使得藏药獐牙菜所具有的生物活性不能被充分应用。因此，进一步研究其药理作用机制、开发新的复方制剂和解决生物利用度低是增强临床应用的重要途径（李冬梅等，2007）。

参考文献

Pant N，Jain DC，RSB hakuni. 2000. Phytoehemical S from genus swertia and their biological activities [J]. Indian Journal of Chemistry，39：565 – 586.

Reen PK，Karan M，Singh K，et al. 2001. Screening of various Swertia speeies，extracts in Primary monotayer cultures of rat hepatocytes against CCI$_4$ and paracetamol induced toxicity [J]. J. Ethnopharmacol.，75：239 – 247.

Wang JN，Hou CY，Liu YL. 1994. Swertia fran Cheside，An HIV reverse transeriptase inhibitor and the first flavone – xanthone Dimer from Swertia frane hetiana [J]. Journal of Natural Products 57（2）：211 – 247.

卞庆亚，侯翠英，陈建民. 1996. 抱萼獐牙菜的化学成分研究 [J]. 天然产物研究与开发，10（1）：1 – 5.

方春生，彭芳，杨在康等. 2003. 紫红獐牙菜对实验性糖尿病保护作用的研究 [J]. 中国中医药科技，10（2）：96 – 97.

郭爱华. 2005. 龙胆科獐牙菜属药用植物化学成分和药理作用的研究进展 [J]. 山西中医学院学报，6（1）：57 – 59.

纪兰菊，保怡. 2004. 15 种獐牙菜属植物中主要药用成分的高效液相色谱测定 [J]. 西北植物学报，（7）：1298 – 1302.

贾敏如，李星炜. 2005. 中国民族药志要 [M]. 北京：中国医药科技出版社，591 – 593.

姜燕. 1990. 瑝牙菜属植物化学成分的研究概况 [J]. 国外医药植物药分册，5（3）：99 – 103.

李冬梅，肖怀，刘光明. 2007. 獐牙菜属植物研究进展 [J]. 大理学院学报，6（2）：77 – 80.

李玉林，丁晨旭. 2002. 红直獐牙菜的苷类成分 [J]. 中草药，33（2）：104 – 106.

吕小满，徐芳雄，彭芳. 2006. 紫红獐牙菜对在体及离体肠肌的影响 [J]. 大理学院学报，5（8）：73 – 75.

潘莉，王明奎. 2002. 祁连獐牙菜化学成分研究 [J]. 中草药，33（7）：583 – 586.

彭芳，刘晓波，方春生等. 2002. 紫红獐牙菜对实验性肝损伤的保护作用 [J]. 中药新药与临床药理，13（6）：376 – 408.

乔慧军，赵兴涛，彭芳. 2005. 紫红獐牙菜抗炎作用的实验研究 [J]. 大理学院学报，4（5）：38 – 40.

田峦鸢，陈家春等. 2006. 紫红獐牙菜醋酸乙酯部位体外抗乙型肝炎病毒作用的研究 [J]. 湖北中医学院学报，8（1）：5 – 7.

涂民. 2001. 藏茵陈的科属药理与应用 [J]. 实用医技杂志，8（6）：478.

王芸，杨峻山. 1992. 樟牙菜属植物的研究概况 [J]. 天然产物研究与开发，（3）：99 – 114.

肖怀，刘光明. 2001. 观赏獐牙菜中新叫酮苷的化学成分 [J]. 中国药学杂志，36（5）：302 – 304.

于莹.2009.樟牙菜的化学成分研究［D］.大连理工大学硕士论文.

曾伟导，吴其恺，林志荣等.2004.藏茵陈胶囊治疗慢性乙型肝炎64例［J］.中西医结合肝病杂志，14（04）：230-23.

张秀桥，黄凤娇，陈家春等.2006.獐牙菜中呫酮类提取物抗HBV体外实验研究［J］.中药材，29（7）：696-698.

赵旭升，林鹏程.2007.高效液相色谱同时测定红直獐牙菜5种有效成分的含量［J］.安徽农业科学，35（13）：3789-3790.

周慧敏、刘永灌.1990.大籽獐牙菜中大籽獐牙菜苷的结构［J］.药学学报，25（2）：123-126.

朱钰叶，张喜德，张洪泉.2008.藏药獐牙菜属植物的药理研究进展［J］.中国野生植物资源，27（1）：5-7.

第五章　西北民族地区（新疆、宁夏、甘肃、内蒙古）药用植物化学成分与药理作用

　　西北地区主要包括新疆、宁夏、甘肃和内蒙古四个省区。总面积约340万平方公里，超过国土总面积的1/3。新疆少数民族主要是维吾尔族、哈萨克族、回族、柯尔克孜族、蒙古族、锡伯族、塔吉克族、乌孜别克族、满族、达斡尔族、俄罗斯族、塔塔尔族等13个民族。宁夏和甘肃的少数民族主要是回族，而甘肃省还有东乡族、裕固族、保安族3个特有的少数民族。内蒙古少数民族为蒙古族，约占全区人口的17%。

　　西北地区位于我国内陆腹地，其地理纬度和海拔高度都比较高。由于夏季来自东南海洋上的湿润气流很难到达该地区，该区气候干燥，冬寒夏暑，昼热夜凉，年、日温差都比较大，具有显著的大陆性气候特点。

　　受气候条件影响，尤其是该区域水分条件的差异，导致了区内自然植被由东向西沿经度方向更替，从半干旱草原、荒漠草原，直到干旱荒漠，表现出明显的经度性地带分布。与该地区的干旱环境相适应，植物类型以草本植物、旱生植物等为主。其中新疆维吾尔自治区自然分布的药用植物有2014种，宁夏回族自治区自然分布的药用植物有917种，内蒙古自治区自然分布的药用植物有1070种，甘肃省自然分布的药用植物约有2000种。

　　本章选取西北地区产量丰富、分布广泛的16属药用植物，对其资源分布、民间用途、化学成分及药理作用进行论述。

阿魏属　(*Ferula*)

科名：伞形科（Umbelliferae）

属名：阿魏属（*Ferula*）

资源分布：阿魏属植物为多年生一次结果或多次结果草本。全世界约有150种，主要分布于地中海、中亚及其邻近地区。我国有26种1变种，主要分布于新疆。阿魏属不同种类生长的土壤类型有所不同，但其分布区大多为内陆干旱荒漠地区，属大陆性气候，具有干旱少雨，夏热冬寒，气温变化剧烈，日照长，日温变化大等特点（单人驿，

1992；沈冠冕，1986）。

民间用途：阿魏属植物药用我国最早记载见于《唐本草》，其后历代本草均有记载。该属植物药材采自植物产生的树脂，根据植株有无葱蒜样臭味而分为臭阿魏和香阿魏两种。我国传统用的阿魏属于臭阿魏类。中国药典（2010）收载的是新疆阿魏（*F. sinkiangensis* K. M. Shen）和阜康阿魏（*F. fukanensis* K. M. Shen）的树脂。性苦、辛、温。归肾、胃经，具有止痢、消积、解毒等功效，常用于治疗消化系统疾病。

化学成分分析：阿魏属植物的特征次级代谢产物主要为倍半萜香豆素类、单萜及倍半萜类、含硫化合物和甾体类化合物等。系统研究过的属内植物有：*F. sinkiangensis* K. M. Shen、*F. fukanensis* K. M. Shen、臭阿魏 *F. teterrima* Kar. Etkir、多伞阿魏 *F. ferulaeoides*（Setud.）Korov 等 16 种。

1. 倍半萜香豆素

倍半萜香豆素是最早从阿魏属植物中得到的一类化合物，也是其特征次级代谢产物。该类化合物的结构特征是，基本都是 7 – 羟基香豆素（伞形花内酯）的 7 位羟基以醚键与倍半萜单元相连，故称为倍半萜香豆素。其中，香豆素部分绝大多数为伞形花内酯，极少数有呋喃香豆素。倍半萜部分根据碳链的环可分为链状、单环、双环。观察其结构单元可知，倍半萜香豆素结构的多样性来自于倍半萜部分。倍半萜丰富的骨架类型衍生了阿魏属丰富的倍半萜香豆素，其中双环倍半萜形成的香豆素数量最多，超过了 50 个。代表性的链状倍半萜香豆素如 umbelliprenin（图 5 – 1），它也是其他倍半萜取代基的母体。当其 4'，5' 或者 9'，10' 位相连便构成了单环倍半萜，如 Farnesieferol B（图 5 – 1）。当两处同时相连则形成了双环倍半萜香豆素，代表化合物如 Conferol（R_1 = H，R_2 =（– OH）（图 5 – 1）（叶林，2006）。

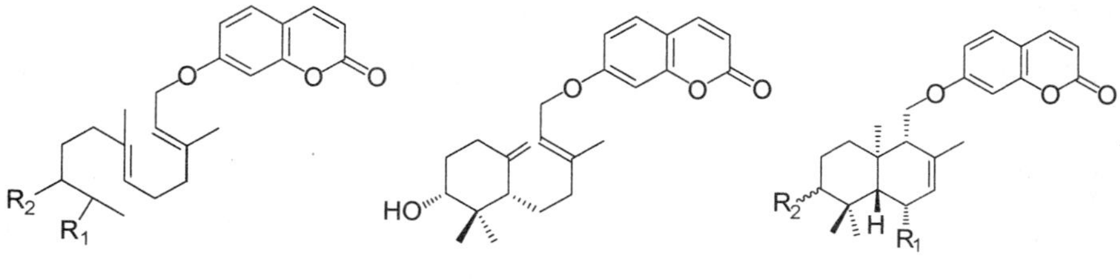

图 5 – 1　阿魏属植物中倍半萜香豆素 umbelliprenin、Farnesieferol B、Conferol

2. 单萜及倍半萜类化合物

阿魏属植物的挥发油中含大量单萜类化合物，其骨架类型主要为月桂烷型，也有对薄荷烷型、松节烷型、侧柏烷型、蒈烷型和小茴香烷型等。倍半萜类化合物是阿魏属植物的第二种特征次级代谢产物，该属植物中倍半萜类化合物结构类型以胡萝卜烷型为基本骨架（图 5 - 2），也有蛇麻烷型、吉马烷型、愈创木烷型、桉叶烷型和艾里莫芬烷型等。这些倍半萜类化合物除少数游离外，多与脂肪酸、芳香醇成酯存在（宋东伟等，2005；邢亚超等，2012）。

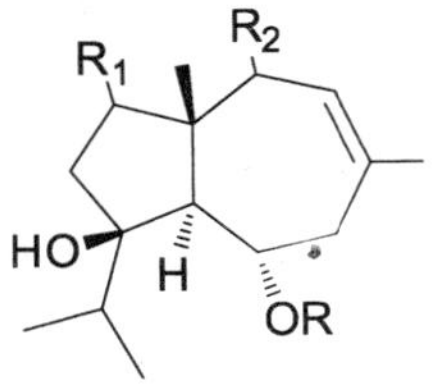

图 5 - 2　胡萝卜烷型骨架

3. 含硫化合物

多硫化合物对阿魏属植物分类学有重要意义，其主要存在于新疆阿魏、阜康阿魏、臭阿魏及圆锥茎阿魏等具有强烈的葱蒜臭味的植物中。根据硫元素的数量，多硫化合物可分为二硫、三硫、硫代二硫及双二硫化合物。仲丁基丙烯基二硫化合物是多种阿魏具有蒜臭味的主要原因。近些年从属内植物中分离得到了 foetisulfides A、C（Lee et al，2009）和 persicasulfides A、B（Iranshani et al.，2003；Mirjani et al.，2005）等。

4. 其他类化合物

从国内 16 种阿魏属植物中分离得到的黄酮苷元多为伞形科植物中常见的槲皮素、山柰酚及芹菜素（杨俊荣，2006）。Iranshahi et al.（2008）等从阿魏属中分离得到了谷甾醇 - 3 - O - β - 葡萄糖苷、豆甾醇 - 3 - O - β - 葡萄糖苷等甾体类化合物。此外，阿魏属植物中还含有三萜皂苷类，如 Sandrosaponins X、IX、XI（Ibraheim et al.，2012）和聚乙炔类 9 - epoxyfalcarin diol（Dall'Acqua et al.，2010）等。

药理作用

阿魏具有抗生育、抗凝血、抗高血压、免疫抑制、解热、镇痛、抗炎、驱虫止痉等功效，阿魏化学成分中的香豆素类和萜类为主要活性成分。

1. 对生殖系统的影响

董金香等（1990）报道，给妊娠 7 天的大鼠宫腔内注射阿魏的挥发油，5 天后解剖，结果明显降低给药前妊娠大鼠胚胎数。杨宗孟等（1982）用阿魏水煎剂给妊娠后的小鼠腹腔注射，于投药 5 天后处死解剖，结果表明有一定抗早孕效果，抗着床效果明显，影响孕卵着床作用。

2. 抑菌杀虫作用

伊朗学者从阿魏属植物中发现的胡萝卜烷型的倍半萜类化合物能有效抑制金黄色葡萄球菌、大肠杆菌、曲霉菌和白色念珠菌（Iranshahi et al.，2008）。印度学者研究表明阿魏植物醇提取液能杀灭血吸虫中间宿主钉螺（Kumar & Singh，2006）。阿魏煎剂在体外对人型结核杆菌有抑制作用（1：1600）。阿魏与硫磺、槟榔及肉桂合用，作成煎剂预先给小鼠，可减少小鼠感染血吸虫尾蚴后成虫发育率（江苏新医学院，1986）。

3. 对免疫系统的作用

张洪泉和胡坚（1986）研究发现新疆阿魏挥发油水乳剂能阻止过敏介质释放及肥大细胞脱颗粒，能明显抑制兔 Arhtus 反应，对卵蛋白诱喘的豚鼠，能明显延长引喘潜伏期，并能直接拮抗组胺和 SRSA 对呼吸道的收缩作用。此外，张洪泉等（1986）还研究发现新疆阿魏其挥发水乳剂，腹腔注射 5 天，每天 2 次，可使大鼠腹腔巨噬细胞、小鼠血浆及脾组织和豚鼠气管平滑肌内 cAMP 含量明显增加，并降低腹腔巨噬细胞及气管平滑肌内 cGMP 的含量，从而使后者组织内 cAMP/cGMP 的比值增加，这就进一步揭示了其免疫抑制、抗过敏作用的机理。

4. 抗炎作用及解热镇痛作用

阿魏洛芬肌注或腹腔注射对小鼠二甲苯耳廓炎症、大鼠角叉菜胶性足肿胀和急性胸膜炎以及巴豆油性肉芽肿也都有明显抗炎作用，剂量范围在 50—100mg/kg 之间，并呈一定的量效关系。叶尔波等（1993）对新疆三种阿魏的抗炎作用进行了比较，结果表明三者对角叉菜胶引起的足跖肿胀和家兔毛细血管通透性均有显著的抑制作用。熊元君等（1993）研究表明新疆阿魏、乌恰阿魏、多伞阿魏对大鼠应急溃疡、乙酰水杨酸药性胃溃疡有显著的防治作用。

5. 其他作用

新疆阿魏水煎剂及水—醇提取液对离体蛙心能降低振幅，增加心率，静脉注射于犬，可使血压短暂降低，阿魏草的 10% 水浸出液静脉注射于犬及大鼠，或于体外均具有抗凝血作用。此外，还有兴奋神经作用及祛痰作用。新疆少数民族用臭阿魏类的根或油胶树脂治疗某些癌症，如食道癌、胃癌、子宫癌等，具有十分独特的疗效。曲范波等（2004）报道了阿魏化痞膏加碱治疗卵巢癌性疼痛有明显疗效，认为本方能活血化痞而通络止痛。朱超林和王居祥（1998）采用浸渍法制成的魏马酊（主含阿魏），外用治疗轻中度癌性疼痛，取得了良好的临床效果，并认为该配剂具有消积止痛之功效。

参考文献

Dall'Acqua S, Maggi F, Minesso P, et al. 2010. Identification of non – alkaloid acetylcholinesterase inhibitors from Ferulago campestris (Besser) Grecescu (Apiaceae) [J]. Fitoterapia, 81 (8): 1208 – 1212.

Ibraheim ZZ, Abdel – Mageed WM, Jaspars M. 2012. Triterpenoid saponins from Ferula hermonis Boiss [J]. Biochemical Systematics and Ecology, 40: 86 – 90.

Iranshahi M, Mojarab M, Sadeghian H, et al. 2008. Polar secondary metabolites of Ferula persica roots [J]. Phytochemistry, 69 (2): 473 – 478.

Iranshani M, Amin GR, Amini M, et al. 2003. Sulfur containing derivatives from Ferula persica var. latisecta. [J] Phytochemistry, 63 (8): 965 – 966.

Kumar P, Singh DK. 2006. Molluscicidal activity of Ferula asafoetida, Syzygium aromaticum and Carum carvi and their active components against the snail Lymnaea acuminata [J]. Chemosphere, 63 (9): 1568 – 1574.

Lee CL, Chiang LC, Cheng LH, et al. 2009. Influenza A (H_1N_1) antiviral and cytotoxic agents from Ferula assa – foetida [J]. J Nat Prod, 72 (9): 1568 – 1572.

Mirjani R, Shahverdi AR, Iranshahi M, et al. 2005. Identification of antifungal compounds from Ferula persica var. persica [J]. Pharmaceutical Biology, 43 (4): 293 – 295.

单人驿, 余孟兰. 1992. 中国植物志 [M]. 北京科学出版社, 85 – 117.

董金香, 荣萌, 邱志东等. 1990. 阿魏挥发油抗早孕的药理研究 [J]. 长春中医学院学报, 6 (1): 51 – 52.

江苏新医学院. 1986. 中药大辞典 (上册). 上海: 上海科学技术出版社, 2403 – 2404.

曲范波, 吕春梅, 王浩等. 2004. 阿魏化痞膏加减治疗卵巢癌性疼痛 [J]. 中华医药杂志, 4 (2): 157

沈冠冕. 1986. 中草药丛书: 阿魏 [M]. 乌鲁木齐: 新疆人民出版社.

宋东伟, 赵文军, 吴雪萍等. 2005. 阿魏属植物化学成分及药理活性研究进展 [J]. 中成药, 27 (3): 329 – 332.

邢亚超, 李宁, 薛洁. 2012. 阿魏属植物化学成分研究进展 [J]. 沈阳药科大学学报, 29 (9): 730 – 741.

熊元君, 刘发, 叶尔波等. 1993. 新疆三种阿魏对胃肠道作用的比较 [J]. 新疆医学院学报, 16 (4): 300 – 302.

杨俊荣. 2006. 臭阿魏、新疆阿魏和多伞阿魏的化学成分研究 [D]. 北京: 中国协和医科大学硕士学位论文.

杨宗孟, 王耀庭, 吴纯清等. 1982. 中药阿魏抗生育的动物实验观察小结 [J]. 吉林中医药, 4: 42 – 43.

叶尔波, 刘发, 熊元君等. 1993. 新疆三种阿魏的抗炎与免疫抑制作用 [J]. 西北药学杂志, 8 (2): 72 – 75.

叶林. 2006. 瘤果紫玉盘和阜康阿魏化学成分的研究 [D]. 新疆: 新疆农业大学硕士学位论文.

张洪泉，胡坚.1986. 新疆阿魏抗过敏的药理作用［J］. 中药通报，11（8）：49－52.
朱超林，王居祥.1998. 魏马酊治疗轻中度癌性疼痛30例［J］. 中医研究.11（6）：18－19.

补血草属（*Limonium*）

科名：白丹花科（Plumbaginaceae）

属名：补血草属（*Limonium*）

　　资源分布：补血草属植物系盐生植物，为多年生草本、半灌木或小灌木植物，全世界约有300种，主要产于欧亚大陆的地中海沿岸海岸及盐性草原地区。我国约有17种，6个变种，1个亚种，分布于东北、华北、西北、西藏、河南和滨海各省区，主产于新疆。补血草［*L. sinense*（Girard）Kuntz］和二色补血草［*L. bicolor*（Bge.）Kuntz.］为我国最常见的补血草属植物。

　　民间药用：该属植物具有补血、止血、抗菌消炎、散淤、调经、益脾、健胃等多种功效。其中补血草［*L. sinense*（Girard）Kuntz］、二色补血草［*L. bicolor*（Bge.）Kuntz.］和黄花补血草［*L. aureum*（L.）Hill］是药用品种。二色补血草以带根全草入药，味甘苦，性平。黄花补血草则以花入药，味淡，性凉。

　　化学成分分析：目前从补血草属植物中发现的次级代谢产物主要为黄酮类、甾体类、多糖、鞣质及生物碱类。补血草属植物化学成分研究较多的有补血草［*L. sinense*（Girald）Kuntze］、黄花补血草［*L. aureum*（L.）Hill.］、二色补血草［*L. bicolor*（Bunge）Kuntze］等3种。

1. 黄酮类

　　从属内二色补血草（*L. bicolor*）、补血草（*L. sinense*）、黄花补血草（*L. aureum*）及 *L. axillare* 中分离得到近30种黄酮（郭宏祝和袁久荣，1994；Lin & Chou，2000a；2000b；张会昌等，1989；叶冠等，2005；Kandil, et al.，2000）。杨梅树皮素是该属植物中最常见的黄酮苷元，其他苷元还有北美圣草素、高北美圣草素、木樨草素、槲皮素等。

2. 甾体类

　　许月琴等（1985）报道从海芙蓉（*L. wrightii*）全草中分离得到β-谷甾醇、β-谷甾醇葡萄糖苷、豆甾醇-4-烯-3-酮及6β-羟基-豆甾-4-烯-3-酮等4种甾体化合物。

3. 鞣质及生物碱类

　　从该属植物中多发现了以表没食子儿茶精为母体的鞣质类化合物。此外没食子酸也

197

是该属中常见的芳香小分子酸。从 *L. sinens* 根中分离得到 N－反式－咖啡酰酪胺和 N－反式－阿魏酰酪胺两种生物碱（Kuo，2002）。另外，还发现 β－丙氨酸－甜菜碱、胆碱－O－硫酸酯等物质。（朱蓉等，1991）

4. 多糖

张连茹等（2004）从二色补血草中分离到一种水溶性多糖（LP）。经结构鉴定，发现其由葡萄糖基和葡糖醛酸基组成。具体连接方式为，每个葡糖醛酸基以其 1 位和葡糖基的 6 位相连，再由葡糖基的 1 位与另一分子葡糖醛酸基的 4 位相连，最终形成以二糖 Glc A（1→6）Glc 为单位，α－（1，4）糖苷键连接的直链多糖（张连茹，2004a）。

药理作用

1. 补血治血作用

大量临床和药理研究证明了补血草属植物具有补血、止血功效。以当归、黄芪、党参、炙干草、耳叶补血草、沙枣等组成的复方中药能增加家兔血红蛋白含量，增加红细胞、白细胞、血小板的数量和体重。陶大勇等（2005）自拟的含耳叶补血草的中药方可明显缩短家兔的凝血时间。王秉文等（1994）的研究表明，二色补血草乙醇提取物及其水煎剂均能明显缩短大鼠出血时间，对大鼠动脉血栓的形成有明显促进作用，证实了该植物的止血功效。用二色补血草醇提液对兔子进行实验，结果表明，该提液具有止血功能，且其机理可能与其促进血小板聚集及收缩血管作用有关。陕西省人民医院用"二色补血草"对 206 例各种出血疾病患者进行治疗，总有效率达到了 89.8%（李莉和杨汉民，2001）。苗彦霞等（2008）用小鼠做实验来探讨二色补血草止血作用的机理，研究认为，其对内源性凝血系统有影响。

2. 抗菌抗病毒作用

朱蓉等和陈新民（1991）对二色补血草地上部分水煎剂及醇提物进行抑菌实验，表明二色补血草对伤寒杆菌 H、痢疾杆菌及金黄色葡萄球菌均有显著抑制作用。吴冬青等（2005）研究表明，金色补血草花色素粗提液对大肠杆菌、金黄色葡萄球菌和枯草杆菌均具有显著的抑制作用，其抑菌作用随浓度增大而增强，同等条件下对枯草杆菌抑制效果最好。Kuo et al.（2002）比较了 10 种中草药醇提取物对单纯疱疹 I 型病毒的抑制作用，结果显示，中华补血草醇提取物的抗病毒能力最强。

3. 抗肿瘤活性

据记载，二色补血草用于治疗宫颈癌已有较长历史。陕西省中医药研究院附属专科医院药理研究室最新研究发现，二色补血草对淋巴瘤、多发性骨髓瘤等也有一定疗效。

张连茹（2004）研究指出，二色补血草中所含的水溶性多糖 LP 在体外对肿瘤细胞有较强的抑制作用。另有研究指出，补血草属植物富含鞣质成分，鞣质类化合物可以和多环芳香烃的致癌代谢物结合而显示出抑制癌细胞能力（王振恒等，2005）。此外，该属植物富含黄酮类物质，而此类物质如槲皮素等也具有抗氧化、抗癌作用。

4. 其他作用

李均等（2008）研究显示，中华补血草根部丙酮提取物中总酚质量高达 55.55%，具有很强的还原能力和较强的清除 DPPH 自由基、ABTS 自由基能力，且其清除自由基能力与其多酚质量分数呈正相关。Chaung et al.（2003）运用 CCl_4 及 D-GaN 诱导的大鼠急性肝损伤模型，考察中华补血草根的水提物及叶的醇提物的氯仿部位对抗损伤作用，首次发现了中华补血草具有保肝降酶作用，证明中华补血草具有良好的护肝作用，且安全低毒。汤新慧等（2007）采用 CCl_4 小鼠急性肝损伤模型，运用肝细胞超微结构观察、酶活力测定以及线粒体膜电位测定、肿胀敏感性测定等方法，研究中华补血草根提取物（LSE）对小鼠急性肝损伤的防护作用并探讨其药理机制，结果表明 LSE 可显著对抗 CCl_4 诱导的小鼠急性肝损伤。

参考文献

Chaung SS, Lin CC, Lin J, et al. 2003. The hepatoprotective effects of Linonium sinense against carbontetrachloride and beta-D-galactosamine intoxicatiom in rats [J]. Phytother Res. 17 (7): 784.

Kandil FE, Ahmed KM, Hussieny HA, et al. 2000. A new flavonoid from Limonium axillare [J]. Arch Pharm (Weinheim), 333 (8): 275-277.

Kuo YC, Lin LC, TsaiWJ, et al. 2002. Samarangenin B from Limonium sinense suppresses herpes simplex virus type l [J]. Antimicrob Sgents Chemother, 46 (9): 2854.

Lin Lie-Chwen, Kuo Yuh-Chi, Chou Cheng-Jen. 2000b Antiherps simplex virus type-1 flavonnids and a new flavanone from the root of Limonium sinense [J]. Plant med, 66 (4): 333-336.

Lin Lie-Chwenn, Chou Cheng-Jen. 2000a. Flavonoids and phenolics from Limonium sinense [J]. Plant med, 66 (4), 382-383.

郭宏祝，袁久荣. 1994. 中华补血草化学成分的研究 [J]. 中草药, 25 (8): 398-400.

李均，陈炳华，苏安玲. 2008. 中华补血草根提取物抗氧化活性的初步研究 [J]. 福建师范大学学报, 24 (3): 83-87, 108.

李莉，杨汉民. 2001. 二色补血草临床止血 206 例疗效观察 [J]. 陕西中医, 22 (11): 649.

苗彦霞，卫培峰，莫小丽等. 2008. 二色补血草对小鼠出、凝血时间影响的实验研究 [J]. 陕西中医, 29 (6): 751-752.

汤新慧，高精，陈瑾等. 2007. 中华补血草根提取物抗四氯化碳急性肝损伤的实验研究 [J]. 时针国医国药, 18 (9): 2129-2131.

陶大勇，陈瑛，孙伟等．2005．自拟补血方对家兔血常规影响的研究［J］．塔里木大学学报，17（3）：17－20．

王秉文，朱蓉，沈四清等．1994．二色补血草止血作用机理的研究［J］．西安医科大学学报（中文版），15（1）：59．

王振恒，张继，哈飞等．2005．二色补血草资源综合开发利用［J］．中华实用中西医杂志，18（7）：1077．

吴冬青，李彩霞，冯雷等．2005．金色补血草花色素抗氧化活性及抑菌作用研究［J］．中兽医医药杂志，24（5）：22－23．

许月琴，陈建志，陈玉磐等．1985．石苁蓉化学成分研究［J］．台湾药学杂志，37（1）：59－61．

叶冠，范明松，黄成钢．2005．黄花矶松中的酚性化学成分［J］．天然产物研究与开发，17（5）：583－584．

张会昌，贾忠建，王继和等．1989．金色补血草化学成分的研究［J］．植物学报，31（3）：205－208．

张连茹，陈喀林，李妮等．2004．二色补血草多糖的结构表征及其对 Hela 细胞的抑制作用［J］．高等学校化学学报，25（11）：2034－2037．

张连茹．2004．二色补血草水溶性多糖、多酚类和挥发性成分的研究［D］．武汉：武汉大学．

朱蓉，郭梁惠，陈纪军等．1991．二色补血草化学成分的研究［J］．中草药，22（9）：390－392．

柴胡属 （*Bupleurum*）

科名：**伞形科**（Umbelliferae）
属名：**柴胡属**（*Bupleurum*）

资源分布：柴胡属植物为多年生草本。全世界约有 150 种，主要分布在北半球的亚热带热区。我国共有柴胡属植物 36 种，17 变种，7 变型。该属植物自温带至亚热带均可生长，具有适应性广、抗不良环境的特点。多生长在山坡林下、沟边、路旁，常混生于草本植物及灌木群落中，适应于阳坡及半阳坡，阴坡很少。对土壤的选择不严，多为含腐殖质的沙土或沙质壤土，凡地下水位低、排水良好、富含有机质、土层较厚的火山灰壤土与腐质壤土均可栽培（杜景红等，2003）。柴胡属植物多产于西北与西南高原地区，其他地区也有，但种类较少。模式种：圆叶柴胡（*B. rotundifolium* L.）

民间用途：柴胡为我国常用中药，性微寒、味苦、辛，归肝经、胆经，具解表里、疏散退热、疏肝解郁、升阳举气之功效，用于治疗感冒发热、寒热往来、胸满胁痛、口苦耳聋、头痛目眩、月经不调、子宫脱垂、脱肛等症。自古柴胡入药种类较多，《中华人民共和国药典》（2010）规定药用柴胡为伞形科植物北柴胡（*B. chinese*）DC. 和红柴胡（*B. scorzonerifolium* Willd）的干燥根。按性状不同分别习称"北柴胡"和"南柴胡"，作为我国传统的正品柴胡使用。但国内各地区入药的柴胡植物不完全一致，往往取决于当地的资源条件及用药习惯。黑龙江省的大兴安岭地区、泰康、五里木、内蒙古等地狭叶柴胡产量丰富。此外，东北三省还产少量北柴胡。长白柴胡是东北地区特产，它的根（或茎基）有时混入北柴胡使用（杜景红等，2003）。

化学成分分析：柴胡属植物化学成分丰富，主要有柴胡皂苷、黄酮、木脂素、挥发油、香豆素、聚炔类以及多糖等。系统研究过的属内植物有：北柴胡（*B. chinense*）、长白柴胡（*B. komarovianum*）、竹叶柴胡（*B. marginatum*）、*B. multinerve*、红柴胡（*B. scorzonerifolium*）、兴安柴胡（*B. sibiricum*）、大叶柴胡（*B. longicaula*）、金黄柴胡（*B. aureum*）、小柴胡（*B. tenue*）、新疆柴胡（*B. exaltatum*）。

1. 三萜皂苷

柴胡皂苷是柴胡属植物的特征次级代谢产物。迄今为止，研究者已从柴胡属的20多种植物中分离得到近百种皂苷类化合物。柴胡皂苷的苷元都为齐墩果烷型的五环三萜。其苷元根据双键的位置和羧基的位置差异具体又分为7型：C-13位与C-24位间形成环氧醚（Ⅰ）；C环11（12）和D环13（18）异环共轭双烯（Ⅱ）；C环12烯（Ⅲ）；C环9（11）和12同环共轭双烯（Ⅳ）；C环12烯28羧酸（Ⅴ）；C环11（12）和D环13（18）异环共轭双烯30羧酸（Ⅵ）；18烯型（Ⅶ）（图5-3）（贾琦和张如意，1989；刘沁舡等，2002）。

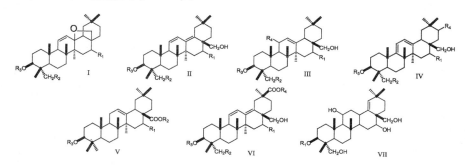

图5-3　柴胡属植物中7种柴胡皂苷的苷元结构母核

柴胡皂苷中糖部分的特征是，一般只含葡萄糖、呋糖、鼠李糖、木糖及戊糖醇。苷元与单糖连接位置有C-3位、C-28位和C-30位3种，成键方式有醚键和酯键两种。一般苷元3位β-羟基与糖1位羟基形成醚键连接，或者28位羧基与糖1位羟基形成酯键连接，也可以28位羟基与糖1位羟基形成醚键连接。而苷元30位则以羧基与糖1位形成酯键连接（刘沁舡等，2002；梁之桃等，2001）。

1986年以前日本学者是柴胡皂苷的主要研究人员，但伴随分离技术和波谱鉴定手段的发展，近几年我国学者也成为柴胡皂苷的研究主力，并在此方面取得了极大的成就，从柴胡属植物中新发现了30多种新皂苷类化合物。有文献报道，不同产地和种类柴胡的有效成分含量差异较大，并且同一药材不同药用部位的柴胡皂苷含量亦有较大差异，因此在发现新柴胡皂苷的同时，对柴胡皂苷含量的研究也不断深入。研究结果表明，柴胡皂苷 a，c，d 是（图 5 - 4，5 - 5）含量较多的成分，因此柴胡皂苷 a，d 的含量已成为检验药用柴胡质量的标准。研究表明北柴胡和狭叶柴胡的有效成分含量最高，并且北柴胡高于狭叶柴胡（葛发欢等，2000；梁鸿等，1998；王英华等，1998；Kanazawa H，1993；Liu，2000）。

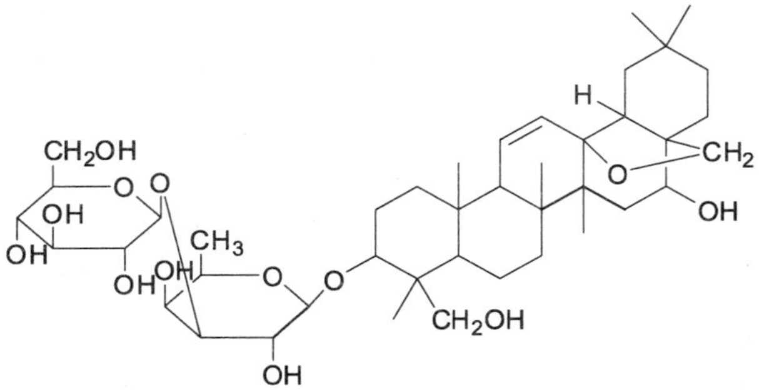

图 5 - 4　柴胡皂苷 a

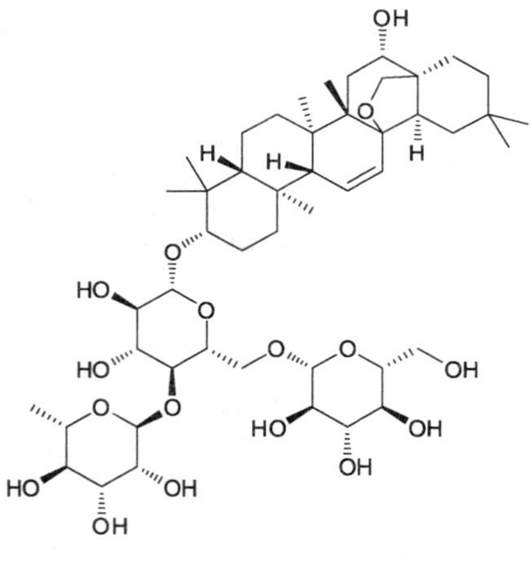

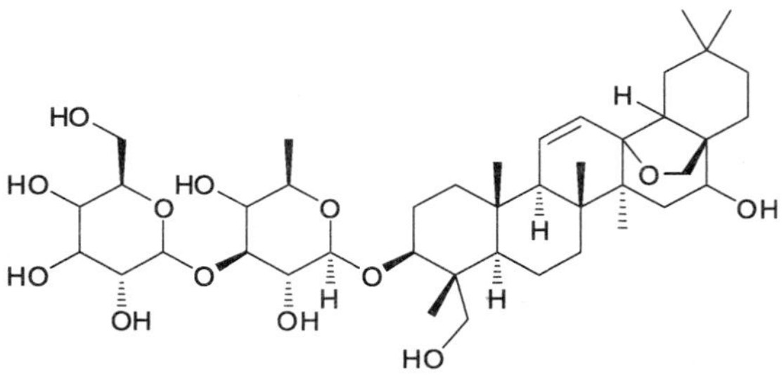

图 5 - 5　柴胡皂苷 c、柴胡皂苷 d

2. 黄酮类化合物

柴胡属植物的黄酮类成分主要为以山柰酚、槲皮素、异鼠李素为代表的黄酮醇及其苷类。例如，梁鸿等（2000）研究了北柴胡中的黄酮类化合物，发现其含槲皮素、槲皮素 - 3 - L - 鼠糖苷、芦丁、柴胡色原酮酸、山柰酚 - 3，7 - 二鼠李糖苷、山柰酚 - 7 - 鼠李糖苷、山柰酚、异鼠李素等。已有的研究表明，狭叶柴胡含槲皮素、异鼠李素、芸香苷、水仙苷、芦丁等（史青等，2002）。

3. 木脂素

1975 年西班牙的 Gonzaiez AG 等首先报道灌木柴胡 *B. salicifolium* soland 中含有木脂素。现已从该属植物中得到超过 40 个木脂素类化合物（唐智芳，2010）。木脂素类化合物多从柴胡属植物的叶中获得。其结构类型主要是芳基丁烷型、四氢呋喃型及双四氢呋喃型。梁鸿（1999）对此作过详细综述。

4. 挥发油

柴胡中的挥发油是柴胡的功效成分之一，目前从其挥发油中已鉴定出 150 多个成分。与其他植物的挥发油相比，柴胡属植物的挥发油中含有较多烷烃类化合物。对中国柴胡属 19 种植物挥发油化学成分的研究表明，通常脂肪族化合物占 34%，其中烷烃类占脂肪族化合物总数的 44.4%，芳香族化合物占 3%，萜类化合物占 60%，其中单萜和倍半萜各占约 50%。其他类型的化合物占总数的 3%（王博，2009）。

5. 香豆素

从柴胡属植物中分离得到的香豆素主要为白芷素、白芷灵、蒿属香豆素及异蒿属香豆素等简单化合物（王博，2009）。

6. 聚炔类

聚炔类成分也是柴胡属植物的特征化学成分之一，现已分离鉴定出 15－19 碳的多种化合物。从大叶柴胡中分离出的多炔类化合物为：柴胡毒素、柴胡酮醇、乙酰基柴胡毒素、柴胡炔醇、水芹毒素和水芹醇（王博，2009）。

7. 多糖

多糖也是柴胡中重要的一类化学成分。研究表明，北柴胡与南柴胡多糖的组成单糖有差异。其中，北柴胡多糖主要由 L－阿拉伯糖、核糖、D－木糖、L－鼠李糖、D－葡萄糖、D－半乳糖等组成。南柴胡多糖主要由阿拉伯糖、核糖、木糖、甘露糖、葡萄糖、半乳糖组成（杜景红等，2003；张亮和胡海保，2000）。

药理作用

近代药理研究表明，柴胡具有多种生理活性，如解热、抗病毒、抗炎、保肝、抗惊厥、抗肿瘤、提高免疫力等。

1. 抗炎作用

柴胡皂苷是柴胡的主要活性成分之一，柴胡皂苷及其同系物的抗炎作用与通过刺激肾上腺、促进肾上腺皮质合成、分泌糖皮质激素密切相关。近年来还发现柴胡属植物的挥发油成分亦有抗炎作用，柴胡粗皂苷口服可抑制小鼠足肿。柴胡总皂苷和挥发油腹腔注射对角叉菜胶所致的大鼠足肿均有明显的抑制作用，柴胡粗皂苷对醋酸、组胺等引起的血管通透性增加具有抑制作用（方唯硕，1992）。刘伟等（1998）研究了柴胡不同炮制方法对其抗炎作用的影响，发现柴胡酒炙品的抗炎作用最强，醋炙品及生品柴胡也均有一定的抗炎作用。柴胡皂苷 a 显著抑制三磷酸腺苷诱发的血小板聚集，与阿司匹林作用相当。

2. 免疫调节作用

陈韶等（1997）报道，柴胡中的多糖及皂苷、水提物及醇提物均有免疫促进作用。柴胡多糖对辐射损伤的小鼠具有非常显著的保护作用和增强免疫的效果（张兴权和陈鸿珊，1989）。梁云和崔若兰（1995）研究发现腹腔内注射柴胡皂苷可以增加实验用小鼠胸腺和脾脏重量，引起腹膜巨噬细胞显著聚集、激活巨噬细胞吞噬，并通过刺激 T、B 淋巴细胞参与机体免疫调节，增强机体非特异性和特异性免疫反应。小鼠注射柴胡多糖能显著增加巨噬细胞、天然杀伤细胞功能，能提高病毒特异抗体精度，明显增加淋巴细胞转化率和皮肤迟发超敏反应。这些进一步证明 BCPS 可能是有效的免疫促进剂，能使体液和细胞免疫功能恢复和提高（张兴权和陈鸿珊，1989）。

3. 抗肿瘤作用

中药柴胡和小柴胡汤对小鼠 Ehrlich 癌具有抗癌活性，多糖注射后网状内皮系统先被激活，然后促使肿瘤坏死因子（TNF）生成，从而达到抗癌作用。宋景贵和肖正明（2001）等报道柴胡提取物对人肝癌 SMMC‒7721 细胞线粒体代谢活性，细胞增殖以及小鼠移植 S‒180 实体肿瘤有明显抑制作用。而对于白血病这一造血系统恶性肿瘤，经近期研究发现柴胡对其也有防治作用。柴胡皂苷 d 作用于白血病细胞 K562，用药后 K562 细胞的细胞数、分裂指数均下降，K562 细胞的增殖被抑制（夏薇和崔新羽，2002）。

4. 保肝作用

柴胡自古以来就有疏肝解郁的功效，现代研究表明柴胡对多数原因（如伤寒疫苗、酒精、半乳糖胺等）引起的肝功障碍有一定治疗作用，柴胡还能促进胆汁的分泌。陈爽等（1999）的研究，为进一步阐明柴胡皂苷防治肝损伤和抗肝纤维化的机理提供了实验依据。不仅单味柴胡具有抗肝纤维化的作用，柴胡的方剂同样具有该种作用。温志坚等（2000）将两种受试药物（一种是小柴胡汤提取物，另一种是日本产的小柴胡汤片剂）作用于乙型肝炎病毒（HBV）细胞株，发现两种受试药物均有明显的抗 HBV 活性，并且其活性在体内及体外是一致的，这也为用小柴胡汤提取物治疗人类慢性乙型肝炎提供了实验依据。

5. 其他作用

邵淑丽等（2002）研究表明柴胡可以显著降低小鼠血清总胆固醇、甘油三脂、低密度脂蛋白胆固醇的实验性升高，作用程度优于已知的降脂药物，能抑制小鼠实验性高脂血症的形成。冯煦等（2002）实验表明北柴胡茎叶中的黄酮成分具有较强的抗流感病毒作用，其茎叶总黄酮高剂量组抗病毒作用优于已知的抗病毒西药利巴韦林胶囊和抗病毒颗粒。彭启灿等（1992）对柴胡全草与柴胡根的退热作用进行比较，发现柴胡全草注射液在应用后 4h 体温没有回升现象，而柴胡根注射液应用后 4h 体温有回升现象。这也提示人们，柴胡全草注射液在临床解热过程中值得推广应用。对注射细菌内毒素的小鼠，柴胡提取液能提高其生存率，延长平均生存时间，与地塞米松磷酸钠无显著差异。体外抗内毒素实验表明，浓度大于 25% 的柴胡提取液对细菌内毒素有明显破坏作用（刘萍和杨芳寅，2002）。

参考文献

Chang WL, Chiu LW, Lai JH, et al. 2003. Immunosuppressive flavones and lignans from Bupleurum scorzonerifolium [J]. Phytochemistry, 64 (8): 1375 – 1379.

Kanazawa H, Nagata Y, Matsushima Y et al. 1993. Determination of acidic saponins in crude drugs by high – performance liquid chromatography on octadecylsilyl porous glass [J]. J Chromatogr, 630 (1 – 2): 408 – 414.

Liu XH, He JY, Fan XT, et al. 2000. Saikosaponins from Bupleurum Falcatum L [J]. Chemical Research, 11 (1): 8.

陈韶，陈锋，张文仁等. 1997. 四种北柴胡提取物在小鼠体内外的免疫效应 [J]. 温州医学院学报，27 (2): 65 – 68.

陈爽，责长恩，杨美娟等. 1999. 柴胡皂甙对 FSC 激活及合成细胞外基质的实验研究团. 北京中医药大学学报，22 (1): 31 – 34.

杜景红，左延兵，李凤兰等. 2003. 柴胡属（Bupleurum L）植物研究进展 [J]. 东北农业大学学报，34 (3): 352 – 359.

方唯硕. 1992. 柴胡属植物的化学与药理活性 [J]. 国外医学. 植物药分册，7 (1): 20 – 21.

冯煦，王鸣，赵友谊等. 2002. 北柴胡茎叶总黄酮抗流感病毒的作用 [J]. 植物资源与环境学报，11 (4): 15 – 18.

葛发欢，李莹，谢健鸣等. 2000. 超临界 CO_2 从柴胡中萃取挥发油及其皂甙的研究 [J]. 中国中药杂志，25 (3): 149 – 153.

贾琦，张如意. 1989. 柴胡属植物中皂苷化学研究进展 [J]. 药学学报，24 (12): 961 – 971.

梁鸿，赵玉英，崔艳君等. 2000. 北柴胡中黄酮类化合物的分离鉴定 [J]. 北京医科大学学报，32 (3): 223 – 225.

梁鸿，赵玉英，李德宇 . 1999. 柴胡属植物化学成分及药理作用研究进展［J］. 国外药学 . 植物药分册，14（5）：191－195.

梁鸿，赵玉英，邱海蕴等 . 1998. 北柴胡中新皂甙的结构鉴定［J］. 药学学报，33（1）：37－41.

梁之桃，秦民坚，王峥涛 . 2001. 柴胡属植物皂苷成分研究进展［J］. 天然产物研究与开发，13（6）：67－77.

刘萍，杨芳寅 . 2002. 中药柴胡抗细菌内毒素的实验研究［J］. 中成药，24（8）：627－630.

刘沁舡，谭利，白焱晶 . 2002. 柴胡属植物皂苷近10年研究概况［J］. 中国中药杂志，27（1）：7－11.

刘伟，郭炳新，梁生旺等 . 1998. 柴胡不同炮制方法对其抗炎作用的影响［J］. 河南中医药学刊，13（4）：10－12.

彭启灿，熊瑛，卢文赛等 . 1992. 柴胡全草与柴胡根退热作用的比较［J］. 中国中西医结合杂志，12（6）：364－365.

邵淑丽，徐兴军，马德滨等 . 2002. 柴胡、姜黄对小白鼠实验性高脂血症的预防作用［J］. 中医药药报，30（4）：59－60.

史青，聂淑琴，黄璐琦 . 2002. 柴胡属植物化学成分及药理研究新进展［J］. 中国实验方剂学杂志，8（5）：53－56.

宋景贵，肖正明 . 2001. 柴胡提取物对人肝癌细胞和小鼠 S－180 肉瘤的抑制作用［J］. 山东中医药大学学报，25（4）：299－302.

唐智芳 . 2010. 锥叶柴胡化学成分和质量研究［J］. 北京：北京中医药大学硕士学位论文 .

王博 . 2009. 春柴胡化学成分研究［D］. 江苏：江苏大学硕士学位论文 .

王英华，羽野芳生，野村太郎等 . 1998. 小叶黑柴胡中皂甙成分的研究［J］. 中国中药杂志，23（2）：96－98.

温志坚，曹毓，彭龙玲 . 2000. 小柴胡汤提取物体外抗 HBv 活性研究［J］. 中西医结合肝病杂志，10（4）：29－30.

夏薇，崔新羽 . 2002. 柴胡皂苷 d（sSd）对 K562 细胞增殖的抑制作用［z］. 华北大学学报，3（2）：113－117.

张亮，胡海保 . 2000. 南柴胡多糖分离与组成的初步研究［J］. 中草药，31（9）：647－648.

张兴权，陈鸿珊 . 1989. 柴胡多糖的免疫药理作用［J］. 中国药理学与毒理学杂志，3（1）：30－32.

张永文 . 1996. 柴胡果胶多糖的结构与药理活性研究进展［J］. 国外医学中医中药分册，18（4）：20－23.

柽柳属（*Tamarix*）

科名：柽柳科（Tamaricaceae）

属名：柽柳属（*Tamarix*）

资源分布：柽柳属植物全世界约 90 种，主要产于旧大陆的温带及亚热带的荒漠、半荒漠及草原地带。柽柳分布的特有现象明显，有许多种仅分布于印度、巴基斯坦和我国西北干旱区。我国柽柳属植物有 20 种 1 变种，占柽柳属总数的 29.4%，如柽柳（*T. chinensis* Lour）、多枝柽柳（*T. ramosissima* Ledeb）、无叶柽柳［*T. aphylla*（Linn.）Karst.］等，集中分布在西北各省区的荒漠和半荒漠区，其中以新疆、甘肃、内蒙古、青海和宁夏为最多。该属植物因其独特的生物学构造，多数种具有抗旱、耐盐碱、耐水湿、耐贫瘠的特性，是优良的盐碱地造林树种和固沙先锋树种，在我国荒漠和盐碱地植被中占有重要地位（荀守华等，2007）。

民间药用：柽柳属植物的药用价值始载于《日华子本草》，名赤柽木。以柽柳为名则见于《本草图经》"柳华"条下："杰柽木，生河西沙地，皮赤、叶细，即是今所谓柽柳者，又名'春柳'。其味甘、辛，性平，归心、肺、胃经。能散风、解表、透疹、凉血、解毒。常以柽柳（*T. chinensis*）的嫩枝叶入药，味甘、辛、性平，归肺经、胃经、心经。主要用于发麻疹，外治皮肤瘙痒，民间也用来治疗癌症。在新疆地区《哈医药》书记载，对于感冒、风湿性腰痛、牙痛、扭伤、创口坏死、脾脏疾病等均有很好的疗效（张鹏云和张耀甲，1979）。

化学成分分析：该属植物主要的化学成分有黄酮、三萜、苯丙酸、甾体类、鞣质及有机酸等。主要研究的植物包括柽柳（*T. chinensis* Lour）、多枝柽柳（*T. ramosissima* Ledeb）、无叶柽柳［*T. aphylla*（Linn.）Karst.］、尼罗河柽柳［*T. nilotica*（Ehrenb.）Bunge］、特鲁柽柳（*T. troupii* Hole）、异株柽柳（*T. dioica* Roxb. ex Roth）、抱茎柽柳（*T. amplexicaulis* Ehrenb）、巴基斯坦柽柳（*T. pakistanica* Quaiser.）等 8 种。

1. 黄酮

黄酮及其苷是目前柽柳属植物中分离得到较多的化合物。山奈酚、槲皮素、鼠李柠檬素、栀子素等是属内植物中常见的黄酮苷元。此外该属植物中的黄酮醇 3 位多有亚硫酸盐取代基。例如，3－亚硫酸钾氧基－4′－甲氧基山奈酚、3，5－二亚硫酸钾氧基－7，4－二甲氧基山奈酚、3－亚硫酸钾氧基槲皮素、3，5，4－三亚硫酸钾氧基鼠李素－3－O－葡萄糖醛酸苷（Nawwer & Souleman，1984；张秀尧等，1991；Souleman，1998；Saleh，et al.，1975；张媛和屠鹏飞，2008）。

207

2. 三萜

齐墩果烷型、乌苏烷型和羽扇豆烷型三萜是柽柳属植物中分离得到的三萜类化合物的结构类型。代表化合物如柽柳酮（图 5 - 6）（姜岩青和左春旭，1988；Merfort，et al.，1992；Parmar，et al.，1985）。

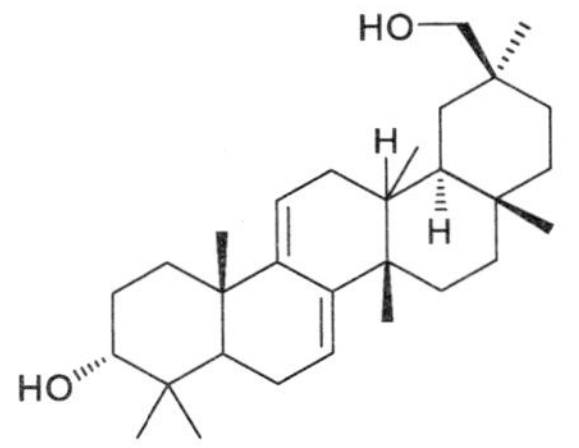

图 5 - 6　柽柳酮

3. 苯丙酸

该属植物中发现了阿魏酸、异阿魏酸等多种苯丙酸。此外亚硫酸盐的取代基也常见在该属植物的苯丙酸类化合物中，如 3 - 亚硫酸钾氧基阿魏酸（Abouzid，et al.，2009）、3 - 亚硫酸钾氧基异阿魏酸、3 - 亚硫酸钾氧基 - 4，4′ - 二甲氧基鞣花酸（Barakat，1998；廖菁等，2012）。

4. 甾体类

王斌等（2009a）从柽柳中分离得到 6 个甾体类化合物：β - 谷甾醇、豆甾 - 4 - 烯 - 3，6 - 二酮、麦角甾 - 4，24（28）- 二烯 - 3 - 酮、豆甾烷 - 3，6 - 二酮、豆甾 - 4 - 烯 - 3 - 酮、胆甾醇。

5. 鞣质及有机酸

Yoshida et al.（1993）报道从柽柳属植物 T. pakistanica 中含有没食子鞣质，tamarixinin A、tamarixinin B、tamarixinin C、hirtellin A、hirtellin B、hirtellin C 以及没食子酸。

药理作用

1. 保肝作用

久保惠子（1991）研究发现柽柳 70% 乙醇提取物 ig 给药，对四氯化碳（CCl_4）诱发的急性肝炎小鼠具有保肝作用，给药组小鼠的天冬氨酸转氨酶（AST）和丙氨酸转氨酶（ALT）值比对照组明显降低，并可以减轻 CCl_4 所致肝质量增加及肝组织变性程度。

Sehrawat et al.（2006）研究红花多枝柽柳对硫代乙酰胺（TAA）诱发大鼠的肝内氧化应激反应的作用，结果表明红花多枝柽柳是一种有效的化学预防剂，能够抑制 TAA 诱导大鼠的肝内氧化应激反应和肝毒性。Wang et al（2006）利用山川柳乙酸乙酯萃取物、豆蔻、肉豆蔻和白扁制成的解酒保肝的中药，作用显著，无副作用。

2. 抗菌、抗病毒、抗炎作用

中华本草记载，按高（50 g/kg）、中（25g/kg）、低（12.5g/kg）3 个剂量组，给小鼠连续灌胃给药 3.5 天，发现低剂量组无抗炎作用（$P > 0.05$）；而中、高剂量组均出现明显的抗炎作用（$P < 0.001$），并具有一定的量效关系。姜岩清和左春旭（1988）研究发现柽柳煎剂在体外对肺炎球菌、甲型链球菌、白色葡萄球菌和流感杆菌有抑制作用。柽柳酮及柽柳醇对抗药性金黄色葡萄球菌有较强抑制作用。Sultanova et al.（2001）实验证明多枝柽柳水 − 丙酮（1∶1）浸提物的醋酸乙酯、正丁醇萃取部分均表现出抗菌活性。其醋酸乙酯部分对白喉杆菌、奇异杆菌的最低抑菌质量浓度分别为 25、100μg/mL；正丁醇部分对伤寒杆菌、白喉杆菌的最低抑菌质量浓度均为 100μg/mL。醋酸乙酯、正丁醇萃取部分还具有抗真菌作用，当质量浓度为 400μg/mL 时可以对抗人体病原真菌黑曲霉。王斌等（2009b）研究了柽柳醇提物中的柽柳酮，发现柽柳酮对耐药金黄色葡萄球菌具有较强的抑制作用。

3. 抗氧化作用

常星和康文艺（2011）对多枝柽柳嫩枝叶不同萃取层进行抗氧化活性追踪，结果显示柽柳的许多提取物都具有稳定的 DPPH 自由基清除能力。Ksouri et al.（2009）研究红花多枝柽柳叶和花提取物的抗氧化活性，结果表明花比叶抗氧化活性高，且花提取物中酚类成分的总酚量最高，抗氧化和抗菌活性与多酚成分相关。

4. 其他作用

赵润洲等（1995）将柽柳煎剂按 50g/kg 给小鼠灌胃给药时有明显镇痛作用，并在给药 1h 后作用最明显，而中、低剂量未观察到明显镇痛作用。另外，煎剂按 7.5g/kg 灌胃或 12g/kg 皮下注射，对人工发热家兔有一定的退热作用。Sultanova et al.（2001）研究发现多枝柽柳丁醇萃取物分离得到的柽柳素具有 DNA 损伤活性，以酵母菌酿酒酵母为供试菌株，柽柳素对 DNA 修复特定缺陷突变型酵母菌株酿酒酵母有毒性作用。常星和康文艺（2011b）研究表明，多枝柽柳嫩枝叶不同萃取层都具有 α − 葡萄糖苷酶抑制作用，且甲醇层优于醋酸乙酯层。常星等（2011a）研究发现 2 种柽柳属植物的 6 种提取物对 α − 葡萄糖苷酶的抑制效果均较好，其中正丁醇和醋酸乙酯提取物抑制活性最高。王晓光和傅江南（2006）用柽柳煎剂 5g/kg 给氨水喷雾引咳的小鼠，有明显止咳作用。

参考文献

Abouzid SF, Ali SA, Choudhary MI. 2009. A new ferulic acid ester and other constituents from Tamarix nilotica leaves [J]. Chem Pharm Bull, 57 (7): 740 – 742.

Barakat HH. 1998. Contribution to the phytochemical study of Egyptian Tamaricaceous plants [J]. Nat Prod Sci, 4 (4): 221 – 225.

Ksouri R, Falleh H, Megdiche W, et al. 2009. Antioxidant and antimicrobial activities of the edible medicinal halophyte Tamarix gallica L. and related polyphenolic constituents [J]. Food Chem Toxicol, 47 (8): 2083 – 2091.

Merfort I, Buddrus J, Nawwer MAM, et al. 1992. A Triterpene from the bark of Tamarix aphylla [J]. Phytochemistry, 31 (11): 4031 – 4032.

Nawwer MAM, Souleman AMA. 1984. 3, 4, 8, 9, 10 – Pentahydroxy – dibenzo [b, d] pyran – 6 – one from Tamarix nilotica [J]. Phytochemistry, 23 (12): 2966.

Parmar VS, Rathore JS, Singh S, et al. 1985. Troupin; A 4 – methylcoumarin fromTamarix troupii [J]. Phytochemistry, 24 (4): 871 – 872.

Saleh NAM, E1 – Sissi HI, Nawwar MAM. 1975. A rhamnetin glucuronide trisulphate from the leaves of Tamarix aphylla [J]. Phytochemistry, 14: 312 – 313.

Sehrawat A, Sultana S. 2006. Tamarix gallica ameliorates thioacetamide – induced hepatic oxidative stressand hyperproliferative response in Wistar rat [J]. J Enzyme Inhib Med Chem, 21 (2): 215 – 223.

Souleman AMA. 1998. Sulfated flavonols of the flowers of Tamarix amplexicaulis [J]. Nat Prod Sci, 4 (4): 215 – 220.

Sultanova N, Makhmoor T, Abilov Z A, et al. 2001. Antioxidant and antimicrobial activities of Tamarix ramosissima [J]. J Ethnopharmacol, 78 (2/3): 201 – 205.

Wang X., Chang Y. Q, Li J. 2006. A chinese medicine with effects in relieving alcoholic intoxication and protecting liver and its preparation method: China, 03127142. 3 (P). 2006 – 02 – 08.

Yoshida T, Ahmed AHF, Memon MU, et al. 1993. Dimeric hydrolysable tannins from Tamarix pakistanica [J]. Phytochemistry, 33 (1): 197 – 202.

常星, 崔维恒, 康文艺等. 2011a. 内蒙古产柽柳和多枝柽柳 α – 葡萄糖苷酶抑制活性 [J]. 天然产物研究与开发, 23: 146 – 148.

常星, 康文艺. 2011b. 多枝柽柳和杏叶茴芹活性成分研究 [D]. 开封: 河南大学.

姜岩青, 左春旭. 1988. 柽柳化学成分的研究 [J]. 药学学报, 23 (10): 749 – 755.

久保惠子. 1991. 西河柳及荸荠的抗肝炎作用研究 [J]. 国外医学中医中药分册, 13 (2): 116.

廖菁, 邢亚超, 李宁等. 2012. 柽柳属植物的化学成分和药理活性研究进展, 现代药物与临床, 27 (4): 404 – 408.

王斌, 姜登钊, 李国强等. 2009a. 柽柳抗肿瘤萜类成分研究 [J]. 中草药, 40 (5): 697 – 701.

王斌, 任舒文, 李国强等. 2009b. 柽柳抗肿瘤甾体和黄酮类化合物研究 [J]. 中国药学杂志, 44 (8): 576 – 580.

王晓光，傅江南．常用中药药理研究与临床新用［M］．北京：人民军医出版社，2006：305.

荀守华，乔来秋，康智等．2007．我国柽柳属植物种质资源及繁殖技术研究进展［J］．西北农林科技大学学报：自然科学版，35（9）：97－102.

张鹏云，张耀甲．1979．中国植物志［M］．第50卷2分册．北京：科学出版社，142－143.

张秀尧，凌罗庆，王惠康．1991．西河柳化学成分的研究Ⅱ［J］．中草药，22（7）：299－230.

张媛，屠鹏飞．2008．柽柳属药用植物研究进展，中草药，39（6）：947－951.

赵润洲，孙仕银，陈发奎等．1995．西河柳药理作用的研究［J］．中草药，26（2）：85.

<h2 style="text-align:center">党参属（Codonopsis）</h2>

科名：桔梗科（Campanulaceae）
属名：党参属（Codonopsis）

资源分布：党参属植物为多年生草本。全世界共有40多种，分布在亚洲东部和中部，我国约有39种，主要分布于西南各省区。栽培党参则主产于西北、华北，山西、陕西和甘肃三省是其主要分布区，主产区山西多将党参栽培于海拔700m以上地区。野生党参垂直分布于海拔1200—3100m之间的半阴半阳或阴坡地。模式物种：紫花党参［Codonopsis purpurea（Spreng.）Wall.］，生于海拔2000—3300米间山地草丛及灌丛中或附生于林内树干上。

民间用途：党参属中绝大部分植物的根部都具有药用价值。《本草从新》记载"党参味甘、性平、入脾肺二经，补中益气，和脾胃，中气微弱，用以调补"，有活血化瘀、行血止血、补虚的作用。中华人民共和国药典（2010）收载正品党参为桔梗科植物党参（C. pilosula）、素花党参（C. pilosula Var. modesta）和川党参（C. tangshen）3种，市场上多为栽培品。党参属其他植物在民间也入药，多为野生品，如新疆党参（C. clematidea）、大萼党参（C. macrocalyx）、球花党参（C. subglobosa）、长花党参（C. thalictrifolia var. mollis）、脉花党参（C. nervosa）、缠绕党参（C. pilosula var. volubilis）、绿花党参（C. viridiflora）等（朱焰和魏均娴，1994）。

化学成分分析：党参属植物含有聚炔类、萜及三萜皂苷类、苯丙素类、生物碱、倍半萜内酯、甾醇、香豆素等多种类型的化学成分。系统研究过的属内植物有：党参（C. pilosula）、素花党参（C. pilosula. Var. modesta）、川党参（C. tangshen）、新疆党参（C. clematidea）、大萼党参（C. macrocalyx）、球花党参（C. subglobosa）、长花党参（C. thalictrifolia var. mollis）、脉花党参（C. nervosa）、缠绕党参（C. pilosula var. volubilis）、绿花党参（C. viridiflora）。

1. 聚炔类化合物

聚炔类化合物是党参属的特征成分，可作为化学分类信息，用于研究桔梗科各属的亲缘关系。该类化合物含链状碳链，链中以多个三键和双键共轭，有时也有多个羟基分布在链中，通常至少一个链末端氧化为羟基（图5-7）。通过分子内的羟基这类化合物能够与糖形成苷。常见的有党参炔苷 lobetyolin、lobetyol、lobetyolinin。党参炔苷在不同产地党参中的含量均较高，且药理活性与传统中医用药相符合，有很好的专属性和特征性，因此药典将党参炔苷作为党参质量标志性成分（孙庆文和何顺志，2007；Qiao cf et al.，2007）。

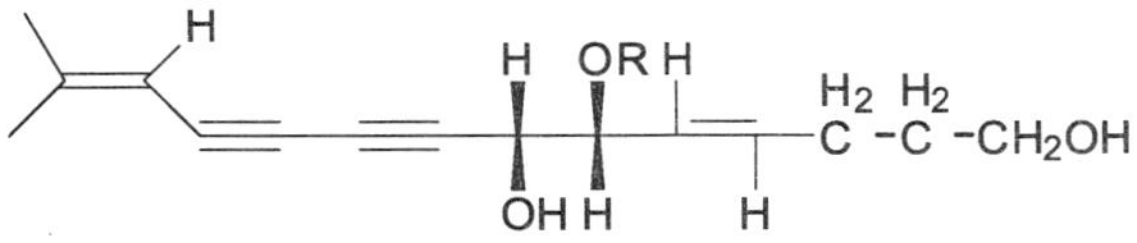

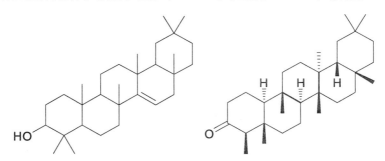

图5-7　党参中聚炔类化合物结构

2. 萜类化合物

2.1 三萜及其皂苷类

党参属植物中的三萜类化合物主要为蒲公英烷类三萜，包括蒲公英萜醇、蒲公英萜醇乙酸酯、木栓酮等（图5-8）（王建忠和王锋鹏，1996；Lee et al，1992）。同时以这些化合物为苷元生成皂苷，成苷位置多在C-3位羟基和C-28位羧基。

图5-8　蒲公英萜醇和木栓酮

2.2 倍半萜内酯类

从党参属植物中分离的倍半萜内酯类化合物，就是苍术内酯Ⅱ与苍术内酯Ⅲ（朱恩圆等，2001）。深入研究发现不同产地的19种党参及1个变种素花党参，发现只有党参（山西产）、灰毛党参、球花党参含有苍术内酯Ⅲ，而其他种中未检出。王峥涛等（1991）由此提出苍术内酯Ⅲ可作为评估党参地道药材的特征成分。

3. 苯丙素及其苷类

该类化合物根据结构组成特点可以分为三类：以党参苷（Ⅰ-Ⅳ）和丁香苷为代表的小分子芳香酸苷类；以丁香质素、落叶松树脂醇为代表的木脂素及其苷；以木犀草素及其葡萄糖或龙胆二糖苷为代表的黄酮类（范强等，2011；韩桂茹等，1990；王建忠等，1996）。

4. 多糖类

多糖是组成党参糖类物质的主要成分，且大多为杂多糖。张思巨和张淑运（1987）从党参的水提液中得到四种水溶性杂多糖，均由葡萄糖、果糖、半乳糖、阿拉伯糖、甘露糖、木糖等按不同比例组成，是一类新型多糖。

5. 生物碱及含氮化合物

这类化合物主要是 Ishida et al.（2008）等从新疆党参中分离得到 2 个脂溶性生物碱，党参碱和党参次碱。此外从党参属植物中还鉴定得到了胆碱、正丁基脲基甲酸酯，党参碱和 5 – 羟基，2 – 羟甲基吡啶等。

药理作用

现代药理研究得出，党参具有增强免疫功能，抗溃疡，调节胃肠运动；对神经兴奋和抑制两种过程都有一定的影响；党参皂苷还能兴奋呼吸中枢；对动物有短暂的降压作用，但又能回升晚期失血性休克家兔的血压；有显著升高兔血糖的作用，升血糖作用机理可能与所含糖的成分有关；能够提升网织红细胞，动物红细胞，血红蛋白的活力；增强记忆和提高学习能力；还有抗辐射，抗缺氧，延缓衰老等作用。

1. 对免疫系统的作用

党参能增加组织免疫器官的重量，促进淋巴细胞增殖，提高抗体水平，对巨噬细胞的细胞数量、细胞体积、吞噬活性有明显的增强作用。张兆强等（2005）用大鼠外周血淋巴细胞培养，观察在相同的丝裂霉素浓度、轮叶党参醇提水溶部分的不同的浓度作用下淋巴细胞的增殖情况。结果显示，轮叶党参醇提水溶部分具有免疫增强作用。贾泰元和 Benjamin（2000）用党参水提液加入鼠 J774 巨噬细胞培养液中作微量细胞培养，结果显示党参水提液对巨噬细胞的吞噬活性有明显的增强作用。张晓君等（2003）主要研究党参多糖对机体造血功能和免疫作用的影响，证实党参多糖可以促进脾脏造血功能和免疫作用。

2. 对中枢神经系统的作用

韩春姬等研究发现（1999）采用水迷宫实验及测定脂质过氧化物的方法，经口给予轮叶党参水提取液，水迷宫试验中的平均潜伏期明显缩短，水迷宫试验的错误次数显著减少。说明党参水提液具有降低小鼠脑组织和红细胞中的脂质过氧化物含量的作用，能够提高小鼠的学习—记忆能力。武冰峰等（2008）将分离纯化的党参多糖作用于硫代硫酸钠损伤的神经干细胞，试验结果显示党参多糖能不同程度减轻神经干细胞的损伤，具有明显的保护作用。徐惠波等（1991）研究发现轮叶党参和戊巴比妥钠共同作用于小鼠可以显著地抑制其活动，并且能够显著地延长咖啡因和士的宁导致小鼠死亡的时间，同时还表现出镇痛作用。

3. 对消化系统的作用

陈少夫等（2002）给兔灌喂党参水煎剂实验，发现党参可以增加十二指肠和胃的生长抑素含量，说明党参可以治疗消化性溃疡。宋丹等（2008）使用由乙醇引起的胃溃疡模型，研究利用党参分离到的有效成分党参炔苷对胃黏膜的保护作用。发现党参炔苷能有效地防止乙醇对胃黏膜的损伤，说明党参炔苷是党参调节肠胃的有效成分，其作用机理可能是提高前列腺素含量，以作用于胃泌素引起的泌酸作用，促进胃黏膜合成并放出表皮生长因子。韩朴生等（1990）用党参正丁醇提取液对大鼠胃溃疡、消炎痛和应激性具有显著的保护作用。王少根等（1999）研究了党参对肠胃严重烫伤的小鼠和豚鼠的疗效，发现党参水煎剂能够明显地提高肠胃受伤鼠的胃动力。孙家邦和刘福进等（1995）给大鼠的胃灌入党参水煎剂发现其对处于梗阻性黄疸状态下的急性胃黏膜损伤有很好的效果。

4. 对心血管系统的作用

张晓君等（2003）研究党参水提物对心肌缺血大鼠的保护作用，发现党参水提取物可以保护垂体后叶素引起的心肌缺血。同时党参水提取物可以减轻实验引起的 T 波抬高，从而减慢心率以保护心肌缺血。李丹明等（2000）采用离体血管张力法来考察党参水煎剂对由 KCI 和 NE 引起的肌条收缩活动及与内皮细胞之间的关系，发现党参水煎剂依赖内皮细胞对兔胸离体血管肌条具有舒张作用，推测是由于内皮细胞释放 NO 的原因。王冬明等（2003）选用轮叶党参乙醇提取液对实验性大鼠高脂血症进行预防实验，发现轮叶党参乙醇提取液具有预防大鼠血清甘油三酯升高的作用。

5. 其他作用

张兆强和韩春姬（2006）采用分光光度法，进行体外轮叶党参醇提水溶部分抗自由基的实验，结果表明，轮叶党参醇提水溶部分具有较强的抗自由基的作用，该作用是经生物活化后发生的。新疆党参多糖与环磷酰胺合用具有抗突变的增效作用，对肿瘤治疗有一定价值。此外，党参对缺血缺氧时细胞能量代谢有明显的改善作用，可明显地提高机体整体的抗缺氧能力，对缺血后自由基的损伤有抑制作用，并有一定的活血化瘀作用（宫存杞等，2007）。

参考文献

Ishida S, Okasaka M, Ramos F, et al. 2008. New alkaloid from the aerial parts of Codonpsis clematidea [J]. J Nat Med, 62 (2): 236 - 238.

Lee IR, Ko JH. 1992. Isolation of triterpenoid and phenylpropanoid from Codonopsis ussuriensis [J]. Arch Pharm Res, 15 (4): 289 - 291.

Qiao CF, He ZD, Han QB, et al. 2007. The use of lobetyolin and HPLC - UV fingerprints for quality assessment of Radix Codonopsis [J]. J Food Drug Anal, 15 (3): 258 - 264.

陈少夫, 贺丽, 周卓等. 2002. 党参对兔胃十二指肠粘膜中胃泌素、生长抑素的影响 [J]. 中国医科大学学报, 31 (3): 164 - 165.

范强, 张钰, 周先礼等. 2011. 藏药脉花党参化学成分的研究 [J]. 中国药学杂志, 46 (4): 256 - 259.

宫存杞, 张君, 赵娟等. 2007. 新疆党参多糖的制备及体内抗肿瘤作用的研究 [J]. 农垦医学, 29 (6): 404 - 406.

韩春姬, 俞善姬, 金丽等. 1999. 轮叶党参对老年小鼠学习—记忆能力的影响 [J]. 延边大学医学学报, 22 (1): 31 - 33.

韩桂茹, 贺秀芬, 杨建红等. 1990. 党参化学成分的研究 [J]. 中国中药杂志, 15 (2): 41 - 42.

韩朴生, 姜名瑛, 徐秋萍等. 1990. 党参提取物对大鼠实验性胃溃疡和胃黏膜防御因子的影响 [J]. 中药药理与临床, 1, 19 - 23.

贾泰元, Benjamin HS Lau. 2000. 党参对鼠 J774 巨噬细胞吞噬活性的增强效应 [J]. 时珍国医国药, 11 (9): 769 - 780.

李丹明, 李红芳, 李伟等. 2000. 党参和丹参对兔离体主动脉平滑肌运动的影响 [J]. 甘肃中医学院学报, 17 (2): 15 - 17.

宋丹, 王峥涛, 李隆云等. 2008. 党参炔苷对胃溃疡模型大鼠胃勃膜损伤保护作用的研究[J]. 中国中医急症, 17 (7), 963 - 964.

孙家邦, 刘福进. 1995. 党参预防梗阻性黄疸所致急性胃黏膜损害的作用机理 [J]. 中华外科杂志, 33 (2): 101.

孙庆文, 何顺志. 2007. 黄敏黔产管花党参中党参炔苷的含量测定 [J]. 时珍国医国药, 1 (8): 1931 - 1932.

王冬明, 韩春姬, 刘智等. 2003. 轮叶党参对大鼠高脂血症的预防作用 [J]. 延边大学医学学报, 26 (4): 253 - 256.

王建忠, 王锋鹏. 1996. 川党参的化学成分研究 [J]. 天然产物研究与开发, 8 (2): 8 - 12.

王少根, 陈侠英, 王立基等. 1999. 党参对小鼠Ⅲ度烫伤早期胃肠动力的影响 [J]. 安徽中医学院学报, 18 (6): 50 - 51.

王峥涛, 徐国钧, 难波恒雄等. 1991. 党参中苍术内酯Ⅲ的 HPLC 分析 [J]. 中国药科大学学报, 23 (1): 48 - 50.

武冰峰，杨娟，谢红等．2008．党参多糖对神经干细胞硫代硫酸钠损伤的保护作用［J］．时珍国医国药，19（2）：280－281．

徐惠波，孙晓波，周重楚等．1991．轮叶党参提取物对中枢神经系统的影响［J］．特产研究，（1）：49－51

张思巨，张淑运．1987．党参多糖的研究［J］．中草药．18（13）：2．

张晓君，祝晨曦，胡黎等．2003．党参多糖对小鼠免疫和造血功能的影响［J］．中药新药与临床药理，14（3）：174－176

张兆强，韩春姬，李莲姬等．2005．轮叶党参醇提取物对淋巴细胞增殖的影响［J］．中国公共卫生，21（4）：467．

张兆强，韩春姬．2006．轮叶党参醇提水溶部分抗自由基作用研究［J］．济宁医学院学报，29（2）：7－9．

朱恩圆，贺庆，王峥涛等．2001．党参化学成分研究［J］．中国药科大学学报，32（2）：94－95．

朱焰，魏均娴．1994．党参属药用植物研究概况［J］．天然产物研究与开发，6（1）：70－75．

甘草属（*Glycyrrhiza*）

科名：豆科（Leguminosae）（蝶形花亚科［Papilionatae Taub.］）

属名：甘草属（*Glycyrrhiza*）

资源分布：甘草属植物为多年生草本。分布于全球各大洲，以欧亚大陆为多，又以亚洲中部分布最为集中。全属在全球共有29种6变种，其中我国产18种，3变种（李学禹，1993）。我国常见的甘草包括：乌拉尔甘草（*G. uralensis*）、洋甘草（*G. glabra*）、胀果甘草（*G. inflata*）、刺果甘草（*G. pauidiflora*）、黄甘草（*G. kansuensis*）、粗毛甘草（*G. aspera*）、圆果甘草（*G. squamulosa*）和云南甘草（*G. yunnanensis*）等8个品种。我国除云南甘草（*G. yunnanensis*）分布于云南及川康地区外，其余种均分布于江淮秦岭以北的温带干旱半干旱地区、暖温带、寒温带大陆型季风气候区内（张鹏云和彭泽祥，1960），垂直分布在海拔250—1400m之间。甘草属植物地上部分常呈群丛状，地下具发达的根系和根茎，具有耐旱、耐盐、耐沙埋等特性，抗风固沙及防冲蚀能力极强，对干旱地区防风固沙、绿化荒漠、维持生态平衡等起着重要的作用（王照兰等，2002）。甘草多生长在干旱沙地、河岸砂质地、山坡草地及盐渍化土壤中。长期以来的大肆采挖和开垦荒地的破坏，使野生甘草的面积减少70%，储量减少80%，其资源面临枯竭。

民间用途：甘草为我国传统中药，自古甘草入药种类较多，素有"十药九草"之称，在传统中医药中被称为"国老"。中国药典（2010）收载的是，乌拉尔甘草（*G. uralensis* Fisch.）、胀果甘草（*G. Inflata* Bat.）或光果甘草（*G. glabra* L.）的干燥根和根茎。甘草味甘，性平，无毒。入脾、胃、肺经。治五脏六腑寒热邪气，坚筋骨，长肌肉，倍气力，解毒，久服轻身延年。但同是甘草，其炮制所不同，则功效主治亦别。

生甘草，长于清火，以清热解毒，润肺止咳力胜，用于痰热咳嗽、咽喉肿痛等。炙甘草，长于温中，以甘温益气，缓急止痛力强。用于脾虚胃弱，心悸脉结等。粉甘草，偏重清内热，泻心火。善治尿道痛，尿路淋。生草节宜消肿毒、利关节。

化学成分分析：在甘草属植物中，已对乌拉尔甘草（*G. uralensis*）、胀果甘草（*G. inflata*）、光果甘草（*G. glabra*）、黄甘草（*G. eurycarpa*）、粗毛甘草（*G. aspera*）、云南甘草（*G. yunnanensis*）、圆果甘草（*G. squamulosa*）和刺果甘草（*G. pallidiflora*）进行了化学成分的研究。研究发现，甘草的主要有效成分是三萜类化合物和黄酮类化合物。

1. 三萜及其皂苷类化合物

三萜类化合物是甘草属植物的特征性次级代谢产物，具有含量高、生理活性强的特点。如甘草酸（甘草甜素）在甘草根茎中含量一般在 5%—10% 之间，最高可达 12%（谢彦等，2004）。甘草属植物中的三萜类化合物，多是 3β - 羟基齐墩果烷型五环三萜，且多数具有羧基。通常羧基的位置在 C - 29、C - 30，也有在 C - 27 和 28 位。羟基位置除在 C - 3 位，也常见于 18、19、21、22、24 与 28 位。一般 C 环的 C - 11 位氧化成酮，与 C - 12 位双键形成分子内 α，β - 不饱和酮，如甘草次酸（图 5 - 9）。若没有 11 位酮，则 C 环一般形成 11 位双键，再分别和 13（18）或 12（13）双键形成共轭体系。此外，还发现了 C - 30 羧基与 C - 22 羟基，C - 29 羧基与 C - 18 羟基，及 C30 羧基与 C - 18 羟基形成的三萜内酯。甘草属中的三萜皂苷糖的单元多为 D - 葡萄糖酸和 D - 葡萄糖，成苷位置通常在 3α - 羟基处形成醚键。除 3α - 羟基糖苷外，也有在 C - 30 的羧基成酯键和 C - 21 位羟基成醚键。糖的接点大多为 1' 位，极个别的为 2' 位。皂苷中糖的个数一般为双糖，也有三糖苷（王敏，2005）。徐志栋等（1988）认为甘草酸和甘草次酸是甘草质量标准检测的化合物。

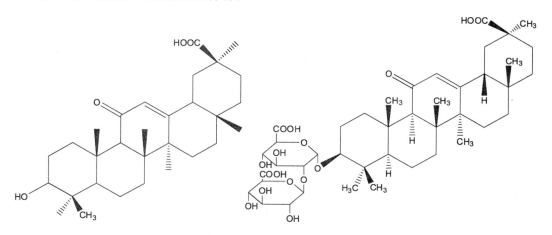

图 5 - 9　甘草次酸和甘草甜素

2. 黄酮类化合物

黄酮是甘草属中另一主要的次生代谢产物。国内外已从甘草中分离鉴定出 300 多个黄酮类化合物（Li W 等，2000）。包括黄酮类、黄酮醇类、异黄酮类、查尔酮类、双氢黄酮类、双氢查尔酮类等（图 5 - 10）。与其他植物中的黄酮结构比较，甘草中的黄酮类化合物通常在苯环上衍生异戊烯基侧链，如甘草黄酮、甘草异黄酮 A 与甘草查尔酮 A（刑国秀等，2003）。黄酮苷元通过酚羟基与糖形成苷，如甘草苷和甘草新苷。

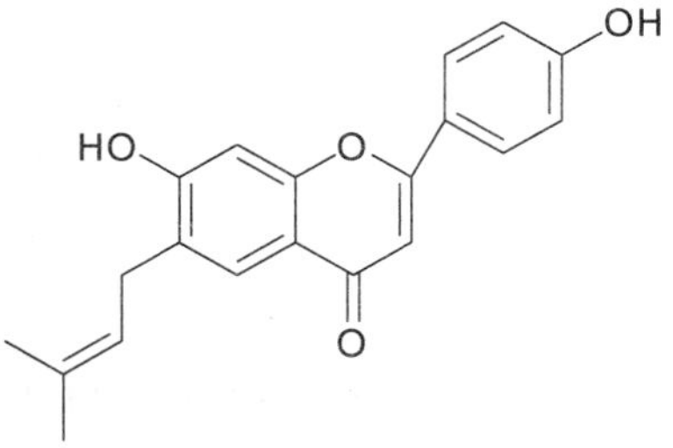

甘草黄酮

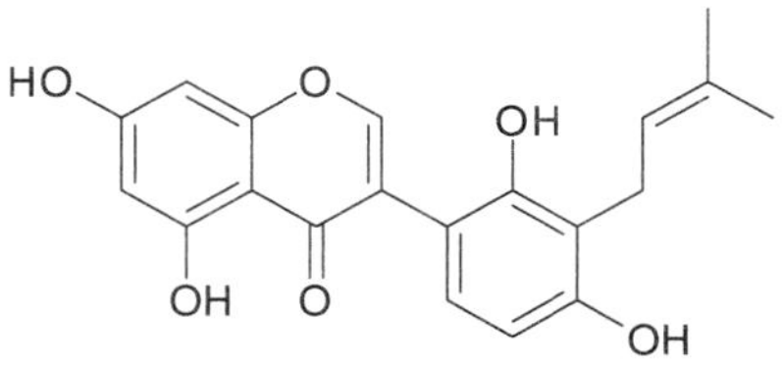

甘草异黄酮 A

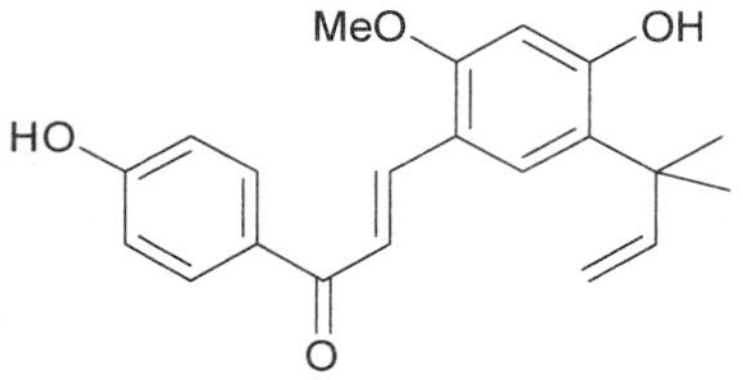

甘草查尔酮

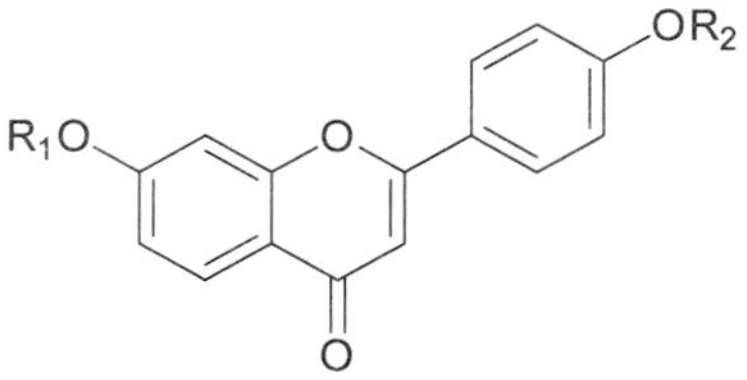

甘草苷：R_1=H，R_2=glu

新甘草苷：R_1=glc，R_2=H

图 5 - 10　甘草中的黄酮类化合物母核

药理作用

1. 抗病毒作用

Nakashima et al.（1988）研究发现甘草甜素通过对病毒的直接作用和诱导干扰素产生、增效 NK 细胞等活化宿主免疫功能的间接作用而发挥抗病毒的作用。甘草甜素可抑制人免疫缺陷型病毒（HIV）及艾滋病毒的增殖（Nakashima，1987）。海老名卓三郎（1988）的研究还表明，甘草甜素对人的免疫缺陷性病毒（HIV）及艾滋病毒增殖具有抑制作用。苏先狮等（1982）研究表明甘草甜素具有直接的抗乙肝病毒作用及对肝功能障碍的改善作用。动物实验表明，甘草甜素具有促肝细胞再生作用，并可驱脂，同时可抑制肝脏纤维组织的增生，降低肝硬化的发生率，使血清 γ - 球蛋白含量减低，对减轻肝脏间质的炎症反应明显，但对肝硬化形成后纤维的重吸收无作用。

2. 抗炎及抗免疫作用

苏先狮等（1982）实验表明甘草次酸对大鼠棉球肉芽肿、甲醛性浮肿、结核菌素反应、皮下肉芽肿性炎症均有一定的抑制作用。甘草酸胺、甘草次酸钠能有效地抑制影响皮下肉芽囊性炎症的渗出期及增生期，作用强度弱于可的松。甘草酸能显著抑制蛋清所引起的豚鼠皮肤反应，减轻过敏性休克的症状。甘草甜素能明显抑制小鼠被动皮肤过敏反应，并能拮抗组胺、乙酰胆碱对兔离体回肠和豚鼠离体器官的收缩作用（陈可冀等，1998）。

3. 抗肿瘤作用

我国学者王秀梅等（1993）报道，甘草叶中富含黄酮组分可诱导单核巨噬细胞产生肿瘤坏死因子作用；我国学者马靖（2000）等报道甘草提取物除可诱导胃癌 MGC－803 凋亡之外，还可选择性诱导肝癌 HepG2、肺癌 NSCLC 与宫颈癌 Hela 等几种人肿瘤细胞凋亡，但不能诱导胃癌 BGC－823 细胞凋亡。覃红等（1989）研究结果表明甘草次酸钠对小鼠 S180、Heps、HepA 具有不同程度的抑制作用。

4. 对消化系统作用

甘草叶乙醇提取物中的富黄酮组分（LF），具有显著地抑制胃酸过多作用。甘草素、异甘草素具有抗溃疡和解痉作用，对大鼠幽门结扎形成的溃疡有抑制作用，对动物离体肠管有抑制作用，并能解除乙酰胆碱、氧化钡和组织胺所致的肠痉挛（贾国惠和贾世山，1998）。甘草素、甘草次酸还可使大鼠实验性肝硬化形成减轻，急性肝炎肝细胞坏死、气球样变减轻，甘草甜素尚有抗脂肪肝作用。甘草甙也具有抗溃疡作用并对大鼠腹水肝及小鼠艾氏腹水癌细胞能产生形态学上的变化，临床用作抗炎剂（陈可冀等，1998）。

5. 其他作用

甘草中的活性物质对四氯化碳及化学致癌剂甲基偶氮苯所致的肝损伤和肝癌有明显的保护作用（封吉化译，1999）。胡志厚（1988）研究表明甘草甜素能促使胆固醇含量降低，磷脂质明显下降，抑制机体和血管壁的炎症反应，防止动脉粥样硬化的发生及发展。甘草酸有明显的降脂作用，能阻止大动脉及冠状动脉粥样硬化的发展。傅乃武等（1994）报道了 14 种甘草黄酮类化合物对 4 种活性氧的清除作用，证实了甘草中含有的黄酮类成分具有明显的抗氧化作用。

参考文献

Li W, Asada Y, Yoshikawa T. 2000. Flavonoid constituents from Glycyrrhiza glabra hairy root cultures [J]. Phytochemistry. 55 (5): 447－456.

Nakashima H, Matsui T, Yoshida O, et al. 1987. A new anti－human immunodeficiency virus substance, glycyrrhizin sulfate; endowment of glycyrrhizin with reverse transcriptase－inhibitory activity by chemical modification [J]. Jpn J Cancer Res, 78 (8): 767－771.

Nakashima H, Tanabe A, Tochikura TS, et al. 1988. Rapid screening method with a cell multisizer for inhibitors of human immunodeficiency virus－induced cell fusion in vitro [J]. J Clin Microbiol, 26 (6): 1229－1232.

陈可冀, 李春生. 1998. 新编抗衰老中药学 [M]. 北京: 人民卫生出版社, 4.

封吉化. 1999. 甘草和甘草甜素对鼠肝脏依赖细胞色素药酶的影响 [J]. 国外医学 (中医中药分册), 21 (4): 26.

傅乃武, 刘朝阳, 张如意等. 1994. 甘草黄酮类和三帖类化合物抗氧化作用的研究 [J]. 中药药理与临床, 10 (5): 26－29.

高鸿霞, 邵世和, 王国庆. 2004. 中药甘草研究进展 [J]. 井冈山医专学报, 11 (5): 8－11.

海老名卓三郎. 1988. 甘草甜素的抗病毒活性 [J]. 国外医学 (中医中药分册), 10 (4): 16－18.

胡志厚. 1988. 甘草酸类药物的研制及应用 [J]. 药学学报, 23 (7): 553－560.

贾国惠, 贾世山. 1998. 甘草中黄酮的药理作用研究进展 [J]. 中国药学杂志, 1998, 33 (9): 513.

李学禹. 1993. 甘草属分类系统与新分类群的研究 [J]. 植物研究, 13 (1): 13－43.

马靖. 2000. 甘草提取物诱导胃癌 MGC－803 细胞凋亡的初步研究 [J]. 中国中西医结合杂志. 20 (12) 928－930.

苏先狮, 陈惠明, 王立庄. 1982. 甘草甜素治疗急性和慢性病毒性肝炎的疗效观察及实验研究 [J]. 中医杂志, 11: 33－36.

覃红, 张培棪, 梁重栋. 1989. 甘草次酸钠对小鼠移植性肿瘤作用的实验观察 [J]. 兰州医学院学报, 15 (3): 113－118.

王敏. 2005. 甘草研究综述 [J]. 齐鲁药事, 24 (10): 614－616.

王秀梅, 贾世山, 董清等. 1993. 甘草叶总黄酮和干扰素诱导的单核巨噬细胞产生肿瘤坏死因子 [J]. 中国中西医结合杂志, 13 (基础理论研究特集): 134.

王照兰. 杜建材, 于林清等. 2002. 甘草的利用价值、研究现状及存在问题 [J]. 中国草地, 24 (1): 73－76.

谢彦, 徐淑永, 曾和平等. 2004. 甘草属植物中三萜类化合物研究概述 [J]. 广州化工, 32 (1): 1－5.

刑国秀, 李楠, 王童等. 2003. 甘草中黄酮类化学成分的研究进展 [J]. 中国中药杂志, 28 (7): 593－597.

徐志栋，王敏.1988.甘草属植物三萜成分研究概况［J］.河北轻化工学院学报.19（1）：10-15.

张鹏云，彭泽祥.1960.西北的甘草——西北资源植物资料之一［J］.兰州大学学报（自然科学版），6（1）：57-88.

中国科学院植物研究所.1972.中国高等植物图鉴：第2册［M］.北京：科学出版社，435-441.

枸杞属（*Lycium*）

科名：茄科（Solanaceae）

属名：枸杞属（*Lycium*）

资源分布：枸杞属植物全世界约有80种，主要分布在南美洲，少数分布于欧亚大陆温带。我国有7个种和2个变种，分别是枸杞（*L. chinense*）及其变种北方枸杞（*L. chinense* var. potaninii）、宁夏枸杞（*L. barbarum*）及其变种黄果枸杞（*L. barbarum* var. auranticarpum）、新疆枸杞（*L. dasystemum*）、黑果枸杞（*L. ruthenicum*）、截萼枸杞（*L. truncatum*）、云南枸杞（*L. yunnanense*）、柱筒枸杞（*L. cylindricum*）。枸杞属植物环境适应性极强，从高原高寒草甸、荒漠到低山丘陵的丛林均有生长。土壤类型有沙漠、沼泽泥炭、盐碱地、碱性黏土、酸性红黄壤、酸性腐殖土。我国西、北方地区（如新疆、西藏、青海、甘肃、内蒙古、宁夏、陕西、山西、河北等）广泛分布，对干旱、盐碱、低温具有很强的适应能力。目前我国枸杞业主要有宁夏、河北、内蒙古、新疆四大产区。绝大多数栽培品种均引自宁夏枸杞（董静洲等，2008）。

民间药用：枸杞是我国一味传统常用中药。始载于《神农本草经》被列为上品，谓之"久服坚筋骨，轻身不老，耐寒暑"（江苏新医学院，1997）。宁夏枸杞*L. barbarum*是中国药典（2010）记载的枸杞药材正品。枸杞子味甘、性平，归肝、肾经。具有滋补肝肾、益精明目、润肺止咳、延缓衰老等功效（周晶和李光华，2009）。枸杞的根皮性甘、寒，归肺、肝、肾经。具有清肺降火、生津止渴的功效。而枸杞叶性苦、甘、凉，归心、肺、脾经。具有补虚益精、清热明目的功效。宁夏中宁县生产的枸杞果实色艳、粒大、皮薄、肉厚、籽少、甘甜，品质远远胜过其他地区所产。

化学成分分析：从枸杞属植物中分离得到的次生代谢产物主要包括，生物碱类、甾体类、萜类、苯丙素类化合物。此外还有蒽酮类、香豆素和木脂素类化合物等。系统研究过的属内植物包括：宁夏枸杞（*L. barbarum*）、枸杞（*L. chinense*）、欧洲枸杞（*L. europaeum*）、黑果枸杞（*L. ruthenicum*）、*L. shawii*、*L. cestroides*、*L. tenuispinosum*、*L. ciliatum*、*L. schweinfurthii*。

1. 生物碱

生物碱是枸杞属中发现最多的次级代谢产物，根据结构特征主要分为以下几类：数量最多的是以 calystegine 系列衍生物为代表的降托品烷型（Asano et al, 1997）。其他还有托品烷（Drost – Karbowska et al, 1984；Harsh et al, 1989）、吡咯（Chin YW et al, 2003）、piperdine（Asano et al, 1997）、四氢吡咯（Yamada et al, 1992）、精胺（Funayama et al, 1980，1995）及咪唑啉（Chiale et al, 1990）型生物碱。此外，还有长链酰胺型、二肽及八肽化合物等（Noguchi et al., 1984；Yahara et al., 1989）。

2. 甾体类

甾体是枸杞属中另一类主要的次级代谢产物，类型丰富，现已鉴定的甾体化合物数量超过 50 个。枸杞属植物中的甾体化合物骨架有胆甾烷、谷甾烷、豆甾烷以及羊毛甾烷、菜油甾醇等（Baghdadi，1988；Dasso et al，1980；Itoh et al.，1977）。

3. 萜类

枸杞属中萜类化合物以二萜苷最多（Terauchi et al.，1997，1998），多为 lyciumoside 系列链状二萜形成的苷（图 5 – 11）。此外，还有少量单萜和倍半萜（Naf et al.，1990；Sannai et al.，1982）。

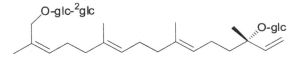

图 5 – 11　枸杞属植物中 lyciumoside 系列链状二萜苷

4. 苯丙素类

枸杞属植物中含有以芹菜素、木犀草素、槲皮素、山奈酚和杨梅素等为苷元的黄酮苷类化合物（薛祥荣等，1988；Christen & Kapetanidis，1987；Le et al.，2007）。也有东莨菪亭等简单香豆素及其苷类化合物（魏秀丽和梁敬玉，2002；谢忱等，2001）。此外还有落叶松树脂醇等木脂素（Han et al.，2002；Lee et al.，2005）。

5. 其他类

李友宾等（2004）在枸杞属植物中发现了大黄素、大黄素甲醚等蒽醌类化合物，而 Kim et al.（1997）从该属植物中发现了脂肪酸、肉桂酸等小分子芳香酸。

6. 糖类

枸杞总糖量为 46.5%，其主要活性成分是枸杞多糖，含量在 5.42%—8.23%。研究表明枸杞多糖一般是由不同种单糖、糖醛酸及氨基酸组成的均一体。一等品枸杞总糖量为 39.5%，还原糖 33.39%，果糖 7.24%，蔗糖 5.552%，醛基糖 16.37%（周晶和李光华，2009）。从枸杞属植物中已经鉴定了超过 30 个多糖。

药理作用

现代药理活性研究表明枸杞属植物具有免疫调节、抗氧化、抗衰老、抗肿瘤、抗菌、抗病毒、降血糖、降血脂、降血压、保护肝肾及生精细胞、神经保护等良好的药理活性。近些年来，从枸杞中提取的多糖被证实为是中药枸杞子中提高免疫活性和抗衰老的有效成分。

1. 抗氧化作用

杨薛康等（2007）研究表明枸杞子醇提物和水提物均有较强的抗氧化作用，存在一定的剂量效应关系，并且枸杞醇提物清除 OH 和 O_2^- 自由基的能力要强于水提物。枸杞子乙酸乙酯提取部位对 OH 自由基有很强的抑制和清除作用，并具有浓度依赖性，可清除邻苯三酚自氧化体系产生的 O_2^- 自由基，对抗其对红细胞的氧化作用（张丽等，2008）。陶大勇等（2007）研究表明黑果枸杞色素提取物粗品对动植物性油脂均有抗氧化作用，并随色素添加量的增加，抗氧化性增强，且高温条件下色素抗氧化性稳定。李淑珍（2009）通过体外化学反应体系得出黑果枸杞总黄酮具有还原能力、清除 ·OH 的能力和抗脂质体过氧化反应的活性。试验表明，黑果枸杞总黄酮可以抑制红细胞溶血、增强小鼠血清清除 ·OH 的能力，降低小鼠肝脏 MDA 含量。

2. 抗肿瘤作用

用透析方法从枸杞子中获得的小分子物质（相对分子量 12000），可抑制小鼠体内 s180 纤维肉瘤的生长，手术后乳腺癌病人使用枸杞小分子注射，其外周血淋巴细胞的杀伤活力明显高于对照组（张晓宇，2007）。王彦明和王一农（2008）研究表明宁夏枸杞果实提取物可以通过激活巨噬细胞，促进效应细胞和靶细胞结合等途径达到抗癌效果。耿长山（1989）等人证明枸杞多糖对老年机体 T 细胞分泌 IL－2 能力有显著的促进作用。

3. 免疫调节作用

周黄金等（1989）利用枸纪多糖对成年（2 月龄）和老年（16 月龄）小鼠脾白细胞介素（IL－2）活性的影响进行了观察，在诱导脾细胞 IL－2 的培养液中加入枸杞多糖所制备的含 IL－2 上清液使成年小鼠胸腺细胞在体外增殖活性升高，使老年小鼠 IL－2 的活性显著提高达到成年水平。钱玉昆等（1991；1988）报道了枸杞子提取液对细胞因子及 T、B 淋巴细胞增殖的双向调节作用及在适宜浓度下对 IL－6 促抗体分泌作用，枸杞多糖在 5—10mg/kg ip 可以提高小鼠脾脏 T 淋巴细胞的增殖功能，能增强细胞毒性 T 细胞（CTL）的杀伤能力，杀伤率由 12.4% 提高到 18%；周浩和朱伟（2008）研究发现地骨皮有一定的免疫调节作用，地骨皮水煎剂对正常小鼠脾细胞产生的白细胞介素 2（IL-2）有抑制作用；对环磷酰胺所致小鼠脾细胞 IL-2 产生降低有显著增强作用；而对硫唑嘌呤所致 IL-2 产生超长呈现抑制作用（郑军义和赵万洲，2008）

4. 抗菌、抗病毒活性

杨风琴等（2007）研究发现地骨皮 75% 乙醇提取物对 12 种常见细菌有抑菌作用，尤其对甲型溶血性链球菌、肺炎双球菌、铜绿假单胞菌抑菌效果显著。宁夏枸杞果实提取物对玉米弯孢霉病菌、茄子褐纹病菌、黄瓜褐斑病菌和梨轮纹病菌四种病原菌都有较强的抑制作用，但其作用方式、作用机理有待于进一步研究（陆宁海等，2007）。此外，实验证实枸杞果实对轮状病毒也有一定抑制作用（Kim et al.，2000）。

5. 其他作用

宁夏枸杞子水提物对四氧嘧啶诱发的糖尿病小鼠血糖有明显的降低作用，同时可以增加血清胰岛素含量达到抗糖尿病作用（古丽热·玉苏甫，2007）。枸杞籽油可增加实验家兔血浆中高密度脂蛋白胆固醇、载脂蛋白的含量，降低血浆中总胆固醇、甘油三酯、低密度脂蛋白胆固醇、载脂蛋白 B 的含量，增强血清中超氧化物歧化酶、谷胱甘肽过氧化物酶、总抗氧化酶的活性，降低血清中丙二醛的含量。枸杞提取液对肾源性高血压造成的脏器损害具有保护作用，能够预防由于氧自由基成的损伤，其作用机制与调节血管活性物质水平和抗氧自由基损伤有关（祝捷等，2005）。李国莉等（2007）研究表明宁夏枸杞对酒精性肝损伤大鼠具有脂质过氧化及保护肝细胞的作用。地骨皮内含有直接刺激成骨样细胞增殖的成分，可通过改变生物节律来有效地促进生理性睡眠冲动，改善睡眠质量（郑军义和赵万洲，2008）。

参考文献

Asano N, Kato A, Miyauchi M, et al. 1997. Specific α - galactosidase inhibitors, N - methyl calystegines Structure/activity relationships calystegines from Lycium chinense [J]. Eur J Biochem, 248（2）: 296 - 303.

Baghdadi HH, El - Sayed SH, Salem GA et al. 1988. A comparative chemical study of Lycium species growing in Egypt [J]. Alex J Pharm Sci, 2（1）: 73 - 76.

Chiale CA, Cabrera JL, Juliani HR. 1990. N - alpha cinnamoylhistamine derivates from Lycium cestroides [J]. Phytochemistry, 29（2）: 688 - 689.

Chin YW, Lim SW, Kim SH, et al. 2003. Hepatoprotective Pyrrole Derivatives of Lycium chinense Fruits [J]. Bioorg Med Chem Lett, 13（1）: 79 - 81.

Christen P, Kapetanidis I. 1987. Flavonoids from Lycium halimifolium [J]. Planta med. 53（6）: 571 - 572.

Dasso I, Gros EG, Cattaneo P. 1980. Acidic and sterol composition values of some Solanaceae seed oils [J]. An Asoc Quim Argent. 68 (2): 109 – 117.

Drost – Karbowska K, Hajdrych – Szaufer M, Kowalewski Z. 1984. Search for alkaloid – type bases in Lycium halimifolium [J]. Acta Pol Pharm, 41: 127 – 129.

Funayama S, Yoshida K, Konno H, et al. 1980. Structure of Kukoamine A, a hypotensive principle of Lycium chinense root bark [J]. Tetrahedron Lett, 21 (14), 1355 – 1356.

Funayama S, Zhang GR, Nozoe S. 1995. Kukoamine B, a spermine alkaloid from Lycium chinense [J]. Phytochemistry, 38 (6): 1529 – 1531.

Geng CS, Xing ST, Zhou JH, et al. 1989. Enhancing effect of LBP on the interleukin – 2 activity in mice [J]. China J Pharmacol and toxical, 3 (3): 175 – 179.

Han SH, Lee HH, Lee IS, et al. 2002. A new phenolicamide from Lycium chinense Miller [J]. Arch. Pharma. Res. 25 (4): 433 – 437.

Harsh ML. 1989. Tropane alkaloids from Lycium barbarum Linn., in vivo and in vitro [J]. Curr sci 58 (14): 817 – 818.

Itoh T, Tamura T, Matsumoto T. 1977. 4 – desmethy lsterols in the seeds of Solanaeeae [J]. Steroids, 30 (3): 425 – 433.

Kim DH, Song MJ, Bae EA, et al. 2000. Inhibitory effect of herbal medicines on rotavirus infectivity [J]. Biol Pharm Bull. 23 (3): 356 – 358.

Kim SY, Lee KH, Chang KS, et al. 1997. Taste and flavor compounds in box thorn (Lycium chinense Miller) leaves [J]. Food Chem, 58 (4): 297 – 303.

Le K, Chiu F, Ng K. 2007. Identification and quantification of antioxidants in Fructus lycii [J]. Food Chem, 105 (1): 353 – 363.

Lee DG, Jung HJ, Woo ER. 2005. Antimierobial property of (+) – Lyoniresinol – 3α – O – β – D – Glucopyranoside isolated from the root bark of Lycium chinense Miller against human pathogenic microoganisms [J]. Arch Pharm Res, 28 (9): 1031 – 1036.

Naf R, Velluz A, Thommen W. 1990. Isolation of a glucosidic precursor of damascenone from Lycium halimifolfolium Mill [J]. Tetrahedron Lett, 31 (45): 6521 – 6522.

Noguchi M, Mochida K, Shingu T, et al. 1984. The constituents of the Chinese drug "ti – ku – ' Pi". I. Isolation and constitution of Lyciumamide, a new dipeptide [J]. Chem Pharm Bull (Tokyo), 32 (9): 3584 – 3587.

Sannai A, Fujimori T, Kato K. 1982. Isolation of (–) 1, 2 – Dehydro – α – cyperone and solavetivone from Lycium chinense [J]. Phytochemistry, 21 (12): 2986 – 2987.

Terauchi M, Kanamori H, Nobuso m, et al. 1998. New Acyclic diterpene glycosides, lycimosides IV – IX from Lycium chinense Mill [J]. J Nat Med, 52 (2): 167 – 171.

Terauchi M, Kanamori H, Nobuso M. 1997. Detection and determination of antioxidative compounds in Lycium chinense [J]. Nat Med, 51 (5): 387 – 391.

Yamada H, Nagai T, Sofola A, et al. 1992. Alkaloids of Lycium chinense as glucosidase inhibitors [J]. Jpn Pat, 04, 208 – 264.

Yahara S, Shigeyama C, Nohara T. 1989. Structures of anti – ACE and – renin peptides from Lycii radicis cortex［J］. Tetrahedron Lett, 30（44）: 6041 – 6042.

董静洲, 杨俊军, 王瑛. 2008. 我国枸杞属物种资源及国内外研究进展［J］. 中国中药杂志, 33（18）: 2020 – 2021.

古丽热·玉苏甫. 2007. 枸杞子提取物对四氧嘧啶诱发的小鼠糖尿病模型的影响［J］. 中国临床医药研究杂志.（13）: 1 – 2.

江苏新医学院. 1997. 中药大词典（上册）［M］. 上海: 上海人民出版社, 1518.

李国莉, 杨建军, 赵伟明. 2007. 枸杞对酒精性肝损伤大鼠保护作用的研究［J］. 宁夏医学院学报. 29（3）: 275 – 277.

李淑珍. 2009. 黑果枸杞总黄酮制备工艺优化和抗氧化、降血脂活性及成分研究［D］. 新疆: 新疆师范大学硕士学位论文.

李友宾, 李萍, 屠鹏飞等. 2004. 地骨皮化学成分的分离鉴定［J］. 中草药, 35（10）: 1100 – 1101.

陆宁海, 吴利民, 付其林等. 2007. 枸杞抑菌活性的初步研究［J］. 山西农业科学. 35（4）: 68 – 70.

钱玉昆, Cheung HT, Richdrdson A. 1988. 中药对免疫细胞和细胞因子的实验调节［J］. 中华微生物学和免疫学杂志, 8（5）: 312 – 315.

钱玉昆, 林雪莹, 王震. 1991. 白细胞介素 – 6 实验性免疫调节的初步研究［J］. 中华微生物学和免疫学杂志, 11（1）: 56 – 57.

陶大勇, 王选东, 陈荣等. 2007. 黑果枸杞色素的体外抗氧化活性研究［J］. 中兽医医药杂志. 4: 15 – 17.

王彦明, 王一农. 2008. 枸杞多糖对去势雌性大鼠骨质疏松的作用［J］. 中国骨质疏松杂志, 14（8）: 576 – 578.

魏秀丽, 梁敬玉. 2002. 地骨皮化学成分的研究［J］. 中国药科大学学报. 33（4）: 271 – 273.

谢忱, 徐丽珍, 李宪明等. 2001. 枸杞子化学成分研究［J］. 中国中药杂志. 26（5）: 323 – 324.

薛祥荣, 刘星阶, 巢琪等. 1988. 宁夏枸杞叶中分离出芦丁（芸香苷）和 Nα – 肉桂酰组胺［J］. 中草药, 3: 14.

杨风琴, 陈少平, 马学琴. 2007. 地骨皮的醇提取物及其体外抑菌活性研究. 宁夏医学杂志. 29（9）: 787 – 789.

杨薛康, 海春旭, 梁欣等. 2007. 枸杞提取物的抗氧化作用［J］. 第四军医大学学报. 28（6）: 518 – 520.

张晓宇. 2007. 枸杞子抗癌作用及临床研究概述［J］. 职业与健康. 23（18）: 1657 – 1658.

祝捷, 迟焕芳, 王守彪等. 2005. 枸杞提取液对实验性肾动脉狭窄性高血压损伤鼠的治疗［J］. 现代生物医学进展. 8（1）: 16 – 15.

周晶, 李光华. 2009. 枸杞的化学成分与药理作用研究综述［J］. 辽宁中医药大学学报, 11（6）: 93 – 95.

张丽, 李灵芝, 柴煊. 2008. 枸杞子乙酸乙醋提取部位的抗氧化活性研究［J］. 武警医学院学报. 17（4）: 267 – 269.

周黄金，邢善田，耿长山.1989.补益中药有效活性成分的免疫药理研究及应用［J］.中药药理与临床，5（2）：58－64.

郑军义，赵万洲.2008.地骨皮的化学与药理研究进展［J］.海峡药学.20（5）：62－65.

周浩，朱伟.2008.地骨皮化学成分及药理作用研究进展［J］.山西中医，24（2）：47－48.

锦鸡儿属（*Caragana*）

科名：豆科（Leguminosae）
属名：锦鸡儿属（*Caragana*）

资源分布：锦鸡儿属植物为叶型较小的中生、中旱生、旱生和沙生灌木，多为饲用植物。起源于东亚，全世界约有100种，主要分布于欧亚大陆。我国有62种，9变种，12变型（中国科学院中国植物志编辑委员会，1993），自我国东北平原至西南高寒地区等都有广泛的分布。其中新疆32种，甘肃24种，分列全国第一位和第二位。本属植物可保持水土、防风固沙、改良和提高土壤肥力、美化环境（姚彦臣，1992）。药用部位为其根、根皮和花。

民间药用：属内植物锦鸡儿［*C. sinica*（Buchz.）Rehd.］的根或根皮为民间药材金雀根。《中华本草》记载"锦鸡儿根味甘、辛、微苦，性平。归肺、脾经。补肺健脾，活血祛风。主治虚劳倦怠，肺虚久咳，妇女血崩，白带乳少，风湿骨痛，痛风，半身不遂，跌打损伤，高血压病"。属内中间锦鸡儿（*C. intermedia* Kuang.）、小叶锦鸡儿（*C. microphylla* Lam）及云南锦鸡儿（*C. franchetiana*. Komar）等的根也作为金雀根入药。民间药材金雀花为锦鸡儿的花。其性温，味甜，具有健脾益肾，和血祛风，解毒的功能，主治虚劳咳嗽，头晕耳鸣，腰膝酸软，气虚，带下，小儿疳积，跌打损伤等（国家中医药管理局"中华本草"编委会，1999）。

化学成分分析：到目前为止，报道化学成分的锦鸡儿属植物有：毛刺锦鸡儿（*C. tibetica*）、锦鸡儿（*C. sinica*）、红花锦鸡儿（*C. rosea*）、多刺锦鸡儿（*C. spinosa*），狭叶锦鸡儿（*C. stenophylla*）、中间锦鸡儿（*C. intermedia*）、西藏锦鸡儿（*C. spinifera*）、小叶锦鸡儿（*C. microphylla*）、镰叶锦鸡儿（*C. aurantiaca*）、黄刺条（*C. frutex*）、鬼箭锦鸡儿（*C. jubata*），其中对红花锦鸡儿、锦鸡儿和中间锦鸡儿等的研究报道较多，研究较为深入。研究表明，锦鸡儿属植物中主要的化学成分是黄酮类、寡聚二苯乙烯类、木脂素类、倍半萜类、三萜类、香豆素类和甾体等。

1. 黄酮及其苷

除常见黄酮类型化合物外，锦鸡儿属植物中还发现了紫檀素类黄酮。1992年Jin et al.（1992）报道，首次从小叶锦鸡儿（*C. microphylla*）中分离得到一个苯并吡喃环和苯并呋喃环组成的具有四环结构的黄酮衍生物命名为 maackiain。这种黄酮骨架称为紫檀烷型（pterocarpan）骨架。此后人们陆续从毛刺锦鸡儿（*C. tibetica*）中得到（6aS，11aS）美迪紫檀素、从多刺锦鸡儿（*C. Spinifer*）中得到（+）flemichapparin B、从锦鸡儿（*C. sinica*）中得到三叶豆紫檀苷（张礼萍等，1996；亓建斌等，2007；Xiang et al.，2005）。而锦鸡儿属中常见的黄酮则包括黄酮类如金合欢素、华良姜素 B 等（施蛟等，2003；Yuldashev et al.，2000）；黄酮醇类如槲皮素、杨梅素、柠檬素、异鼠李素及其苷类；异黄酮类如染料木素、芒柄花素、樱黄素等（施蛟等，2003；Yuldashev et al.，2000；Umarov et al.，1971）；查尔酮类如异甘草素及其苷（施蛟等，2003）。

2. 二苯乙烯低聚物

锦鸡儿属植物中富含寡聚二苯乙烯类化合物，依据聚合度的不同可以分为简单二苯乙烯类、二聚二苯乙烯类、三聚二苯乙烯类和四聚二苯乙烯类四大类。其中二聚二苯乙烯类是数量最多的一种（图 5 - 12）。其结构类型分为：两分子云杉芪醇通过 C - C 键相连的二聚体，如 tibeticanol（Xiang et al.，2005）；二苯乙烯的一个苯环上的两个邻羟基或一个羟基和邻位碳原子与另一分子二苯乙烯的乙烯基发生环合反应，生成含有二氧六环或四氢呋喃结构的二聚体，如 maackin（Yang et al.，2005）；两分子二苯乙烯相连构成含有双环［3，2，1］辛烷结构的二聚体，如（+）- isoapmelopsin 等（Luo et al.，2001）；含有环戊烷结构的二聚体 caraphenol（Luo HF，2001）；具有双环［3，3，0］辛烷结构的二聚体，如 Pallidol（Luo HF，2001）等；含有环壬酮结构的二苯乙烯二聚体，carasiphenol D（Wang SG，2005）。在二聚体的基础上二苯乙烯单元继续聚合就生成了三聚及四聚体（杨国勋等，2007；Luo et al.，2001；Wang et al.，2005；Liu et al.，2004；Wang et al.，2004；Ma et al.，2004；Kitanaka et al.，1996）。

3. 苯丙素类

崔益怜等（2003）从红花锦鸡儿中分离出肉桂酸，以落叶松脂素和以其为苷元的木脂素及其苷类：（±）- 落叶松脂素、（±）- 5，5′- 二甲氧基 - 落叶松脂素等，以及（±）- ficusesquilignan A、（±）- buddlenol C、（±）- buddlenol D 3 个倍半木脂素。

4. 萜类

锦鸡儿属中的植物含有以桉叶烷骨架为主的倍半萜类化合物，如 4（15）- 桉烯 - 1β，7α - 二醇、4（15）- 桉烯 - 1β，7β - 二醇、7 - 三降碳桉烷 - 4（15），8 - 二烯 - 1 - 羟基 - 7 - 酮、桉烷 - 4（15），7 - 二烯 - 1β - 醇等。此外该属植物中也含有齐墩果烷和羽扇豆烷型三萜（孙智华等，2004；Lin et al.，1998；Sun et al.，2004；）。

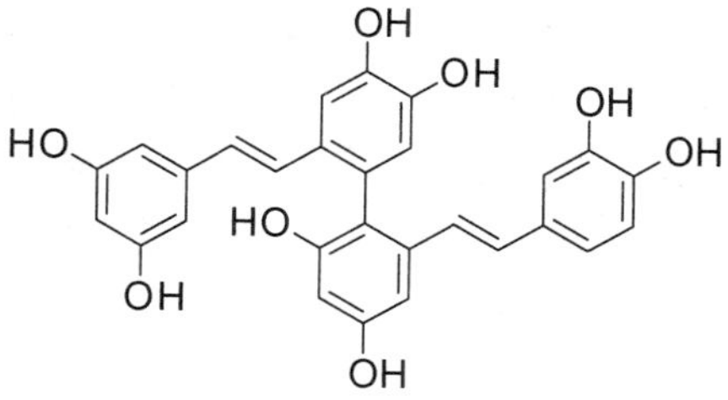

tibeticanol

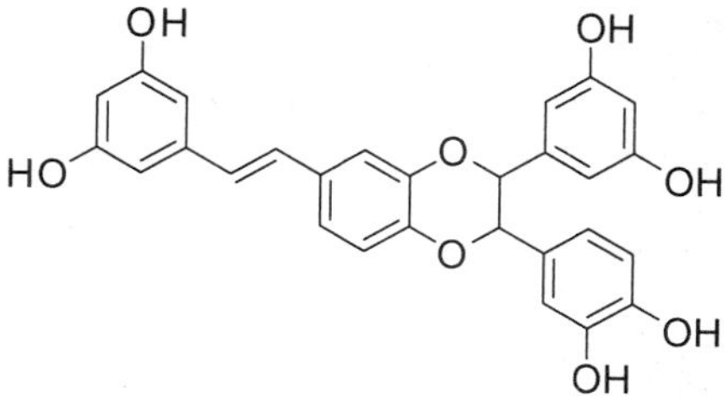

maackin

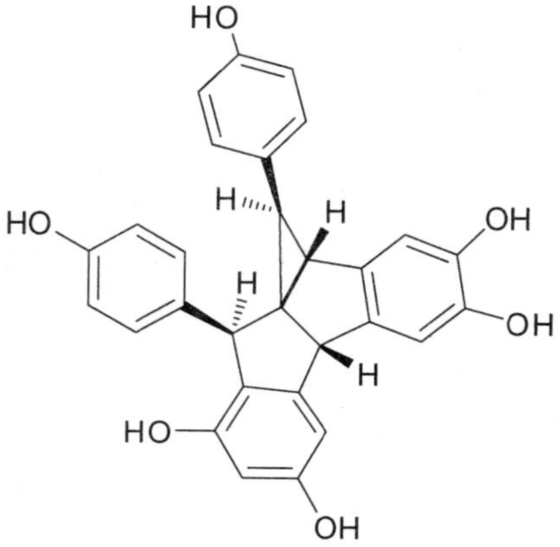

carasiphenol D

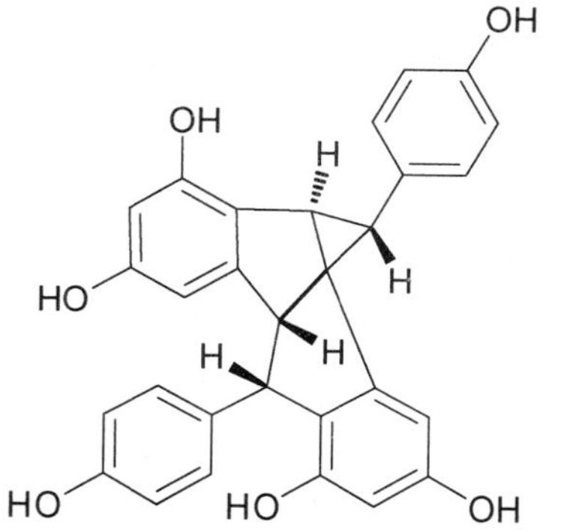

(+)-isoampelopsin F

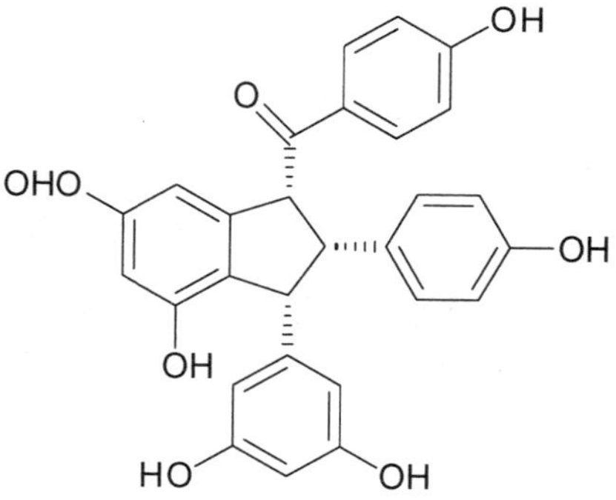

caraphenol B

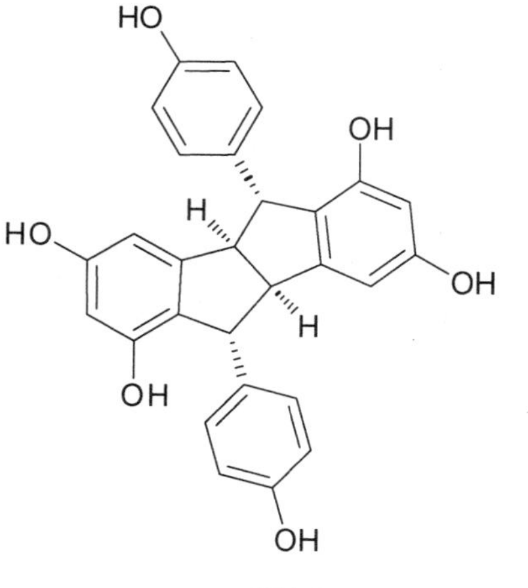

pallidol

图 5 - 12 锦鸡儿属植物中寡聚二苯乙烯类化合物

5. 其他类

除以上几大类成分外，在锦鸡儿属的植物研究中，还分离出了β-谷甾醇、胡萝卜苷、胆甾醇、菜油甾醇等化合物。此外还有长链脂肪酸及其酯类化合物（崔益泠等，2004；张礼萍和胡昌奇，1994；Sung et al.，Kimi，1978）。

药理作用

1. 抗炎、抑菌、抗病毒作用

金景姬等（1993）报道小叶锦鸡儿的根茎的甲醇提取物对巴豆油、角叉菜胶等所导致的炎症具有明显的作用，并且对小鼠毛细血管通透性、肉芽组织增生、单核巨噬细胞吞噬功能、炎症部位 PGE2 的合成释放都有一定的影响。锦鸡儿煎剂给大鼠每日灌胃50g（生药）/kg 连续 7d，明显抑制甲醛性足肿胀，能减少渗出期水肿程度（包头医专药理教研组和中国人民解被军第 291 医院，1977）。杜学武等（1998）报道小叶锦鸡儿及中间锦鸡儿地下部分制成的煎剂对大鼠甲醛性关节肿有明显的抗炎作用，主要是对抗炎性渗出。小叶锦鸡儿根茎煎剂体外实验对金黄色葡萄球菌、甲型溶血性链球菌、肺炎链球菌及卡他球菌等有一定的抑制作用（包头医专微生物教研组，1977）。在鬼箭锦鸡儿中分离得到的 5 个紫檀烷类化合物均为有效的抗真菌成分，其中的高丽槐素对三种念珠菌菌株显示出潜在的抗真菌活性。此外，金雀根的醋酸乙酯提取物（主要成分是二苯乙烯低聚体）还具有较好的抗疱疹病毒 I 型（Hsv – l）和 II 型（Hsv – 2）的活性（刘红霞，2004）。

2. 抗肿瘤作用

朴惠顺等（2004）研究发现在小叶锦鸡儿的醋酸乙酯提取物对雌性小鼠 S180 肉瘤实验中，显示了较强的体内抗肿瘤作用。Kulanthaivel et al.（1995）从植物中筛选 PKC抑制时发现锦鸡儿95％乙醇提取液具有明显的蛋白激酶（PKC）抑制活性和较强的抑制鼻癌细胞（KB）生长活性。金雀花对强致性小硬囊胞菌素有显著的抑制作用，抑制率达 100％。金雀花根煎剂能抑制炎症渗出期水肿的发展，对癌症合并症有益。金雀花的乙醇提取物可以治疗白血病（程剑华，1998）

3. 对心血管系统的活性

小叶锦鸡儿根甲醇提取硅胶柱层析制备之注射液 0.1g/kg，0.2g/kg 静注可显著降低高分子葡聚糖所致血瘀家兔的全血黏度、全血还原黏度、血浆黏度，并明显降低纤维蛋白原含量，缩短血小板电泳时间，抑制血小板黏附，表明其可改善血液的浓、黏、凝、聚状态（李牧子等，1994）。张红英等（1998）研究还发现小叶锦鸡儿根甲醇提取液对家兔颈动静脉旁路中形成的血栓有抑制作用；还可抑制 Chandler 法形成的体外血栓，使湿血栓长度缩短，湿重、干重明显减轻。

4. 其他作用

锦鸡儿醇、醚提取物均有明显降压作用。其降压原理可能与神经中枢有关系，通过加强延髓的副交感中枢紧张并减弱交感中枢紧张度所致（湖北中医学院和湖北中医学院心血管病研究小组，1972）。张伟平等（1992）实验证明，小鼠口服小叶锦鸡儿煎剂对脾脏 B 淋巴细胞溶血素的形成及血清中血凝素的形成呈现明显抑制作用。Sung et al.（2002）研究发现锦鸡儿地下部分的甲醇总提取物具有明显的抑制乙酰胆碱酯酶的作用，并对此甲醇总提取物进行了抗老年性痴呆活性成分的筛选，结果分离和确定了 2 个活性化合物二苯乙烯低聚体。金正南等（1994）研究发现小叶锦鸡儿的甲醇提取物明显地提高小鼠热痛阈，明显地提高酒石酸锑钾刺激腹膜致痛时的镇痛率，提示其具有明显的镇痛作用。李文亭等（1995）给豚鼠灌胃锦鸡儿煎剂 12.5g（生药）/kg，使喷雾组胺所致呼吸困难、抽搐、倒伏等哮喘反映的潜伏期明显延长，证明有平喘作用。

参考文献

Jin GZ, Li JD, Ahn BZ. 1992. Isoflavones from the root of Caragana microphylla［J］. Yakhak Hoechi, 36（5）：481 – 485.

Kitanaka S, Takido M, Mizoue K, et al. 1996. Oligomeric stilbenes from Caragana chamlagu Lamark root［J］. Chem Pharm Bull, 44（3）：565 – 567.

Kulanthaivel P, Janzen WP, Ballas LM, et al. 1995. Naturally occurring protein kinase C inhibitors；Ⅱ isolation of oligomeric stilbenea from Caragana sinica［J］. Planta Med, 61（1）：41 – 44.

Lin WH, Fu HZ, Zhang LH. 1998. Two new triterpenoids from the roots of Caragana intermedia［J］. J Chin Pharm Sci, 7（1）：1 – 6.

Liu HX, Lin WH, Yang JS. 2004. Oligomeric stilbenes from the root of Caragana stenophylla［J］. Chem Pharm Bull, 52（11）：1339 – 1341.

Luo HF, Zhang LP, Hu CQ. 2001. Five novel oligostilbenes from the roots of Caragana sinica［J］. Tetra-hedron, 57（23）：4849 – 4854.

Ma DY, Luo HF, Hu CQ. 2004. Three stilbene tetramers from the roots of Caragana sinica［J］. Chin JChem, 22（2）：207 – 211.

Sun ZH, Chen B, Zhang S, et al. 2004. Four new eudesmanes from Caragana intermedia and their biolog-ical activities［J］. J Nat Prod, 67（12）：1975 – 1979.

Sung HK, Kimi H. 1978. Studies on the sterols of Caragana chamlagu［J］. Yakhak Hoechi, 22（4）：219 – 225.

Sung SH, Kang SY, Lee KY, et al. 2002.（ + ） – Alpha – viniferin, a stilbene trimer from Caragana chamlague, inhibits acetylcholinesterase［J］. Biol Pharm Bull, 25（1）：125 – 127.

Umarov A, Batyuk VS, Khaletskii AM. 1971. Flavonols from Caragana jubata［J］. Chem Nat Com, 7（4）：499 – 500.

Wang SG, Ma DY, Hu CQ. 2004. Two new oligostilbenes from Caragana sinica ［J］. J Asian Nat Prod Res, 6 (4): 241 – 248.

Wang SG, Ma DY, Hu CQ. 2005. Three new compounds from the aerial parts of Caragana sinica ［J］. Helv Chim Acta, 88 (8): 2315 – 2321.

Xiang T, Uno T, Ogino F, et al. 2005. Antioxidant constituents of Caragana tibetica ［J］. Chem Pharm Bull, 53 (9): 1204 – 1206.

Yang GX, Zhou JT, Li YZ, et al. 2005. Anti – HIV bioactive stilbene dimers of Caragana rosea ［J］. Planta Med, 71 (6): 569 – 571.

Yuldashev MP, Batirov EK, Butayarov AV, et al. 2000. Flavonoids from the aerial parts of Caragana alaica Pojark ［J］. Rastit Resur, 36 (4): 53 – 55.

包头医专微生物教研组. 1977. 锦鸡儿抑菌实验的初步研究 ［J］. 包头医药, (1): 63.

包头医专药理教研组, 中国人民解被军第 291 医院. 1977. 锦鸡儿抗炎作用及有无糖代谢皮质激素样作用之研究 ［J］. 包头医药, (1): 79 – 85.

程剑华. 1998. 抗癌植物药及其验方 ［M］. 南昌: 江西科学技术出版社, 465 – 465.

崔益泠, 穆青, 胡昌奇. 2003. 红花锦鸡儿中苯丙素类化合物的研究 ［J］. 天然产物研究与开发, 15 (4): 277 – 283.

崔益泠, 穆青, 胡昌奇. 2004. 红花锦鸡儿化学成分的研究 ［J］. 中国药学杂志, 39 (3): 173 – 175.

杜学武, 郭晓玲, 郭春玲等. 1998. 锦鸡儿治疗类风湿性关节炎临床研究 ［J］. 中国民族医药杂志, 4 (2): 11 – 13.

国家中医药管理局 "中华本草" 编委会. 1999. 中华本草 ［M］. 上海: 上海科学技术出版社, 392 – 292.

湖北中医学院, 湖北中医学院心血管病研究小组. 1972. 锦鸡儿的药理作用 ［J］. 湖北医药工业, (4): 15 – 20.

金景姬, 方文龙, 金正男等. 1993. 小叶锦鸡儿的抗炎作用 ［J］. 中国中药杂志, 19 (5): 306 – 308.

金正南, 金景姬, 金光洙等. 1994. 小叶锦鸡儿的药理作用 ［J］. 延边医学院学报, 17 (4): 267 – 270.

李牧子, 张红英, 李景道等. 1994. 锦鸡儿提取物对家兔血液流变学作用的影响 ［J］. 中草药, 25 (12): 637 – 638.

李文亭, 苗艳, 周重楚等. 1995. 锦鸡儿研究概况 ［J］. 特产研究, (4): 43 – 46.

刘红霞, 林文翰, 杨峻山. 2004. 锦鸡儿属植物化学成分及药理作用研究进展 ［J］. 中国药学杂志, 39 (5): 327 – 330.

朴惠顺, 金光洙, 张善玉等. 2004. 小叶锦鸡儿对小鼠 S180 肉瘤的抑制作用 ［J］. 延边大学医学院学报, 27 (1): 16 – 18.

亓建斌, 舒娜, 马大友等. 2007. 金雀根中的异黄酮成分 ［J］. 中国天然药物, 5 (2): 101 – 104.

施蛟, 陈博, 孙智华等. 2003. 中间锦鸡儿黄酮类成分的研究 ［J］. 药学学报, 38 (8):

599－602.

孙智华，张甦，施蛟等.2004.中间锦鸡儿中的倍半萜类化合物［J］.有机化学，24（7）：806－810.

杨国勋，亓建斌，程科军等.2007.红花锦鸡儿地上部分抗 HIV 化学成分的研究［J］.药学学报，42（2）：179－182.

姚彦臣.1992.我国锦鸡儿属灌丛草地类型的基本特点及其经济评价［J］.中国草地，（2）：55－60.

张红英，金松哲，戴蕴威等.1998.锦鸡儿提取物对家兔血小板黏附功能和血栓形成的影响［J］.中草药，29（6）：393－395.

张礼萍，胡昌奇.1994.金雀根化学成分的研究［J］.中国药学杂志，29（10）：600－602.

张礼萍，鞠美华，胡昌奇等.1996.金雀根中的异黄酮类成分［J］.中草药，27（3）：134－136.

张伟平，徐继辉，田德真等.1992.树锦鸡儿抗炎作用的研究［J］.包头医学院学报，9（2）：6.

列当属（*Orobanche*）

科名：列当科（Orobanchaceae）
属名：列当属（*Orobanche*）

资源分布：列当属植物为多年生、二年生或一年生肉质寄生草本。全世界有 100 多种，主要分布在北温带，少数种分布在中美洲南部和非洲北部、东部。我国产 23 种，3 变种，1 变型，大部分分布在西北部，少数分布在北部、中部以及西南部（周秀娟等，2007）。本属主要植物列当（*O. coerulescens* Steph）生长于沙丘、干草原、砾石沙地和戈壁等地，寄生在菊科蒿属 *Artemisia* 植物的根部。

民间用途：列当属植物中的列当（*O. coerulescens* Steph）、向日葵列当（O. cumana Wallr）、黄花列当（*O. pycnostachya* Hance）等植物为我国北方地区习用药材。性温，味甘。归肾、肝、大肠经。具有补肾助阳、强筋健骨之效，用于治疗腰膝冷痛、阳痿、遗精等症。蒙医还将其用于炭疽的治疗（郑惠超，2009；刘东春等，2000）。

化学成分分析：列当属植物主要含苯丙素及其苷类、环烯醚萜及其苷类、甾醇类、多糖等多种化学成分以及挥发油。属内系统研究过的植物包括：列当（*O. coerulescens* Steph）、黄花列当（*O. pycnostachya*）、向日葵列当（*O. cumana* Wallr）。

1. 苯丙素及其苷类化合物

苯丙素类化合物是列当属植物的主要次级代谢产物。从属内多种植物中都分离得到了该类化合物。Lin et al.（2004）从列当中得到多个苯丙素苷类化合物，包括类叶升麻苷（图 5－13）、异类叶升麻苷、紫葳新苷 II。Afifi et al.（1993）也从列当属植物

（*O. crenata*）中分离出了类叶升麻苷。赵军等（2007，2009）从紫花列当乙醇提取物的乙酸乙酯相中还分离得到咖啡酸、原儿茶醛和肉苁蓉苷 F、sinapoyl－4－O－β－D－葡萄糖苷。侯微等（2010）从向日葵列当中得到了一种抗氧化活性较强的单体化合物，名为1，2－O－［2S－（3，4－二羟基苯基）－1，2－二乙烷基］－3－O－α－L－鼠李吡喃糖基－4－O－咖啡酰基－β－D－葡萄吡喃糖苷。赵宏（1992）曾报道从列当属植物中得到了咖啡酸衍生物 Oraposide。Velasco et al.（2000）则从列当属植物（*O. ramosa*）中得到了1种新的苯丙素苷2′－O－乙基金石蚕苷和2－乙酰基洋丁香酚苷。

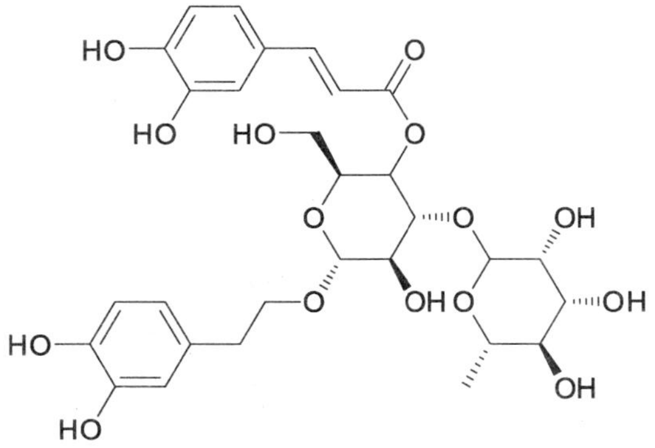

图 5 - 13　类叶升麻苷

2. 环烯醚萜苷

列当属植物中含有以列当苷和毛蕊花糖苷为代表的环烯醚萜苷类化合物。Viron et al.（1998）从欧列当（*O. rapum*）中得到了毛蕊花糖苷（图 5 - 14）。还有研究表明，列当属植物（*O. Rapum - genistae*）中含列当苷（Andary et al.，1982；Fruchier et al.，1981）。

3. 甾醇类化合物

曲正义（2010）报道从向日葵列当中分离得到麦角甾苷、异麦角甾苷、谷甾醇、豆甾醇、胡萝卜素。韩继新等（2010）报道从黄花列当中首次分离出 β－谷甾醇、β－胡萝卜苷、麦角甾苷。邵红霞等（2011）报道从紫花列当乙醇提取物中也分离出豆甾醇和麦角甾苷等。

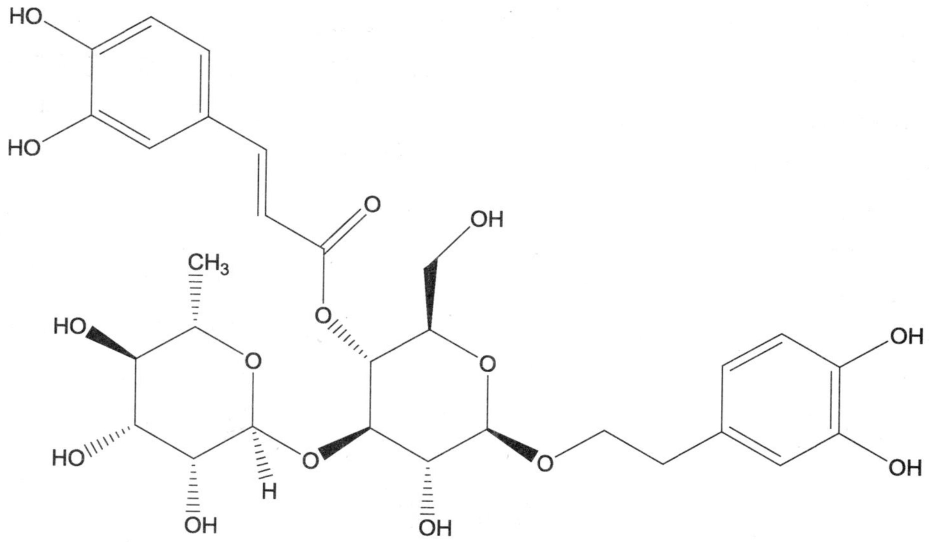

图 5 - 14　毛蕊花糖苷

药理作用

1. 抗衰老和抗氧化作用

刘东春等（2001）报道欧亚列当提取物对小鼠肝脏脂质过氧化物的生成有明显抑制作用，显示出抗衰老作用。欧亚列当乙酸乙酯提取液中提纯出的列当苷和毛蕊花糖苷对过氧化物有明显的抑制作用。其中含有的列当苷等苯乙醇苷类化合物是抗氧化活性成分。刘晓林等（2008）发现向日葵列当粗提物所含的麦角甾苷和异麦角甾苷具明显抗氧化活性，且为向日葵列当的主要抗氧化成分。曲正义（2010）报道采用 DPPH 方法对向日葵列当双液相萃取中水相的石油醚、二氯甲烷、乙酸乙酯、饱和正丁醇 4 个组分进行抗氧化活性研究。结果表明，向日葵列当的各萃取组分对 DPPH 均有一定程度的清除能力。

2. 增强免疫和促进雄性激素作用

刘东春（2000）研究发现，欧亚列当水总提物能明显延长小鼠游泳时间、提高小鼠脾脏重量和增强小鼠网状内皮系统碳粒廓清能力。欧亚列当乙酸乙酯及正丁醇提取物能够增加幼年雄性小鼠附性器官包皮腺的重量，对精液囊、前列腺的重量也有一定升高趋势，对睾丸重量无明显影响，表明其具有促进雄性激素作用。

3. 对植物病原真菌的抑制作用

刘晓林等（2008）利用向日葵列当粗提物对小麦赤霉病菌、玉米小斑病菌、玉米弯孢霉叶斑病菌、黄瓜枯萎病菌及小麦根腐病菌等 8 种植物病原真菌的抑菌试验表明，列当粗提物对供试植物病原真菌均有一定程度的抑制作用，其中对小麦赤霉病菌的菌丝生长抑制效果最高（87.80%），对玉米小斑病菌菌丝生长量的抑制率最高（94.87%），对玉米弯孢霉叶斑病菌孢子萌发的抑制率最强（98.94%）。

4. 其他作用

何文芳和赵淑嫦（1982）实验证明兔离体肠肌试验证明，列当煎液小剂量可使肠蠕动减弱，大剂量则可使肠松弛，可用于治疗腹泻。周谧和张继（2007）指出列当属某些植物具有抑制醛糖还原酶活性、抗炎、镇静、降血压、拮抗 L - 多巴等多种生物活性。

参考文献

Afifi MS, Lahloub MF, El - khayaat SA, et al. 1993. Crenatoside: a novel phenylpropanoid glycoside from Orobanche crenata [J]. Planta Med, 59 (4): 359 - 362.

Andary C, Wylde R, Laffite C, et al. 1982. Structures of verbascoside and orobanchoside caffeic acid sugar esters from Orobanche rapum - genistae [J]. Phytochemistry, 21: 1123 - 1127.

Fruchier A, Rascol JP, Andary C, et al. 1981. A tropone derivative from Orobanche rapum - genistae [J]. Phytochemistry, 20 (4): 777 - 779.

Lin LC, Chiou WF, Chou CJ. 2004. Phenylpropanoid glycosides from Orobanche caerulescens [J]. Planta Med, 70 (1): 50 - 53.

Velasco L, Goffman FD, Pujadas - salva AJ. 2000. Fatty acids and tocochromanols in seeds of Orobanche [J]. Phytochemistry, 54 (3): 295 - 300.

Viron C, Lhermite S, Andre P, et al. 1998. Isolation of phenylpropanoid glycosides from Orobanche rapum by high speed countercurrent chromatography [J]. Phytochem Anal, 9 (1): 39 - 43.

韩继新，杨九艳，邵红霞等. 2010. 蒙药黄花列当化学成分的研究 [J]. 内蒙古大学学报：自然科学版，41 (6): 669 - 672.

何文芳，赵淑嫦. 1982. 列当煎液洗脚治疗婴幼儿腹泻的体会 [J]. 河北中医，(1): 47 - 48.

侯微，曲正义，金银萍. 2010. 向日葵列当抗氧化活性研究 [J]. 中药材，33 (11): 1780 - 1782.

刘东春，王芳，崔征等. 2000. 欧亚列当提取物的药效学研究 [J]. 中药材，23 (6): 341 - 343.

刘东春，王芳，崔征等. 2001. 欧亚列当提取物抗脂质过氧化作用的研究 [J]. 沈阳药科大学学报，18 (3): 204 - 206.

刘晓林，赵秀香，魏颖颖等. 2008. 向日葵列当粗提物对植物病原真菌的抑制作用 [J]. 江苏农业科学，(3): 104 - 105.

曲正义. 2010. 向日葵列当化学成分及抗氧化活性研究 [D]. 北京：中国农业科学院硕士学位论文.

邵红霞，杨九艳，鞠爱华.2011.蒙药列当的化学成分研究［J］.中华中医药杂志，26（1）：129－131.

赵宏.1992.从列当科植物中提取具有抗衰老作用的咖啡酸衍生物［J］.国外医药（植物药分册），7（4）185.

赵军，闫明，黄毅等.2007.紫花列当化学成分的研究［J］.中药材，30（10）：1256－1257.

赵军，闫明，黄毅等.2009.紫花列当水溶性成分的研究［J］.天然产物研究与开发，21（4）：619－621.

周秀娟，鞠爱华，张慧文.2007.列当科药用植物资源分布与化学成分的研究概况［J］.中华中医药杂志，（S1）：94－97.

周谧，张继.2007.黄花列当的生药学研究［J］.药物分析杂志，27（11）：1719－1721.

郑惠超.2009.列当科药用植物生物活性的研究进展［J］.内蒙古医学杂志，41（2）：207－210.

罗布麻属（*Apocynum*）

科名：夹竹桃科（Apocynaceae）

属名：罗布麻属（*Apocynum*）

资源分布：罗布麻属植物为直立半灌木。全属植物全世界14种，我国有3种。分布于北美洲、欧洲及亚洲的温带地区。在我国分布于西北、华北、华东及东北各省区。分别是罗布麻（红麻）（*A. venetum* Linn）；白麻（中花罗布麻）（*A. cynum pictum*（Schrenk）Baill）；白麻（大花罗布麻）［*A. hendersonii*（Hook. f）Wodson］。罗布麻属植物生长在中国北方盐碱、沙荒地和河滩地。具有喜光，抗风蚀，耐贫瘠、干旱、酷暑、寒冷等特点。我国科研人员于1952年在新疆罗布泊地区考察时首次发现了这种植物（张秀铃，2006）。

民间用途：罗布麻作为药物应用已经有上千年的历史。《神农本草经》记载：罗布麻气味苦微寒。《本草纲目》、《救荒本草》（明）等十余部医学巨著均对罗布麻降压、降脂、软化血管、强心、安神助眠、降解烟毒、润肠通便、解酒保肝、提高免疫力等功效有翔实肯定的记载。中国药典（2010）收载夹竹桃科植物罗布麻（*A. venetum* L.）的干燥叶为正品。其味甘、苦、性凉。归肝经。平肝安神，清热利水。用于肝阳眩晕，心悸失眠，浮肿尿少。此外罗布麻也是一种野生纤维植物，其纤维可用于纺织、造纸等（钱学射等，2002）。

化学成分分析：罗布麻属植物含有黄酮类、强心甙类、有机酸类、鞣质、甾醇类等化合物。属内系统研究过的植物包括：罗布麻（*A. venetum* L.）、白麻（大花罗布麻）*A. hendersonii*（Hook. f）Wodson。

1. 黄酮类化合物

罗布麻中的主要次级代谢产物是黄酮及其苷类。其苷元通常是槲皮素、山奈酚等黄酮，或者表儿茶素、表没食子儿茶精、儿茶素、没食子儿茶精（图 5 - 15）、夹竹桃麻素 A、夹竹桃麻素 B、夹竹桃麻素 C 和夹竹桃麻素 D 等黄烷类化合物（程秀丽等，2007；李丽红等，2006；魏锦萍等，2008；Kamata et al.，2008）。

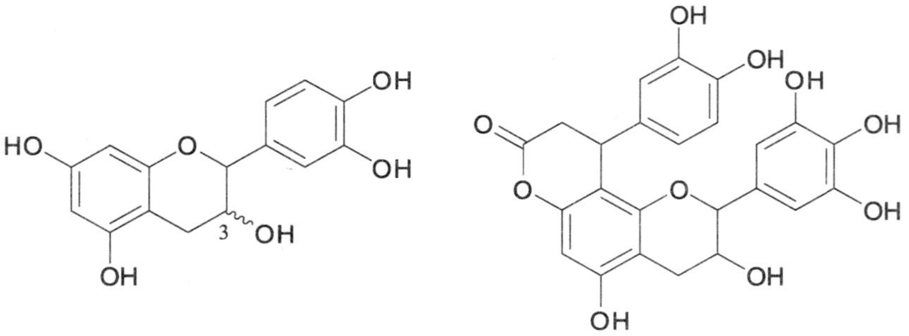

图 5 - 15　罗布麻中儿茶素类化合物

2. 有机酸类化合物

罗布麻中的有机酸类化合物主要有脂肪酸、芳香酸和多羟基酸等（张云峰等，2006）。

3. 鞣质

江佩芬（1988）报道，罗布麻叶中的鞣质为络合性鞣质，含量大约为 4.90%。

4. 其他类

从罗布麻中还发现了棕榈酸酯系列衍生物（吕华军等，2008）以及谷甾醇、羽扇豆醇等甾类化合物（陈妙华等，1991）。

药理作用

1. 降血压作用

罗布麻叶用于调节血压已经有广泛的应用，一般是将罗布麻叶子经过炒制成罗布麻茶冲服或者通过提取加工制成中药胶囊、片剂。马成（2005）采用二肾一夹型肾性高血压模型，将大花罗布麻叶的乙醇提取物对大鼠进行灌胃给药。试验以牛黄降压丸为阳性对照组，给药剂量分为高中低三个剂量。灌胃十天后显示，大花罗布麻高剂量组和阳性对照组相比能降低收缩压 30 毫米汞柱。杨永和（2006）自拟中药抑阳降压汤治疗高血压病，配方以中药罗布麻叶为主，辅以中药田七、葛根等组成，煎成汤剂，内服治疗高血压病 200 例，观察时间在 1 年以上。结果发现显效 154 例，总有效率为 93%，而且在临床上无一出现低血压反应，几乎无药物副作用。证明中药罗布麻叶有很好的临床研究和开发前景，可以辅以其他中药治疗高血压。就目前的实验研究认为，罗布麻叶的降压作用与组织胺有关，可能是有效成分引起某些组织释放组胺或直接作用于组织胺受体，使血管扩张，血压下降，也有认为与中枢性抑制有一定关系。

2. 降血脂作用

张素琼等（2007）通过观察罗布麻叶不同有效部位对大鼠动脉粥样硬化和实验性高血脂、血清脂质过氧化物的影响，研究了罗布麻叶不同有效部位对大鼠实验性高血脂和动脉粥样硬化的作用。结果发现罗布麻叶中的靴质和黄酮类成分均可以调节血脂，改善动脉粥样硬化早期病变。杨守业等（1986）研究发现罗布麻叶水浸膏能显著降低 Tr-tion 造成高脂血症大鼠的血清总胆固醇值和血清甘油三酯值，但未能降低小鼠因高脂饲料形成高胆固醇血症的胆固醇值。认为罗布麻叶水浸膏的降血脂作用似乎不是因为影响了动物对脂质的吸收。对比试验表明，罗布麻叶水浸膏降血清总胆固醇作用大于安妥明。刘立夫等（1987）以 134 例高脂血症患者为观察对象，研究了罗布麻冲剂和罗布麻胶囊降血脂作用，发现显效 46 例，有效 17 例，无效 20 例，总有效率为 75.9%。

罗布麻叶中的金丝桃苷具有明显的降血脂作用，能显著降低高脂大鼠血浆中低密度脂蛋白和游离胆固醇的量，提高高密度脂蛋白的量，改善动脉硬化指数（左风，1999）。

3. 抗氧化及抗衰老作用

李庆华（2007）研究了罗布麻叶提取物清除 DPPH 和 ‾OH 的能力。结果发现罗布麻叶从返青期到营养生长期的提取物对 DPPH 的清除能力持续增强并一直维持在很高的水平，其营养生长期、花前期、盛花期、花后期和果实成熟期叶提取物的 IC50 逐渐下降，罗布麻叶同时表现出很强的 ‾OH 清除能力，并在花盛开期和种子成熟期达到顶峰。张铭（2002）采用小鼠速衰模型对罗布麻叶提取物的抗氧化能力进行了试验，发现速衰小鼠肝脏中的谷胱甘肽和谷胱甘肽二硫化物的含量明显增加，提高超氧化歧化酶、谷胱甘肽过氧化物酶及谷胱甘肽还原酶的活性，最终有助于改善人的氧化应激，预防谷胱甘肽相关的衰老导致的防御能力的退化。罗布麻叶提取物对果蝇、家蚕、小鼠有延缓衰老或延长寿命作用。通过生理、生化指标测定显示 1% 的罗布麻叶提取物即有延缓衰老的作用。

4. 抗抑郁作用

周本宏等（2007）使用小鼠强迫游泳实验模型对罗布麻叶各部位提取物进行了初步的抗抑郁活性的筛选。实验发现罗布麻叶抗抑郁活性的成分主要分布在正丁醇和水溶性部位。这些结构提示黄酮类化合物可能不是罗布麻叶中抗抑郁的主要成分，罗布麻叶中可能存在一些与抗抑郁活性成分作用相拮抗的成分，这些都有待于进一步研究。

5. 其他作用

叶菊（2006）对罗布麻的抑菌活性进行了初步的研究。以65%乙醇为溶剂回流提取罗布麻叶中的黄酮类化合物，然后对其抑菌活性进行跟踪研究，发现罗布麻叶中的黄酮类成分对植物病原菌和细菌有不同程度的抑制作用，对酵母菌有较弱的抑制作用，对霉菌没有明显的抑菌作用。罗布麻叶水提取物对四氯化碳、D-半乳糖胺或脂多糖所致的小鼠肝损伤有很强的保护作用，其中黄酮醇苷是起肝保护作用的主要有效成分（XiongQ et al，2000）。Yokozawa et al.（2004）实验表明罗布麻叶提取物可显著抑制葡萄糖和结构蛋白反应形成的不可逆糖化终产物的形成，有效减缓糖尿病的血管病变，尤其黄烷类成分作用显著。罗布麻含的异秦皮啶和金丝桃苷两个化合物具有镇静作用，能够减少小鼠的自主活动，抑制中枢神经，有一定程度的镇静、镇痛作用（Grundmann et al.，2007）。此外，罗布麻还有抗辐射，抑制血小板聚集，乳汁能愈合伤口等作用，用其全草制成的煎剂、针剂和烟剂有松弛平滑肌的作用，对感冒、气管炎有一定的疗效并有解烟毒的作用（李珍丹等，2007）。

参考文献

Grundmann O，Nakajima J，Seo S，et al. 2007. Anti－anxiety effects of Apocynum venetum L. in the elevated plus maze test ［J］. J Ethno pharmacol，110（3）：406－411.

Kamata K，Seo S，Nakajima J. 2008. Constituents from leaves of Apocynum venetum L ［J］. J Nat Med，62（2）：160－163.

Xiong Q，Fan W，Tezuka Y，et al. 2000. Hepatoprotective effect of Apocynum venetum and its active ［J］. Planta Med，66（2）：127－133.

Yokozawa T，Nakagawa T. 2004. Inhibitory effects of Luobuma tea and its components against glucose－mediated protein damage ［J］. Food Chem Toxicol，42（6）：975－981.

陈妙华，刘凤山. 1991. 罗布麻叶镇静化学成分研究 ［J］. 中国中药杂志，16（10）：609－611.

程秀丽，张素琼，李青山. 2007. 罗布麻叶中黄酮类化合物的研究 ［J］. 中药材，30（9）：1086－1088.

江佩芬. 1988. 罗布麻叶中鞣质的提取、分离和含量测定 ［J］. 中药通报，13（9）：36.

江苏省罗布麻抗衰老临床协作组. 1988. 罗布麻浸膏片双盲法抗衰老的临床研究 ［J］. 中药通报，13（2）：46－49.

李丽红，原中. 2006. 罗布麻叶黄酮类成分的研究 ［J］. 中国中药杂志，31（6）：1337－1340.

李庆华. 2007. 松嫩草原罗布麻主要抗氧化成分积累动态及其抗氧化活性 ［D］. 吉林：东北师范大学硕士学位论文.

李珍丹，张录霞，马兵钢等. 2007. 罗布麻化学成分提取及药理活性研究进展 ［J］. 新疆大学学报（自然科学版）.24（增刊）：135 – 138.

　　刘立夫，宗秀华，付晓苏等.1987.罗布麻茶对免疫功能和血小板解聚的临床研究（摘要）[J].中药通报，12（9）：54.

　　吕华军，黄举鹏，卢健.2008.白麻化学成分的研究[J].广西中医药大学杂志，11（1）：43 – 46.

　　马成.2005.大花罗布麻叶降压降脂作用及其颗粒的研制[D].新疆：新疆医科大学硕士学位论文.

　　钱学射，张卫明，陈重明.2002.罗布麻的民族植物学与资源开发利用[J].中国医学生物技术应用杂志，（3）：268 – 275.

　　魏锦萍，刘恩荔，张力伟等.2008.大叶白麻化学成分研究[J].中草药，39（9）：1304 – 1306.

　　薛华茂，钱学射，张卫明等.2005.罗布麻的化学成分研究进展[J].中国野生植物资源，24（4）：6 – 12.

　　杨守业，包建华，谢利民.1986.罗布麻叶水浸膏降血脂作用的研究[J].中药通报，11（6）：50 – 52.

　　杨永和.2006.自拟抑阳降压汤治疗高血压病200例临床疗效观察[J].四川中医，24（7）：52 – 53.

　　叶菊.2006.罗布麻棕黄提取、分离及抑菌活性的初步研究[D].陕西：西北农林科技大学硕士学位论文.

　　张铭.2002.罗布麻对速衰小鼠抗氧化防御功能衰退的改善[J].国外医药（植物药分册），17（1）：27 – 32.

　　张素琼，燕虹，李青山.2007.罗布麻叶有效部位降血脂及抗动脉粥样硬化的研究[J].中西医结合心脑血管病杂志，5（9）：831 – 833.

　　张秀铃.2006.野生药用纤维植物罗布麻[J].大自然，（4）：42 – 43.

　　张云峰，魏东，陈峰等.2006.大花罗布麻的化学成分研究[J].天然产物研究与开发，18（6）：954 – 957.

　　周本宏，冯琪，李小军等.2007.罗布麻叶抗抑郁活性部位的筛选[J].中国药师，10（12）：1173 – 1175.

　　左风.1999.罗布麻叶水提取物对大鼠高胆固醇血症的作用[J].国外医学中医中药分册，1：53 – 54.

麻黄属（*Ephedra*）

科名：麻黄科（Ephedraceae）
属名：麻黄属（*Ephedra*）

资源分布：麻黄属植物为多年生小半灌木植物，本属全世界约40种，分布于亚洲、美洲、欧洲东南部及非洲北部等干旱、荒漠地区。我国有12种4变种，分布区较广，除长江下游及珠江流域各省区外，其他各地皆有分布，以西北各省区及云南、四川等地

241

种类较多。该属植物常生于干旱山地及荒漠中。我国的麻黄包括草麻黄（*E. sinica* Stapf）、木贼麻黄（*E. equisetina* Bunge）、中麻黄（*E. intermedia* Schrenkex Mey）、西藏麻黄（*E. intermedia* var. tibetica Stapf）、丽江麻黄（*E. likiangensis* Florin）、单子麻黄（*E. monosperma* Gmel. exMey）、异株矮麻黄（*E. minuta* var. Dioeca C. Y. Cheng）、山岭麻黄（*E. gerardiana* Wall）、藏麻黄（*E. saxatilis* Royle ex Florin）、窄膜麻黄（*E. lomatolepis* Schrenk）、斑子麻黄（*E. rhytidosperma* C. Y. Cheng）、膜果麻黄（*E. przewalskii* Stapf）（张建生等，1989b）。

民间用途：麻黄为传统药材，药用历史悠久。始载于《神农本草经》，列为中品，历代本草、药物专著，如《本草经疏》、《本草通玄》、《本草正义》、《药品化义》、《本草纲目》等均有收载。中华人民共和国药典（2010）收载麻黄（*E. sinica* Stapf）、中麻黄（*E. intermedia* Schrenkex Mey.）或木贼麻黄（*E. equisetina* Bge.）的干燥草质茎为药材正品。其性温，味辛、微苦，有发汗解表，宣肺平喘，利水消肿的功效。主治风寒表实证，恶寒发热，无汗，头痛身疼，肺气不宣，咳嗽气喘，风水肿，小便不利，风湿痹痛，肌肤不仁以及风疹瘙痒、阴疽痰咳。（查丽杭等，2002；姜海楼等，1996）

化学成分分析：麻黄属植物含有多种类型化学成分，包括生物碱类、黄酮及鞣质类、挥发油类、糖类、有机酸类以及其他类化合物。系统研究过的属内植物有：木贼麻黄（*E. equisetina* Bge.）、丽江麻黄（*E. likiangensis* Florin）、矮麻黄（*E. minuta*）、西藏麻黄（*E. intermedia* var. tibetica Stapf）、草麻黄（*E. sinica* Stapf）。

1. 生物碱类化合物

生物碱为麻黄属植物的特征次级代谢产物，Hong H et al.（2011）采用 HPLC 方法对草麻黄、中麻黄和木贼麻黄中的总碱含量进行了测定，结果表明，木贼麻黄总碱含量为（2.708 ± 0.642）%，而草麻黄和中麻黄的总碱含量分别为（1.365 ± 0.624）% 和（1.537 ± 0.746）%。苯丙胺类生物碱是麻黄属中最特征的生物碱（李佳莲等，2012），其中左旋麻黄碱和右旋伪麻黄碱、左旋去甲基麻黄碱和右旋去甲基伪麻黄碱、左旋甲基麻黄碱和右旋甲基伪麻黄碱三对立体异构苯丙胺类生物碱的含量最多（周玲等，2008）（图 5 – 16）。

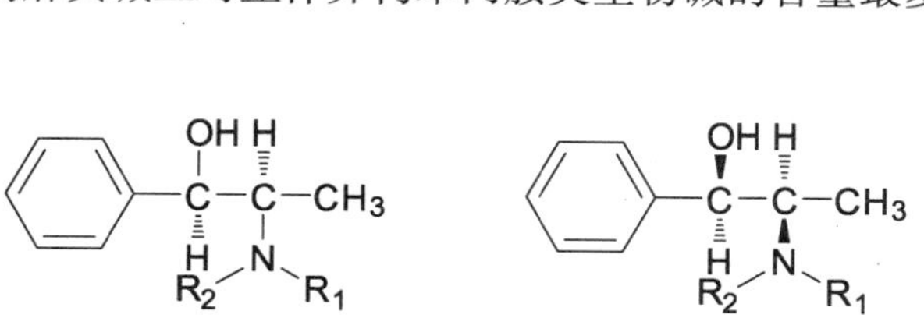

图 **5 – 16** 麻黄属植物苯丙胺类生物碱母核

此外，麻黄属植物还被报道含有喹啉类生物碱，如 4 – 羟基 – 7 – 甲氧基 – 2 – 喹啉羧酸（孙静芸，1983）。Starratt et al.（1996）从 *E. pachyclada* ssp. Sinaica 中分离得到的

4 – 羟基 – 2 – 喹啉羧酸、4，6 – 二羟基 – 2 – 喹啉羧酸、4 – 羟基 – 6 – 甲氧基 – 2 – 喹啉羧酸一类新的喹啉类生物碱。Suleiman et al. 等（1998）又从 *E. transitoria* 中分离得到一种具有抑菌活性的 4 – 羟基 – 2 – 喹啉羧酸的同分异构体。

19 世纪 70—80 年代，国外学者 Konno et al.（1980）从中麻黄叶片中分离出 ephed-roxane 及其衍生物。此外，国外学者从麻黄根中分离得到麻黄根碱 A、B、C、D（Hiki-no et al，1982；Tamada et al，1979a，1979b）、阿魏酰组胺（Hikino et al，1983）和酪氨酸甜菜碱（Tamada et al.，1978）等生物碱。

2. 黄酮类

黄酮类化合物是麻黄属植物的又一类重要次级代谢产物。李姿娇等（2005）的实验结果表明，麻黄的总黄酮含量约为 0.29%。国内外学者从麻黄中分离得到近 30 个黄酮成分，它们分别为草棉黄素衍生物及其苷类，山柰酚衍生物及其苷类，柚皮素衍生物及其苷类，小麦黄素、牡荆素、木犀草素、槲皮素衍生物及其苷类，芹菜素衍生物及其苷类，儿茶素衍生物，橙皮苷、3，4，5，7 – 四羟基二氢黄酮等（陶华明，2009；陶华明等，2011；赵巍，2009；Cottiglia et al.，2005；Hussein et al.，1997；Nawwar et al.，1984；Purev et al，1988；Tsitsa—Tzardi et al.，1987；Tao et al，2008）。

3. 挥发油

吉力等（1997）用 GC – MS 联用法对草麻黄、中麻黄和木贼麻黄的挥发油成分进行分析，共鉴定出 127 个化合物。其中，l – α – 松油醇（31.64%）、1，4 – 桉叶素（12.80%）和十六烷酸（26.22%）分别是草麻黄、中麻黄和木贼麻黄挥发油中的主要成分。

Wang et al.（2009）对草麻黄根的超临界 CO_2 萃取物进行 GC – MS 分析，鉴定出其中的 30 个化合物。主要为 γ 谷甾醇和 9Z，12Z – 十八碳二烯酸等。张知侠（2010）采用水蒸气蒸馏法从草麻黄中提取精油，用 GC – MS 技术进行分析鉴定，通过图谱解析共鉴定了 49 个化学成分，占精油总量的 87.82%，含量最高的是 1 – a – 萜品烯醇（28.57%）。

孙静芸（1983）和贾元印等（1989）研究结果显示，木贼麻黄的挥发油中含量较高的有 6，10，14 – 三甲基十五碳 – 2 – 酮、3，7，1，5 – 四甲基 – 2 – 十六碳烯 – 1 – 醇、十八碳酸甲酯，还含有效成分 2，3，5，6 – 四甲基吡嗪，但不含萜品烯醇。

4. 有机酚酸类

研究表明，麻黄属植物中还含有酚酸类化合物。如，阿魏酸、异阿魏酸、对氨基苯酚、苯甲酸、对羟基苯甲酸、2 – 羟基 – 5 – 甲氧基苯甲酸、对羟基苯乙酸、原儿茶酸、香草酸、肉桂酸、反式肉桂酸、咖啡酸、绿原酸、喹纳酸、杜鹃醇葡萄糖苷和 5 –（hydroxy – isopropyl） – cyclohexene – carboxylic acid 等（陶华明，2009；陶华明等，2010；赵巍，2009；Chumbalov et al.，1977；Lee & Lee，2009）。

5. 多糖类

Konno et al.（1985）从双穗麻黄中分得 5 种具有降血糖活性的聚糖，分别是麻黄聚糖 A、B、C、D 和 E。Kuang et al.（2011）从 E. sinica 中分离得到一种具有显著免疫抑制活性的超支化酸性多糖（ESP. B4），并确定了其组成单位。

6. 鞣质及其他类成分

鞣质在麻黄中通常以缩合鞣质形式存在。该属植物中已报道了儿茶酚鞣质等 26 种缩合鞣质（Nawwar et al.，1985）。Riclo et al.（2004）从 E. Americana 中发现其幼茎中的鞣质主要为原飞燕草素聚合体，木质茎中的主要为原花青素聚合体。此外，麻黄属植物中还有单萜糖苷类成分：（ – ） – α – 松油醇 – 8—O – β – D – 吡喃葡萄糖苷、（ + ） – α – 松油醇 – 8 – O – β – D – 吡喃葡萄糖苷和香叶基 – β – D – 吡喃葡萄糖苷；木脂素类成分：倍半西班牙冷杉醇 B；以及胡萝卜苷、β – 谷甾醇、豆甾醇 – 3 – O – β – D – 吡喃葡萄糖苷和辛酸乙酯等（陶华明等，2010；杨艳芳等，2010）。

药理作用

麻黄药理作用广泛，已经有报道的作用有发汗、利尿、镇咳、平喘、抗过敏、升高血压、兴奋中枢神经系统、解热、抗病毒及影响神经肌肉传递等作用。

1. 糖尿病相关活性

Konno et al.（1985）曾报道过麻黄属植物中的 5 种多糖：EphedransA，B，C，D，E 可降低由四氧嘧啶诱导的高血糖小鼠的血糖，给正常小鼠腹腔注射该多糖类物质，7h 后也呈现降血糖作用，其中 Ephedrans C 的活性最强。Xiu et al.（2001）实验研究发现麻黄的提取物和 L – 麻黄碱可以作用于由链脲霉素所致糖尿病的小鼠，抑制其高血糖，并促进链脲霉素诱导后萎缩胰岛的再生。蒋明等（1997；1999）进行了麻黄对脂肪细胞脂质代谢影响的实验研究，发现在 2 型糖尿病中，中药麻黄在脂肪细胞的脂质代谢中显示了胰岛素样的活性，草麻黄水煎复用甲醇提取以后，其 Sep – Pac（C18）柱的吸附部分具促进脂肪细胞脂肪合成的作用，该作用在一定浓度范围内，其剂量与作用呈正相关。在酸性环境中，麻黄的胰岛素样作用与胰岛素一样被抑制乃至消失，提示麻黄的该作用机制可能也和胰岛素一样与细胞膜上的 N_a^+/H^+ 交换系统有关，并证实该活性不是由麻黄碱所引起，推测该物质可能是一种多糖。

2. 免疫抑制作用

陈荣明等（2001）研究发现草麻黄用 70% 乙醇提取后的滤过物用水提，浓缩得到的沉淀物能减轻二硝基氯苯所致的小鼠耳廓肿胀，调整二硝基氯苯所致的血液中 T 淋巴细胞亚群 CD4/CDS 的失调，证明其对小鼠的细胞免疫具有抑制作用。Kobayashi et al.（2000）筛选了可以抑制小鼠血浆中淀粉酶活性的天然药物，发现麻黄等 9 种药物热水提物、醇提物可以抑制小鼠离体血浆淀粉酶的活性，但有强烈剂量依赖性，且腹腔注射和口服均有效。

3. 抗氧化作用

张连茹等（2000）实验发现从麻黄中提取的水溶性多糖对邻苯三酚的自氧化产生较强的抑制作用，表明麻黄多糖可清除氧自由基，具有抗氧化作用。Okawa et al.（2001）发现从麻黄中提取的黄酮类物质具有清除二苯代苦味酰肼自由基（DPPH）的活性，构效关系显示这种作用不仅与活性成分中羟基数目有关，还与其羟基结构有关。

4. 抗凝血作用

邱丽颖等（1999）研究发现从麻黄果中提取的多糖成分使体外凝血时间、凝血活酶时间和部分凝血活酶时间均较正常对照组延长，认为麻黄果多糖成分可以通过内外源凝血两条途径影响血液凝固过程。

5. 降压作用

邱丽颖等（1999）研究麻黄果多糖对家兔动脉血压的影响机制，发现麻黄果多糖通过兴奋副交感神经机制，有明显的降压作用，并推断其降压机制是通过 M 受体发挥作用的。

6. 其他作用

陈文梅和何基渊（1997）给大鼠皮下注射肾上腺素外加冰浴刺激，造成寒凝气滞的急性血淤模型，再以麻黄水煎液灌胃，观察麻黄水煎液对模型大鼠的 PT、ELT 及血液流变性的影响，结果表明麻黄能明显延长模型大鼠的血液黏度，改善其血液流变性。王国柱等（1994）研究表明麻黄具有改善慢性肾功能衰竭的作用。

参考文献

Chumbalov TK，Chekmeneva LN，Polyakov VV. 1977. Phenolic acids of Ephedra equisetina［J］. Chem Nat Com，13（2）：238 – 239.

Cottiglia F, Bonsignore L, Casu L, et al. 2005. Phenolic constituents from Ephedra nebrodensis [J]. Nat Prod Res, 19 (2): 117 – 123.

Hikino H, Ogato M, Konno C. 1983. Structure of feruloylhistamine, a hypotensive principle of Ephedra roots [J]. Planta med, 48 (2): 108 – 110.

Hikino H, Ogato M, Konno C. 1982. Structure of ephedradine D, a hypotensive principle of Ephedra roots [J]. Heterocycles, 17 (1): 155 – 158.

Hong H, Chen HB, Yang DH, et al. 2011. Comparison of contents of five ephedrine alkaloids in three official origins of Ephedra herb in China by high – performance liquid chromatography [J]. J Nat Med, 65 (3): 623 – 628.

Hussein SAM, Barakat HH, Nawar MAM, et al. 1997. Flavonoids from Ephedra aphylla [J]. Phytochemistry, 45 (7): 1529 – 1532.

Kobayashi K, Saito Y, Nakazawa I, et al. 2000. Screening of crude drugs for influence on amylase activity and postprandial blood glucose in mouse plasma [J]. Biol Pharm Bul, 23 (10): 1250 – 1253.

Konno C, Mizuno T, Hiroshi H. 1985. Isolation and hypoglycemic activity of ephedrans A, B, C, D and E, glycans Ephedra distachya herbs [J]. Planta Med, (2): 162 – 163.

Konno C, Tamada M, Endo K, et al. 1980. Structure of Ephedradine C, a hypotensive principle of Ephedra roots [J] Heterocycles, 14 (3): 295 – 298.

Kuang HX, Xia YG, Liang J, et al. 2011. Structural characteristics of a hyperbranched acidic polysaccharide from the stems of Ephedra sinica and its effect on T—cell subsets and their cytokines in DTH mice [J]. Carbohydrate Polymers, 86 (4): 1705 – 1711.

Lee CH, Lee HS. 2009. Growth inhibiting activity of quinaldic acid isolated from Ephedra pachyclada against Intestinal Bacteria [J]. Korean Soc Appl Biol Chem, 52 (4): 331 – 335.

Nawwar MAM, Barakat HH, Buddrus J, et al. 1985. Alkaloidal, lignan and phenolic constituents of Ephedra alata. [J]. Phytochemistry, 24 (4): 878 – 879.

Nawwar MAM, ElSissi HI, Barakat HH. 1984. Flavonoid constituents of Ephedra alata [J]. Phytochemistry, 23 (12): 2937 – 2939.

Okawa M, Kinjo J, Nohara T, et al. 2001. DPPH radical scavenging activity of flavonoids obtained from some medicinal plants [J]. Biol Pharm Bull, 24 (10): 1202 – 1205.

Purev O, Pospisil F, Motl O. 1988. Flavonoids from Ephedra sinica STAPF [J]. Collect Czech Chem Commun, 53 (12): 3193 – 3196.

Riclo RA, Sena GA, Vai VM. 2004. Determination of the presence of condensed tannins in Ephedra am ericana Humb etBonp l. exWild [J]. Actva Farm Bonaerense, 23 (1): 11 – 14.

Starratt AN, Caveney S. 1996. Quinoline – 2 – carboxylic acids from Ephedra species [J]. Phytochemistry, 42 (5): 1477 – 1478.

Suleiman AK, Ahmad A, Dawnd EE, et al. 1998. Transtorine, a new quinoline alkaloid from Ephedra transtoria [J]. J Nat Prod, 61 (2): 262.

Tamada M, Endo K, Hikino H, et al. 1979a. Structure of Ephedradine A, a hypotensive principle of Ephedra roots [J]. Tetrahedron lett, 20 (10): 873 – 876.

Tamada M, Endo K, Hikino H. 1978. Maokonine, hypertensive principle of Ephedra roots ［J］. Planta reed, 34：291－293.

Tamada M, Endo K, Hikino H. 1979b. Structure of Ephedradine B, a hypotensive principle of Ephedra roots ［J］. Heterocyeles, 12（6）：783－786.

Tao HM, Wang LS, Cui ZC, et al. 2008. Dimefic Proanthocyanidins from the roots of Ephedra siniea ［J］. Planta Med, 74（15）：1823－1825.

Tsitsa—Tzardi E, Loukis A, Philianos S. 1987. Polyphenolic compounds of Ephedra campylopoda ［J］. Fitoterapia, 58（3）：200－203.

Wang LS, Zhao DQ, Liu YH. 2009. GC－MS analysis of the supercritieal CO_2 fluid extraction of Ephedra sinica roots and its antisudorific activity ［J］. Chem Nat Compd, 45（3）：434－436.

Xiu LM, Miura A B, Yamamoto K, et al. 2001. Pancreatic islet regeneration by ephedrine in mice with streptozotocin－induced diabetes ［J］. Am J Chin Med, 29（3－4）：493－500.

查丽杭, 苏志国, 张国政等. 2002. 麻黄资源的利用与研究开发进展 ［J］. 植物学通报, 19（4）：396－405.

陈荣明, 朱耕新, 许银芝. 2001. 麻黄中不同提取物对细胞免疫的影响 ［J］. 南京中医药大学学报, 自然科学版, 17（4）：234－236.

陈文梅, 何基渊. 1997. 中药麻黄、夏枯草、乌贼骨对抗急性血淤症形成的实验研究 ［J］. 北京中医药大学学报, 20（3）：39－41.

吉力, 徐灵植, 潘炯光等. 1997. 草麻黄、中麻黄和木贼麻黄挥发油化学成分的 GS－MS 分析 ［J］. 中国中药杂志, 22（8）：489－492.

贾元印, 孙公军, 刘建华等. 1989. 草麻黄挥发油成分的鉴定 ［J］. 中国药学杂志, 24（7）：32－35.

姜海楼, 史家振, 石壮沙等. 1996. 麻黄综合研究Ⅰ麻黄史料考证 ［J］. 哲里木畜牧学院学报, 6（2）：31－33.

蒋明, 高久武司, 奥田拓道. 1997. 麻黄胰岛素样作用的实验研究 ［J］. 中国药学杂志, 32（12）：782.

蒋明, 高久武司, 奥田拓道. 1999. 麻黄对脂肪细胞脂质代谢影响的实验研究 ［J］. 中国中药杂志, 24（5）：302－304.

李佳莲, 方磊, 张永清等. 2012. 麻黄的化学成分和药理活性的研究进展 ［J］. 中国现代中药, 14（7）：21－27.

李姿娇, 杨屹, 丁明玉等. 2005. 麻黄非麻黄碱部分中黄酮、生物碱和有机酸的分析 ［J］. 分析试验室, 24（4）：67－69.

邱丽颖, 王书华, 吕莉, 王德宝. 1999. 麻黄果多糖的抗凝血机制的研究 ［J］. 张家口医学院学报, 16（1）：3－4.

孙静芸. 1983. 麻黄新的有效成分的研究 ［J］. 中草药, 14（8）：9－11.

陶华明, 王隶书, 崔占臣等. 2010. 麻黄根的化学成分研究 ［J］. 中草药, 41（4）：533－536.

陶华明, 朱全红, 刘永宏. 2011. 草麻黄根的黄酮类成分研究 ［J］. 中草药, 42（9）：1678－1682.

陶华明 . 2009. 麻黄根及羊齿天门冬化学成分研究［D］. 长春：吉林大学博士学位论文.

王国柱，大浦彦吉 . 1994. 麻黄干浸膏及其单宁成分治疗慢性肾功能衰竭的实验研究［J］. 中国中西医结合杂志，14（8）：485 – 488.

杨艳芳，陆毅，吴高峰等 . 2010. 中药麻黄根的化学成分研究［J］. 中成药，32（10）：1758 – 1760.

张建生，李胜华，楼之岑 . 1989b. 国产麻黄的形态组织学研究 – Ⅰ. 北方主产的七种麻黄［J］. 药学学报，24（12）：937 – 948.

张连茹，邹国林，杨天鸣 . 2000. 麻黄水溶性多糖的提取及其清除氧自由基作用的研究［J］. 氨基酸与生物资源，22（3）：24 – 26.

张知侠 . 2010. 草麻黄精油化学成分分析［J］. 成阳师范学院学报，25（2）：35 – 37.

赵巍 . 草麻黄化学成分研究［D］. 2009. 北京：中国协和医科大学硕士学位论文.

周玲，吴德康，唐于平等 . 2008. 麻黄中化学成分研究进展［J］. 南京中医药大学学报，24（1）：71 – 73.

肉苁蓉属 (*Cistanche*)

科名：列当科（Orobanchaceae）
属名：肉苁蓉属（*Cistanche*）

资源分布： 肉苁蓉属植物均为多年生寄生草本，主要分布于欧、亚洲温暖的干燥地区，全世界约有 20 种。国内肉苁蓉属植物已发现 4 种及 1 变种，包括荒漠肉苁蓉（*C. deserticola* Y. C. Ma）、盐生肉苁蓉（*C. salsa* C. A. Mey. G. Beck）、管花肉苁蓉（*C. tubulosa* Schenk. Wight）和沙苁蓉（*C. sinensis* G. Beck）及 1 个变种白花盐苁蓉（*C. salsa* var. albiflora P. F. Tu et Z. C. Lou）。荒漠肉苁蓉仅分布于我国西北干旱地区，以内蒙古和新疆为主产地。管花肉苁蓉仅分布于新疆南疆的周围各县。盐生肉苁蓉主要分布在盐碱地、沙地、戈壁、沙漠，产于内蒙古、陕西、宁夏、新疆。管花肉苁蓉是肉苁蓉的主要基源植物，其次为荒漠肉苁蓉和盐生肉苁蓉，白花盐苁蓉因分布少、产量低，已很难见到（江苏新医学院，1997）。肉苁蓉生长的环境气候极端干旱，日照强烈，年降水量少于 250mm，冷热变化剧烈，风大沙多，土壤发育不良，土层薄、质地粗而缺乏有机质。其具有一定的抗寒和抗旱性（陈绍淑等，2005）。

民间药用： 肉苁蓉药用历史悠久，在《神农百草经》中被列为上品。性甘、咸、温。归经：归肾、大肠经。具有补中、入肝、滋肾、壮阳、润肠、通便之功效（江苏新医学院，1997），素有沙漠人参之称。中华人民共和国药典（2010）收载肉苁蓉（*C. deserticola* Y. C. Ma）或管花肉苁蓉［*C. tubulosa*（Schrenk）Wight］的干燥带鳞叶的肉质茎为正品药材（杨凯等，2011）。

化学成分分析： 肉苁蓉属植物主要含有苯乙醇苷类、环烯醚萜及其苷类、木脂素及其苷类等成分。属内研究过的植物包括：管花肉苁蓉（*Cistanche tubulosa*

Schenk. Wight）、荒 漠 肉 苁 蓉（*C. deserticola* Y. C. Ma）、白 花 盐 苁 蓉（*C. salsa* var. albiflora P. F. Tu et Z. C. Lou）。

1. 苯乙醇苷类

苯乙醇苷类（图 5 - 17）是肉苁蓉中的特征性成分。守屋明等（1995）采用 HPLC 研究了 7 种肉苁蓉属植物，发现皆含有丰富的苯乙醇苷类化合物。其中盐生肉苁蓉的苯乙醇苷总量最高，荒漠肉苁蓉和管花肉苁蓉的苯乙醇苷总量较少。雷丽等（2003）从肉苁蓉中分离鉴定了 22 个苯乙醇苷类，包括 1 个单糖苷、14 个双糖苷和 7 个三糖苷，其中从野生盐生肉苁蓉中得到 7 个苯乙醇苷类。宋海龙等（2010）从荒漠肉苁蓉中分离得到了 12 个苯乙醇苷类，从管花肉苁蓉中分离得到 16 个苯乙醇苷类。肉苁蓉属植物中的苯乙醇苷的苷元部分都与葡萄糖直接相连，除单糖苷外，第一个葡萄糖的 3 位也会连接鼠李糖，而在三糖苷中第 2 个葡萄糖连在第一个葡萄糖的 6 位。通常第一个葡萄糖的 4 或 6 位与咖啡酸、阿魏酸或香豆酸成酯。刘友刚等（2010）选择苯乙醇苷类为有效部位，建立了傅里叶变换红外光谱法测定肉苁蓉原药材及其醇提物中苯乙醇苷类化合物含量的方法。

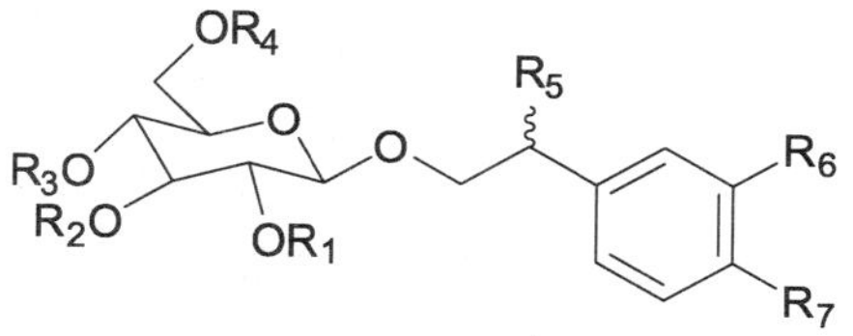

图 5 - 17　苯乙醇苷类化合物母核

2. 环烯醚萜及其苷类

肉苁蓉属植物的环烯醚萜苷一般在 C - 1 位连有葡萄糖，C - 5 和 C - 9 位为 β - H，C - 4 位会出现羧基，C - 6，7，8 或 10 位常常含有羟基，或失去羟基形成双键或环氧醚键（李媛，2010；杨建华，2009）。8 - 表马钱子苷酸（图 5 - 18）是肉苁蓉属植物中主要的一种环烯醚萜苷。如，罗尚凤等（1990）从我国盐生肉苁蓉中分离得到 8 - 表马钱子酸、京尼平酸、8 - 表去氧马钱子酸。国内学者徐文豪（1994）、罗上凤（1986）等从荒漠肉苁蓉中分别得到 8 - 表马钱子酸葡萄糖苷和 8 - 表马钱子苷酸。屠鹏飞等（2002）从管花肉苁蓉中得到 adoxosidic acid、8 - 表马钱子酸、京尼平苷酸等。杨建华等（2006）由此建立了 HPLC 法测定肉苁蓉中 8 - 表马钱子苷酸含量的方法。

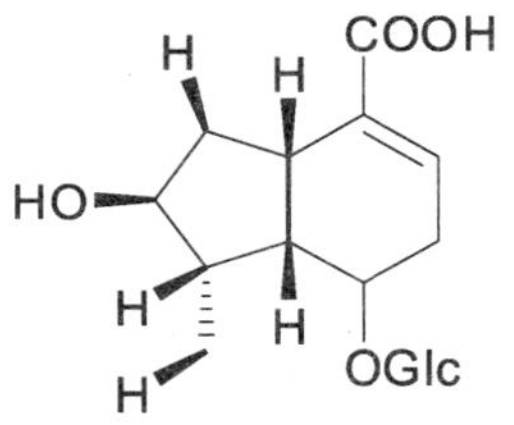

图 5 - 18   8 - 表马钱子苷酸

3. 其他类

已有的研究表明，肉苁蓉中含有松脂醇型木脂素衍生物以及新木脂素类化合物及其苷（宋志宏等，2000；张雷红和堵年生，2003）。杨建华等（2008）报道肉苁蓉属植物中还含有单萜苷、甜菜碱、2 - 羟甲基 - 5 - OH - 吡啶、多糖及挥发油等。

药理作用

1. 对免疫系统的影响

蒋晓燕等（2001）通过对 ^{60}Co 照射损伤小鼠 T 淋巴细胞功能的影响研究发现肉苁蓉总苷对辐射损伤小鼠的 T 淋巴细胞功能具有较强的保护作用。施大文和何松春（1995）以不同种肉苁蓉乙酸乙酯提取物和水提取物进行免疫药理试验，结果表明各种肉苁蓉乙酸乙酯提取部位或水提取部位在一定浓度下有激活淋巴细胞杀伤 K 细胞的作用，其中管花肉苁蓉水提取部位和乙酸乙酯部位作用最强，即增强免疫功能最明显。宗桂珍和何伟（1996）通过对不同种肉苁蓉的药理作用比较，提出管花肉苁蓉可显著提高吞噬细胞的吞噬能力，使抑制低下的非特异免疫功能恢复到一定水平。尹刚和王贵林（2008）通过研究肉苁蓉对感染性休克肝线粒体 ATP 酶的影响，发现肉苁蓉能增强 ATP 酶活性，这是肉苁蓉治疗感染性休克的重要机制。张洪泉等（2008）通过制备衰老小鼠模型，研究证明了管花肉苁蓉麦角甾苷对小鼠衰老的延缓作用。

2. 雄性激素样作用

肉苁蓉对人体神经内分泌系统的调节和控制中心 - 下丘脑的老化有调整作用，可改善阳虚动物的营养、体质量、耐力和抗寒力等，对阳虚患者具有明显的强壮作用和治疗作用（周志锦，1995）。龚梦鹃等（2007）采用氢化可的松造模，模型小鼠出现精神不振、活动减少、竖毛、消瘦、尾冷肢凉等阳虚症状。肉苁蓉水煎液高剂量组可拮抗氢化可的松所致小鼠"阳虚证"症状，明显增加阳虚小鼠的体重、增加阳虚小鼠的活动次数；降低运动后小鼠的乳酸累积；能显著降低血清尿素氮含量。证实了肉苁蓉可提高阳虚小鼠的抗疲劳能力。王德俊等（2002）用肉苁蓉水提液对雄性小鼠灌胃 2—3 周，发现能促进睾丸生精功能，改善附睾的微环境。潘玉荣和闵凡印（2004）试验结果表明，动物在较长时期使用皮质激素的同时，加用补肾壮阳的中药肉苁蓉醇提物，可防止单用激素所引起的肾上腺皮质萎缩。提示肉苁蓉醇提物对肾功能有一定的保护作用。

3. 抗衰老作用

薛德钧等（1995）用从肉苁蓉的水溶液中提取出的多糖和 D - 甘露醇进行小鼠实验。发现多糖能显著延缓动物的皮肤衰老，增加动物皮肤羟脯氨酸的含量，使胶原纤维含量增加，皮肤的弹性增强，增强机体免疫功能，激活超氧化物歧化酶和降低体内酯褐质堆积方面均有显著作用。朱秋霜（1998）等实验发现肉苁蓉水煎液降低老龄小鼠脑、肝组织中过氧化脂质含量，增强机体对自由基的清除活动，减少自由基对机体的损伤，故有延缓衰老作用。谢继红等（1993）发现肉苁蓉的醇提物在体外温育体系中能显著抑制大鼠的脑、肝、肾、睾丸组织匀浆过氧化脂质的生成，并呈现良好的量效关系。体内实验中，该提取物显著抑制大鼠大脑皮层过氧化脂质的生成，使大鼠血浆超氧化物歧化酶活性显著增强。李巧如和李石蓝（1990）通过果蝇实验发现肉苁蓉可明显延长果蝇的寿命、半数致死天数和最高寿命。此外，将肉苁蓉提取物制成抗衰老制剂，对人体进行了消除血液中过氧化脂的研究。结果表明，抗衰老冲剂能显著改善机体的衰老症状，恢复中老年人精力、体力和活力，具有较好的延缓衰老作用。

4. 其他作用

张自舜（1992）研究表明肉苁蓉的水溶液能显著提高小鼠小肠推进度，使小鼠排便时间显著缩短，同时对大肠的水分吸收也有明显的抑制作用，显示出其通便作用。王新源等（2004）研究发现肉苁蓉总苷能显著改善模型小鼠的学习记忆功能，同时对实验性衰老小鼠脑结构的异常改变具有促进恢复作用。皋聪等（2005）从管花肉苁蓉中提取出的苁蓉总苷具有改善氢化可的松导致的肾阳虚小鼠学习记忆障碍作用。肖莉和王志强（2005）研究对肉苁蓉提取物对败血症休克大鼠胸腺细胞凋亡的影响及其可能机制，结果表明肉苁蓉可以提高 ATP 酶活力，维持细胞线粒体膜电位。赵锡安和阎小红（2007）通过肉苁蓉对负荷运动小鼠肝组织、糖原及乳酸脱氢酶同工酶（LDH）活性的影响，结果表明肉苁蓉可增加负荷运动小鼠肝糖原含量，降低 LDH5 同工酶活性，对肝脏具有保护作用。

参考文献

Moriya A，Tu PF，Karasawa D，et al. 1995. Pharmacognostical studies of Cistanchis herba（Ⅱ），comparison of the components of Cistanche plants［J］. Nat Med，49（4）：394 - 400.

陈绍淑，何生虎，曹晓真等 . 2005. 肉苁蓉药理及化学成分的研究进展［J］. 甘肃畜牧兽医，

（3）：41 – 44.

皋聪，王传社，巫冠中等.2005. 苁蓉总苷对氢化可的松致肾阳虚小鼠学习记忆功能的影响［J］.中国中医基础医学杂志，11（5）：330 – 331.

龚梦鹃，刘新民，王立为.2007. 肉苁蓉对阳虚小鼠抗疲劳作用的研究［J］.中医药导报，13（11）：8 – 10.

江苏新医学院.1997. 中药大辞典［M］.上海：上海人民出版社，895 – 895.

蒋晓燕，王晓雯，商小英.2001. 肉苁蓉总苷对^{60}Co γ 射线照射小鼠脾损伤的影响［J］.新疆医科大学学报，5（24）：297 – 299.

雷丽，宋志宏，屠鹏飞.2003. 肉苁蓉属植物的化学成分研究进展［J］.中草药，34（5）：473 – 476.

李巧如，李石蓝.1990. 肉苁蓉抗衰老作用的实验研究［J］.上海中医药杂志，（11）：22 – 23.

李媛，宋媛媛，张洪泉.2010. 肉苁蓉的化学成分及药理作用研究进展［J］.中国野生植物资源，29（1）：7 – 11.

刘友刚，王威，徐荣等.2010. 肉苁蓉及其醇提物的傅里叶变换红外光谱研究［J］.中国医院药学杂志，30（15）：1257 – 1260.

罗上凤，顾莹，刘永和.1986. 肉苁蓉化学成分的研究［J］.中药通报，11（11）：4.

罗尚凤.1990. 肉苁蓉的成分及药理学研究概况［J］.西北药学杂志，5（11）：47 – 48.

潘玉荣，闵凡印.2004. 肉苁蓉醇提物对阳虚动物模型肾脏、肾上腺的影响［J］.实用中医药杂志，20（7）：357.

施大文，何松春.1995. 中药肉苁蓉及其同属生药对免疫功能及脂质过氧化的作用［J］.上海医科大学学报，22（4）：306 – 308.

宋海龙，贾晓光，谢海辉.2010. 管花肉苁蓉化学成分研究进展［J］.新疆中医药，28（1）：76 – 78.

宋志宏，莫少红，陈燕等.2000. 管花肉苁蓉化学成分的研究［J］.中国中药杂志，25（12）：728 – 730.

屠鹏飞，郭洪祝，果德安.2002. 中药与天然药物活性成分研究及新药的发现［J］.北京大学学报，34（5）：513 – 518.

王德俊，盛树青，梁虹.2002. 肉苁蓉对小鼠睾丸和附睾形态学及组织化学的影响［J］.解剖学研究，22（2）：101 – 103.

王新源，王晓雯，王雪飞等.2004. 肉苁蓉总苷对 D – 半乳糖脑老化模型小鼠的保护作用［J］.中国行为医学科学，13（6）：613.

肖莉，王志强.2005. 肉苁蓉对败血症大鼠胸腺细胞的保护作用［J］.中国病理生理杂志，21（2）：386 – 389.

谢继红，吴春福，邹宇宏等.1993. 肉苁蓉抗氧化作用及对超氧化物歧化酶活性的影响［J］.中药药理与临床，9（4）：30 – 32.

徐文豪，邱声祥，赵继红等.1994. 肉苁蓉化学成分的研究概况［J］.中草药，25（10）：509.

薛德钧，章明，吴小红等.1995. 肉苁蓉抗衰老活性成分的研究［J］.中国中药杂志，20（11）：687 – 689.

杨建华，堵年生，热娜·卡斯木.2006.HPLC 测定肉苁蓉中 8 – 表马钱子苷酸的含量 ［J］. 药物分析杂志，26（10）：1395 – 1397.

杨建华，胡君萍，热娜·卡斯木等.2008. 人工栽培盐生肉苁蓉的化学成分研究 ［J］. 中药材，21（11）：1663 – 1665.

杨建华，胡君萍，热娜·卡斯木等. 2009. 人工栽培盐生肉苁蓉环烯醚萜苷类成分的研究 ［J］. 时珍国医国药，20（3）：522 – 523.

杨凯，杨巧荷，杨树青等.2011. 肉苁蓉属药用植物的研究进展 ［J］. 内蒙古医学院学报，33（5）：434 – 437.

尹刚，王贵林.2008. 肉苁蓉对感染性休克大鼠肝线粒体 ATP 酶影响的实验研究 ［J］. 中国民族民间医药，17（3）：48 – 50.

张洪泉，翁晓静，陈莉莉等.2008. 管花肉苁蓉麦角甾苷对衰老小鼠端粒酶活性和免疫功能的影响 ［J］. 中国药理学与毒理学杂志，22（4）：270 – 273.

张雷红，堵年生.2003. 肉苁蓉化学成分的研究概况 ［J］. 中成药，25（4）：323 – 327.

张自舜.1992. 肉苁蓉的通便作用 ［J］. 中药材，15（7）：33.

赵锡安，阎小红.2007. 肉苁蓉对复合运动小鼠肝脏保护作用的探讨 ［J］. 内蒙古大学学报，38（3）：311 – 315.

周志锦.1995. 肉苁蓉的研究进展 ［J］. 中医药信息，12（5）：28 – 30.

朱秋霜，姜富，任春清等.1998. 肉苁蓉对老龄小鼠脑、肝脏过氧化脂质含量的影响 ［J］. 佳木斯医学院学报，21（1）：3 – 4.

宗桂珍，何伟，吴桂兰等.1996. 不同品种肉苁蓉药材一些药理作用的比较 ［J］. 中国中药杂志，21（7）：436 – 438.

软紫草属 （*Arnebia*）

科名：紫草科 （Boraginaceae）
属名：软紫草属 （*Arnebia*）

资源分布：软紫草属植物为一年生或多年生草本。全世界约 25 种，分布在非洲北部、欧洲及中亚和喜马拉雅地区。我国有 6 种，主要分布在西北和华北。新疆紫草 [*A. euchroma* （Royle） Johnst.]，习称软紫草，又名假紫草、新疆软紫草、新疆假紫草，生长于海拔 2500—4200 米高山野林丛中或向阳坡地，分布于新疆、甘肃及西藏西部；内蒙紫草 （*A. guttata*. Bunge），又称黄花紫草，分布于甘肃、内蒙古等地 （徐新刚，2009）。

民间用途：药用紫草始载于《神农本草经》，味甘，咸，寒。归心、肝经。味苦，性寒。有凉血活血、清热解毒、滑肠通便的功能。用于预防麻疹、热病斑疹、黄疸、紫癜、吐衄尿血、血淋、血痢、痈肿疮毒、丹毒、湿疹、烧伤、热结便秘等 （《中华本草》编委会，1999）。新疆紫草 [*A. euchroma* （Royle） Johnst.] 或内蒙紫草 （*A. guttata* Bunge. ） 的干燥根是中华人民共和国药典 （2010） 收载品种，是药材紫草的主要来源。

化学成分分析：软紫草属植物主要含有萘醌类、单萜类、芳香酸类、甾醇类及脂肪酸类等物质。系统研究过的属内植物包括：新疆紫草 [*A. euchroma* （Royle） Johnst.]、内蒙紫草 （*A. guttata*. Bunge）。

1. 萘醌类色素

萘醌类色素是新疆紫草中特征次级代谢产物，目前已发现了 30 种萘醌类化合物。该类化合物的结构特征是具有 5，8 - 二羟基萘醌，且连接异己烯边链。根据其边链手性碳原子的构型分为以紫草素为代表的 R - 型：如去氧紫草素、乙酰紫草素、β - 羟基异戊基紫草素、β - 乙酰氧基异戊酰紫草素、β，β - 二甲丙烯酰紫草素和以阿卡宁为代表的 S 型：如脱水阿卡宁、3，4 - 二甲基戊烯紫草素、β，β - 二甲丙烯酰阿卡宁、乙酰阿卡宁 （傅善林等，1984；傅善林和肖培根，1986；卢馥苏等，1983；Ichiro et al.，1965；Shen 等，2002） （图 5 - 19）。

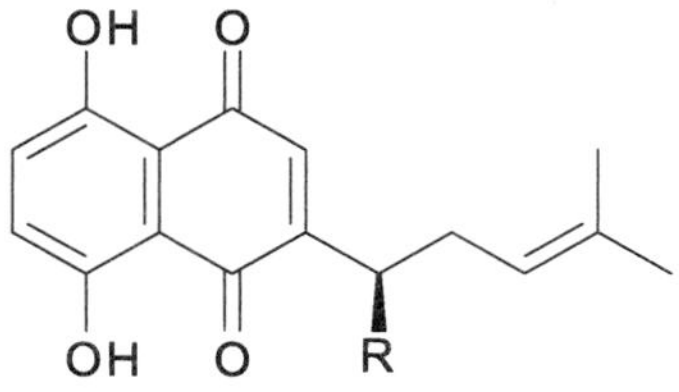

图 5 - 19 软紫草属植物中萘醌类化合物母核

2. 单萜类化合物

新疆紫草中的单萜类化合物主要为苯酚型单萜，如紫草呋喃萜 B 及 C（图 5 - 20）以及去甲基毛色二孢素（Yao XS，1991a，1991b）和进一步氧化的苯醌型单萜，代表化合物为软紫草萜酮（图 5 - 20）、软紫草萜、软紫草呋喃萜酮。

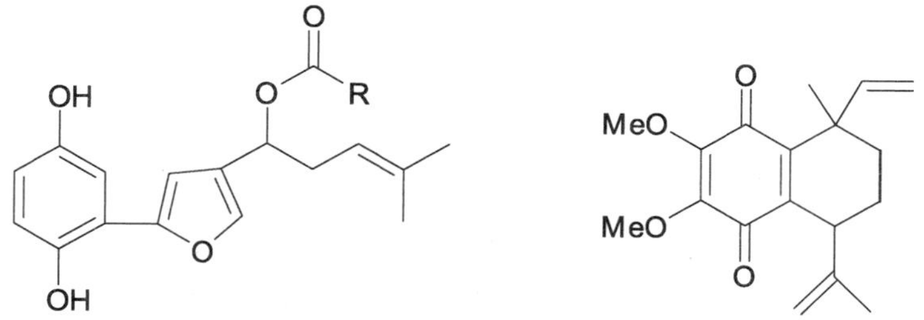

图 5 - 20　软紫草属植物中 shikonofuran B，C 母核、软紫草萜结构

3. 芳香酸类化合物

Kashiwada et al.（1995a，1995b）从新疆紫草中发现了咖啡酸及其四聚体的钾钠盐和 rabdosiin 及其异构体。张慧桢等（2002）从紫草药材中分离得到 rabdosiin 二钾盐、迷迭香酸钾盐、迷迭香酸钠盐和阿魏酸钠盐迷迭香酸钾盐四种芳香酸类化合物。

4. 其他类化合物

紫草中还含有 β - 谷甾醇、乌索酸及脂肪酸类等化合物（邵鹏飞，2001；徐新刚，2009）。

药理作用

1. 抗菌抗炎作用

宓伟等（2007）研究发现，紫草提取物对金黄色葡萄球菌、白色葡萄球菌、绿脓杆菌、大肠杆菌、伤寒杆菌、甲型链球菌、乙型链球菌均有明显抑菌作用。徐江和余声文（2005）研究发现，紫草联用甲氧苄氨嘧啶（TMP）后，对金黄色葡萄球菌、大肠杆菌、伤寒杆菌、绿脓杆菌、痢疾杆菌、水弧菌 6 种细菌的抗菌活性均显著增强，说明紫草与 TMP 联用具协同作用。10% 的生理盐水紫草浸液对絮状表皮细菌、羊毛状小芽饱癣菌有抑制作用。紫草宁对阿米巴有抑制作用，口服时也有一定的效果。紫草水煎剂对小白鼠结核病也有一定的疗效。近年来，通过体外抗菌实验研究表明，不同品种和产地的紫草抗菌作用强度不同。新疆紫草抗菌谱广，作用较强，内蒙紫草次之，硬紫草较差；新疆紫草、蒙紫草、硬紫草、滇紫草、露蕊滇紫草、密花滇紫草的水和醇提液体外抑菌比较实验结果以新疆紫草作用最强（阴健和郭力弓，1993）。林志彬等人（1980）对新疆紫草的化学成分抗炎症作用进行研究，结果表明乙酰紫草素对组织胺所致血管通透性亢进、甲醛引起的大鼠足浮肿和皮下棉球肉芽肿增生均有显著抑制作用；且切除动物双侧肾上腺后，仍有抗炎症作用，故表明乙酰紫草素的抗炎症作用与垂体肾上腺系统无明显关系。

2. 抗肿瘤作用

胡艳萍和马骏业（1991）从新疆紫草的根中提得的紫草素对小鼠肝癌和 Lewis 肺癌具放射增敏作用，无论抑瘤率、肿瘤生长延迟及延长荷瘤小鼠的存活时间等均比单纯紫草素或单纯放疗长。赵守先（1980）实验发现新疆紫草石油醚部分 20 – 30mg/kg 肌肉注射，对小鼠艾氏腹水癌（EAC）、肉瘤 180（S180）、子宫颈瘤（U14）、肉瘤 37（S37）及大鼠瓦克癌肉瘤（W256）等瘤株均有明显抑制作用，且明显延长动物的生存时间，但对棕鼠白血病 615（L615）无效。蒋英丽（2001）对紫草素（提自新疆紫草）诱导人大肠癌细胞的凋亡做了详细研究，用药后，癌细胞的细胞核 DNA 呈梯状降解，流式细胞仪检测可见明显的亚二倍体峰，并且凋亡细胞的比例与药物浓度和作用时间有一定的相关性，估计其通过抑制 DNA 拓扑异构酶 I 来介导细胞凋亡。陈祥娜和阮红（2008）研究发现，紫草多糖质量浓度在 121 – 364μg/mL 时，紫草多糖对 $HepG_2$ 肿瘤细胞有显著的杀伤作用（P < 0.01），对 SPC – A – 1 肿瘤细胞有明显的杀伤作用（P < 0.05）。艾郁葱等（2008）研究发现，紫草萘醌类化合物可通过抑制 DNA 的合成，诱导肝癌细胞的凋亡。

3. 抗生育作用

新疆紫草对小白鼠有明显的抗生育作用，对幼年小白鼠具有明显的抗外源性绒毛膜促性腺激素所致的子宫增重效应，对大白鼠有明显的抗着床、抗早孕作用。新疆紫草对大、小白鼠为一有效的抗生育剂，不论着床前或早孕期给药均能终止妊娠（曾路敏等，1985）。张慧桢等人（2002）报道从新疆紫草的根部分得 4 个酚酸类化合物，其中 rabdossin 二钾盐具有显著的抗生育作用。新疆紫草乙醇提取物能显著抑制体外培养的人绒毛组织分泌 HCG 的功能，破坏绒毛组织结构，甚至使其坏死（杨柳等，2001）。

4. 其他作用

软紫草对健康家兔在体心脏及蟾蜍的离体心脏都有明显的兴奋作用，对外周循环具有促进作用，促进毒素较快排泄（黄泰康，1994）。紫草乙醇提取物对离体兔耳和蛙后肢血管有收缩的作用（马清娟和王淑玲，1995）。买尔旦·马合木提等（2006）研究发现新疆紫草脂溶性提取物和水溶性提取物对小鼠急性 CCl_4 性肝损伤、免疫性肝损伤、酒精性肝损伤所致的肝损伤均具有保护作用。江爱龙和江松员（2002）对132例带状疱疹患者采用外用紫草地锌油并随症内服龙胆泻肝汤进行治疗，其中痊愈120例（90.91%），好转9例（6.82%），无效3例（2.27%），治疗时间最短者2天，最长者15天，明显缩短了病程，提高了疗效。

参考文献

Ichiro M, Tokiko K, Shigeri L. 1965. Naphthoquinone derivatives from Lithospermum erythrorhizon siebold et zuccarini［J］. Tetra Lett, 6（52）：4737-4739.

Kashiwada Y, Nishizawa M, Yamagishi T, et al.1995b. Anti-AIDS agents, 18. Sodium and potassium salts of caffeic acid tetramers from Arnebia euchroma as anti-HIV agents［J］. J Nat Prod, 58（3）：392-400.

Kashiwada Y, Bastow KF, Lee KH. 1995a. Novel lignan derivatives as selective inhibitors of DNA topoisomerase II［J］. Bioorg Med Chem Lett, 5（8）：905-908.

Khajuria RK, Jain SM. 1993. 2 new naphthoquinones from the roots of Onosoma Hispidum［J］. Indian J Chem（Section B）32：390-391.

Shen CC, Syu WJ, Li SY, et al. 2002. Antimicrobial activities of naphthazarins from Arnebia euchroma［J］. J Nat Prod. 65（12）：1857-1862.

Yao XS, Ebizuka Y, Noguchi H, et al.1991b. Biologically active constituents of Arn ebia euchroma：structure of arnebinol, an ansa-type monoterpenylbenzenoid with inhibitory activity on prostaglandin biosynthesis［J］. Chem Pharm Bull（Tokyo）, 39（11）：2956-2961.

Yao XS, Ebizuka Y, Noguchi H, et al.1991a. Biologically active constituents of Arn ebia euchroma：structures of new monoterpenylbenzoquinones：arnebinone and arnebifuranone［J］. Chem Pharm Bull（Tokyo）, 39（11）：2962-2964.

艾郁葱, 闫光志, 刘力华. 2008. 紫草萘醌类提取物通过抑制DNA合成诱导肝癌细胞凋亡[J]. 中国老年学杂志, 28（24）：2435-2437.

陈祥娜, 阮红. 2008. 紫草多糖的免疫调节和肿瘤抑制活性研究［J］. 浙江大学学报（理学版）, 35（6）：674-677.

傅善林, 尚天民, 肖培根. 1984. 几种国产药用紫草中萘醌色素的分析［J］. 药学学报, 19（12）：921-925.

傅善林, 肖培根. 1986. 新疆软紫草中萘醌色素的研究［J］. 中草药, 17（10）：434-437.

胡艳萍, 马骏业. 1991. 紫草素增加小鼠肝癌和Lewis肺癌放射治疗效应的初步研究［J］. 肿瘤防治研究, 18（2）：71-73.

黄泰康. 1994. 紫草《神农本草经》常用中药成分与药理手册［M］. 北京：中国医药科技出版社, 1674.

江爱龙, 江松员. 2002. 紫草地锌油治疗带状疱疹132例［J］. 江西中医学院学报. 14（4）：48.

蒋英丽. 2001. 新疆紫草素诱导人大肠癌细胞的凋亡［J］. 癌症, 20（12）：1355-1358.

林志彬，柴宝玲，王珮等.1980.紫草化学成分抗炎症作用的研究［J］.北京医学院学报，12（2）：101－105.

卢馥荪，向桂琼，祝凤池.1983.假紫草化学成分研究［J］.植物学报，25（5）：455－459.

马清娟，王淑玲.1995.常用中药现代研究与临床［M］.天津：天津科技翻译出版公司，114－118.

买尔旦.马合木提，刘燕等.2006.新疆紫草提取物对D－氨基半乳糖致小鼠急性肝损伤的保护作用［J］.中国中药杂志，31（19）：1646－1649.

宓伟，王志强，邱世翠等.2007.紫草体外抑菌作用研究［J］.时珍国医国药，18（9）：2217－2219.

邵鹏飞.2001.新疆紫草的化学研究［D］.江苏：中国药科大学.

徐江，余声文.2005.紫草联用TMP抗菌作用的实验研究［J］.中华实用中西医杂志，18（6）：915－917.

徐新刚.2009.新疆紫草化学成分研究［D］.北京：北京中医药大学硕士论文.

杨柳，王秀华，张西玲等.2001.紫草乙醇提取物对体外培养人绒毛组织分泌HCG功能的影响［J］.甘肃中医学院学报，18（1）：21－23.

阴健，郭力弓.1993.中药现代研究与临床应用［M］.北京：学苑出版社，634－641.

曾路敏，毛惠益，肖邦宙.1985.紫草抗人绒毛膜促性激素及抗早孕作用的实验观察［J］.同济医科大学学报，14（4）：280－282.

《中华本草》编纂委员会编.1999.中华本草［M］.上海：上海科学技术出版社，525.

张慧桢，廖矛川，宣利江等.2002.新疆紫草中抗生育化学成分［J］.天然产物研究与开发，14（1）：1－4.

赵守先.1980.紫草A的抗肿瘤实验研究［J］.吉林医学，1（1）：7－8.

锁阳属 （*Cynomorium*）

科名：锁阳科（Cynomoriaceae）
属名：锁阳属（*Cynomorium*）

资源分布：锁阳是多年生、全寄生种子植物。植株肉质、棕褐色，多寄生于蒺藜科白刺属植物根部。生长在荒漠草原、草原化荒漠地带（马建滨和都玉蓉，2008）。主要分布于新疆、青海、甘肃、宁夏、内蒙古、陕西等西北地区。

民间用途：锁阳是中、蒙药中常用的重要药材。中华人民共和国药典（2010）中规定锁阳（*C. songaricum* Rupr）为正品药材，药用其除去花序的肉质茎。性味甘、温。归经：入肝、肾经。具有补肾、助阳、益精、润肠的功效，主治阳痿遗精、腰膝酸软、肠燥便秘。而蒙药（药名：马兰高腰）中其作用能止泻健胃，主治肠热、胃炎、消化不良、痢疾等（马建滨和都玉蓉，2008）。

化学成分分析：锁阳属植物主要含有三萜类、黄酮类、有机酸、甾体类、挥发性成分和多糖。属内研究过的植物为锁阳（*C. songaricum* Rupr）。

1. 三萜类化合物

张思巨和张淑运（1991a）从锁阳中得到了三萜类化合物熊果酸，马超美等（1993，2002）得到了乙酰熊果酸、乌苏烷 – 12 – 烯 – 28 – 酸 – 3β – 丙二酸单酯和熊果酸丙二酸半酯以及齐墩果酸丙二酸半酯。Lushpa & Atalykova（1970）从锁阳中得到了三萜类皂苷。

2. 黄酮类化合物

柴田浩树（1989）报道了锁阳中的黄酮类化合物主要是（＋） – 儿茶素、柑橘素4' – 0 – 吡喃葡萄糖苷、柑橘素为苷元的苷类化合物，陶晶等（1999）从锁阳中分离鉴定了（－） – 儿茶素。

3. 有机酸化合物

柴田浩树（1989）从锁阳正丁醇提取物中分离得到食子酸和原儿茶酸。

4. 甾体类化合物

从锁阳中分别还得到了β – 谷甾醇（曲淑慧等，1991；张思巨和张淑运，1991a）、胡萝卜苷（张思巨和张淑运，1991a）、β – 谷甾醇棕榈酸酯（马超美等，1993；张思巨和张淑运，1991a）、5α – 豆甾 – 9（11） – 烯 – 3β – 醇、5α – 豆甾 – 9（11） – 烯 – 3β – 醇 – 二十四碳三烯酸酯（徐秀芝等，1996）。

5. 挥发性成分

锁阳的挥发性成分中含有大量脂肪酸及酯类化合物，其中棕榈酸和油酸含量很高，分别占总挥发性成分的 22.69% 和 19.24%，但萜烃类成分极少（张思巨和张淑运，1990b）。

6. 多糖

已有的研究表明锁阳中含有多糖（吕英英等，2000；盛惟等，2000b；章明和薛德钧，1995），而且，张思巨等（2001）从锁阳中分离得到了锁阳酸性杂多糖 SYP – A 和 SYP – B。

药理作用

1. 对性功能及肾脏的影响

陶晶等人（1999）的研究结果表明，锁阳各提取部位能明显对抗氢化可的松引起的小鼠体重下降；锁阳总提取物能显著性地对抗氢化可的松引起的肾上腺萎缩；锁阳各提取部位对精囊和睾丸的萎缩对抗作用不明显。他们的研究表明，锁阳各提取部位均有不同程度的通便和补肾作用，以总提取物作用最强。石刚刚等（1989）发现锁阳具有动物性成熟作用。俞腾飞等（1994）报道锁阳有促进性成熟，增加性行为等作用。延自强等（1991）报道，可以应用锁阳复制以雄性生殖功能抑制为主要特征的肾阳虚模型。延自强（1994）通过实验研究发现，不同炮制方法对锁阳发挥助阳作用或抑制作用有直接影响。邱桐等人（1994）发现盐锁阳对睾丸、附睾及包皮腺的功能有显著促进作用，而锁阳则有一定的抑制作用。

2. 清除自由基、抗氧化及抗衰老作用

张百舜等（1993）的研究表明，锁阳能显著阻止白酒损伤造成的血清和线粒体内SOD 活性降低及过氧化脂质（LPO）的升高，体外实验表明锁阳内含物具有直接清除羟自由基作用，因此认为这种作用是锁阳补肾阳、抗衰老的作用机理之一。盛惟等人（2000a）比较研究了野生锁阳和栽培锁阳对小鼠老化相关酶及果蝇寿命的影响，结果发现两者都具有促进小鼠血清 SOD 活性，减少 MDA 含量，延长果蝇寿命的作用，二者无显著的差异。敖姝芳等（2002）研究结果表明，野生和栽培锁阳水提取物均能提高小鼠血清中 SOD 活力，具有降低血清中 MDA 含量的作用，但对红细胞中 CAT 活性无直接影响。

3. 耐缺氧、抗应激、抗疲劳作用

锁阳提取物具有显著地抗疲劳、抗缺氧及抗应激的效应。俞腾飞等（1994）实验结果显示，锁阳总糖、总甙类和总甾体类均能延长小鼠常压耐缺氧、硫酸异丙肾上腺素（Iso）增加耗氧致缺氧的存活时间，使小鼠静脉注射空气的存活时间延长并可增加断头小鼠张口持续时间和张口次数。袁毅君等（2001）的研究结果表明，锁阳不仅具有显著地抗疲劳（P＜0.01）和抗缺氧效应（P＜0.01），而且还能提高机体血红蛋白的含量（P＜0.01）。赵永青等（2001）的实验结果显示锁阳能够改善小脑 purkinje 细胞线粒体的损伤性变化，进一步提高细胞的整体能量代谢水平，防止运动性疲劳的过早出现。

4. 其他作用

石刚刚等人（1989）报道了锁阳对机体非特异性免疫功能及细胞的免疫功能均有调节作用，其作用在免疫受抑制状态下尤为明显，对体液免疫功能也有增强作用。李茂言等（1991）的研究表明锁阳水浸液具有提高免疫功能，调节免疫平衡的作用。俞腾飞等人（1994）报道，锁阳总糖、总甙类及总甾体类对 ADP 诱导的大鼠体外血小板聚集也有明显地抑制作用，并呈良好量效关系。张百舜等（1991）通过实验研究了锁阳、制肉苁蓉和肉苁蓉水煎液三种药物对小鼠通便的影响，实验表明 3 种中药都对人体具有

一定的通便作用。此外，中药锁阳化学成分中含有的多种黄酮类、三萜类等活性成分以及糖苷、无机元素等物质，可充当机体抗氧化物质，抑制自由基和活性氧中间体的产生，阻断了自由基损伤的连锁反应，由此维持了神经元的钙稳定，进而抑制了脑神经细胞发生凋亡。近年来，用锁阳治疗前列腺肥大和增生、支气管哮喘、糖尿病、白血病、阳痿早泄都取得了很好的效果。

参考文献

Lushpa OU, Atalykova FM. 1970. Chemical composition of parasitic plants of Kazakhstan flora [J]. Lzv Akad Nauk Kaz SSR Ser boil, 8 (1)：30.

敖姝芳，达林其木格，盛惟. 2002. 野生锁阳与栽培锁阳对老化相关指标作用的比较 [J]. 中国民族民间医药杂志，8 (5)：299-300.

柴田浩树. 1989. 汉方补剂的成分研究 (1)——关于锁阳的成分 [J]. 国外医学——中医中药分册. 11 (6)：36.

李茂言，何利城，延自强. 1991. 锁阳水提物对小鼠糖皮质激素的影响 [J]. 甘肃中医学院学报，8 (1)：50-51.

吕英英，高丰，俞腾飞等. 2000. 锁阳多糖的含量测定 [J]. 中国民族医药杂志，6 (增刊)：63-64.

马超美，贾世山，孙韬等. 1993. 锁阳中三萜及甾体成分的研究 [J]. 药学学报，28 (2)：152-155.

马超美，中村宪夫，服部征雄等. 2002. 锁阳的抗艾滋病毒蛋白酶活性成分 (2)——齐墩果酸丙二酸半酯的分离和鉴定 [J]. 中国药学杂志，37 (5)：336-338.

马建滨，都玉蓉. 2008. 锁阳的化学成分及药理作用 [J]. 青海师范大学学报（自然科学版），2：72-75.

邱桐，延自强，李萍等. 1994. 盐锁阳与锁阳对小鼠睾丸、附睾和包皮腺组织学的比较研究[J]. 中药药理与临床，(5)：22-26.

曲淑慧，吴红平，胡时先. 1991. 中药锁阳化学成分初探 [J]. 新疆医学院学报，14 (3)：207.

盛惟，炳茹，徐东升等. 2000a. 天然锁阳与栽培锁阳抗衰老作用的比较 [J]. 中国民族医药杂志，6 (4)：39-40.

盛惟，周红城，白伟. 2000b. 天然锁阳栽培锁阳中多糖的含量测定 [J]. 中国民族医药杂志，6 (增刊)：62.

石刚刚，屠国瑞，王金华等. 1989. 锁阳对小鼠免疫机能及大鼠血浆睾酮水平的影响 [J]. 中国医药学报，4 (3)：27-28.

陶晶，屠鹏飞，徐文豪等. 1999. 锁阳茎的化学成分及其药理活性研究 [J]. 中国中药杂志，24 (5)：292-294.

徐秀芝，张承忠，李冲. 1996. 锁阳化学成分的研究 [J]. 中国中药杂志，21 (11)：676-679.

延自强，杨斌武，王潇琴等. 1991. 锁阳水煎剂、氢化可的松对小鼠血浆睾酮浓度的影响 [J].

甘肃中医学报，8（2）：280 - 281.

延自强 . 1994. 对锁阳小鼠与氢可小鼠模拟肾阳虚病理模型的评价［J］. 北京实验动物科学与管理，11（3）：53 - 56.

俞腾飞，田向东，朱惠珍 . 1994. 锁阳三种总成分耐缺氧及对血小板聚集功能的影响［J］. 中国中药杂志，19（4）：244 - 246.

袁毅君，赵国珍，郭红英 . 2001. 锁阳的抗疲劳抗缺氧效应及对血红蛋白含量的影响［J］. 天水师范学院学报，21（2）：49 - 50.

张百舜，李向红，秦林等 . 1993. 锁阳清除自由基的作用［J］. 中药材，16（10）：32 - 35.

张百舜，鲁学书，张润珍 . 1991. 锁阳和肉苁蓉的通便作用比较［J］. 中医杂志，32（7）：39.

张思巨，张淑运，扈继萍 . 2001. 锁阳多糖的研究［J］. 中国中药杂志，20（6）：243 - 246.

张思巨，张淑运 . 1990b. 常用中药锁阳的挥发性成分研究［J］. 中国中药杂志，15（2）：39 - 41.

张思巨，张淑运 . 1991a. 中药锁阳的化学成分研究［J］. 中国药学杂志，26（11）：649 - 651.

章明，薛德钧 . 1995. 肉苁蓉和锁阳糖类成分含量测定［J］. 江西中医学院学报，7（1）：24 - 25.

赵永青，汤晓琴，李广宇等 . 2001. 锁阳对耐力训练大鼠小脑 P 曲面 e 氏细胞线粒体超微结构的影响［J］. 中国运动医学杂志，20（4）：373 - 374.

第六章　中南及华南民族地区
（湖南、湖北、广西及海南）
药用植物化学成分与药理作用

中南地区少数民族聚居区主要包括湖南和湖北省，总面积约 40 万平方公里。两省均为多民族省份，主要少数民族有苗族、土家族、侗族、瑶族等。其中湖南省少数民族人口共 680 万人，占全省总人口的 10% 左右。人口最多的苗族和土家族，建立有湘西土家族苗族自治州。

该区属于大陆性亚热带季风湿润气候。区内光、热、水资源丰富，且三者的高值基本同步，四季分明。冬寒冷而夏酷热，春温多变，秋温陡降，春夏多雨，秋冬干旱。区内地势复杂，三面环山的山地也显示了明显的气候垂直变化。同时区内植被具南北过渡特征，既有大量北方种类的落叶阔叶树，也有多种南方种类的常绿阔叶树，同时又处在中国东西植物区系的过渡地区，便于邻近地区的植物成分侵入，是中国生物资源较丰富的地区。湖北省药用植物有 3006 种，湖南省药用植物（维管植物）有 2800 种。

华南地区少数民族聚居区主要包括广西壮族自治区和海南省，总面积约 27 万平方公里。区内最大的少数民族为壮族，也是全国人口总数仅次于汉族的民族。此外还有黎族、瑶族、苗族、侗族、仫佬族、毛南族、回族、京族、彝族、水族、仡佬族等民族。

广西处于云贵高原的东南边缘，两广丘陵的西部，南边朝向北部湾，属于中、南亚热带季风气候区，气候温暖，热量丰富，植被繁茂，野生维管束植物 8354 种，其中有药用植物 4000 多种。海南岛地处热带北缘，地势四周低平，中间高耸，属热带季风气候。入春早，升温快，日温差大，全年无霜冻，冬季温暖。雨量充沛，年平均降雨量为 1639 毫米，有明显的多雨季和少雨季。岛内植被生长快，植物繁多，是热带雨林、热带季雨林的原生地。岛内维管束植物有 4000 余种，其中 600 多种为海南所特有植物，而药用植物有 2500 多种。

本章选取中南及华南地区产量丰富、分布广泛的 9 属药用植物，对其资源分布、民间用途、化学成分分析及药理作用进行论述。

巴戟天属 (*Morinda*)

科名：茜草科 (Rubiaceae)
属名：巴戟天属 (*Morinda*)

资源分布：本属植物为藤本、藤状灌木、直立灌木或小乔木。在全世界约有 102 种，主要分布在热带、亚热带和温带地区。生长在温和湿润的次生林下，生长适温为 20℃—25℃，喜温暖，怕严寒。我国有 26 种、1 亚种和 6 变种，主产于西南、华南、东南和华中等长江流域以南各省区。常见的有海滨木巴戟 (*M. citrifolia* Linn.)、巴戟天 (*M. officinalis* How)、大果巴戟 (*M. cochinchinensis* DC.)、羊角藤 (*M. umbellata* Linn. subsp. obovata Y. Z. Ruan)、百眼藤 (*M. parvifolia* Bartl. et DC.)、毛巴戟 (*M. officinalis* How var. hirsuta How)、海南巴戟 (*M. hainanensis* Merr. et How) 等，大多数可以入药。

民间用途：巴戟天始载于《神农本草经》，具有补肾阳、强筋骨、祛风湿的作用，是我国著名的四大南药之一，在中医处方中广泛应用。该属许多植物如海巴戟、巴戟天均具有显著的药理活性。海巴戟在波利尼亚有 2000 多年的应用历史，其果实、叶子和根均可入药，当地人用来治疗和预防糖尿病、关节炎、头痛、心脏病、高血压、腹泻、咳嗽、发烧、肿瘤、月经不调、肌肉疼痛、艾滋病等 (Pawlus AD, 2005)。中国药典 (2010) 收载巴戟天 (*M. officinalis* How) 的干燥根为中药。味甘、辛，性微温。归肾、肝经。能补肾阳，强筋骨，祛风湿。用于阳痿遗精，宫冷不孕，月经不调，少腹冷痛，风湿痹痛，筋骨痿软。从古本草记载，可知巴戟天"蜀者为佳"，即四川应为巴戟天的主产地。但随着气候变迁，现在巴戟天的道地产区从四川转移到两广地区 (王玉磊, 2011)。

化学成分分析：巴戟天属植物的次级代谢产物主要包括环稀醚萜类、蒽醌类、黄酮类和多糖类等。近年来对化学成分和药理作用研究比较多的有 12 余种，如巴戟天 (*M. officinalis* How)、羊角藤 (*M. umbellata* L.)、海巴戟 (*M. citrifolia* L.) 等。

1. 环烯醚萜及其苷类

环烯醚萜类化合物 (万进和方建国, 2006; 王玉磊, 2011) 是巴戟天中的特征次级代谢产物，通常以环烯醚萜苷类的形式存在于植物中。已从巴戟天中分离得到的环烯醚萜类化合物超过 40 个。结构特点为 C-1 位形成半缩醛，半缩醛的羟基与单糖单元结合成苷，C-4 位甲基多氧化成羧基。代表性化合物有水晶兰苷、四乙酰车叶草苷、车叶草苷、Morindolide、Moroficinaloside (图 6-1)、Asperuloside、Deaeetyl asperuloside、车叶草苷酸 (图 6-1) 等 (陈玉武和薛智, 1987; Yoshikava & Yanaguchi, 1995)。

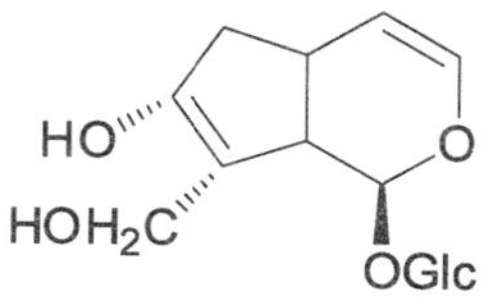

Morofficinaloside 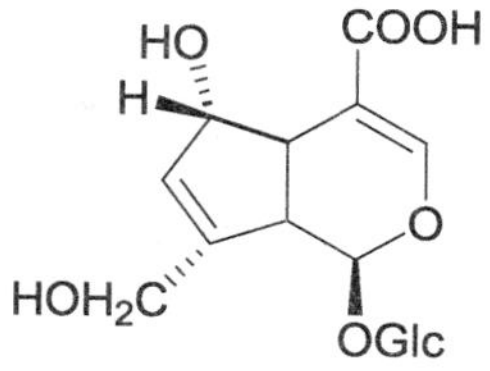　　　　　　　车叶草苷酸

图 6 - 1　巴戟天属植物中环烯醚萜苷

2. 蒽醌类化合物

蒽醌类化合物是巴戟天属植物中第二种特征性次级代谢产物。从巴戟天属植物中分离得到超过百种单蒽醌母核的蒽醌类化合物（图 6 - 2），分别属于大黄素和茜草素类母核，在母核上有羟基、甲氧基、羟甲基等。代表性化合物包括大黄素甲醚、甲基异茜草素、甲基异茜草素 - 1 - 甲醚等（周法兴等，1986；杨燕军等，1992；李赛等，1991）。巴戟天中的蒽醌也以苷的形式存在，通过醚键与葡萄糖、鼠李糖和龙胆二糖组成蒽醌苷（R = OR、OGlu 等）（王羚郦，2011）。

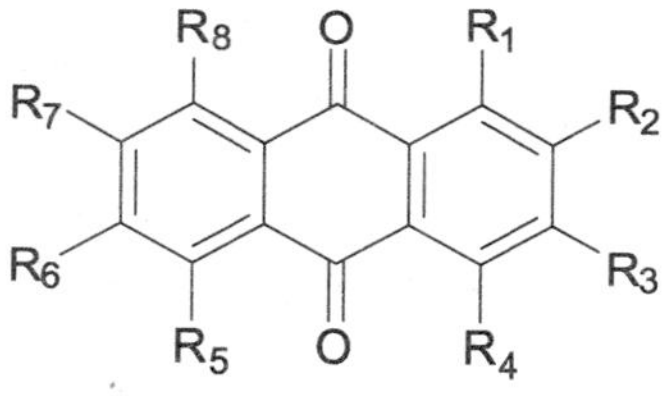

图 6 - 2　巴戟天属植物中蒽醌类化合物母核

3. 糖类

巴戟天中含有丰富的单糖、低聚糖和多糖。不论产地、品种以及生长年限，巴戟天中多糖含量一般在 10% —25%（陈红红和黄丽玫，2002；王卫平，1996）。其中单糖主要是葡萄糖和甘露糖，低聚糖主要是菊淀粉型的六聚糖和七聚糖（林美珍等，2010）；多糖有 MOHP - Ⅰ、MOHP - Ⅱ、MOHP - Ⅲ和 MOHP - Ⅳ，其中 MOHP - Ⅰ主要由葡萄糖和果糖组成，分子质量约为 2000U；MOHP - Ⅲ是一种由阿拉伯糖、木糖、葡萄糖、果糖以及半乳糖组成的均一糖蛋白物质（何传波等，2006）。

4. 其他类

从巴戟天属植物中，还得到近二十种黄酮类化合物，它们大都以苷的形式存在。苷元部分常见山柰酚、槲皮素、木犀草素等。糖部分常见葡萄糖、鼠李糖、甘露糖等。此外还有如东莨菪亭、秦皮乙素等香豆素以及美商陆素、松脂醇等木脂素类化合物。此外巴戟天中还被报道含有棕榈酸、琥珀酸和丁二酸（肖新霞和潘胜利，2003）。

药理作用

1. 抗衰老作用

徐敏等（1994）研究了巴戟天制剂对甲状腺功能低下兔组织形态学和组织化学指标的影响，结果表明该药可使肝、胰、脾的结构形态异常有所减轻，肝中 RNA 和糖元含量与正常对照组相近。乔智胜等（1991）报道给甲状腺功能低下的小鼠，每日灌服巴戟天煎剂 0.6g，连续给药 1 个月，结果小鼠的耗氧量增加，并使脑中升高的 M 受体最大结合容量恢复正常。付嘉等（2004）研究发现巴戟天水煎剂可提高血清超氧化物歧化酶（SOD）和谷胱甘肽过氧化物酶（GSH－Px）活性并降低血清丙二醛（MDA）含量，认为巴戟天可通过补充外源性抗氧化物质或促进机体产生内源性抗氧化物质，清除自由基，抑制脂质过氧化损伤，延缓衰老。

2. 调节免疫作用

陈忠等（2003a）对整体动物的免疫研究中发现，巴戟天水提液可增加小鼠单核吞噬细胞系统对刚果红的廓清率和增强腹腔巨噬细胞吞噬鸡红细胞的能力，认为巴戟天水提液对小鼠具有增强细胞免疫的功能。徐超斗等（2003）研究发现口服巴戟天寡糖能明显促进小鼠脾细胞的增殖，显著增强脾细胞抗体形成的数目，具有显著增强正常小鼠免疫功能的作用。研究还发现海巴戟（I）的果实提取物能刺激 CB_2 效应器释放 IFN－γ介质，抑制 IL－4 的释放，从而具有免疫调节作用。吕世静等（1997）报道了巴戟天对 NIH 小鼠脾淋巴细胞增殖率、白细胞介素 2 及 γ 干扰素水平的影响，结果发现巴戟天具有促进 Con－A 诱导的免疫模型动物脾淋巴细胞的转化介素 2 及 γ 干扰素的水平，与对照组比较有显著性差异。陈小娟等（1995）探讨了巴戟天多糖的促免疫作用，其能增加幼年小鼠的胸腺的重量，提高小鼠巨噬细胞吞噬百分率和小鼠脾脏免疫特异玫瑰花结形成细胞的形成。

3. 抗诱变、抗肿瘤作用

冯昭明等（1999）对小鼠 HepA 肝癌模型的研究中发现巴戟天水提液高剂量组有明显的抑制 HepA 肿瘤生长作用，与中、低剂量组呈现良好的剂量关系。付嘉等（2005）发现巴戟天水提液能够明显降低荷瘤小鼠的 RBC－C_{3b}RR，提高 RBC－ICR；增加血清 IL－2 含量和外周血 CD4＋TLC 百分率，降低 CD8＋TLC 百分率，增强荷瘤机体的抗肿瘤免疫功能。许国平等（2006）研究发现海巴戟果汁和偌丽汁联用能显著抑制卵巢癌细胞株 COC2 生长、增殖，诱导其凋亡。海巴戟多糖与化学治疗药物联用可以明显延长小鼠的存活时间，且对肿瘤细胞能产生毒性作用，提高疗效。

4. 抗抑郁活性

程彤等（1994）在对一系列天然药物进行筛选的过程中发现巴戟天水煎膏能显著降低利血平诱导的小鼠脑单胺递质的含量并改善利血平化体征。崔承彬等（1995）对巴戟天水提物、醇提物抗抑郁作用进行研究，首次发现巴戟天提取物及其单体化合物具有抗抑郁作用。蔡兵和崔承彬（1996）用小鼠做实验，通过悬尾法、5 - 羟色胺酸诱发甩头法、阿扑吗啡诱导刻板行为法以及全脑单胺递质含量测量法等，综合评价了巴戟天中的菊淀粉型低聚糖4种单体成分的抗抑郁活性。结果表明，在不影响小鼠自主活动的剂量下，这些化合物可显著缩短悬尾抑郁模型的不动时间。

5. 其他作用

沈道修（1985）对巴戟天温浸液进行了初步药理研究，结果表明，巴戟天对大白鼠塑料肉芽孢有明显抑制作用。吴拥军等（2006）用分光光度法和鲁米诺 - H_2O_2 - CuSO$_4$ 化学发光体系，研究巴戟天抗自由基活性，发现巴戟天提取液对超氧阴离子（O_2^-）、羟自由基（OH）有良好的清除作用，可作为潜在的抗自由基活性的天然药物。李楠等（2007a；2007b）发现巴戟天水提物与巴戟天多糖均能显著促进体外培养的成骨细胞增殖、增加成骨细胞碱性磷酸酶与骨钙素的合成和分泌，促进成骨细胞转化生长因子 β_1mRNA 的表达，提高成骨细胞 CbfmRNA 的表达，且巴戟天多糖的这种作用优于巴戟天水提物，提示巴戟天多糖是巴戟天促进成骨作用的有效成分。陈忠等（2003b）给予四氯化碳致肝脏损害的雄性小鼠服用巴戟天水提物，结果发现小鼠肝细胞受损程度减弱，显示出一定的保护肝脏作用。胡书群等（2005）发现中药巴戟天水溶性成分对大鼠和猪晶状体醛糖还原酶有抑制作用。

参考文献

Pawlus AD, Su BN, Keller W J, et al. 2005. An anthraquinone with potent quinine reductase inducing activity and other constituents of the fruits of Morinda citrifolia (Noni) [J]. J Nat Prod, 68 (12): 1720 - 1722.

Yoshikava M., Yanaguchi S. 1995. Chemical constituents of Chinese natural medicine Morindae Radix the dried roots of Morinda officinalis How: structures of morindolide and morofficnaloside [J]. Chem Pharm Bull, 43 (9): 1462.

蔡兵，崔承彬. 1996. 巴戟天中菊淀粉型低聚糖类体成分对小鼠的抗抑郁作用 [J]. 中国药理学与毒理学杂志，10 (2): 109 - 111.

陈红红，黄丽玫. 2002. 德庆等地巴戟天中蒽醌及多糖的含量测定. 广东药学院学报，18 (2): 103 - 105.

陈小娟，李爱华，陈再智．1995．多糖免疫药理研究［J］．实用医学杂志，11（5）：348－349．

陈玉武，薛智．1987．巴戟天化学成分研究［J］．中药通报，12（10）：37－38．

陈忠，邓慧臻，莫启林等．2003b．不同产地巴戟天主要有效成分含量的测定及其护肝作用的研究［J］．海南师范大学（自然科学版），16（4）：64．

陈忠，方代南，纪明慧．2003a．南药巴戟天水提液对小鼠免疫功能的影响［J］．科技通报，19（3）：244－246．

程彤，阮金秀．1994．绞股蓝皂苷对正常及利血平小鼠脑单胺递质量和体征的影响［J］．中国药理学与毒理学杂志，8（1）：34－36．

崔承彬．1995．中药巴戟天中抗抑郁活性成分的研究［J］．中国中药杂志，20（1）：36．

冯昭明，肖柳英，张丹等．1999．巴戟天水提液对小鼠肝癌模型的作用［J］．广州医药，30（5）：65－66．

付嘉，熊彬，郑冰生等．2004．巴戟天对D－半乳糖致衰老小鼠抗氧化系统作用的实验研究［J］．中国老年学杂志，24：1206．

付嘉，熊彬．2005．巴戟天对荷瘤小鼠抗肿瘤作用研究［J］．中华实用中西医杂志，18（16）：729．

何传波，陈玲，李琳等．2006．巴戟天水溶性多糖分离纯化的研究［J］．云南农业大学学报，21（3）：320．

胡书群，裴冬生，侯筱宇等．2005．中药巴戟天对晶状体醛糖还原酶的抑制作用［J］．徐州医学院学报，25（6）：490．

李斐菲，吴拥军，屈凌波等．2005．中药巴戟天抗自由基活性的研究［J］．光谱实验室，2（3）：533．

李楠，王和鸣，郭素华等．2007a．巴戟天多糖及其水提取物对体外培养成骨细胞活性的影响［J］．中国组织工程研究与临床康复，11（23）：4570．

李楠，王和鸣，郭素华等．2007b．巴戟天多糖对体外培养成骨细胞核心结合因子 αlmRNA 表达的影响［J］．中华中医药杂志，22（8）：517．

李赛，欧阳强，谈宣中等．1991．巴戟天的化学成分研究［J］．中国中药杂志，16（11）：675－676．

林美珍，郑松，田惠桥．2010．巴戟天研究现状与展望亚热带植物科学，39（4）：74－78．

吕世静，黄槐莲．2007．巴戟天对淋巴细胞增殖及产和细胞因子的调节作用［21］周本宏，冯琪，李小军等．罗布麻叶抗抑郁活性部位的筛选．中国药师，10（12）：1173－1175．

乔智胜，吴焕．1991．巴戟天、鄂西巴戟天和川巴戟药理活性的比较［J］．中西医结合杂志，11（7）：415－417．

沈道修．1985．中药巴戟天的研究［J］．上海中医药杂志，（11）：46．

万进，方建国．2006．环烯醚萜类化合物的研究进展［J］．医药导报，25（6）：530－533．

王羚郦．2011．巴戟天抗衰老活性成分及作用机制研究［D］．广州：广州中医药大学．

王卫平．1996．不同生长年限巴戟天中巴戟多糖含量比较．广东药学，（4）：31－32．

王玉磊．2011．巴戟天中主要环烯醚萜苷的研究［D］．北京：北京中医药大学．

吴拥军，石杰，屈凌波等．2006．流动注射化学发光法及光度法用于巴戟天提取液抗氧化活性的

研究 ［J］. 光谱学与光谱分析, 26 (9): 1688.

肖新霞, 潘胜利. 2003. 巴戟天属植物化学成分、药理活性与临床应用 ［J］. 国外医药·植物药分册, 18 (6): 243 – 248.

徐超斗, 张永祥, 杨明等. 2003. 巴戟天寡糖的促免疫活性作用 ［J］. 解放军药学学报, (6): 466 – 468.

徐敏, 罗灼玲. 1994. 巴戟滋补膏对甲低阳虚兔组织学变化的影响 ［J］. 新中医, 26 (8): 63.

许国平, 张春妮, 汪俊军等. 2006. 刺梨汁和诺丽汁对人卵巢癌细胞株 COC2 抑制作用的研究 ［J］. 临床检验杂志, 24 (2): 137.

杨燕军, 舒慧一, 闵知大等. 1992. 巴戟天和恩施巴戟的蒽醌化合物 ［J］. 药学学报, 27 (5): 358.

周法兴, 文洁, 马燕等. 1986. 巴戟天化学成分研究 ［J］. 中药通报, 11 (9): 554.

合欢属 (*Albizia*)

科名：含羞草科 (Mimosaceae)
属名：合欢属 (*Albizia*)

资源分布：合欢属植物全世界约有 150 种, 为落叶乔木或灌木 (黄威廉, 1993), 广泛分布于世界各地。中国产 15 种, 又引进 5 种。在我国分布范围广, 在北纬 22°—42°, 东经 91°—122°均有分布, 但其大多数种类分布于我国的亚热带及热带, 尤其在广西、云南分布最多, 只有少数几种如合欢、山合欢的分布区域较广 (张华荣和李俊清, 2002)。其中最常见的有合欢 (*A. julibrissin* Durazz.)、楹树 [*A. chinensis* (Osb.) Merr]、阔荚合欢 [*A. lebbeck* (L.) Benth]、山合欢 (*A. kalkora*)、天香藤 (*A. corniculata*)、南洋楹 (*A. falcataria*)、毛叶合欢 (*A. mollis*) 等。

民间药用：合欢属植物的茎皮大多可药用 (宋亚丽, 2006), 始载于《神农本草经》列为中品。"树皮、花枝均可入药, 但以皮为主", 性平, 味甘, 归心、肝经, 具有 "安五脏、和心志, 令人欢乐无忧之功能"。《中国药物大辞典》指出: "小叶两列, 日暮相叠如睡, 及朝, 又渐分离, 故有合欢"。中华人民共和国药典 (2010) 记载, 合欢皮味甘, 性平。归心、肝、肺经。能解郁安神, 活血消肿。用于心神不安, 忧郁失眠, 肺痈, 疮肿, 跌扑伤痛。合欢夏天开花, 花丝基部稍合生, 荚果扁平, 不裂。与合欢皮相比, 合欢花具有相似的安神作用, 但理气、解郁作用优于合欢皮。一些常用的解郁方剂如解郁合欢汤、美黎合欢饮等均以合欢花为主药。药理实验表明, 合欢花水煎液具有较强的镇静催眠作用, 且其作用强于同剂量的酸枣仁。

化学成分分析：该属植物主要的化学成分有三萜皂苷类、生物碱类、木脂素类以及黄酮类。近年来对化学成分和药理作用研究比较多的有合欢 (*A. julibrissin*)、楹树 [*A. chinensis* (Osbeck) Merr]、大叶合欢 [*A. lebbeck* (L.) Benth.]、白格 [*A. lebbeck*

（L.）Benth］等四种。

1. 三萜皂苷类

合欢属的特征次级代谢产物为齐墩果烷型的五环三萜及其皂苷类化合物。在齐墩果烷的母体结构上 C-3、6 和 21 位氧化为羟基，28 位氧化为羧基。通常 21 位羟基连有单萜酸酯（图 6-3）。葡萄糖、夫糖、木糖、阿拉伯糖、鼠李糖和鸡纳糖等单糖连接在上述氧化位置上，形成单糖链、双糖链或者三糖链（Tsuyoshi et al.，1995）。至今从合欢属植物中已经分离得到了超过百种齐墩果烷型皂苷（胡占嵩和乔卫，2008）。

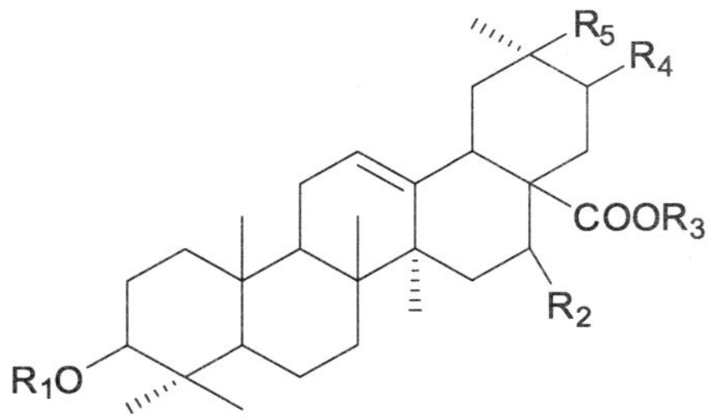

图 6-3 合欢属植物中三萜化合物母核

2. 生物碱类

吡啶衍生物及其苷和精胺大环生物碱是合欢属植物中分离得到的生物碱类化合物。精胺大环生物碱代表性化合物为，从合欢中分离得到的（2S，3S，4R，8E）-2-［（2′R）- hydroxyhexadeeanoylamino］-8- tetraeosene - 1，3，4 - triol 和 1 - O - β - D - glucopyra nosyl -（2S，3S，4R，8E）-2-［（2′R）- hydroxyhexadeeanoylamino］-8- tetraeosene - 1，3，4 - triol（Kang，et al.，2007）。

3. 木脂素类

合欢属植物中的木脂素为双四氢呋喃型，与葡萄糖或者芹糖形成糖苷。日本学者 Junei et al.（1991）认为其中的丁香树脂醇二糖苷显示了安神作用。

4. 黄酮类

合欢属植物的黄酮类化合物母体类型丰富，包括黄酮、黄酮醇、异黄酮、黄烷醇、查尔醇、紫檀醇等。从本属植物中得到两种结构特殊的黄酮类化合物，8 - 羟基黄酮和 6，8 - 二葡萄糖碳苷（邹坤等，1997）。

药理作用

1. 抗肿瘤作用

田维毅等（2002）报道合欢皮95%乙醇提取物2.5mg/kg腹腔注射，具有明显抗肿瘤作用，既可明显地抑制小鼠荷瘤生长速度，又能延长荷瘤鼠存活时间和提高荷瘤鼠白细胞免疫功能。蔡兵等（2002）探讨了光叶合欢醇提物诱导癌细胞凋亡及其机制。运用细胞微生理感应仪检测癌细胞在活细胞状态下对光叶合欢提取物的反应，并利用蛋白印迹法研究光叶合欢提取物作用后凋亡相关蛋白PARP、bcl-2和Bax的变化情况，结果发现光叶合欢提取物对多种人癌细胞有明显的增殖抑制活性，且呈良好的量效关系。体外研究还发现光叶合欢提取物对白血病细胞以及固型癌细胞均有诱导凋亡的作用，作用发挥快而强，有望成为治疗实体瘤有效的抗癌新药。

2. 镇静催眠抗抑郁作用

合欢皮和合欢花在中医药中归为安神药，很早就有报道合欢皮及山合欢皮的水煎液和醇提液均能协同戊巴比妥钠延长小鼠的睡眠作用。合欢花水煎液22.5g/kg灌胃给药，可明显抑制小鼠的被动活动和自发活动，并明显增加戊巴比妥钠所致小鼠入睡的只数，其大剂量的作用强于小剂量，同剂量下，合欢花的作用强于酸枣仁。说明合欢皮和合欢花均有较强的镇静催眠作用。张晓峰等（1996）考察了合欢叶的镇静催眠作用，表明合欢叶水煎液52.6g/kg对小白鼠的自发活动有非常显著的抑制作用，且有良好的量效关系。合欢叶水煎液52.6g/kg和79.0g/kg还能非常显著地加强戊巴比妥钠的睡眠作用，提高动物的睡眠率，总的镇静效果与合欢花、合欢皮无明显差异，而合欢叶的作用更为迅速，与戊巴比妥钠有明显协同作用。霍长虹等（2002）报道合欢皮水煎液低剂量8.25g/kg、中剂量16.50g/kg对小白鼠均有极显著的催眠作用，可协同戊巴比妥钠缩短睡眠潜伏期及延长睡眠时间，而高剂量80.00g/kg则显示明显的兴奋作用，说明合欢皮具有双向调节作用。李作平等（2003）对合欢花抗抑郁作用的研究中，采取了小鼠强迫游泳实验和小鼠悬尾实验方法，研究了合欢花水提物的抗抑郁作用，其结果显示合欢花水提物能明显缩短游泳和悬尾两种"行为绝望"模型小鼠的不动时间，说明合欢花水提物对"行为绝望"动物模型有明显的抗抑郁作用。

3. 抗生育作用

合欢皮冷水提取物具有显著的抗生育作用，羊膜腔内给药可使中孕大鼠胎仔萎缩色泽苍白而中止妊娠。人妊娠子宫肌条在合欢皮提取液的作用下收缩，张力及振幅均显著增加，而收缩频率明显减少，合欢皮的作用与缩宫素相似，但起效时间较慢，持续时间长。

马锦媚等人（1995）把从 *A. julibrissin* 中提取分离的总苷 $5 \times 10^{-2} \mu g$ 和 $1 \times 10^{-4} \mu g$

水溶液各 $10\mu l$ 注入蟾蜍卵和人绒膜癌细胞，结果蟾蜍卵母细胞未被杀伤，人绒膜癌细胞被完全杀伤，结果表明，合欢总苷的抗早孕作用并非由于雌激素样作用，也非抑制卵母细胞的蛋白质合成，它对人膜癌细胞的杀伤作用可推断其抗早孕机理在于杀伤胚胎的滋养层细胞。

4. 其他作用

王法权等人（2000）探讨了合欢皮水提液对小鼠免疫功能的影响，检测小鼠腹腔巨噬细胞对鸡红细胞的吞噬率和吞噬指数，结果表明合欢皮使小鼠腹腔巨噬细胞的吞噬率、吞噬指数和 TNF 诱生水平均高于对照组。这说明合欢皮对小鼠的非特异性和特异性免疫功能均有增强作用，且剂量大作用强，即合欢皮对免疫功能有调节作用。田维毅等（2002）采用 EL4 细胞株建立 $C_{57}BL/6$ 小鼠荷瘤模型，在不同时间给予合欢皮乙醇提取物腹腔注射，观察其对荷瘤小鼠 IL-2 生物活性影响，结果荷瘤小鼠造模后给药组 IL-2 的生物活性明显高于模型对照组（$P<0.05$），研究表明合欢皮乙醇提取物对荷瘤小鼠 IL-2 的生物活性具显著增强作用，提示该药在荷瘤小鼠体内的抗瘤活性与其免疫增强作用有关。

参考文献

Junei Kinjo, Hirouki Higuchi, Katwura Fukui, et al. 1991. Lignoids from Albzziae cortex Ⅱ. A bidegradation pathway of syringaresinol [J]. Chem Pharm Bull, 39 (11): 2952.

Kang J, Huo C H, Li Z, et al. 2007. New ceramides from the flower of Albizia julibrissin [J]. Chin Chem Lett, 18 (2): 181-184.

Tsuyoshi Ikeda, Satoko Fujiwara, Junei Kinjo, et al. 1995. Three New Triterpenoidal Saponins Acylated with Monoterpenic Acid from Albizziae Cortex [J]. Bull. Chem. Soc. Jpn., (68): 3483-3490.

蔡兵，张华凤，张冬云. 2002. 光叶合欢提取物诱导细胞凋亡的研究 [J]. 癌症，21 (4): 373-378.

胡占嵩，乔卫. 2008. 合欢属植物化学成分和药理作用 [J]. 国外医药，植物药分册，23 (6): 231-235.

黄威廉. 1993. 台湾植被 [M]. 北京：中国环境科学出版社.

霍长虹，郝存淑，李作平等. 2002. 合欢皮水煎液催眠作用的药理实验研究 [J]. 河北医科大学学报，23 (4): 216-217.

李作平，赵丁，任雷鸣等. 2003. 合欢花抗抑郁作用的药理实验研究初探 [J]. 河北医科大学学报，24 (4): 214-216.

马锦媚，孙秀义，毛福祥等. 1995. 合欢总苷抗早孕机制研究 [J]. 中国药学杂志，30 (2): 111.

宋亚丽. 2006. 合欢属植物的主要化学成分和药理作用的研究 [J]. 河北职工医学院学报，23

（1）46－48，51.

田维毅，马春玲，白惠卿等.2002.合欢皮醇提取物的细胞免疫效应及体内抗肿瘤机制研究［J］.四川中医，（4）：10－14.

田维毅，马春玲，刘芬等.2000.合欢皮乙醇提取物在荷瘤鼠体内抗肿瘤作用的研究［J］.临沂医专学报，22（1）：5－6.

王法权，郑卫东，马春玲等.2000.合欢皮对小鼠免疫功能的调节作用［J］.临沂医专报，22（3）：201－202.

张华荣，李俊清.2002.中国合欢属植物地理分布和群落特征研究［J］.北京林业大学学报，23（5）：32－34.

张晓峰，徐健，施明等.1996.合欢树叶镇静催眠作用的药理试验研究［J］.中成药，18（8）：48.

邹坤，陈四平，赵玉英等.1997.合欢属植物茎皮的化学成分与药理活性［J］.国外医药，植物药分册，12（5）：200－206.

棟属 （*Melia*）

科名：棟科（Meliaceae）

属名：棟属（*Melia*）

资源分布： 棟属植物为落叶乔木或灌木。全世界约有 20 种，分布于东半球的热带和亚热带地区。我国有 3 种，苦棟（*M. azedarach* Linn）、川棟（*M. toosendan* Sieb. et Zucc.）和南岭棟（*M. dubia* cav.）。其中以苦棟分布最广，川棟次之。棟树是我国南方普遍栽培的速生用材树，是一种多功能可综合利用的树种，在医药上有驱虫等作用；在农作物杀虫方面具有显著效果，可控制 100 多种昆虫、螨虫和线虫，被誉为"杀虫植物"。

民间药用： 棟树皮在我国药用历史悠久，是我国传统中药。唐代孙思邈《千金要方》称之为棟木皮、棟树枝皮。明代《本草纲目》称为棟根木皮。在各地应用广泛。《湖南药物志》称为苦棟树皮、《安徽中草药》称为苦棟根皮；中国药典（2010）收载川棟 Melia. toosendan Sieb. et Zucc. 的干燥成熟果实为药材正品。其味苦，性寒，有小毒。归肝、小肠、膀胱经。能疏肝泄热，行气止痛，杀虫。用于肝郁化火，胸胁、脘腹胀痛，疝气疼痛，虫积腹痛。也常用于治疗蛔虫病、蛲虫病、虫积腹痛，外治疗癣瘙痒等症状。

化学成分分析： 该属植物主要化学成分有柠檬苦素类，黄酮类，有机酸及其酯类和萜类及甾醇类等。近年来国内学者对化学成分和药理作用研究比较多的有苦棟（*M. azedarach* L.）、川棟（*M. Toosendan*）等。

1. 柠檬苦素类

柠檬苦素类四降三萜是楝属植物的特征性次级代谢产物。已经分离得到上百种该类化合物，由于具有苦味而称为柠檬苦素。最早发现的是 1955 年以互变异构体混合物形式存在的川楝素和异川楝素（图 6-4）。Butterworth 和 Morgan 1968 年（舒国庆和梁晓天，1980）最先从印楝种核中提取的印楝素，是目前世界上公认的理想杀虫剂。

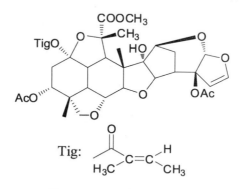

图 6-4 川楝素和异川楝素

2. 黄酮类

尹锋等从印楝种子及叶中得到了以槲皮素和山柰酚为苷元的苷，如槲皮素 - 3 - O - β - D - 葡萄糖苷、槲皮素 - 3 - O - β - D - 木糖苷和山柰酚 - 3 - O - β - D - 葡萄糖苷（尹锋等，2005）。

3. 有机酸及其酯类

从楝皮中分离得到了阿魏酸、桂皮酸和香草酸及其酯，同时也分离出硬脂酸、十四酸和十四烯酸等长链脂肪酸及其酯（Li et al.，2002；顾静文和刘立鼎，1994）。

4. 萜类及甾醇类

从楝属中得到了 4 个三环二萜：Nimosone、Nimbosone、Methyl nimbiol 和 Methyl nimbionone（IFFAT et al.，1990）。也得到了 β - 谷甾醇、豆甾醇和菜油甾醇（罗晓东等，2001）。

药理作用

1. 驱虫和杀虫

我国民间用苦楝的树皮及其干皮作为驱虫药已经有长期的历史，《神农本草经》、

《肘后备急方》、《千金方》对苦楝皮的杀虫作用均作了不同程度的描述，《本草纲目》也记载苦楝皮为驱虫之良药。现代研究证明印楝素和川楝素对舞毒蛾、日本金龟甲、亚洲玉米螟、白脉黏虫等数十种昆虫均有较强的拒食、胃毒、触杀及抑制生长发育作用。

赵善欢等（1993）研究发现苦楝皮的醇提取物有很强的驱虫作用，而且实验表明其对蛔虫的致死作用要强于传统药物山道年。施玉梁等（1981）通过杀虫实验研究发现鼠蛭虫在 50% 和 25% 的浓度药液中，12 小时全部呈现死亡状态，而在 10%、5%、1% 各浓度下则 24 小时尚未全部死亡。

2. 抑菌作用

作为天然的广谱抑菌剂，楝属植物对多种革兰阳性菌和阴性菌均有抑制作用。姜萍等（2004）采用苦楝皮提取物实验研究发现苦楝皮乙醇提取物的抑菌活性是最强的，对绿色木霉和黑曲霉的最低抑菌浓度均为 0.5%，具有很好的抑菌活性。而甲醇提取物的最低抑菌浓度为 2%，结果表明苦楝皮提取物是一种天然的抑菌剂。宋书群等（2007）通过苦楝皮乙醚部分提取物对串珠镰孢菌的抑菌试验研究发现，苦楝皮乙醚提取物的 MIC 值为 5mg/mL，抗串珠镰孢菌有量效关系，乙醚提取物对串珠镰孢菌有一定的抑菌作用。翟兴礼等（2006）实验证实苦楝果实提取物能够抑制巨大芽孢杆菌、短芽孢杆菌、地衣芽孢杆菌、枯草芽孢杆菌、Bt-8010 和 Bt-7216 等，且有浓度依赖性。Prashant et al. 等（2007）体外试验显示印楝提取物能够抑制可导致龋齿的变形链球菌、唾液链球菌、轻型链球菌、血链球菌的活性。

3. 抗病毒作用

贾世铀（2005）通过 MTS 检测病毒诱导细胞病变的方法（CPE/MTS 法）筛选的 4000 种样品，结果表明包括苦楝皮提取物在内的五种植物具有抗 SARS-CoV 活性。Wachsman et al.（1987）通过苦楝提取物对辛得毕斯病毒感染细胞的抗病毒效应研究发现，MA 并不能对病毒的吸入和侵入 BHK 细胞产生影响，但是会几乎完全抑制病毒 RNA 和蛋白的合成。Mbah et al.（2007）研究结果显示印楝叶的丙酮 - 水提取物能够利于艾滋病人免疫功能的重建。

4. 其他作用

张先福等（2005）证实腹腔注射小剂量川楝素对怀孕小鼠具有特定的胚胎毒性，可导致着床期雌鼠胚胎死亡，引起妊娠早期小鼠的胚胎异常或流产、死亡、溶解。Bose et al.（2007）研究显示印楝叶提取物可以诱导人体外周血单核细胞释放细胞溶解因子从而抑制肿瘤生长。沈雅琴等（1998）用不同含量苦楝皮 75% 乙醇提取物给小鼠灌胃发现苦楝皮提取物能明显降低乙酸致小鼠腹腔毛细血管通透性升高，明显抑制二甲苯致小鼠耳壳肿胀和角叉菜胶致小鼠足趾肿胀，并且抑制时间都持续在 4h 以上。

参考文献

Bose A，Haque E，Baral R. 2007. Neem leaf preparation induces apoptosis of tumor cells by releasing cytotoxic cytokines from human peripheral blood mononuclear cells. Phytother Res，21（10）：914～920.

Iffat Ara，Bina Sisiggiqoi，Shaheen Faizi，et al. 1990. Tricyclic Diterpenes from the Stem Bark of Azadirachta indica［J］. Planta Med，56（1）：84～861.

Li SS，Deng JZ，Zhao SX. 2002. Minor Phenolic Constituents of Chinaberry tree（Meliazedarach）［J］. Chinese Traditional and Herbal Drugs，31（2）：86～891.

Mbah AU，Udeinya IJ，Shu EN，et al. 2007. Fractionated neem leaf extract is safe and increases CD4 + cell levels in HIV/AIDS patients. Am J Ther，14（4）：369～374.

Prashant GM，Chandu GN，Murulikrishna KS. 2007. The effect of mango and neem extract on four organisms causing dental caries：Streptococcus mutans，Streptococcus salivarius，Streptococcus mitis，and Streptococcus sanguis：an in vitro study Indian J Dent Res，18（4）：148～151.

Takeya K，Qiao Z S，Hirobe C，et al. 1996. Cytotoxic azadirachtin - type limonoids from Melia azedarach ［J］. Phytochem，42（3）：709 - 12.

Wachsman M B. 1987. Antivirul effects of Melia azedarach L. leaves extracts on sindbis virus - infected cells［J］. Antivirul Res，8（1）：1 - 12.

顾静文，刘立鼎. 1994. 楝属植物研究与应用概况［J］. 江西科学，12（2）：123 - 1301.

姜萍，叶汉玲，安鑫南. 2004. 苦楝提取物的提取及其抑菌活性的研究［J］. 24（4）：97 - 99.

贾世铀. 2005. 药物筛选研究［D］. 北京中医药大学.

罗晓东，吴少华，马云保等. 2001. 印楝提取物的杀虫活性及其中四降三萜研究［J］. 天然产物研究与开发，13（1）：9 - 131.

沈雅琴等. 1998. 苦楝皮的镇痛抗炎及抗血栓形成作用［J］. 中国药业，7（10）：30.

施玉梁等. 1981. 刺激频率、温度、钙离子对川楝素阻遏接头传递作用的影响［J］. 生理学报，（2）：141 - 146.

舒国庆，梁晓天. 1980. 关于川楝素的化学结构的修正［J］. 化学学报，38（2）：196 - 198.

宋书群，王德利. 2007. 苦楝皮乙醚部分提取物抗串珠镰孢菌作用研究［J］. 河北中医药学报，22（2）：38.

尹锋，雷心心，成亮等. 2005. 印楝种子及叶的化学成分研究［J］. 中国药科大学学报，36（1）：10 - 121.

翟兴礼，王启明，王立娟. 2006. 苦楝果实提取物对几种芽孢杆菌的抑菌活性. 安徽农业科学，34（9）：1908 - 1909.

张先福，王建华，张树方等. 2005. 川楝素对昆明小鼠的胚胎毒性研究. 畜牧兽医报，36（3）：301 - 305.

赵善欢等. 1993. 苦楝果实中化学成分进一步研究及生物活性测定［J］. 华南农业大学学报，13（4）：64 - 69.

蓼属（*Polygonum*）

科名：蓼科（Polygonaceae）
属名：蓼属（*Polygonum*）

资源分布：该属植物为一年生或多年生草本。全世界有40属800余种，主要分布在北温带。蓼属是蓼科中的药用大属，全世界大约300多种。我国约有120种，其中81种供药用，分布于全国各地，生长于田边、水边湿地。

民间用途：蓼属植物大多具有清热解毒、散结消肿、活血止痛、顺气解痉、收敛止泻、通经利尿等功效，现代研究发现具有抗菌、抗氧化、抗肿瘤、杀虫等生物活性。其中，何首乌（*P. multiforum* Thunb.）、虎杖（*P. cuspidatum* Sieb. Et Zucc.）、红蓼（*P. orientale* L.）、拳参（*P. bistorta* L.）、蓼蓝（*P. tinctorium* Lour）、萹蓄（*P. aviculare* L.）等均为著名常用中药材，并为中国药典所收载（Hou，1998；Wu，1990）。例如中国药典（2010）记录何首乌的干燥块根，味苦、甘、涩，性微温。归肝、心、肾经。能补肝肾，益精血，乌须发，强筋骨，化浊降脂。用于血虚萎黄，眩晕耳鸣，须发早白，腰膝酸软，肢体麻木，崩漏带下，高脂血症。何首乌解毒，消痈，截疟，润肠通便。用于疮痈，瘰疬，风疹瘙痒，久疟体虚，肠燥便秘。此外，属内民间习用药材还有赤胫散（*P. runcinatum* Buch，Ham. ex D. Don）、火炭母草（*P. chinense* L.）、杠板归（*P. perfoliatum* L.）、叉分蓼（*P. divaricatum* L.）、支柱蓼（*P. suffultum* Maxim）和水蓼（*P. hydropiper* L.）（Sun et al.，2001）。

化学成分分析：该属植物主要的化学成分有黄酮类化合物、二苯乙烯类化合物、蒽醌类衍生物、糖酯类化合物等。近年来国内学者对化学成分和药理作用研究比较多的有何首乌（*P. multiflorum* Thunb）、虎杖（*P. Cuspidati*）和萹蓄（*P. aviculare* L.）。

1. 黄酮类化合物

黄酮醇、查尔酮及相应的苷广泛地分布在蓼属植物中（Isobe T，et al.，1987；Ahmed M，et al.，1990），是其特征次级代谢产物，也是该属在化学分类上的标示物（Datta，et al.，2000）。至今从蓼属植物中得到了近百种黄酮类化合物。其中黄酮醇类母核最多，包括槲皮素、杨梅黄酮、茨非醇、异鼠李亭、山奈酚、紫杉叶素等（杨雪琼等，2003）。蓼属的黄酮苷主要是单糖苷，一般单糖连接在黄酮醇的C-3位，少数在7位。苷的连接方式多为氧苷，芦丁、金丝桃苷、萹蓄苷等，也有碳苷。单糖多见葡萄糖，也有半乳糖、鼠李糖、阿拉伯糖、木糖等（Isobe，et al.，1987；Kawasaki，et al.，1986；李勇军等，2000；Rathore，et al.，1987；Calis，et al.，1999）（图6-5）。

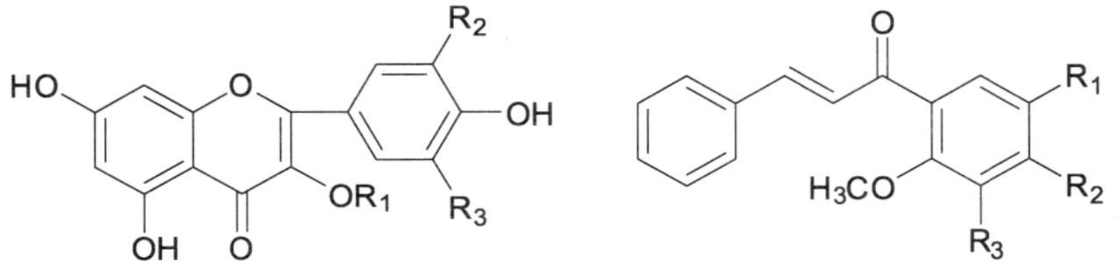

图 6-5　蓼属植物中黄酮类化合物的母核

2. 二苯乙烯类化合物

　　属内植物虎杖、何首乌和桃叶蓼含有二苯乙烯类化合物，其中虎杖是二苯乙烯类化合物最主要的来源（华燕等，2001；Jayatilake，et al.，1993；Vastano，et al.，2000；Xiao，等，2002；周立新等，1994；Ryu，et al.，2002），至今已报道了超过二十个该类化合物。观察它们的结构发现双键多为反式与苯环共轭，当然也有顺式双键，此外也发现双键被氧化为两个羟基的类型（图6-6）。

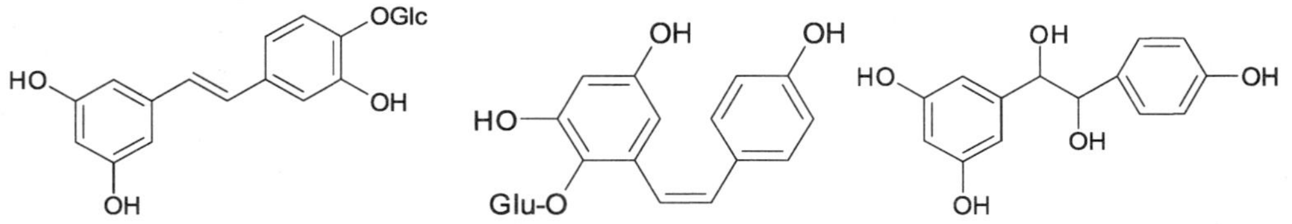

图 6-6　蓼属植物中二苯乙烯类化合物母核

3. 蒽醌类衍生物

　　蒽醌类衍生物主要有大黄素及其衍生物和相应的葡萄糖苷。存在于蓼属虎杖和何首乌等植物中。如华燕、Jayasuriya 和 Matsuda 等人分别从虎杖中分离得 20 个蒽醌类化合物（Jayasuriya，et al.，1992；Matsude，et al.，2001）。

4. 糖酯类化合物

　　蓼属中的糖酯是指单糖的羟基与小分子阿魏酰基或者香豆酰基形成的酯类化合物。例如，Takasaki et al. 从酸模叶蓼中分到的 lapathosides A - D（Takasaki，et al.，2001a；2001b）（图6-7）。

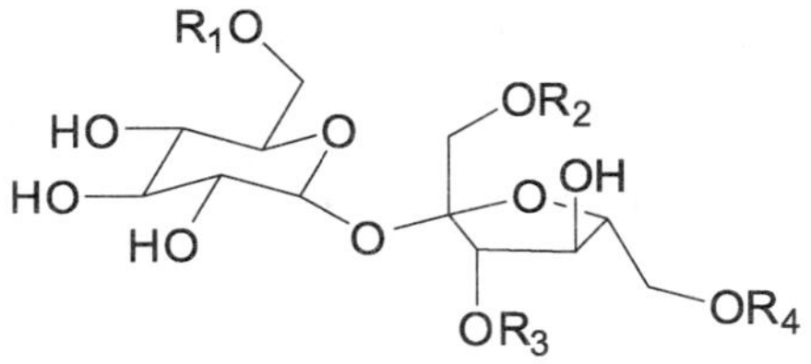

图 6 - 7　蓼属植物中糖酯类化合物母核

药理作用

1. 抗菌抗病毒活性

姚丽芳等（1998）测知蓼属的中华抱茎蓼、长鬃蓼、酸模叶蓼、杠板归、珠芽蓼、拳参、支柱蓼等具广谱抗菌作用。任光友等（1995）研究发现石莽草（头花蓼）能明显降低大肠杆菌感染小鼠死亡率，水提物药后大鼠尿液对大肠杆菌生长有明显的抑制作用。Maoz et al.（1998）的体外试验表明，水蓼茎叶中含有的鞣质对痢疾杆菌有一定的抑制作用，水蓼的水提物对部分革兰氏阴性菌有相当的抗菌活性。

许福泉等（2010）报道，以大肠埃希菌和金黄色葡萄球菌为测试菌株，采用纸片抑菌法对萹蓄提取物进行抑菌测试，发现其90%乙醇提取物具有较好的抑菌效果。并进一步验证总黄酮是萹蓄抑菌活性的有效部位，其主要含有山奈酚、槲皮素、杨梅素、杨梅树皮苷、萹蓄苷等成分。刘晓秋等（2006）通过体外抑菌实验发现拳参乙醇、石油醚、乙酸乙酯等提取物及拳参苷、mururin A 等单体化合物对金黄色葡萄球菌、大肠埃希菌、枯草芽孢杆菌、变形杆菌、产气杆菌、绿脓杆菌和肺炎链球菌均表现有一定的抑菌活性，发现 mururin A 对金黄色葡萄球菌、大肠埃希菌抑菌活性明显，最小抑菌浓度均比阳性对照药低几倍。张长城等（2010）报道，杠板归醇提部位、醇洗部位提取物、杠板归总提物抗单纯疱疹病毒作用显著，最高抑制率可达 78.10%；杠板归水洗部位及水提部位效果均较差，醇提部位、醇洗部位提取物其效果与阿昔洛韦相当。

2. 抗氧化、清除自由基作用

蓼属植物大多具有抗生物膜脂质过氧化和清除体内过多自由基的作用（巩忠福等，2002）。蔡仲军等（2004）研究发现珠芽蓼根茎蒸馏水和丙酮提取物对羟自由基有清除作用，且丙酮提取物的作用最强；从水蓼叶片中提取的黄酮类化合物有很强的抗氧化活性。刘志军等（2008）报道，从头花蓼中分离得到的黄酮类化合物山奈酚、槲皮素、槲皮苷以及酚酸类物质没食子酸、原儿茶酸等均具有一定的抗氧化作用。抗氧化活性研究显示槲皮素清除超氧阴离子的作用最强，清除 H_2O_2 能力则是槲皮苷和山奈酚较强。

3. 抗虫、杀虫作用

巩忠福等（2002）研究发现蓼属植物大多具有杀虫、昆虫拒食、驱避活性。水蓼的乙醇与水粗提物对菜蚜有很强的毒杀作用，醇提物对蛞蝓具毒杀作用，水提液与醇提液对蛞蝓有拒食和驱逐作用（石进校等，2002）。Tripathi et al.（1992）研究发现水蓼的乙酸乙酯提取物对 *Splilarctia obliqua* 和 *Spodeptera litura* 的三期幼虫具有明显的驱避、拒食活性。

4. 其他作用

Rahman et al.（2002）报道水蓼的己烷、乙酸乙酯以及甲醇提取物均有止痛作用，其中，乙酸乙酯提取物的活性最强。沈忠明等（2004）报道虎杖中的鞣质具有降血糖活性。水蓼能极显著地降低蓖麻油所致小鼠小肠性腹泻的发生率和频率，显著地降低番泻叶所致小鼠大肠性腹泻的频率（吴立夫等，1998）。任光友等（1995）研究发现石莽草（头花蓼）能明显降低发热家兔的体温。从水蓼中分离出的己烷、乙酸乙酯、甲醇及拳参正丁醇提取物对小鼠具有明显的镇痛作用（黄玉珊等，2004）。黄勇等（2010）研究发现荭草全株、带叶茎枝、花穗均能不同程度改善缺血心肌心电图，使缺血范围降低，可明显增加离体心脏的冠脉流量，并推测黄酮类化合物和有机酸可能为荭草的有效成分群。

参考文献

Ahmed M，Khaleduzzaman M，Islam MS. 1990. Isoflavan－4－ol，dihydrochalcone and chalcone derivatives fromPolygonum lapathifolium［J］. Phytochemistry，29：2009－2011.

Calis I，Kiiruuzuni A，Demirezer O，et al. 1999. Rienylvaleric acid and flavonoid glycosides from Polygonum scdicifoliim［J］. J Nat Prod，62：1101－1105.

Datta BK，Datta SK，Rashid MA，et al. 2000. A sesquiterpene acid and flavonoids from Polygonum mcosum［J］. Phytochemistry t，54：201－205.

Isobe T，Noda Y. 1987. Isolation and identification of some flavonoids from Polygonaceous plants［J］. Nippon Yahigaku Zasshi，107：1001－1004.

Jayasuriya H，Koonchanok NM，Geahlen RL. 1992. Emodin，a protein tyrosine kinase inhibitor from Polygonum cuspidatum［J］. J Nat Prod，55：696－698.

Jayatilake G，Jayasuriya H，Lee ES，et al. 1993. Kinase inhibitors from Polygonum cuspidatum［J］. J Nat Prod，56：1805－1810.

Kawasaki M，Kanomata T，Yoshitama K. 1986. Flavonoids in the leaves of twenty－eight Polygonaceous plants［J］. Bot Mag，Tokyo，99（1）：63－65.

Maoz M，Neeman I. Antimicrobial effects of aqueous plant extracts on the fungi Microsporum canis and Trichophyton rubrumand three bacterial species［J］. Lett Appl Microbiol，1998，26：61－63.

Matsuda H，Shimoda H，Morikawa T，et al. 2001. Phytoestrogens from the roots of Polygonum cuspidatum（Polygonaceae）：structure－requirement of hydroxyanthraquinones for estrogenic activity［J］.

Bioorganic&Medicinal Letters，11：1839 - 1842.

Rahman E, Goni SA, RahmanMT, et al. Antinociceptive activity of Polygonum hydropiper. Fitoterapia，2002，73：704 - 706.

Rathore A , Sharma SC, Tandon JS. 1987. A new methoxylated - hydroxychalcone from Polygonum nepalense［J］. J Nat Prod, 50：357 - 360.

Ryu G , Ju JH, Park YJ, et al. 2002. The radical scavenging effects of stilbene glycosides from Polygonum multiflorum［J］. Arch Pharm, 25：636 - 639.

Takasaki M, Kuroki S, Kozuka M, et al. 2001b. New phenylpropanoid Esters of sucrose from Polygonum lapathifolium［J］. J Nat Prod, 64：1305 - 1308.

Takasaki M, Konoshima T, Kuroki S, et al. 2001a. Cancer chemopre ventive activity of phenylpropanoid Esters of sucrose, vanicoside B and lapathoeide A, from Polygonum lapathifolium［J］. Cancer toew, 173：133 - 138.

Tripathi A K, Jain D C, Singh S C. Persistency of bioactive fractions of Indian plant extracts on Polygonum hydropiperas an insect feeding deterrency［J］. Phytother Res, 1992, 13：239 - 241.

Vastano BC, Chen Y, Zhu NQ, et al. 2000. Isolation and identification of stilbenes in two varieties of Polygonum cuspidatum［J］. J Agric Food Chem, 48：253 - 256.

Xiao K, Xuan LJ, Xu YM, et al. 2002. Constituents fromPolygonum cuspidatum［J］. J Nat Prod, 65：605.

蔡仲军，陈仕江，马开森等.2004. 珠芽蓼清除羟自由基作用研究［J］. 中国药物与临床, 4（2）：96 - 98.

巩忠福，杨国林，严作廷等.2002. 蓼属植物的化学成分与药理学活性研究进展［J］. 中草药, 33（1）：82 - 84.

华燕，周建于，倪伟等.2001. 虎杖化学成分研究［J］. 天然产物研究与开发，13（6）：16 - 18.

黄勇，郑林，王爱民等.2010. 荭草不同药用部位抗心肌缺血作用及化学成分比较研究［J］. 时珍国医国药，21（10）：2520 - 2522.

黄玉珊，曾靖，叶和杨等.2004. 拳参正丁醇提取物的镇疼作用的研究［J］. 赣南医学院学报，24（1）：12 - 13.

李勇军，骆宏丰，王永林等.2000. 头花蓼黄酮类化学成分的研究［J］. 中国药学杂志，35：300 - 302.

刘晓秋，李维维，李晓丹等.2006. 拳参提取物及单体化合物的体外抑菌活性初步研究［J］. 中药材，29（1）：51 - 52.

刘志军，戚进，朱丹妮等.2008. 头花蓼化学成分及抗氧化活性研究［J］. 中药材，31（7）：995 - 997.

任光友，常凤岗，卢素琳等.1995. 石莽草的药理研究［J］. 中国中药杂志，20（2）：107 - 109.

沈忠明，殷建伟，袁海波等.2004. 虎杖鞣质的降血糖作用研究［J］. 天然产物研究与开发，16（3）：224 - 225.

石进校，童爱国，陈义光.2002. 几种植物源农药粗提物对菜蚜和蛞蝓的药效研究［J］. 湖北农学院学报，22（2）：109－111.

孙维广，廖慧丽，黄兆胜等.2001.蓼属药物植物化学与药理［J］.国外医药－植物药分册，16（3）：101－104.

吴立夫，卿晓红，陈燕等.1998.几种中草药的抗腹泻作用治疗仔猪白痢及其机理的研究［J］.畜牧兽医学报，29（6）：553－559.

吴征镒.1990.新华本草纲目［M］.上海：上海科学技术出版社，20－28.

许福泉，刘红兵，罗建光等.2010.萹蓄化学成分及其归经药性初探［J］.中国海洋大学学报，40（3）：101－104.

杨雪琼，邹永明，叶静茹等.2003.蓼属植物的化学成分［J］.云南化工，30：31－33.

姚丽芳，彭承秀，陈国联.1998.秦岭蓼属药用植物抗菌作用的实验研究［J］.湖北预防医学杂志，9（3）：54－552.

张长城，黄鹤飞，周志勇等.2010.杠板归提取物抗单纯疱疹病毒－Ⅰ型的药理作用研究［J］.时珍国医国药，21（11）：2835－2836.

周立新，林茂，李建北.1994.何首乌乙酸乙酯不溶部分化学成分的研究［J］.药学学报，29（2）：107－110.

木兰属（*Magnolia*）

科名：木兰科（Magnoliaceae）
属名：木兰属（*Magnolia*）

资源分布：木兰属植物为大灌木或乔木。全世界约90种，分布于北美至南美的委内瑞拉东南部和亚洲的热带及温带地区。我国约有30种，广布于南北各省（蔡海敏等，2011）。中国暖温带是木兰属植物的起源中心、分布中心和多样性中心，木兰树种是我国著名传统庭园绿化树种。其中以河南、湖北、安徽、四川、贵州、湖南、江西、浙江等省区的玉兰属树种与变异最为丰富（何彦峰，2010）。*M. virginiana* Linn 是本属模式种。

民间用途：该属植物多以花蕾入药，称为"辛夷"。性辛、温、无毒。主治鼻渊、鼻塞。李时珍在《本草纲目》中对其治疗鼻病的疗效有肯定的论述。中华人民共和国药典（2010）中辛夷正品为木兰科植物望春玉兰（*M. biondii* Pamp.）、玉兰（*M. denudate* Desr.）或武当玉兰（*M. sprengeri* Pamp.）的干燥花蕾。而该属中的厚朴（*M. officinalis* Rehd. et Wils.）或凹叶厚朴（*M. officinalis* subsp. biloba）的干燥树皮、根皮及花蕾也为重要中药，主要有燥湿消痰、下气除满、理气宽中、祛风散寒等功效（国家药典委员会，2010）。本属植物种类经济价值较大，是我国两千多年的传统中药（刘玉壶，1996）。

化学成分分析：木兰属植物的主要成分为木脂素类、生物碱类和挥发油类化合物，以及很多其他类型的化合物，如黄酮、甾醇等。系统研究过的属内植物包括：厚朴

（*M. officinalis*）、紫玉兰（M. liliflora Desr）、望春玉兰（*M. biondii* Pamp.）、玉兰（*M. denudata*）Desr.、武当玉兰（*M. sprengeri* Pamp.）等。

1. 木脂素类化合物

木脂素类化合物普遍存在于木兰属植物中，是其特征次级代谢产物。1996 年日本药学会第 115 次年会提到辛夷（*M. biondii* Pamp.）具有抗过敏作用，并探讨了其花蕾的抗过敏作用成分，分离出木脂素（田中诚，1996）。韩国研究者（Jung, et al., 1998）从白玉兰（*M. fargesii*）中分离出新四氢呋喃木脂素。中国台湾和韩国学者（Ho KY 等，2001）从凹叶厚朴（*M. officinalis*）中分离出了木兰醇、厚朴酚以及新木脂素等成分。韩国研究者（Hwang et al., 2002）从日本厚朴木兰（*M. obovata*）中得到一具有双酚骨架的新型甲壳素合酶 - 2 抑制剂 obovatol。2007 年日本研究者（Li, J. et al, 2007）从日本辛夷（*M. kobus*）和日本毛木兰（*M. salicifolia*）中分离出 3 个四氢呋喃型木脂素。1996 年国内学者（Ma, Y., L. 等，1996）报道从望春木兰（*M. biondii*）中发现了新木脂素。1998 年台湾学者（Yu 和 Chen, 1998）报道夜香木兰（*M. coco*）中有治疗肝功能损伤、癌症、头痛等功效的新木脂素。Wang et al.（2012）从紫玉兰中分离得到 4 个双四氢呋喃型木脂素（$1S^*$, $2R^*$, $5S^*$, $6S^*$）- 2 - （3, 5 - dimethoxyphenyl）- 6 - （3, 4 - methylenedioxyphenyl）- 3, 7 - dioxabicyclo［3.3.0］octane，（$1R^*$, $2R^*$, $5R^*$, $6S^*$）- 2 - （3, 5 - dimethoxyphenyl）- 6 - （3, 4 - methylenedioxyphenyl）- 3, 7 - dioxabicyclo［3.3.0］octane，（$1R^*$, $2R^*$, $5R^*$, $6S^*$）- 2, 6 - bis（3, 5 - dimethoxyphenyl）- 3, 7 - dioxabicyclo［3.3.0］octane，（$1R^*$, $2S^*$, $5R^*$, $6R^*$）- 2 - （3, 4 - methylenedioxyphenyl）- 6 - （3, 5 - dimethoxyphenyl）- 3, 7 - dioxabicyclo［3.3.0］octane 和 2 个四氢呋喃型木脂素（$7S^*$, $8R^*$, $8R^*$）- 3, 5′- dimethoxy - 3′, 4, 9′- trihydroxy - 7′, 9 - epoxy - 8, 8′- lignan 和（$7R^*$, $8S^*$）- 3, 3′, 4, 5′- tetramethoxy - 7 - en - 7′, 9 - epoxy - 8, 8′- lignan（图 6 - 8）。

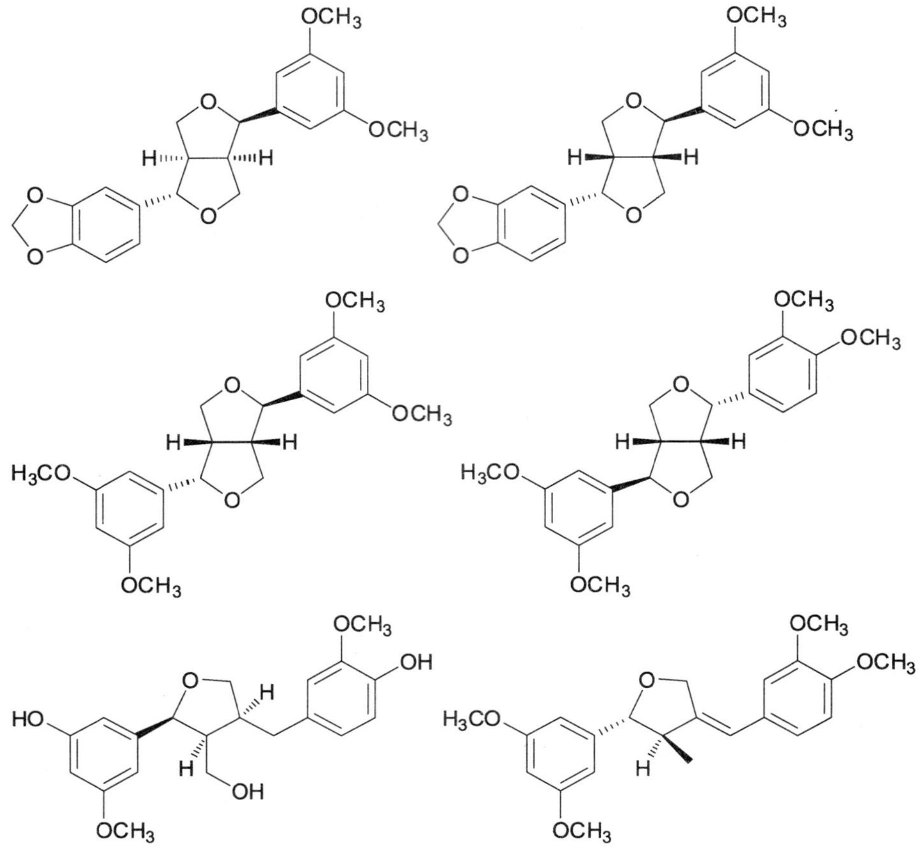

图 6 - 8　紫玉兰中的木脂素

2. 生物碱类化合物

从木兰属植物中发现的生物碱多为异喹啉类取代物。王洪燕等（2007）从凹叶厚朴中分离鉴定了 N - 降荷叶碱、荷里定碱、罗默碱、番荔枝碱、观音莲明碱、鹅掌楸碱、瑞枯灵、异萨苏林、N - methylisosalsoline。杨西晓等（1998）从望春花水溶液中分离得到了木兰碱。TalaPatra et al.（1975，1982）从白玉兰中分离得到了毛叶含笑碱、塔斯品碱、d - colaurine、（＋）- colaurin、L - N - 甲基乌药碱、D - N - 甲基乌药碱、玉兰碱、N - 乙酰基番荔枝碱以及 N - 乙酰千金藤碱。

3. 挥发油

杨红兵等（2007）运用气质联用的方法分析了厚朴挥发油中 32 个化合物，主要含桉醇及其异构体、丁香烯及其异构体。刘艳清（2008）用气质联用的方法分析了辛夷挥发油中 56 个化合物，主要含 1，8 - 桉叶素、芳樟醇、α - 松油醇、石竹稀。

4. 其他类化合物

木兰属植物还含有黄酮、甾醇等化合物。龙飞（2006）从厚朴叶中分离并鉴定了棕榈酮、β-谷甾醇、胡萝卜苷等。

药理作用

1. 抗菌作用

林桂芸等（2003）研究发现厚朴酚与和厚朴酚具有明显的抗菌作用。构效关系研究表明，厚朴酚与和厚朴酚强大的抗菌作用是由于联苯环上同时存在亲水的烯丙基和亲脂的酚羟基，联苯则不显示活性。韩国研究者 Hwang et al.（2002）从日本厚朴木兰（M. obovata）中得到一具有双酚骨架的新型甲壳素合酶-2抑制剂 obovatol（图1-5），该化合物对酵母有很强抑制活性，可用于研发抗真菌剂。

2. 钙拮抗活性和抗过氧化作用

木兰属的厚朴酚与和厚朴酚、一些苯并四氢呋喃类木脂素、二苯基四氢呋喃骈四氢呋喃衍生物等均对钙调素有拮抗作用（刘飞和黄树膜，1993）。和厚朴酚在体内、外都表现出很好的抗衰老作用，其作用机制可能是直接清除氧自由基和提高酶活共同作用的结果（林桂芸等，2003）。Chen et al.（2001）在兔子生理实验中还显示厚朴酚可作为抗氧化剂，抑制血管内膜增生，从而减少血管成形术后血管狭窄并发症的产生。

3. 对心脑血管作用

Chen et al.（2006）研究表明厚朴的活性成分厚朴酚具心肌保护作用，对脑缺血和缺血再灌注性损伤有保护作用。柳叶木兰碱、木兰碱、千金藤碱、木兰箭毒碱都具有降压作用（Kimura et al.，1983）。Chen et al.（2009）研究发现辛夷挥发油可使结膜血管扩张、静脉扩张、微血管扩张尤为显著，可产生局部收敛作用，可使血管流量增加、血流速度加快，但不改变血管直径。韩国研究者 Keun et al.（1998）从白玉兰（M. fargesii）中分离出新四氢呋喃木脂素，为抗血小板活化因子（platelet activating factor，PAF），能对抗 PAF 激活血小板、增强血管通透性、促进嗜酸性细胞趋化、显示致平滑肌收缩及肾性降压等作用。

4. 其他作用

木兰属的多种化学成分均有抗肿瘤作用，研究较多的是厚朴酚与和厚朴酚。两种化合物对体内外多种肿瘤具有诱导肿瘤细胞凋亡，抑制瘤血管形成和抑制细胞增殖，阻止肿瘤细胞转移，逆转肿瘤多药耐药性（MDR），抑制酶的合成以及抑制 DNA、RNA 和

（或）蛋白质的合成等机制，发挥了抗肿瘤的作用（Hahm et al.，2008）。台湾学者 Yu（1998）报道夜香木兰（*M. coco*）中有治疗肝功能损伤、癌症、头痛等功效的新木脂素。Seo et al.（2007）和韩国忠北国立大学药学院等利用小白鼠试验证明，从日本厚朴木兰（*M. obovata*）中得到的化合物 obovatol，还具有明显抗焦虑作用。

参考文献

Chen SC, Chang YL, Wang DL, et al. 2006. Herbal remedy magnolol suppresses IL - 6 - induced STAT3 activation and gene expression in endothelial cells [J]. Br J Pharmacd, 148 (2), 226 - 232.

Chen YH, Lin FY, Liu PL, et al. 2009. Antioxidative and hepatoprotective effects of magnolol on acetaminophen - induced liver damage in rats [J]. Arch Pharm Res. 32 (2): 221 - 228.

Chen YL, Kuan FL, Shiao MS, et al. 2001. Magnolol, a potent antioxidant from Magnolia officinalis, attenuates intimal thickening and MCP - 1 expression after balloon injury of the aorta in cholesterol - fed rabbits [J]. Basic Res Cardiol, 96 (4): 353 - 363.

Hahm ER, Arlotti JA, Marynowski SW, et al. 2008. Honokiol, a constituent of oriental medicinal herb magnolia officinalis, Inhibits growth of PC - 3 xenografts in vivo in association with apoptosis induction [J]. Clin Cancer Res, 14 (4): 1248 - 1257.

Ho KY, Tsai CC, Chen CP, et al. 2001. Antimicrobial activity of honokiol and magnolol isolated from Magnolia officinalis [J]. Phytother Res, 15 (2): 139 - 141.

Hwang EI, Kwon BM, Lee SH, et al. 2002. Obovatols, new chitin synthase 2 inhibitors of Saccharomyces cerevisiae from Magnolia obvata [J]. J Antimicrob Chemother, 49 (1): 95 - 101.

Keun YJ, Jung KY, Kim DS, Oh SR, et al. 1998. Magnone A and B, novel anti - PAF tetrahydrofuran lignans from the flower buds of Magnolia fargesii [J]. J Nat Prod, 61 (6): 808 - 811.

Kimura I, Kimura M, Yoshizaki M, et al. 1983. Neuromuscular blocking action of alkaloids from a Japanese crude drug "shin - i" (flos magnoliae) in frog skeletal muscle [J]. Planta Med. 48 (1): 43 - 47.

Li J, Tanaka M, Kurasawa K, et al. 2007. Studies of the chemical constituents of the flower buds of Magnolia kobus and M. salicifolia [J]. J Nat Med, 61 (2): 222 - 223.

Ma YL, Huang Q, Han GQ, et al. 1996. A neolignan and lignans from Magnolia Biondii [J]. Phytochemistry, 41 (1): 287 - 288.

Seo JJ, Lee SH, et al. 2007. Anxiolytic - like effects of obovatol isolated from Magnolia obovata: Involvement of GABA/benzodiazepine receptors complex [J]. Prog Neuropsychopharmacol Biol Psychiatry, 31 (7): 1363 - 1369.

Talapatra B, Chaudhuri PK, Talapatra SK. 1982. (-) - Maglifloenone, a novel spirocyclohexadienone neolignan and other constituents from Magnolia liliflora [J]. Phytochemistry, 21 (3): 747 - 750.

TalaPatra B, MukhoPadhyay P, Dutta LN. 1975. Alkaloids of Magnolia campbellii and Magnolia mutabilis [J]. Phytochemistry, 14 (2): 589 - 590.

Wang WS, Lan XC, Wu HB, et al. 2012. Lignans from the flower buds of Magnolia liliflora Desr [J].

Plant Med, 78（2）: 141 – 147.

Yu HJ, Chen CC, 1998. Two new constituents from the leaves of Magnolia coco [J]. J Nat Prod, 61（8）: 1017 – 1019.

蔡海敏，范伟，王旭东.2011.木兰属植物化学成分及其药理作用研究进展 [J].中国药房，22（39）：3735 – 3737.

何彦峰.2010.我国木兰属植物研究进展 [J].北方园艺，（3）：186 – 190.

林桂芸，谢生发，谢鸿等.2003.和厚朴酚抑菌作用的研究 [J].成都大学学报（自然科学版），22（2）：18 – 22.

刘飞，黄树膜.1993.和厚朴酚对钙调素拮抗作用的研究 [J].中国药理学报，9（1）：48 – 52.

刘艳清.2008.紫玉兰花挥发油化学成分的气相色谱 – 质谱分析 [J].时珍国医国药，19（8）：1911 – 1912.

刘玉壶.1996.中国植物志 [M].第三十卷第一分册.北京：科学出版社，203 – 231.

龙飞.2006.厚朴资源综合利用研究 [D].成都：成都中医药大学博士学位论文.

田中诚.1996.辛夷的成分研究 [J].国外医学（中医中药分册），（18）4：54.

王洪燕，周先礼，黄帅等.2007.凹叶厚朴中生物碱成分的研究 [J].华西药学杂志，22（1）：30 – 33.

杨红兵，石磊，詹亚华等.2007.湖北恩施州产厚朴的挥发油分析 [J].中药材，32（1）：42 – 44.

杨西晓，庄志铨.1998.辛夷化学成分和药理作用研究进展 [J].中草药，29（7）：339 – 492.

千金藤属 (*Stephania*)

科名：防己科（Menispermaceae）
属名：千金藤属（*Stephania*）

资源分布：千金藤属植物为草质或木质藤本。本属全世界约 60 种，分布于亚洲和非洲的热带和亚热带地区，少数产于大洋洲。我国有 39 种，产长江流域及其以南各省区，以广西和云南种类最多。本属部分种类如粉防己（*S. tetrandra*）、金线吊乌龟（*S. cepharantha*）、地不容（*S. epigaea*）等的块根为传统中药材或地方性常用药材。糞箕笃（*S. longa* Lour）为本属模式种。

民间用途：千金藤属中可供药用的植物种类较多，代表植物药如：地不容（*S. epigaea* H. S. Lo）、四川千金藤（*S. sutchuenensis*）、一文钱（*S. delavayi*）、江南地不容（*S. excentrica*）等。该属植物主要具有解热、镇痛、抗菌消炎、止血等功效，常用于治疗痛疽肿痛，喉闭，疟疾，胃痛（朱兆仪等，1983）。

化学成分分析：千金藤属植物是防己科中含生物碱最丰富的一个属，其主要次级代谢产物以及药理活性物质也是生物碱类化合物。此外，该属植物还含有黄酮、蒽醌、甾

287

醇等多种类型化合物。系统研究过的属内植物有：草质千金藤（*S. herbacea* Gagnep.）、雅丽千金藤（*S. elegans* Hook. f. et Thorns.）、纤细千金藤（*S. gracilenta* Miers）、西南千金藤（*S. subpeltata* Lo）、四川千金藤（*S. sutchuenensis* Lo）、景东千金藤（*S. chingtungensis* Lo）、台湾千金藤（*S. sasakii* Hayata ex Yamamoto）、一文钱（*S. delavayi* Diels）、千金藤 [*S. japonica*（Thunb.）Miers]、桐叶千金藤 [*S. hernandifolia*（Wild.）Walp.]、粪箕笃（*S. longa* Lour.）。

1. 生物碱类

千金藤属植物富含生物碱，现已分离并鉴定了 150 种以上生物碱（黄建明和郭济贤，1998），以异喹啉类生物碱为主，大致可分为 6 种类型（黄建明等，1999）：原小檗碱型（protoberberine，PBB）、阿朴啡型（aporphine，AP）、原阿朴啡型（（proaporphine，PAP）、吗啡型（morphine，MOR）、莲花烷型（hasubanan，HAS）、双苄基异喹啉型（bisbenzylisoquinolin，BBI）和其他类型。

千金藤属原小檗碱型（PBB）生物碱主要有 L–四氢巴马汀、巴马汀、紫堇单酚碱、千金藤定碱和药根碱。L–四氢巴马汀主要来源于黄叶地不容、广西地不容、白线薯、河谷地不容、小叶地不容、海南地不容、云南地不容、药用地不容、临沧地不容、川南地不容、大花地不容和米易地不容（方圣鼎等，1981）。巴马汀主要来源于黄叶地不容、广西地不容、河谷地不容、小叶地不容、海南地不容、云南地不容、药用地不容、临沧地不容、川南地不容、大花地不容和米易地不容。紫堇单酚碱主要来源于河谷地不容、小叶地不容、海南地不容、云南地不容、大花地不容和米易地不容。千金藤定碱主要来源于河谷地不容（陈嫌等，1985）、云南地不容、大花地不容、齿叶地不容和长柄地不容。药根碱主要来源于黄叶地不容、河谷地不容、米易地不容和光叶地不容（王宪楷和赵同芳，1989）。

千金藤属阿朴菲型（AP）主要有荷包牡丹碱、去氢荷包牡丹碱、紫堇定碱、异紫堇定碱、克班宁、千金藤碱等。荷包牡丹碱主要来源于地不容、川南地不容、荷包地不容、白线薯、齿叶地不容和桂南地不容（杨鹤鸣和罗献瑞，1980）。去氢荷包牡丹碱主要来源于白线薯（陈嫌等，1982）、荷包地不容和地不容。紫堇定碱主要来源于临沧地不容和大花地不容。

异紫堇定碱主要来源于广西地不容、白线薯、药用地不容、临沧地不容、大花地不容、云南地不容和荷包地不容。克班宁主要来源于小叶地不容、海南地不容、药用地不容、白线薯和齿叶地不容。千金藤碱主要来源于广西地不容、白线薯、荷包地不容、云南地不容、地不容。

千金藤属原阿朴菲类（APA）生物碱主要是 d–斯蒂酚灵碱，主要来源于河谷地不容、海南地不容和米易地不容。

千金藤属的吗啡型（MOR）生物碱主要有青藤碱（图 6–9）、青风藤碱等。青藤碱主要来源于白线薯、川南地不容、荷包地不容、地不容和金线吊乌龟。青风藤碱主要来源于白线薯、地不容、药用地不容、云南地不容、齿叶地不容、小花地不容和纤细千金藤等。

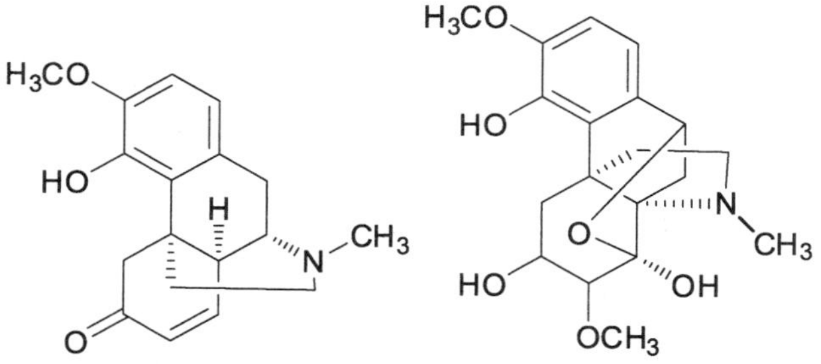

图 6-9 千金藤属植物中青藤碱、粪箕笃碱结构

千金藤属的莲花烷型（HAS）生物碱有莲花宁和粪箕笃碱（图 6-9）。莲花宁主要来源于千金藤，粪箕笃碱主要来源于粪箕笃。

千金藤属双苄基异喹啉型（BBI）生物碱主要有千金藤素、粉防己碱、小檗胺等。千金藤素主要来源于台湾千金藤、地不容、金线吊乌龟、光叶地不容、江南地不容和汝兰等。粉防己碱主要来源于粉防己、齿叶地不容、地不容等。小檗胺主要来源于台湾千金藤、金线吊乌龟等。

2. 其他类化合物

司端运和赵守训等从粉防己地上部分分离得到两个双黄酮，还分离得到 β-谷甾醇和正三十五烷（Si et al.，2001）。Camacho et al.（2000）从 *S. dinklagei* 中分离得到一蒽醌化合物。董群等（1995）从粉防己根的热水提取液中还分离到两种葡聚糖等。

药理作用

1. 抗肿瘤作用

Shen et al.（2000）对荷苞牡丹碱进行细胞毒活性体内抗肿瘤活性测试，结果表明该化合物能明显抑制人的肝癌细胞株 HuH-7 的增殖。Stevigny et al.（2005）研究发现紫堇定碱对 5 株小鼠肿瘤细胞的增殖显示出抑制活性。彭新生和周艳芳（2007）研究发现氧代克班宁对肺腺癌 GLC-82 细胞、白血病 HL-60 细胞株均表现出一定的抑制作用。

2. 镇静和镇痛作用

千金藤属植物在中药戒毒领域取得了一定成效，研究发现其中起到戒毒作用的有效成分为多种生物碱，其药理学作用为镇痛效用兼一定的镇静催眠作用。目前已确定具有镇痛功效的生物碱有效成分有6种，分别为：四氢巴马丁、千金藤素、千金藤啶碱、青藤碱、青风藤碱和异紫堇定碱。研究发现四氢巴马丁具有刺激神经组织活性（Hong et al.，2005；Hong，2005）。Wang et al.（2007）用左旋千金藤啶碱作用于小鼠的实验表明其具有治疗阿片类药物成瘾的潜能。

3. 抗菌消炎和抗病毒作用

徐贵丽等（2009）研究发现阿朴啡类生物碱：8 - 羟基罗默碱、千金藤碱和罗默碱对白色念珠菌标准菌株、临床菌株、耐药菌株、光滑念珠菌、近平滑念珠菌、克柔念珠菌和新生隐球菌均有抑菌活性。阿朴啡型生物碱具有抑制肝炎病毒（包括甲、乙、丙型肝炎病毒）、治疗肝炎并在保肝护肝等方面有潜在的药用价值（吴凤锷和陈谨，2006）。

4. 其他作用

淤泽溥等（1992）研究发现，克班宁可对抗 $BaCl_2$ 引起的大鼠心律失常，且维持窦律的时间较利多卡因长；还可对抗氯仿引起的小鼠室颤。Zhou et al.（2009）研究表明 Cepharanthine 具有逆转紫杉醇耐药性作用，其耐药性也可用于肿瘤移植模型。Hall 和 Chang（1997）研究表明千金藤汁液的总碱提取物显示有逆转细胞多药耐药性，进一步的分离和测试表明其中的两个双苄基异喹啉型生物碱 Isotrilobine 和 Trilobine 对人乳腺癌细胞具有逆转细胞耐药性。

参考文献

Camacho M R, Kirby G C, Warhurs D C, et al. 2000. Oxoaporphine alkaloids and quinones from Stephania dinklagei and evaluation of their antiprotozoal activities [J]. Planta Med, 66 (5)：478 - 479.

Hall AM, Chang CG. 1997. Multidrug - resistance modulators from Stephania japonica [J]. J Nat Prod, 60 (11)：1193 - 1195.

Hong Z, Fan G, Chai Y, et al. 2005. Stereoselective pharmacokinetics of tetrahydropalmatine after oral administration of (-) - enantiomer and the racemate [J]. Chirality, 17 (5)：293 - 296.

Hong ZY, Fan GR, Chai YF, et al. 2005. Chiral liquid chromatography resolution and stereoselective pharmacokinetic study of tetrahydropalmatine enantiomers in dogs [J]. J Chromatogr B Analyt Technol Biomed Life Sci, 826 (1 - 2)：108 - 113.

Shen C, Huang R, Lin H, et al. 2000. Synthesis and cytotoxic activity of dicentrine analogues [J]. Chin Pharm J, 52 (6)：353 - 360.

Si D, Zhong D, Sha Y, et al. 2001. Biflavonoids from the aerial part of Stephania tetrandra [J]. Phytochemistry, 58 (4)：563 - 566.

Stevigny C, Bailly C, Quetin - Leclercq J. 2005. Cytotoxic and antitumor potentialities of aporphinoid alkaloids [J]. Curr Med Chem Anticancer Agents, 5 (2): 173 - 182.

Wang W, Zhou Y, Sun J, et al. 2007. The effect of L - stepholidine, a novel extract of Chinese herb, on the acquisition, expression, maintenance, and reacquisition of morphine conditioned place preference in rats [J]. Neuropharmacology, 52 (2): 355 - 361.

Zhou Y, Hopper - Borge E, Shen T, et al. 2009. Cepharanthine is a potent reversal agent for MRP7 (ABCC10) - mediated multidrug resistance [J]. Biochem. Pharmacol, 77 (6): 993 - 1001.

陈嫌, 陈稚研, 宋国强等. 1985. 千金藤属生物碱的研究Ⅳ——河谷地不容中的生物碱的研究 [J]. 中草药, 16 (1): 1 - 5.

陈嫌, 康钦树, 宋国强等. 1982. 千金藤属生物碱的研究Ⅲ——白线薯中生物碱的分离与鉴定 [J]. 中草药, 13 (7): 1 - 5.

董群, 张志毅, 林颖等. 1995. 汉防己多糖的研究 [J]. 生物化学与生物物理学报, 27 (3): 261 - 265.

方圣鼎, 王怀女, 陈娠等. 1981. 千金藤属生物碱的研究Ⅱ——黄叶地不容中的生物碱 [J]. 中草药, 12 (2): 1 - 3.

黄建明, 郭济贤, 潘胜利. 1999. 千金藤属植物化学分类学的初步研究 [J]. 华西药学杂志, 14 (2): 108 - 11.

黄建明, 郭济贤. 1998. 中国千金藤属（StePhania）植物中生物碱类化学成分的研究进展 [J]. 华西药学杂志, 13 (2): 97 - 99.

彭新生, 周艳芳. 2007. 氧代克斑宁对人肿瘤细胞 GLC - 82、HL60 增殖的影响 [J]. 中药药理与临床. 23 (5): 70 - 71.

司端运, 赵守训. 1993. 粉防己地上部分的非生物碱成分 [J]. 济宁医学院学报, 16 (2): 1 - 5.

吴凤锷, 陈谨. 2006. 5 - 氧阿朴菲碱在制造抑制肝炎病毒活性药物中的用途 [P]. CN1245387C.

王宪楷, 赵同芳. 1989. 千金藤属植物中的生物碱 [J]. 华西药学杂志, 4 (4): 229 - 232.

徐贵丽, 饶高雄, 王慧敏等. 2009. 阿朴菲类生物碱及其衍生物的医药新用途 [P]. CN101407520A.

杨鹤鸣, 罗献瑞. 1980. "山乌龟" 的研究 [J]. 药学学报, 15 (11): 674 - 676.

淤泽溥, 马云淑, 赵子仙等. 1992. 克斑宁的抗心律失常作用 [J]. 中国中药杂志. 17 (11): 685 - 687.

朱兆仪, 冯毓秀, 何丽一等. 1983. 中国防己科千金藤属药用植物资源利用研究 [J]. 药学学报, 18 (6): 460 - 467.

石斛属 (*Dendrobium*)

科名：兰科 (Orchidaceae)

属名：石斛属 (*Dendrobium*)

资源分布： 石斛属植物为附生植物，全世界共 1000—1200 种，主要分布于东南亚的热带、亚热带以及大洋洲。属模式种是 *D. crumenatum* Sw。我国共 76 种 2 变种，其中 18 种为我国特有种，主要分布在云南、贵州、广西等地（王雁，等 2007），生长在海拔 450—900 米的温凉高湿地带。本属种数以云南居首位，约 40 种，其次贵州和广东，各产 28 种，再次是广西，约产 24 种。

民间用途： 石斛属植物药用历史悠久。其名最早见于《山海经》，而药用始载于《神农本草经》，被列为上品，称其"主伤中，除痹，下气，补五藏虚劳羸瘦，强阴，久服厚肠胃，轻身，延年"（李旻等，2009）。其后历代诸家本草均予录述，是常用名贵中药材。目前供作药用的石斛属植物约有 30 多种。中国药典（2010）收载金钗石斛（*D. nobile* Lindl.）、鼓槌石斛（*D. chrysotoxum* Lindl.）或流苏石斛（*D. fimbriatum* Hook.）的栽培品及其同属植物近似种，如铁皮石斛（*D. officinale* Wall. ex Lindl.）、马鞭石斛（*D. fimbriatum* Hook. var. oculatum Hook.）等的新鲜或干燥茎。其味甘、性微寒。归胃、肾经。益胃生津，滋阴清热。用于热病津伤，口干烦渴，胃阴不足，食少干呕，病后虚热不退，阴虚火旺，骨蒸劳热，目暗不明，筋骨痿软。

化学成分分析： 中外学者对多种石斛属植物的化学成分研究结果表明，该属植物的特征性化合物为生物碱。此外还有酚类、多糖、芴酮类、倍半萜类、香豆素、甾体等化合物及挥发油。系统研究过的属内植物有：*D. loddigesii* Rolfe、*D. fimbriatum* Hook. *D. fimbriatum* var. *oculatum* Hook.、*D. chrysanthum* Wall. ex Lindl.、*D. officinale* Kimura et Migo（D. candidum Wall. ex Lindl.）、*D. nobile* Lindl.

1. 生物碱

生物碱是最早从石斛属植物中分离得到的化合物，也是该属植物的特征性次级代谢产物（王宪楷等，1986）。1932 年，日本人铃木秀干（1932）首先提取分离出石斛碱。迄今共从石斛属植物中分得 30 余种生物碱，其中倍半萜类生物碱最多，约 20 种（图 6 – 10）。Morita et al.（2000）从金钗石斛中分离到 2 个石斛碱型倍半萜类化合物。其他还有四氢吡咯类生物碱、苯酞四氢吡咯类生物碱、吲哚联啶类生物碱和咪唑类生物碱（魏小勇，2005）。

石斛碱　　mubironine A　　mubironines B　　mubironines C

图 6 - 10　石斛属植物中倍半萜类生物碱

2. 菲和联苄型酚类

这两类化合物是近年来从石斛属植物中分离得到的酚类化合物（图 6 - 11）。已从7 种石斛中分到具有菲核的化合物，从 5 种石斛中分到具有 9，10 - 双氢菲母核的化合物，从 4 种石斛中分到具有菲醌母核的化合物，从 14 种石斛中分到具有联苄类母核的化合物。例如，杨虹等（2001）从鼓槌石斛中分到 3 个菲类、1 个联苄类新化合物。毕志明等（2003）从流苏石斛中分到 1 个菲类新化合物，从细茎石斛中分到 2 个联苄类新化合物。杨莉等（2004）从束花石斛中分到鼓槌联苄。

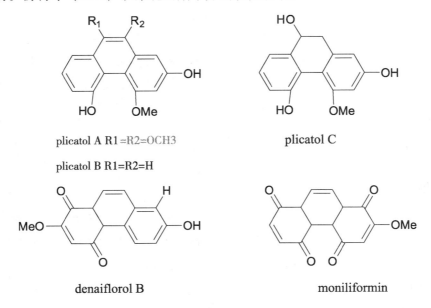

plicatol A R1=R2=OCH3

plicatol B R1=R2=H

plicatol C

denaiflorol B

moniliformin

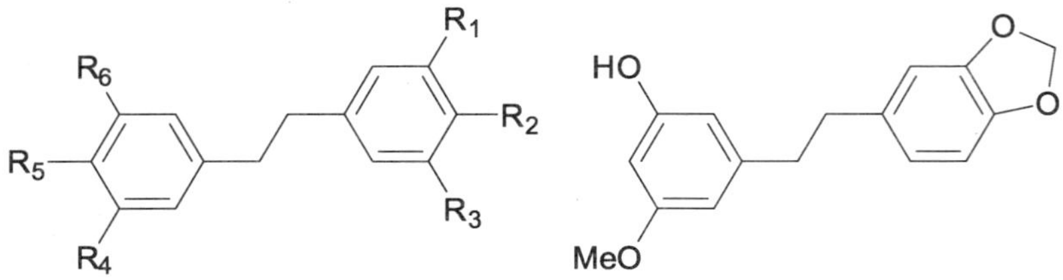

图 6－11　石斛属植物中菲和联苄类化合物母核

3. 多糖类

王世林等（1988）从铁皮石斛（黑节草）中分离纯化得到 3 种多糖，确定它们为一类 O－乙酰葡萄甘露聚糖。1994 年，赵永灵等（1994）从兜唇石斛的茎中分离得到 3 种多糖。黄民权和阮金月（1997）对钩状石斛、束花石斛、美花石斛、铁皮石斛、紫斑金钗和流苏石斛 6 种石斛进行了水溶性多糖的单糖组分分析，发现 6 种多糖的单糖组分之间存在着共性，即均含有 D－木糖和 D－葡萄糖，但是也存在着显著性差异，表现在是否含有 L－阿拉伯糖、D－果糖和 D－甘露糖。

4. 其他类

郑卫平等（2000）从密花石斛中分离到 5 个香豆素类化合物，从迭鞘石斛中分离到 2 个香豆素类化合物。杨虹等（2001）从鼓槌石斛中分到芴酮类新化合物。2001 年 Zhao et al.（2001）从金钗石斛中分离到具有增强免疫活性的 3 个倍半萜类糖苷类化合物。此外，还从石斛属植物中分离得到甾体类、吡喃酮类、对羟基肉桂酸酯类、三萜类、蒽酯类等化合物（李旻等，2009）。

药理作用

1. 对胃肠道的作用

传统医学认为，石斛具有益胃生津的作用。现代药理研究也证明，石斛对于消化系统疾病有治疗作用。徐国钧等（1998）观察了浸膏对豚鼠离体肠管活动的影响，结果表明，金钗石斛、细叶石斛、重唇石斛对肠管有兴奋作用，使收缩幅度增加。用浸膏灌胃对家兔进行观察，铁皮石斛能对抗阿托品对唾液分泌的抑制作用，与西洋参有协同作用，合用后还能促进正常家兔的唾液分泌（徐建华等，1995）。石斛对人的胃酸分泌有明显的促进作用，能使血中胃泌素浓度升高，推测这是由于石斛可以直接刺激 G 细胞，引起胃泌素的释放增加，使血清中的胃泌素浓度升高。胃泌素刺激壁细胞，使胃酸分泌增加（陈少夫等，1995）。

2. 抗肿瘤作用

石斛属抗肿瘤作用的主要物质基础是菲类和联苄类物质，这两类化合物抗肿瘤活性作用的研究正受到国内外学者的重视。韩国学者 Lee et al.（1995）报道金钗石斛的地上部分被用于镇痛和解热，其乙醇提取液对人体肺癌细胞（A549）、人体卵巢腺癌细胞（SK－OV－3）和人体早幼粒细胞白血病（HL－60）细胞株具有显著的细胞毒性，并分离鉴定出两个化合物。Ma et al.（1994）研究发现鼓槌石斛的乙醇提取物及毛兰素、毛兰菲、鼓槌菲对肝癌和艾氏腹水癌有不同程度的抑制作用。Wang et al.（1997）采用体外细胞培养法以 K562 为肿瘤细胞株，对鼓槌石斛中提取分离得到的毛兰素、鼓槌石斛素、鼓槌菲、毛兰菲进行实验，结果表明均对肿瘤细胞株 K562 的生长具有不同程度的抑制作用。

3. 免疫调节作用

金钗石斛水煎剂对孤儿病毒（ECHO11）所致的细胞病变有延缓作用；对小鼠腹腔巨噬细胞的吞噬功能具有明显的促进作用（郑晓科等，2005）。研究证实，铁皮石斛多糖能拮抗氢化可的松所致小鼠腹腔巨噬细胞吞噬能力的抑制，拮抗环磷酰胺所致小鼠外周白细胞数的下降，在体外还能明显增强癌症患者外周血淋巴细胞 E－玫瑰花形成率，提高鼻咽癌患者自然杀伤细胞活性，是一类很有价值的中药类免疫增强剂（邵华等，2004）。

4. 增强机体免疫力

石斛属增强机体免疫力的主要物质基础是多糖类化合物。兜唇石斛茎中提取得到的三个多糖：AP－1，AP－2，AP－3 能使 ICR 纯系小鼠脾重、胸腺重量增加，抗体细胞数明显增多，T 细胞和 B 细胞显著增殖，具有免疫增强作用（赵永灵等，1994）。铁皮石斛多糖能够显著提升小白鼠外周白细胞数和促进淋巴细胞产生移动抑制因子，强有力地消除实验条件下免疫抑制剂环磷酰胺所引发的副作用，是一种有价值的中药类免疫增强剂（黄民权等，1994；黄民权等，1996）。金钗石斛（*D. nobile*）多糖具有直接促进淋巴细胞有丝分裂的作用（赵武述等，1992）。

5. 其他

粉花石斛的甲醇提取物可明显抑制由花生四烯酸和胶原导致的兔血小板凝集，从中分离鉴定的化合物石斛酚的二醋酸盐也具有抗血小板凝集的作用（Chen et al.，1994）；金钗石斛的水蒸气蒸馏液对大肠杆菌、枯草杆菌和金黄色葡萄球菌有抑制作用（李满飞等，1991）；铁皮石斛能改善甲亢型小鼠的虚弱症状，能对抗阿托品对兔唾液分泌的抑制作用，从而验证了铁皮石斛的养阴生津功效（徐建华等，1995）；Ono et al.

（1989）研究发现迷鞘石斛的乙醇提取物可抑制逆转录酶和 DNA 酶的活性；金钗石斛的甲醇提取物和从中分离出的化合物 gigantol 具有抗诱变活性等等（Miyazawa et al. 1997）。

参考文献

Chen CC, Wu LG, Ko FN, et al. 1994. Antiplatelet aggregation principles of Dendrobium loddigesii [J]. J Nat Prod, 57 (9): 1271 – 1274.

Lee YH, Park JD, Back NI. 1995. In vitroandin vivo antitumoral phenanthrenes from the aerial parts of Dendrobium nobile [J]. Planta Med, 61 (3): 178 – 180.

Ma GY, Xu GJ, Xu LS. 1994. Inhibitory effects of Dendrobium chrysotoxum and its constituents on the mouse HePA and ESC [J]. J China Pharm Univ, 25 (3): 188 – 189.

Miyazawa M, Shimamura H, NakamuraS. 1997. Antimutagenic activity of gogantol from Dendrobium nobile. J Agric Food Chem, 45 (8): 2849 – 2853.

Morita H, Fujiwara M, Yoshida N. et al. 2000. New picrotoxinin – type and dendrobine type sesquierpenoids from Dendrobium snowflake "red star" [J]. Tetrahedron, 56: 5801.

Ono K, Nakane H, Meng ZM, et al. 1989. Differential inhibitory effects of various herb extracts on the activities of reverse transcriptase and various deoxyribonucleic acid (DNA) ploymerases [J]. Chem Pharm Bull (Tokyo), 37 (7): 1810 – 1812.

Wang TS, Lu YM, Ma GX, et al. 1997. In vitro inhibition activities from Dendrobium chrysotoxum [J]. Nat Prod Res Dev, 9 (2): 1 – 3.

Zhao W, Ye Q, Tan X, et al. 2001. Three new sesquiterpene glycosides from Dendrobium nobile with immunomodulatory activity [J]. J Nat Prod, 64 (9): 1196 – 2000.

毕志明，王峥涛，徐珞珊等. 2003. 流苏石斛化学成分研究 [J]. 药学学报, 38 (7): 526 – 529.

陈少夫，李宇权，吴亚丽. 1995. 石斛对胃酸分泌及血清胃泌素、血浆生长抑素浓度的影响[J]. 中国中药杂志, 20 (3): 181.

黄民权，黄步汉，蔡体育等. 1994. 铁皮石斛多糖的提取、分离和分析 [J]. 中草药, 25 (3): 128 – 129.

黄民权，蔡体育，刘庆伦. 1996. 铁皮石斛多糖对小白鼠白细胞数和淋巴细胞移动抑制因子的影响 [J]. 天然产物研究与开发, 8 (3): 39 – 41.

黄民权，阮金月. 1997. 6 种石斛属植物水溶性多糖的单糖组分分析 [J]. 中国中药杂志, 22 (2): 74 – 75.

李满飞，徐国钧，吴厚铭等. 1991. 金钗石斛精油化学成分研究 [J]. 有机化学, 11 (2): 219 – 224.

李旻，刘友平，张玲等. 2009. 石斛属药用植物研究进展 [J]. 现代中药研究与实践, 23 (5): 73 – 76.

铃木秀干. 1932. 中药金石斛生物碱的研究（石斛碱的研究） [J]. 药学杂志, 52 (12): 1049 – 1060.

邵华，张玲琪，李俊梅等.2004.铁皮石斛研究进展［J］.中草药，35（1）：109－112.

王世林，郑光植，何静波等.1988.黑节草多糖的研究［J］.云南植物研究，10（4）：389－395.

王宪楷，赵同芳.1986.石斛属植物的化学成分与中药石斛.药学通报，21（11）：666－669.

王雁，李振坚，彭红明.2007.石斛兰－资源生产应用［M］.北京：中国林业出版社.

魏小勇.2005.石斛属植物生物碱研究进展［J］.中国药事，19（7）：445－447.

徐国钧，杭秉茜，李满飞.1998.11种石斛对豚鼠离体肠管和小鼠胃肠道蠕动的影响［J］.中草药，19（1）：21.

徐建华，李莉，陈立钻.1995.铁皮石斛与西洋参的养阴生津作用研究［J］.中草药，26（2）：79－80.

杨虹，龚燕晴，王峥涛等.2001.鼓槌石斛化学成分的研究［J］.中草药，32（11）：972－974.

杨莉，王云，毕志明等.2004.束花石斛化学成分研究［J］.中国天然药物，2（5）：280－282.

赵武述，张玉琴，李洁等.1992.植物多糖提取物致有丝分裂反应的分析［J］.中华微生物学和免疫学杂志，11（6）：381－385.

赵永灵，王世林，李晓玉.1994.兜唇石斛多糖的研究.云南植物研究，16（4）：392－396.

郑卫平，唐于平，楼凤昌等.2000.迭鞘石斛的化学成分研究［J］.中国药科大学学报，31（1）：5－7.

郑晓科，曹新伟，冯卫生等.2005.金钗石斛的研究进展［J］.中国新药杂志，14（7）：826.

吴茱萸属 （*Evodia*）

科名：芸香科（Rutaceae）

属名：吴茱萸属（*Evodia*）

资源分布： 吴茱萸属植物为常绿灌木或小乔木，全世界150余种，分布于亚洲、非洲东部及大洋洲。我国有约20种5变种，主要分布于热带和亚热带，其多生于低海拔向阳的疏林或林缘矿地，除东北北部及西北部少数省区外，各地均有分布。

民间药用： 吴茱萸属植物中的多种供药用。吴茱萸始载于《神农本草经》，为常用温中散寒药，主治厥阴头痛、胸腹胀满、胃腹寒痛、恶心呕吐、阳虚泄泻等症（胡熙明，1996）。中国药典收载吴茱萸［*E. rutaecarpa*（Juss）Benth.］、石虎［*E. rutaecarpa*（Juss）Benth var officinalis（Dode）Huang］和疏毛吴茱萸［*E. rutaecarpa*（Juss）Benth var bodinieri（Dode）Huang］的干燥近成熟果实为中药吴茱萸的正品。味道苦，性热，有小毒。归肝、脾、胃、肾经。能散寒止痛，降逆止呕，助阳止泻。用于厥阴头痛，寒疝腹痛，寒湿脚气，经行腹痛，脘腹胀痛，呕吐吞酸，五更泄泻。

化学成分分析： 该属植物主要的化学成分有生物碱、香豆素、黄酮、萜类、色原烷、酰胺等。近年来国内学者对化学成分和药理作用研究比较多的有：吴茱萸［*E. rutaecarpa*（Juss.）Benth.］、石虎［*E. rutaecarpa*（Juss.）Benth. var. officinalis（Dode）Huang］和疏毛吴茱萸［*E. rutaecarpa*（Juss.）Benth. var. bodinieri（Dode）Huang］3 种。

1. 生物碱类

生物碱是吴茱萸属植物特征次级代谢产物。具体结构类型分为吲哚类生物碱、喹诺酮类生物碱和异喹啉类生物碱三种类型。

1.1 吲哚类生物碱

吲哚类生物碱结构中具有吲哚母核。该类生物碱是吴茱萸属植物中数量最多的一类。根据化合物母核中环的个数不同，吴茱萸属植物中得到的生物碱又可分为具有 A - E 5 个环状结构的"吴茱萸碱型"（I），代表化合物为吴茱萸碱；只有 A - C 3 个环的"卡波林型"（II），代表化合物为 β - 卡波林；只有 A、B 2 个环的"色胺型"（III）如，N - 二甲基 - 5 - 甲氧基色胺；环合的变型生物碱 Fargesine（IV）；C 环形成五元环的"wuzhuyurutine 型"（V），代表化合物 Evodirutine A；吲哚母核保留但 C 环与 D 环开裂的生物碱（VI）如，吴茱萸酰胺（刘蕴秀，1998）（图 6 - 12）。

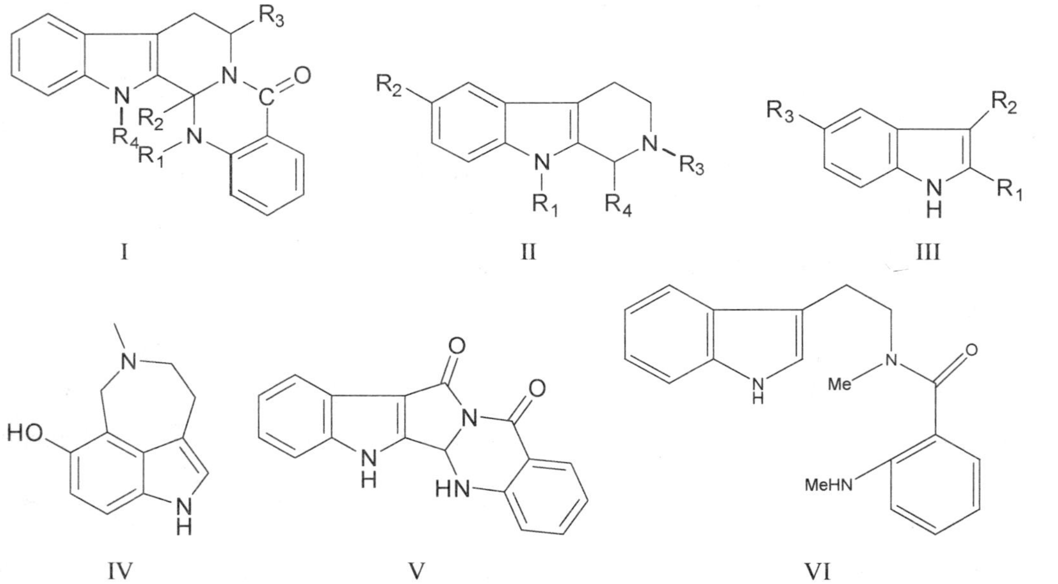

图 6 - 12　吴茱萸属植物中吲哚类生物碱母核

1.2 喹诺酮类生物碱

吴茱萸属植物中的第二类生物碱。该类生物碱包括：喹诺酮型，该骨架有 A、B 两个环，2 位或 4 位被酮羰基取代；呋喃喹啉型，骨架中有 3 个环，其中 1 个是呋喃环；吡喃喹啉型，3 个环中有 1 个吡喃环；吖啶酮型，即喹啉并苯环；以及喹啉环并联了另外 3 个环，且增加 2 个碳原子的"吴茱萸新碱型"（Tschesche & Wernerw，1967；Shinh et al.，1998；Haram et al.，1959）（图 6 - 13）。

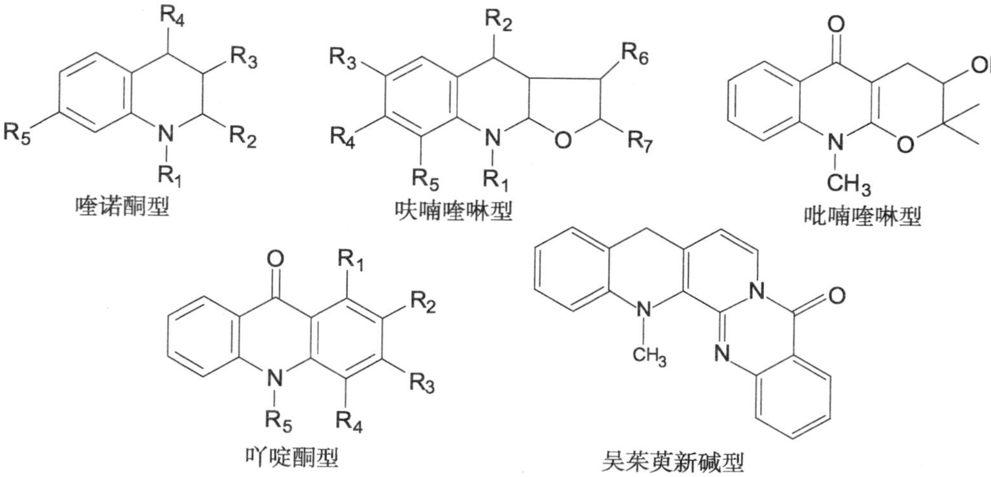

喹诺酮型　　　　　　呋喃喹啉型　　　　　　吡喃喹啉型

吖啶酮型　　　　　　　吴茱萸新碱型

图6-13　吴茱萸属植物中喹诺酮类生物碱母核

1.3 异喹啉生物碱

该类生物碱数量与前二者相比，在吴茱萸属植物中较少，不属于吴茱萸属植物代表性生物碱。已有化合物结构分为异喹啉型、小檗碱型、苄基异喹啉型和苄基异喹啉 8 位与酮羰基环和的变型异喹啉类生物碱（王雅琦等，2010）。

2. 萜类化合物

吴茱萸属植物中的特征萜类化合物为一类具有呋喃环的高度氧化的四环三萜类化合物，也称为柠檬苦素。其结构特点为，三萜的 A 环在 C-3 和 C-4 断开，C-3 氧化为羧基与 19 位羟甲基形成分子内六元内酯环，而 C-1 和 C-4 以分子内醚键形成四氢呋喃环。在三萜的 D 环 17 位边链通过 21 位与 23 位通过分子内醚键产生呋喃环或者四氢呋喃环。通常柠檬苦素三萜多具有上述六个环，但有时 C-3 与 C-4 间会插入酯键形成 1 个七元内酯大环（图6-14）。通常在 B 环的 6、7 位，C 环的 12 位和边链的呋喃环 21、23 位有不同的取代基，衍生出各种柠檬苦素。如，吴茱萸内酯、吴茱萸苦素、格罗苦素 A、吴茱萸内酯醇、石虎柠檬素 A、6α-乙酰氧-5-表柠檬苦素、6β-乙酰氧-5-表柠檬苦素等。另外从吴茱萸属植物中也得到一些倍半萜、二萜等（Goh, et al.，1990；Juh, et al.，2000；Billetd, et al.，1978；Wang, et al.，2005）。

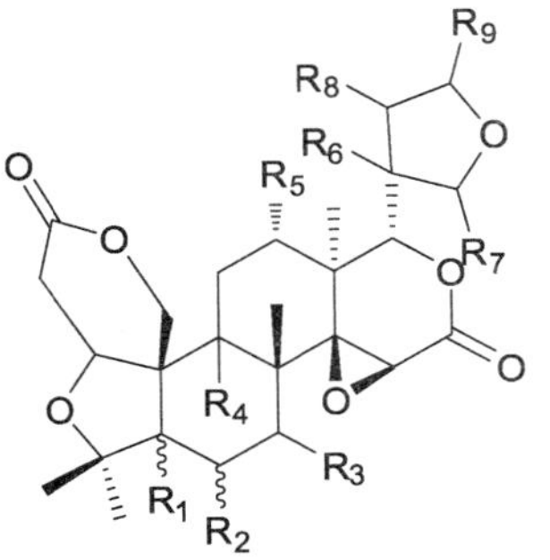

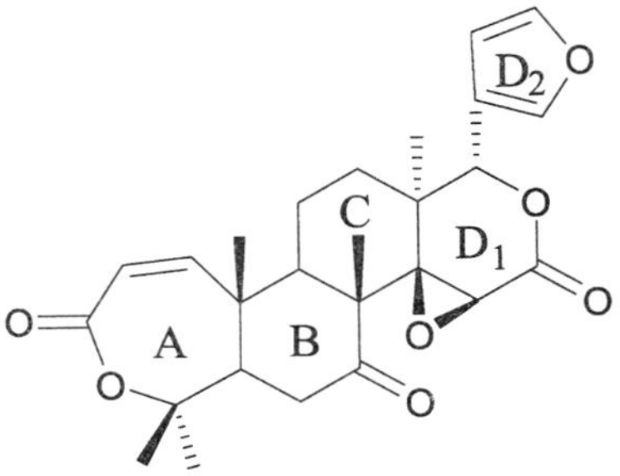

图 6-14　吴茱萸属植物中柠檬苦素类化合物母核

3. 黄酮类化合物及色原烷

吴茱萸属植物中黄酮类化合物多与单糖成苷。苷元结构母体类型有香叶木素、芹菜素、橙皮苷、柑橘素、柠檬黄素、异鼠李素、华良姜素、槲皮素等。此外吴茱萸属植物中还发现了苯并色原酮类化合物，如异吴茱萸酮酚、methylleptol B、Clobanediol 等（Mirhomnyw, et al., 1974; Gleye, et al., 1983; Lig & Zhud, 1998; Arisawa, et al., 1993）。

4. 香豆素类

吴茱萸属植物中分离得到伞形花内酯、奥斯生诺（Lin, et al., 1992）、秦皮素定（Goh, et al., 1990）等简单香豆素。也发现有欧前胡素、佛手柑脑、花椒毒素、花椒毒酚、异茴香内酯、白芷甲素（Gellertm, et al., 1974）、异紫花前胡内酯（Rondest, et al., 1968）等呋喃香豆素。

药理作用

1. 对消化系统的作用

吴茱萸对多种原因引起的实验性胃溃疡都有很强的对抗作用，同时其对胃肠运动具有双向调节作用，即低浓度时兴奋，高浓度时抑制，据推测其可能与直接兴奋 β 受体有关（胡熙明等，1996）。吴茱萸煎剂对消炎痛和乙醇引起溃疡有明显的影响，具有抗盐酸性胃溃疡和消炎痛加乙醇性胃溃疡作用，对接扎幽门性胃溃疡有抑制形成的倾向（郑占虎等，1998，张明发等，1991）。吴茱萸甲醇提取物具有明显的抗水浸应激性溃疡的作用。张明发（1991）研究表明口服 2g/kg 的 50 甲醇提取物，具有抗小鼠水浸应激性溃疡的作用，抑制率达 66.6%。吴茱萸水提物也具有明显的抗水浸应激性溃疡的作用和抗溃疡作用，对盐酸性胃溃疡作用接近甲氰咪呱（张明发等，1991）。吴茱萸水煎剂具有止呕作用，吴茱萸与生姜、大枣和党参组成的吴茱萸汤能显著减少硫酸铜引起的鸽呕吐频率（邱赛红，1988）。Hamasaki et al.（2000）采用小鼠消炎痛模型，对胃部出血点计数，以对照组100%观察药物对溃疡形成的抑制率。小鼠无水乙醇模型，测量胃黏膜损伤长度。小鼠胃肠蠕动实验，测量活性炭在小肠的位置，以活性炭到达位置与贲门的距离与全胃肠之比作为指标。共筛选了3个吲哚碱和10个喹诺酮生物碱。结果，喹诺酮生物碱对无水乙醇引起的溃疡均有不同程度的抑制。吲哚类生物碱对溃疡无抑制作用。

2. 对心血管系统的作用

许青媛（1990，1994）等研究表明吴茱萸水煎剂对血小板凝集及心肌损伤有一定的保护作用，其作用机理可能与血小板、抗凝有关。吴茱萸注射剂有明显的强心作用，且具有强心剂量小、持续时间长、无异丙肾上腺素加快心律的特点。吴茱萸注射剂还具有明显的升高血压的作用，吴茱萸醇－水提取物产生剂量依赖性升压效应和提高隔膜的收缩力，给清醒大鼠腹腔注射也引起升压作用，两侧肾切除、酚妥拉明或心得安都显著降低其升压作用，利血平不改变这种升压作用。吴茱萸水提物具有抗血栓作用，并有明显延长白陶土部分凝血活酶时间及V因子时间的作用。此外，还有报道，吴茱萸汤水煎醇沉法制成的注射液，也具有上述的心血管作用，并能增快微血流流速，改善流态，显著提高晚期失血性休克兔的生存率。提示吴茱萸汤注射对失血后的休克有一定的功效。

3. 对中枢神经系统的作用

给小鼠灌服吴茱萸水煎剂，可明显减少酒石酸锑钾引起的扭体反应次数和延长热板刺激的痛反应潜伏期。静注吴茱萸的10%乙醇提取物，可使兔体温升高，也可提高电刺激兔齿髓引起的口边肌群挛缩的阈值，其作用强度与氨基比林相当。并且其水煎剂在一定浓度下能抵抗或延缓痛觉反应，这一作用可能与生物碱类成分有关（小管卓夫，1986）。

4. 其他作用

吴茱萸热水提取物对大鼠离体子宫由5－羟色胺引起的收缩有拮抗作用。其兴奋子宫成分为去氢吴茱萸碱、吴茱萸次碱和芸香胺。它们的作用可能是通过刺激前列腺素合成产生的（胡熙明等，1996）。吴茱萸煎剂在体外对霍乱弧菌有较强的抑制作用，对绿脓杆菌、金黄色葡萄球菌及一些常见的致病性真菌有一定的抑制作用。其水煎剂、醇和乙醚提取物在体外都能杀灭猪蛔虫等寄生虫（小管卓夫，1986）。吴茱萸汤能改善小鼠脾虚症状，增加免疫器官胸腺的重量，提高小鼠单核巨噬细胞系统吞噬指数，延长小鼠游泳时间，提示本方可增加机体免疫功能（唐映红等，1990）。

参考文献

Arisawa M, Horiuchi T, Hayashi T, et al. 1993. Studies on constituents of Evodia rutaecarpa (Rutaceae). I. Constituents of the leaves [J]. Chem Pharm Bull, 41 (8): 1472 – 1474.

Billetd, Durgeatm, Heitzs, et al. 1978. Diterpenes of Evodia floribunda Baker. III [J]. JChem Res, (3): 110 – 111.

Gellertm, Csedo K, Reisch J, et al. 1974. Furocoumarins and acid amides from the peels of Evodia hupehensis Dode [J]. Acta Pharm Hung, 44: 26 – 31.

Gleye J, Moulis C, Doazan MN. 1983. Plants medicinal set chemical constituents of Evodia madagascariensis [J]. Phytotherapie, 17 (2): 92 – 95.

Goh SH, Chung VC, Sha CK, et al. 1990. Monoterpenoid phloroacetophenones from Evodia latifolia [J]. Phytochemistry, 29 (5): 1704 – 1706.

Haram, Hijikatam, Tsuboia. 1959. Spectral observation of the constituents of Evodia rutaecarpa [J]. Nichidai Igaku Zasshi, 18: 1121 – 1127.

Juh K, Hwang BY, Ahn BT, et al. 2000. Chemical components of Evodia danielliiHems [J]. Saengyak Hakhoechi, 31 (3): 300 – 305.

Lig L, Zhud Y. 1998. Two chromenes from Evodia lepta [J]. Phytochemistry, 48 (6): 1051 – 1054.

Lin LC, Chou CJ, Chen KT, et al. 1992. Studies on the constituents of the flowers and stems of Evodiamerrillii [J]. Chin Pharm J, 44 (2): 125 – 131.

Mirhomnyw, Reisch J, Gellertm, et al. 1974. Flavaprine, a new flavone glycoside from Evodia hupehensis [J]. Acta Physiol Hung, 44: 32 – 35.

Roundest J, Das BC, Ricroch MN. 1968. Madagascan plants III. Constituents of Evodia belahe [J]. Phytoche Mistry, 7 (6): 1019 – 1026.

Shinh K, Do JC, Son JK, et al. 1998. Quinoline alkaloids from the fruits of Evodia officinalis [J]. Planta Med, 64 (8): 764 – 765.

Tschesche R, Wernerw. 1967. Evocarpine, a new alkaloid from Evodia rutaecarpa [J]. Tetrahedron, 23 (4): 1873 – 1881.

Wang JS, Shen YM, Heh P, et al. 2005. Orsesquiterpenoid and sesquiterpenoid glycosides from Evodia austrosinensis [J]. Planta Med, 71 (1): 96 – 98.

胡熙明等. 1996. 中华本草（上册）[M]. 上海：上海科学技术出版社，1026 – 1034.

刘蕴秀，罗淑荣. 1998. 吴茱萸中生物碱成分的研究新进展 [J]. 天然产物研究与开发，12 (1): 87 – 89.

邱赛红. 1988. 吴茱萸汤温胃止呕作用的实验研究 [J]. 中药药理与临床，4 (3): 9.

唐映红，窦昌贵. 1990. 吴茱萸汤治疗脾虚证的实验研究 [J]. 辽宁中医杂志，(10): 43 – 46.

王雅珣，龚慕辛，王智民等. 2010. 吴茱萸属植物化学成分研究概述 [J]. 中国药学杂志，Vol. 145 No19: 641 – 645.

小管卓夫. 1986. 吴茱萸的化学与药理 [J]. 国外医学中医中药分册，8 (1): 19.

许青媛，杨甫昭，陈春梅.1994.吴茱萸温通血脉的药理研究［J］.中药药理与临床，10（2）：35.

许青媛，于利森，张小利等.1990.附子、吴茱萸对实验性血栓形成及凝血系统的影响［J］.西北药学杂志，5（2）：9-11.

张明发，沈雅琴，许青媛.1991.干姜对缺氧和受寒小鼠的影响［J］.中国中药杂志，（3）：23-25.

张明发.1991.吴茱萸温中止痛药理研究［J］.中药材，14（3）：19-27.

紫堇属（*Corydalis*）

科名：罂粟科（Papaveraceae）
属名：紫堇属（*Corydalis*）

资源分布：紫堇属植物为一年生、两年生或多年生草本，或草本状半灌木，无乳汁。全世界约有350种，分布于北温带地区，我国有290种左右，各地均产，自东北至西南的森林地区，尤其是亚高山针叶林带最为集中，但以西南地区为多。原始类型多分布于此生境，并显示向草原、荒漠、特别是高山草甸至流石滩，其生物多样性的发展最为突出（苏志云，1985）。

民间药用：紫堇属植物治疗疾病的历史悠久，其中延胡索（*C. yanhusuo* W. T. Wang）为中国药典（2010）中的正品药材基源植物。其性辛、苦、温，归肝、脾经。具有活血、利气、止痛的功效，用于胸胁、脘腹疼痛，经闭痛经，产后瘀阻，跌扑肿痛。属内齿瓣延胡索（*C. turtschaninovii*）、全叶延胡索（*C. repens*）等地方品种也做延胡索在各地使用（郝近大，1993）。藏医使用的紫堇属植物多达50种、7变种。用于治疗感冒发烧、肝炎、水肿、胃炎、胆囊炎、高血压等多种疾病（张秀峰，1997）。

化学成分分析：该属植物主要的化学成分是生物碱。具体有苯酞类、原小檗碱类、原阿片碱类、苯菲啶类、苄基异喹啉类、阿朴菲类、枯拉灵类、螺苄异喹啉类以及其他类型等9种。近年来国内学者对化学成分和药理作用研究比较多的有灰绿黄堇（*C. adunca* Maxim.）、延胡索（*Corydalis yanhusuo*）、石生黄连（*C. saxicola* Bunting）等。

1. 原阿片碱类

原阿片碱类生物碱在紫堇属中的衍生物数量并不多，但分布广泛。其结构特征为两个异喹啉环并和，共用C-N键，但C-N键进一步断开产生一个十元大环。母核如图6-15Ⅰ所示。代表性化合物为原阿片碱可能是紫堇属植物的共有成分（夏新华等，1992）。

2. 原小檗碱类

原小檗碱类生物碱是紫堇属植物中数量最多的一类生物碱衍生物，分布也较广泛，仅次于原阿片碱类（夏新华等，1992）。与原阿片碱类相比，结构差异在 C – N 键相，分子中共有 4 个六元环。母核如图 6 – 15 Ⅱ所示。代表性化合物有延胡索甲素、延胡素乙素、小檗碱、巴马亭、四氢巴马亭、黄连碱、四氢黄连碱、非洲防己碱、紫堇碱等。

3. 苯酞异喹啉类

苯酞异喹啉类生物碱，是由一个异喹啉母核在 C – 1 位与一个苯并呋喃单元构成，母核如图 6 – 15 中Ⅲ所示。代表性化合物如荷包牡丹碱、腐生紫堇碱 A 等（郑建芳和秦民坚，2007）。

4. 苯菲啶类

苯菲啶类生物碱数量较多，在紫堇属植物中有一定的分布。在异喹啉母核的 C – 3、C – 4 位并联一个四氢菲结构。如图 6 – 15 中Ⅳ所示。代表性化合物有二氢血根碱衍生物（Koul, et al., 2002）、紫堇灵、乙酰紫堇灵、紫堇洛星碱、6 – 氧紫堇醇灵碱、12 – hydroxynoloxine（Kim, et al., 2000a）。

5. 阿朴菲类

阿朴菲类生物碱，在异喹啉的母核 C – 1 位和 C – 8 位并联一个四氢菲。母核如图 6 – 15 中 V 所示，代表化合物有异波尔定碱、球紫堇碱（Denisenko, et al., 1991）。

6. 苄基异喹啉类

苄基异喹啉类生物碱，在异喹啉母核 C – 1 位连接一个苄基单元。结构如图 6 – 15 中Ⅶ所示。代表化合物 coryximine、d – norjuziphine 等（夏新华等，1992）。

7. 枯拉灵类

当苄基异喹啉类生物碱的 C – 8 位连接羟基，同时与苄基的邻位羟基脱水生成分子内醚键便形成了枯拉灵类生物碱。结构如图 6 – 15 中Ⅵ所示，代表化合物有枯拉灵、枯拉辛、henderine、西贝母碱、oxocularine 等（夏新华等，1992）。

8. 螺苄异喹啉类

螺苄异喹啉类生物碱，以异喹啉的 C – 1 位生成螺环衍生物。结构如图 6 – 15 中Ⅷ所示。代表化合物有异黄紫堇碱、corysolidine（Kim & Shin, 2000b）等。

9. 其他类型生物碱

在紫堇属植物中，还发现了黄堇碱、清风藤碱、刻叶紫堇胺等（夏新华等，1992）其他类型生物碱。

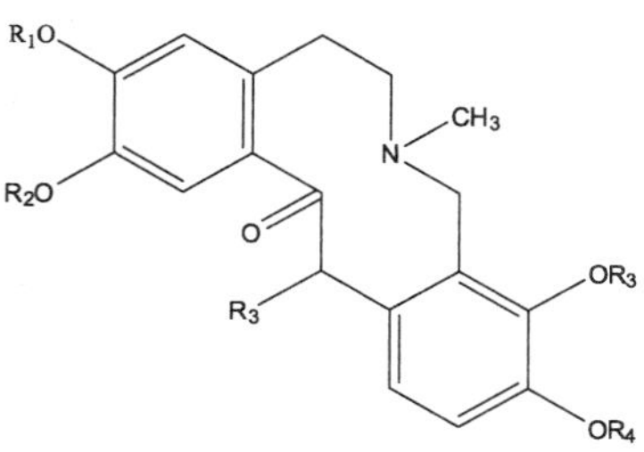

I

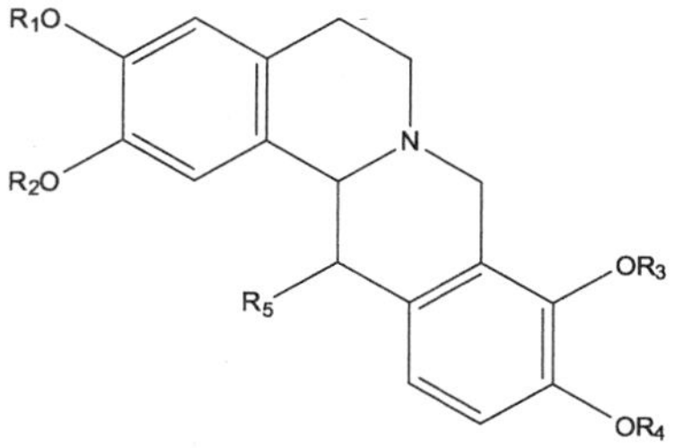

II

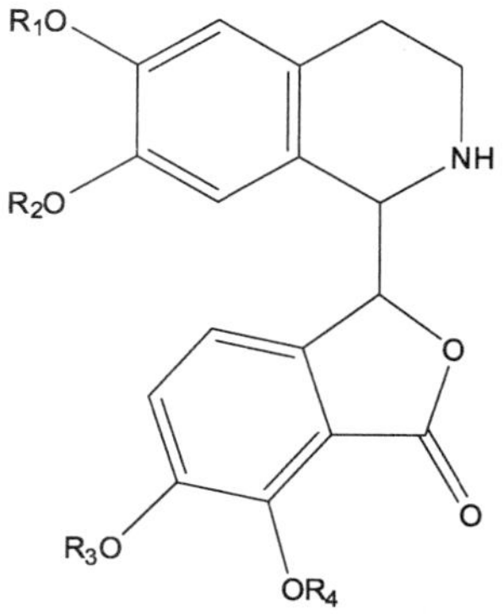

III

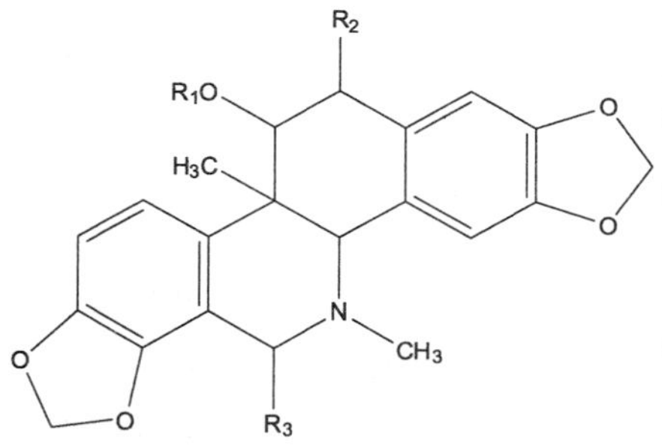

IV

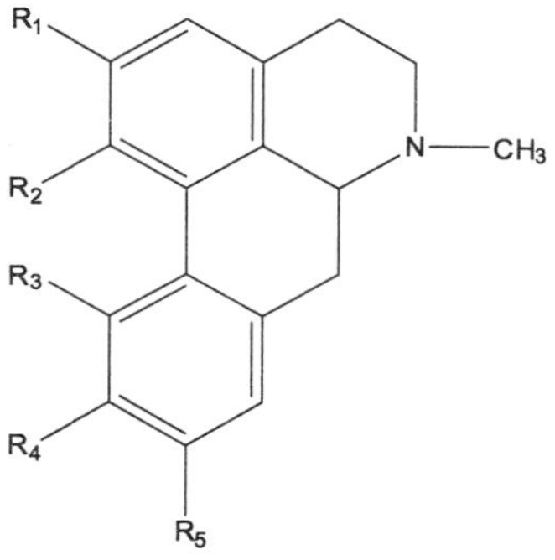

V

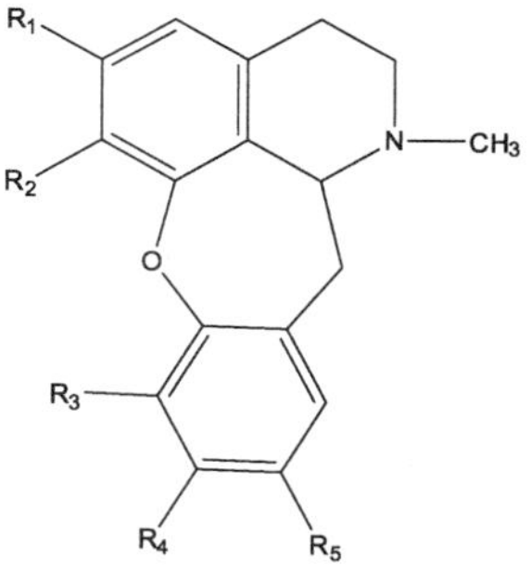

VI

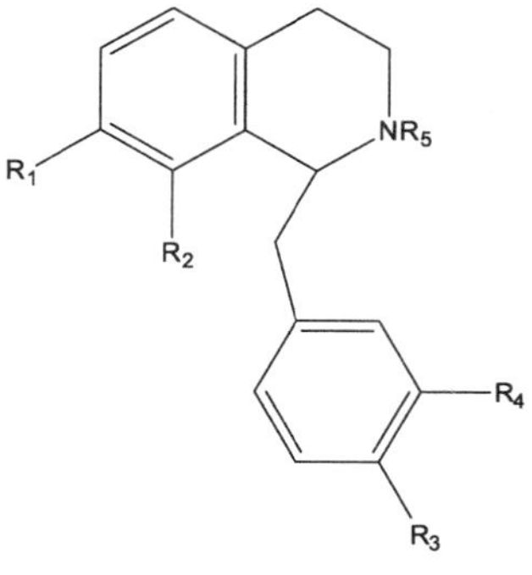

VII

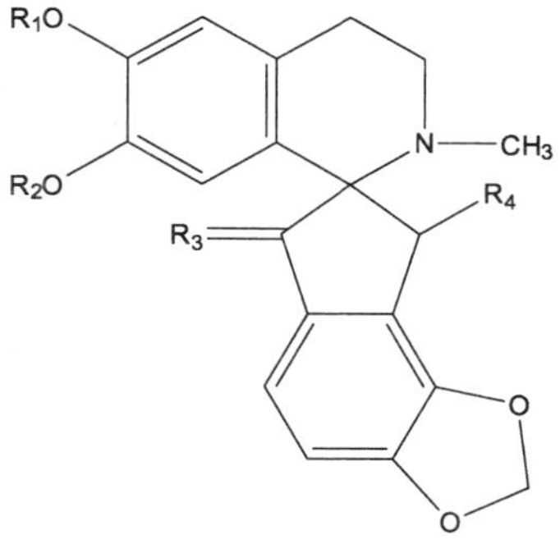

VIII

图 **6 – 15**　紫堇属植物中主要的生物碱类化合物母核

药理作用

1. 对心血管系统的作用

蒋丽萍等（2001）探讨了原阿片碱对心血管的作用，表明其能显著提高小鼠耐缺氧能力，生存时间明显大于生理盐水对照组。原阿片碱增强小鼠耐缺氧能力可能是通过增加心、脑等重要器官供血供氧来实现的，并且原阿片碱对小鼠耐缺氧作用的影响与夏天无总碱（COAMTA）相似。

Chen et al.（2001）从紫堇属植物中分离到的刻叶紫堇胺、金黄紫堇碱、原阿片碱等有抗血小板凝集的作用。赵昕等（2003）报道紫堇属中提取的去氢紫堇碱（DHC）在正常氧、低氧条件下均能阻止心肌细胞内钙超载，可提高心肌细胞的自我保护作用。国外研究者发现，四氢巴马亭可作用于多巴胺受体或 5 - HT 受体而使血压下降、心搏迟缓（Chueh，1995；Lin et al.，1996）。马国义等（1995；1996；）、Ko F N 等（1992）和 Song et al.（2000）分别报道原阿片碱能够抑制 ADP、胶原、花生四烯酸和烙铁头蛇毒血小板凝集素（TMVA）诱导的兔血小板凝集，影响血小板生物活性物质的释放，具有保护血小板内部超微结构的作用，并具有抗高血压、抗心律失常作用，其作用机制可能与其阻止 Ca^{2+} 内流有关。陆泽安等报道原阿片碱对 8 种心率失常动物实验模型均有心脏保护作用（陆泽安等，1995）。伏生紫堇 *C. decumbens* 氯仿提取物可降低培养的心肌细胞搏动速率，增加搏动幅度。从中分得的藤荷包牡丹定碱、（+）- egenine、紫堇米定碱对心肌细胞的节律收缩都有不同程度的影响（Kadota et al.，1996）。吴信娴等（1994）的实验表明，异紫堇定对失血性休克恒河猴及家兔具有升高动脉血压、舒张肠系膜微动脉和微静脉及加快血流速度、增加器官血流量、延长失血性休克动物存活期等抗休克作用。曹跃华等（1998）先造成家兔急性失血性休克模型，然后测异紫堇定抗休克条件下对血浆 MDA 及红细胞膜脂质流动性的影响，结果发现果异紫堇定可增加休克时红细胞膜脂质的流动性，使其维持在正常水平。

胡辅等（1989）用猕猴造成实验性失血性休克模型，研究了异紫堇定抗失血性休克的机制。研究发现，异紫堇定能增强猕猴的耳垂微动脉搏动，增加股动脉舒张压、收缩压和血流量，可明显改善猕猴的休克状态。

张桂清等（2001）造成了家犬动物模型，利用单相动作电位（MAP）技术研究了四氢巴马汀在整体条件下对家犬心室肌 MAP 时程的使用依赖性。结果表明，THP 在整体条件下无逆向使用依赖性，并且可以减少心肌电异质状态作用，对于防止药物致心律失常的发生有明显的作用。

2. 对平滑肌的作用

侯天德等（2004）制备了家兔的离体主动脉肌条，加入去甲肾上腺素可使肌条的收缩加强，在此基础上加入灰绿黄堇的总碱能明显减弱去甲肾上腺素的收缩效应，单独加入灰绿黄堇总碱对离体血管则没有收缩效应。异紫堇啡碱对于去甲肾上腺素所引起的血管平滑肌细胞内游离钙增高有明显的抑制作用。

黄跃华等研究结果表明，原阿片碱有抗睫状肌痉挛、松弛平滑肌的作用，能抑制高钾引起的豚鼠回肠、结肠带和兔主动脉、门静脉、肠系膜动脉的收缩，以及去甲肾上腺素（NE）引起的兔主动脉、门静脉、肠系膜动脉的收缩，且抑制 NE 和高钾的作用无选择性。付彦君等（2001）报道了去氢紫堇碱对大鼠离体胸主动脉环因 NE、KC1、CaCl$_2$ 诱导发生的收缩反应均呈非竞争性拮抗作用，且去氢紫堇碱的松弛作用与血管内皮细胞无关。Boegge et al.（1996）研究了黄紫堇粗提物对乙酰胆碱引起的大鼠离体回肠平滑肌收缩的影响，结果其解痉活性达 45%，提取物中的黄连碱、咖啡酰苹果酸解痉活性分别为 16.5% 和 6.9%。

3. 保肝作用

紫堇灵、乙酰紫堇灵及原阿片碱的结构中均有两个次甲二氧基基团，据以往文献报道，此基团对小鼠实验性肝损伤有保护作用。

魏怀玲等（1997）报道了紫堇灵、乙酰紫堇灵和原阿片碱对 CC1$_4$、硫代乙酰胺、扑热息痛造成的小鼠肝损伤均有肝保护作用，研究发现，三种生物碱均可使肝损伤小鼠的血清谷丙转氨酶（SGPT）降低，能够抑制由四氯化碳诱导的肝微粒体脂质过氧化产物及四氯化碳转化为 CO 的生成量，并且可显著提高肝微粒体细胞色素 P450 含量及依赖 P450 的有关酶活性。三种生物碱中，乙酰紫堇灵较紫堇灵和原阿片碱作用强。

4. 其他药理活性

杨敬格等（1991）报道地丁紫堇总生物碱能显著抑制小鼠的外观行为和自发活动，拮抗去氧化麻黄碱的兴奋作用，并能增强戊巴比妥钠及水合氯醛对中枢神经系统的抑制作用，故有镇静、催眠功效。同时也观察到地丁紫堇总生物碱大剂量可对抗戊四氮的致惊厥作用，与阈下剂量的士的宁合用则呈协同作用。

邓湘平等（2003）用东莨菪碱和 D - 半乳糖对大鼠造成记忆获得障碍，在给予夏天无总生物碱后，采用"Y"型电迷宫和 Morris 水迷宫进行行为学检测，结果表明，夏天无总碱对于以上两种物质所致的记忆获得障碍大鼠的学习记忆能力有明显的改善作用。陈钦铭等（1984）探讨了西伯利亚紫堇、埃紫堇、条裂紫堇提取物在体外培养中杀灭细粒棘球绦虫原头蚴的作用，表明三种紫堇提取物能有效地抑制原头蚴的发育，抑制原头蚴的感染能力等。张莉等（2007）探究了灰绿黄堇生物总碱（ACAM）的抗炎镇痛作用，发现 ACAM 能抑制二甲苯所致小鼠耳肿胀、琼脂所致小鼠足肿胀，并能抑制大鼠海绵肉芽肿，具有抗炎作用。同时 ACAM 能减少冰醋酸所致小鼠扭体反应的次数和增加痛阈值，具有镇痛作用。苦地丁粗粉混悬液及水煎液对新鲜鸡蛋清和二甲苯所致的大鼠急性炎症均有明显的抗炎作用，并对小鼠热板法和冰醋酸所致的扭体实验有抑制作用（王廷慧等，1997）。

参考文献

Boegge SC，Kesper S，Verspohl EJ，et al. 1996. Reduction of Ach－induced contraction of ratisolated ileum by coptisine，（＋）－caffeoylmalic acid，Chelidonium majus，and Corydalis lutea extracts. Planta Med，62（2）：173－174.

Chen JJ，Chang Y L，Teng C M，et al. A new tetrahydroprotoberberine N—oxide alkaloid and anti—platelet aggregation constituents of Corydalis tashiroi［J］. Planta Med，2001，67（5）：423－427.

Chueh FY，Hsieh MT，Chen CF，et al. 1995. DL tetrahydropalmatine produced hypotension and bradycardia in rats through the inhibition of central nervous dopaminergic mechanisms. Pharmacology，51（4）：237－244.

Denisenko ON，Israilov IA，Yunusov MS. 1991. Alkaloids of Corydalls caucasica［J］. Khim Prir Soedin，（3）：439－440.

Kadota S，Sun X L，BasnetP，et al. 1996. Effects of alkaloids from Corydalis decumbens on contraction and electrophysiology of cardiacm yocytes. PhytotherRes，10（1）：18－22.

Kim DK，Shin TY. 2000b. Spirobenzylisoquinoline alkaloids from Corydalis ochotensis［J］. Arch Pharm Res，23（5）：459－460.

Kim DK，Eun JS，Shin TY，et al. 2000a. Benzo phenanthridine alkaloids from Corydalis incisa［J］. Arch Pharm Res，23（6）：589－591.

Ko FN，Wu TS，Lu ST，et al. Ca^{2+}－channel blockade in rat thoracic aorta by protopine isolated from Corydalis Tubers［J］. Jpn J Pharmacol，1992，58（1）：1－9.

Koul S，Razdan T K，Andotra CS，et al. 2002. Benzo phenanthridine alkaloids from Corydalis flabellata［J］. Planta Med，68（3）：262－265.

Lin MT，Chueh FY，Hsieh MT，et al. 1996. Antihypertensive effects of DL—tetrahydropalmatine：an active principle isolated from Corydalis［J］. Clin Exp Pharmacol Physiol23（8）：738－742.

Song L S，Ren G J，Chen Z L，et al. 2000. Electrophysiological effectsofprotopine in cardiac myocytes：inhibition ofmultiple cationchannelcurrents. BrJPharmacol，129（5）：893－900.

曹跃华，杨映宁，熊文昌等. 1998. 异紫堇定抗失血性休克条件下脂质过氧化及细胞膜脂流动性的改变［J］. 中医药研究，14（4）：47－49.

陈钦铭，叶子聪，许子俊等. 1984. 藏药紫堇抗细粒棘球绦虫原头蚴的作用［J］. 青海医药，（4）：24－27.

邓湘平，顾振纶，谢梅林. 2003. 夏天无总生物碱对东莨菪碱及D－半乳糖所致大鼠学习记忆障碍的影响［J］. 中草药，34（4）：350－351.

付彦君，尤春来，张效禹等. 2001. 去氢紫堇碱对大鼠离体胸主动脉平滑肌的作用［J］. 中国药理学与毒理学杂志，15（5）：326－329.

郝近大. 1993. 延胡索古今用药品种的连续与变迁［J］. 中国中药杂志，18（1）：7.

侯天德，刘阿萍，张继等. 2004. 紫堇总生物碱对血压和离体主动脉平滑肌张力的影响［J］. 西北师范大学学报（自然科学版），40（4）：71－73.

胡辅，孙慧兰，周定帮等.1989.异紫堇定抗猕猴失血性休克的实验研究［J］.昆明医学院学报，10（1）：29－32.

黄跃华，张子昭，蒋家雄.1991.普罗托品松弛平滑肌的作用［J］.中国药理学报，12（1）：16－19.

蒋丽萍，陈晓媛，俞晓春等.2001.普托品的心血管作用研究［J］.江西医学院学报，41（3）：22－24.

陆泽安，王德成，陈植和等.1995.普鲁托品的抗实验性心律失常作用［J］.中国药学杂志，30（2）：81－84.

马国义，张子昭，陈植和.1994.普罗托品对家兔血小板功能的影响［J］.中国药理学报，15（4）：367－371.

马国义，张子昭，陈植和.1995.普罗托品对家兔血小板超微结构的影响［J］.昆明医学院学报，16（4）：1－4.

苏志云.1985.中国的紫荃属延胡索亚属的分类分布演化趋势及其用途［J］.云南植物研究，7（3）253.

王廷慧，赵润芝，陈兵等.1997.苦地丁抗炎、镇痛作用的实验研究［J］.延安大学学报（自然科学版），16（4）：81－84.

魏怀玲，刘耕陶.1997.紫堇灵、乙酰紫堇灵及原鸦片碱对小鼠实验性肝损伤的保护作用［J］.药学学报，32（5）：331－336.

吴信娴，周定邦，吴晓芳等.1994.右旋异可利定对失血性休克家兔肠系膜微循环的影响［J］.昆明医学院学报，15（1）：44－47.

夏新华，王宪楷，赵同芳.1992.紫堇属植物生物碱成分的研究概况［J］.中国药学杂志，27（8）：460－464.

杨敬格，袁惠南，车璨等.1991.地丁紫堇对中枢神经作用的实验研究［J］.赣南医学院学报，11（4）：198－201.

张桂清，曾秋棠，曹林生等.2001.四氢巴马汀对家犬心室肌单相动作电位时程使用依赖性的研究［J］.临床心血管病杂志，17（7）：315－317.

张莉，张芳，王继生等.2007.灰绿黄堇生物总碱抗炎镇痛作用的研究［J］.中国药房，18（12）：888－889.

张秀峰，王水潮.1997.青海紫堇属药用植物资源调查与开发利用［J］.时珍国药研究，8（6）：547－548.

赵昕，汤浩，王亚杰等.2003.脱氢紫堇碱对正常和低氧豚鼠心肌细胞内钙的影响［J］.中国应用生理学杂志，19（3）：222－225.

郑建芳，秦民坚.2007.紫堇属植物生物碱类化学成分与药理作用［J］.国外医药·植物药分册，22（2）：55.

第七章　东北民族地区（黑龙江、吉林、辽宁）药用植物化学成分与药理作用

东北地区包括黑龙江、吉林、辽宁三个省，面积147万平方公里。区内主要的少数民族是满族和朝鲜族，此外还有回族、赫哲族、鄂温克族、鄂伦春族、达斡尔族。

东北地区是我国纬度最高、气候最冷的一个自然区域。本区属寒温带、温带季风气候，基本特征是冬季寒冷而漫长；夏季温暖、湿润而短促；春季多大风，地表干燥而多风沙天气；秋季风速较春季小，可形成持续数日之久的晴朗而温暖的天气。降水集中在夏季，大部分地区年降水量为400—700mm，但长白山地区东南侧可达1000mm。全区分布较广的地带性土壤有寒温带的漂灰土、温带的暗棕壤、黑土和黑钙土。

东北森林植被以针叶林与针阔叶混交林为主，植物种类不够丰富，林下灌木和草本植物茂盛。区内维管束植物约2670种，约占全国总数的1/10。虽然树木种类少，但数量多，是我国森林面积最大的区域。其中黑龙江省药用植物约1200种；吉林省药用植物1412种。

本章选取东北地区产量丰富、分布广泛的5属药用植物，对其资源分布、民间用途、化学成分分析及药理作用进行论述。

黄芪属（*Astragalus*）

科名：豆科（Leguminosae）
属名：黄芪属（*Astragalus*）

资源分布：黄芪属植物为一年生或多年生具茎或无茎草本、半灌木或稀灌木。全世界约有1600多种，主要分布于除大洋洲外的世界亚热带和温带地区。我国有130种左右，主产于东北，经北部、西北而至西南，可入药者有10种左右（陈聪颖等，2001）。如，乌拉特黄芪（*A. hoantchy* Franch）、背扁黄芪（*A. complanatus*）、川西黄芪（*A. craibianus*）、秦岭黄芪（*A. henryi*）、紫花黄芪（*A. purdomii*）、梭果黄芪（*A. ernestii*）、蒙古黄芪（*A. membranaceus* var. mongholicus）、金翼黄芪（*A. chrysopterus*）、岩生黄芪（*A. lithophilus*）、多花黄芪（*A. floridus*）等。此外属内多种也作为优良牧草，

如单叶黄芪（*A. efdiolatus*）、糙叶黄芪（*A. scaberrimus*），也有紫云英（*A. sinicus*）等很多种为毒草。

民间用途：黄芪是一味常用中药，具有补气固表、利尿排毒、排脓、敛疮生肌之功效（单俊杰等，2000）。《神农本草经》记载：黄芪，甘，微温。归肺、脾经。临床用于气虚乏力、食少便溏、中气下陷、久泻脱肛、便血崩漏、表虚自汗、气虚水肿、痈疽难溃、久溃不敛、血虚萎黄、内热消渴、慢性肾炎蛋白尿、糖尿病等（臧文华和唐德才，2012）。中国药典（2010）规定蒙古黄芪［*A. membranaceus*（Fisch）Bge. var. mongholicus（Bge.）Hsiao］或黄芪［*A. membranaceus*（Fisch.）Bge.］的干燥根为黄芪药材的正品。

化学成分分析：黄芪属植物的化学成分主要是皂苷类、黄酮类和多糖类，还含有酯、有机脂肪酸、醇、醛、烷类等化合物。近年来研究的该属植物主要有：多花黄芪（*A. floridus*）、蒙古黄芪（*A. membranaceus* mongholicus）、梭果黄芪（*A. ernestii*）、斜茎黄芪（*A. adsurgens*）、金翼黄芪（*A. chrysopterus*）等。

1. 皂苷类

皂苷类是黄芪属植物中重要的一类次生代谢产物（林琦等，2002）。目前从该属植物中发现的皂苷苷元分为环阿屯烷四环三萜型和齐墩果烷五环三萜型两种。黄芪属皂苷苷元以环阿屯烷骨架最常见（图7-1）。该类型具有C-9，C-10环丙烷的结构特征，母核中A/B，B/C，C/D环为反，顺，反式。一般骨架C-17的侧链会形成呋喃环或吡喃环，侧链也会与骨架上C-16位形成吡喃环或螺环，同时骨架上C-3、C-6和C-16位通常有羟基取代。并且通过这些羟基与葡萄糖、木糖、阿拉伯糖和鼠李糖等单糖形成皂苷。目前已发现这种类型的皂苷超过百种。例如，从该属中得到的asernestioside A和B（Gan et al.，1986），Cycloastrasieversianin系列皂苷（潘飞，1995），sieberosideI和II（Verotta et al.，1998），以及Astraverrucin系列皂苷（Pistelli et al，1998；1997）。

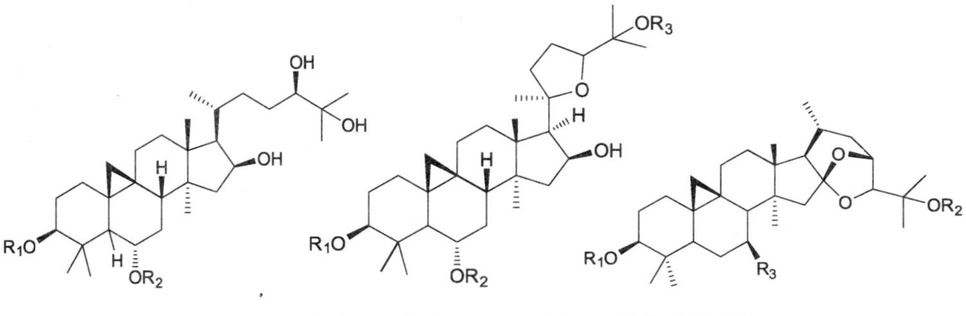

图7-1 黄芪属植物中的环阿屯烷型三萜化合物母核

2. 黄酮及其苷类

已从黄芪及其同属近缘植物中分离出超过百余种黄酮化合物，分别属于黄酮烷、异黄酮、黄酮、黄酮醇4种母核结构。代表化合物如熊竹素、山奈酚、槲皮素、槲皮素－3－葡萄糖甙、异鼠李素、鼠李柠檬素、芒柄花素、毛蕊异黄酮等（赵明等，2002；田宏印，1996）。

3. 黄芪多糖

多糖也是黄芪的一类重要的化学成分（温燕梅，2006），其结构组成显示主要为葡聚糖和杂多糖。其中葡聚糖又分为水溶性葡聚糖和水不溶性葡聚糖，分别是 α－（1→4）（1→6）葡聚糖和 α－（1→4）葡聚糖。黄芪中所含的杂多糖多为水溶性酸性杂多糖，主要由葡萄糖、鼠李糖、阿拉伯糖和半乳糖组成，少量含有糖醛酸，由半乳糖醛酸和葡萄糖醛酸组成，而有些杂多糖仅由葡萄糖和阿拉伯糖组成。例如，黄芪多糖。黄乔书等（1982）从蒙古黄芪的水提取液中分离到2种葡聚糖 AG－1、AG－2 及2种杂多糖 AH－1、AH－2。上海药物研究所从蒙古黄芪中分离到3种多糖：黄芪多糖Ⅰ、Ⅱ、Ⅲ，多糖Ⅱ、Ⅲ均为葡聚糖（Calis et al.，1999）。

药理作用

1. 对免疫系统的调节作用

黄芪可促进非特异性免疫和体液免疫的功能。促进非特异性免疫主要是通过促进淋巴结 B 细胞增殖分化和浆细胞抗体的形成来实现（王立云，1999）。黄芪多糖明显增强巨噬细胞吞噬发光强度并抑制 PGE_2 的释放，但进一步促进 TNF 的释放。促进体液免疫的功能可能是由于部分地降低了抑制性 T 细胞活性的结果。黄芪对正常机体的抗体生成功能有明显的促进作用，支气管炎、慢性肾炎等慢性感染性疾病患者注射黄芪20d后，血液中的免疫球蛋白 IgG，IgA，IgM 的含量明显升高，可使感冒易感者鼻腔分泌物中的呼吸道黏膜的主要保护性抗体 IgA 含量明显升高，还可使肝炎患者的总补体（CH50）和分补体（c3）明显升高（刘玉莲和杨从忠，2004）。宁康健等（2005）实验证实，黄芪多糖能改善单核巨噬细胞的功能，增强巨噬细胞的吞噬作用，提高自然杀伤细胞（NK）的活性。黄芪不同剂量、不同给药途径均可不同程度地增强小鼠腹腔内巨噬细胞的吞噬功能。黄芪能增强树突状细胞的功能，运用肿瘤抗原多肽致敏的树突细胞治疗肿瘤的同时，若联合应用黄芪注射液能更有效地协同诱导荷瘤宿主产生肿瘤抗原特异性的细胞毒性 T 细胞（Shao et al.，2006）。焦艳（1999）应用黄芪茎叶总黄酮对小鼠免疫功能的影响实验，结果表明 FAN 可明显提高免疫受抑小鼠的 T 细胞总数，并调整 T 细胞亚群紊乱，使其接近正常值，说明 FAN 不仅有免疫增强作用，亦有免疫调节作用。

2. 对循环系统的作用

陈晓春和薛茜（2004）实验表明黄芪具有强心、降压、保护血液系统造血功能的作用，且黄芪能显著抑制脑缺血再灌注大鼠脑组织 MDA 含量的升高和提高 SOD 活性，清除氧自由基，并从超微结构上证实其对膜性结构尚有一定保护作用。另外，阎维维和康毅（2002）实验表明黄芪注射液能明显减少大鼠 CEC 的数量，提示黄芪可能有保护内皮细胞的作用。王艳芳等（2004）研究发现膜荚黄芪中的黄芪皂甙Ⅱ、Ⅲ、Ⅳ等皂甙类及芒柄花素、毛蕊异黄酮等异黄酮类化合物对孵化红细胞变形能力有明显的改善作用，这可能是膜荚黄芪改善血液流变学指标的重要机理，黄芪对人红细胞膜作用的一个重要环节，可能是保护人红细胞膜免受自由基的攻击。郭琰等（2007）实验证明黄芪具有明显的增强心肌收缩力的作用，其主要活性成分为黄芪皂苷，已分离并证明黄芪皂苷Ⅳ是正性肌力作用的有效成分。徐旭和汤立达（2003）实验发现黄芪皂苷可显著延长电刺激大鼠颈总动脉形成血栓的时间，并能抑制血小板聚集，提高前列环素和氧化氮水平，降低血栓素 A/前列环素比例。说明黄芪皂苷具有显著抗血栓形成的作用。

3. 抗肿瘤作用

黄天风（2007）实验表明，黄芪能够抑制低淋巴转移小鼠肿瘤生长，增加免疫器官重量，促进体内 IL-2 的产生，提高小鼠单核吞噬细胞功能，说明黄芪作为生物诱导剂能够增强荷瘤小鼠的免疫功能，从而起到抗肿瘤作用。许杜娟和陈敏珠（2006）通过体外抑瘤实验证明：黄芪总提取物对人肝癌细胞和人宫颈肿瘤细胞有明显的抑制作用，提示黄芪总提取物不仅在整体水平有抑瘤作用，而且对癌细胞有直接的抑制作用。

4. 其他作用

凌洪锋等（2005）实验表明，黄芪多糖显著提高了血超氧化物歧化酶、过氧化氢酶及谷胱甘肽—过氧化物酶活力，降低了血浆、脑匀浆及肝匀浆中过氧化脂质水平，说明了黄芪多糖有较好的抗氧化作用，从而起到抗衰老作用。王要军等（2000）用四氯化碳诱导大鼠肝纤维化模型，观察黄芪对血清透明质酸、肝组织纤维化评分及细胞间黏附分子 -1 表达的影响，结果发现黄芪组肝组织纤维化评分及血清 HA 明显低于模型组，肝组织中 ICAM-1 阳性细胞数也明显减少，表明黄芪有良好的抗肝纤维化作用。白友为（2004）研究发现黄芪注射液通过免疫调节、促进蛋白合成、抗凝、促纤溶、降脂等作用，能有效地提高原发性肾病综合征的疗效，降低蛋白尿，提高血浆白蛋白，降低胆固醇及三酰甘油，从而达到缓解肾病综合征，减轻激素不良反应，改善肾组织病理，减轻炎症细胞对肾脏的损害，从而达到明显的对肾脏保护作用。黄芪对痢疾杆菌、肺炎双球菌、溶血性链球菌 A、B、C 及金黄色、柠檬色、白色葡萄球菌等均有抑制作用。

另外赵文和任永风（2001）实验表明，新疆黄芪、山西黄芪100%水煎剂对实验用流感病毒毒株有一定程度的直接抑制作用。王艳芳等（2004）的动物试验表明，黄芪多糖能明显增强小鼠的抗疲劳机能和增强小鼠耐低温、高温的机能。

参考文献

Calis I，Yusufoglu H，Zerbe O，et al. 1999. Cephalotoside A：a tridesmosidic cycloartane type glycoside from Astragalus cephalotes var. brevicalyx ［J］. Phytochemistry，50（5）：843 – 847.

Gan LX，Han XB，Chen YQ. 1986. Astrasieversianins IX，XI and XV，cycloartane derived saponins from Astragalus sieversianus ［J］. Phytochemistry，25（6）：1437 – 1441.

Pistelli L，Pardossi S，Bertoli A，et al. 1998. Cicloastragenol glycosides from Astragalu verrucosus ［J］. Phytochemistry，49（8）：2467 – 2471.

Pistelli L，Pardossi S，Flamini G，et al. 1997. Three cycloastragenol glucosides from Astragalu verrucosus ［J］. Phytochemistry，45（3）：585 – 587.

Shao P，Zhao LH，Zhi – Chen，et al. 2006. Regulation on maturation and function of dendritic cells by Astragalus mongholicus polysaccha rides ［J］. 1ntlmmmunopharmacol，6（7）：1161 – 1166.

Verotta L，Tato M，El – Sebakhy NA，et al. 1998. Cycloartane triterpene glycosides from Astragalus sieberi ［J］. Phytochemistry，48（8）：1403 – 1409.

Zhao CQ. 2000. 太白岩黄芪中的黄酮类成分（英）［J］. 国外医学中医中药分册，22（6）：355.

白友为. 2004. 黄芪注射液治疗原发性肾病综合征的疗效观察 ［J］. 安徽医学，25（4）：299 – 300.

陈聪颖，陆阳，陈泽乃. 2001. 内蒙古黄芪的研究概况 ［J］. 中草药，32（6）：567 – 572.

陈晓春，薛茜. 2004. 大鼠脑缺血再灌注损伤及黄芪对脑细胞保护作用的实验研究 ［J］. 陕西医学杂志，33（11）：974 – 976.

单俊杰，王顺春，刘涤等. 2000. 黄芪多糖的化学和药理研究进展 ［J］. 上海中医大学学报，14（3）：62 – 65.

郭琰，魏玉苗，刘淑霞. 2007. 黄芪在脑血管疾病中的应用研究进展 ［J］. 山西中医，23（1）：72 – 74.

韩燕. 2003. 中药黄芪的研究概况 ［J］. 河南中医学院学报，6（18）：86 – 88.

黄乔书，吕归宝，李雅臣等. 1982. 黄芪多糖研究 ［J］. 药学学报，17（3）：200 – 207.

黄天风. 2007. 黄芪的抗肿瘤作用及其免疫学机制的实验研究 ［J］. 中华临床医学研究杂志，13（4）：431 – 432.

焦艳. 1999. 膜荚黄芪茎叶总黄酮对小鼠细胞免疫功能的影响 ［J］. 中国中西医结合杂志，19（6）：356 – 357.

林琦，陆阳，陈泽乃. 2002. 黄芪属植物皂甙类成分研究进展 ［J］. 国外医药植物药分册，17（4）：143 – 145.

凌洪锋，苏丹，曹洋. 2005. 黄芪多糖抗氧化作用研究 ［J］. 医学理论与实践，18（8）：872 – 874.

刘玉莲，杨从忠．2004．黄芪药理作用概述［J］．中国药业，13（10）：79．

宁康健，阮样春，吕锦芳．2005．黄芪对小鼠腹腔巨噬细胞吞噬能力的影响［J］．中国中药杂志，30（21）：1670－1672．

潘飞，冯年秀，张颖．1995．黄芪研究的概况［J］．国外医药·植物药分册，10（3）：110－115．

田宏印．1996．黄芪化学研究及其有效成分［J］．云南民族学院学报（自然科学版），（5）：75－79．

王立云．1999．黄芪的化学成分及其药理作用［J］．中国乡村医生杂志，15（10）：4．

王艳芳，鲍建材，郑友兰等．2004．黄芪的研究概况［J］．人参研究，1：10－16．

王要军，权启镇，孙自勤．2000．黄芪对实验性肝纤维化组织CAM－1表达影响的免疫组化研究［J］．中国临床药理学与治疗学，5（1）：49－51．

温燕梅．2006．黄芪的化学成分研究进展［J］．中成药，28（6）：879－883．

徐旭，汤立达．2003．黄芪的心血管药理作用研究进展［J］．中国新药杂志，12（11）：899－901．

许杜娟，陈敏珠．2006．黄芪总提物抗肿瘤作用及其机制研究［J］．中华中医药杂志，21（12）：771－772．

阎维维，康毅．2002．黄芪注射液保护血管内皮细胞的实验研究［J］．天津医科大学学报，8（3）：320－321．

臧文华，唐德才．2012．黄芪多糖抗肿瘤作用的基础研究进展［A］；2012第五届全国临床中药学学术研讨会论文集［C］．

赵明，段金廒，黄文哲等．2002．贺兰山黄芪的化学成分研究［J］．中国药科大学学报，33（4）：274－276．

赵文，任永风．2001．新疆黄芪抗病毒作用研究［J］．中国药学杂志，36（1）：23－25．

人参属（*Panax*）

科名：五加科（Araliaceae）

属名：人参属（*Panax*）

资源分布： 人参属植物为多年生草本，性喜阴凉，多长于海拔数百米的茂密针叶阔叶混交林或杂木林下。全属在全世界共有8个种，分布于北美、中亚和东亚。我国有7个种（包括1个外来种）和3个变种。常见的包括三七［*P. notoginseng*（Burk.）F. H. Chen］、西洋参（*P. quinquefolius* Linn.）、人参（*P. ginseng* C. A. Meyer）、假人参（*P. pseudoginseng* Wall.）、姜状三七（*P. zingiberensis* C. Y. Wu et K. M. Feng）、竹节参（*P. pseudoginseng* Wall. var. angustifolius）、屏边三七（*P. stipuleanatus* Tsai et Feng）以及珠子参［*P. pseudoginseng* Wall. var. *elegantior*（Burkill）Hoo & Tseng］等。人参主要分布于黑龙江、吉林、辽宁等省和河北省的北部深山中（王铁生，2001；窦德强等，1999）。

315

民间用途： 人参是我国的传统珍贵药材，享有"百草之王"的美誉。属名 Panax 意为长寿、包治百病。中国药典（2010）收录人参 *P. ginseng* C. A. Mey. 的干燥根为正品。性平、味甘、微苦、微温。归脾经、肺经。具有大补元气，复脉固脱，补脾益肺，生津止渴，安神益智的功效。人参的应用历史可追溯到 2000 多年以前（张均田，2009），我国现存最早的药物学专著《神农百草经》中对人参的药用价值有详细的论述，其主要功效是强身益智，明目，安神，止惊悸，久服后延年益寿。《本草纲目》认为人参能"治男妇一切虚症"。

化学成分分析： 人参中含有皂苷类，糖类，挥发性成分，有机酸及其酯，蛋白质，维生素类，无机元素等成分。其中主要有效成分为人参皂苷和人参多糖。系统研究过的属内植物包括：三七（*P. pseudoginseng* var. notoginseng）、人参（*P. ginseng* C. A. Meyer）、西洋参（*P. quinquefolius* Linn.）、越南人参（*P. vietnamensis*）、喜马拉雅假人参（*P pseudoginseng* subsp. Himalaicus）、竹节人参（*P. japonicus*）、羽叶三七（*P. japonicus* var *bipinnatifolius*）、珠子参（*P. japonicus* var. *major*）、狭叶竹节参（*P. japonicus* var. *angustifolius*）、狭叶假人参（*P. pseudoginseng* subsp. *himalaicus* var *angustifolius*）、假人参（*P. pseudoginseng* Wall）、姜状三七（*P. zingiberensis*）、屏边三七（*P. stipuleanatus*）。

1. 皂苷类

三萜皂苷是人参属植物中特征性次级代谢产物，根据三萜的骨架类型可以分成三类：齐墩果酸类皂苷、达玛烷型原人参二醇类皂苷和达玛烷型原人参三醇类皂苷（林启寿，1977；Wang，2006）。

1.1 齐墩果酸类

其结构特征是苷元为一类五环三萜，且五个环都是六元环，通过母核上的羟基与单糖形成醚键，或者母核上的羧基与单糖形成酯键连成苷。代表性化合物为人参皂苷 Ro（图7-2）。

1.2 原人参二醇类

其结构特征是苷元为达玛烷型四环三萜，根据骨架上 C-20 的立体构型分为两种 20-（R）和 20-（S）型（图7-3）。该类皂苷是目前从人参中分离得到的化合物中最多的一类，超过 20 个。该类化合物通过苷元上的 C-3 和 C-20 位羟基与单糖形成醚键，连接成苷。代表性化合物包括：人参皂苷 Ra_1、Ra_2、Ra_3、Rb_1、Rb_2、Rb_3、Rc、Rd、Rg_3、Rh_2、Rs_1、Rs_2，丙二酰基人参皂苷 Rb_1、Rb_2、Rc、Rd。三七皂苷 R_4，西洋参皂苷 R_1，20（S）-人参皂苷 Rg_3，20（R）-人参皂苷 Rh_2，20（S）-人参皂苷 Rh_2。

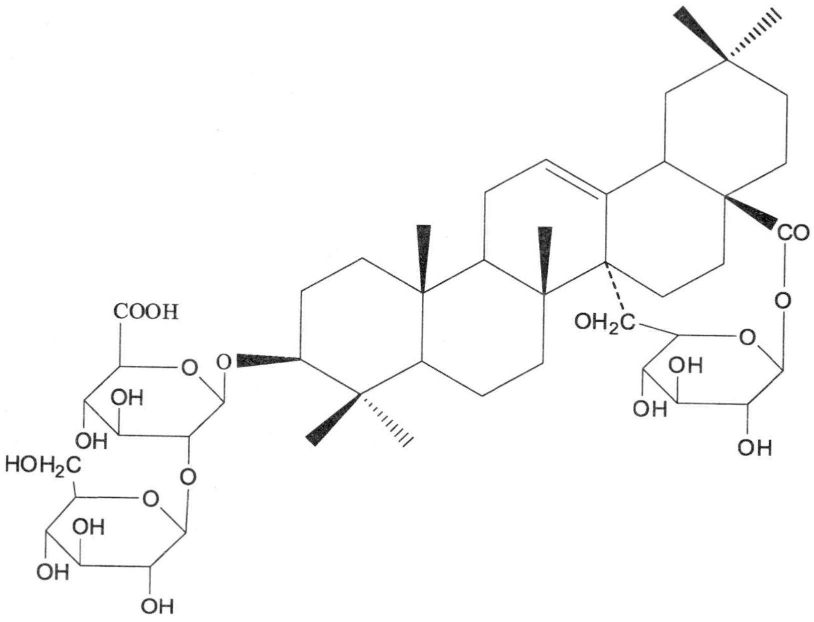

图 7-2　人参皂苷 Ro 的化学结构

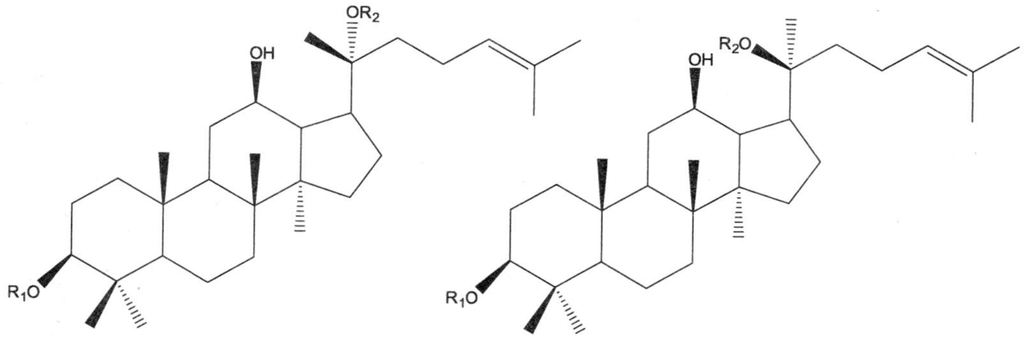

图 7-3　原人参二醇骨架结构

1.3 原人参三醇类

其结构特征是苷元为达玛烷型四环三萜，根据骨架上 C-20 的立体构型也分为两种 20-（R）和 20-（S）型（图 7-4）。该类化合物与原人参二醇类的区别是在骨架 C-6 位上多了一个羟基，其数量仅次于原人参二醇类。该类皂苷通过苷元上的 C-6 和 C-20 位羟基与单糖形成醚键，连接成苷。代表性化合物包括：人参皂苷 Re、Rf、Rg_1、Rg_2、Rh_1、Rh_3、Rf_1，20-葡萄糖基人参皂苷 Rf，20（R）-人参皂苷 Rg_2，20（R）-人参皂苷 Rh_1，三七人参皂苷 R_1，假人参皂苷 R_{l1}、Rp_1、Rt_1，chikusetsusaponinVI 和 VIa，20（R）原人参三醇。

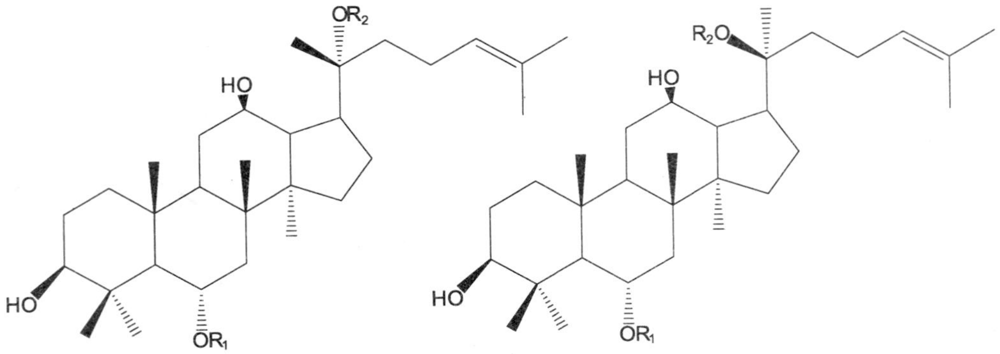

图 7 - 4　原人参三醇骨架结构

2. 人参多糖

人参中第二种重要的化合物为多糖，其中 80% 左右为人参淀粉，20% 为人参果胶，还有少量糖蛋白。目前已发现了超过 30 种人参多糖，其单糖单元主要有半乳糖醛酸、半乳糖、葡萄糖、阿拉伯糖残基，也有少量鼠李糖及未知的戊糖衍生物。例如，人参果胶中有两种酸性杂多糖 SA 和 SB。SA 是由半乳糖、阿拉伯糖、鼠李糖以 4.7 : 2.6 : 1 的比例组成，并含有 26% 半乳糖醛酸。SB 是由半乳糖、阿拉伯糖、鼠李糖以 3.3 : 1.8 : 1 的比例组成，并含 76% 的半乳糖醛酸。从人参热水提取物中分离出 PA 和 PB 两个蛋白多糖。PA 和 PB 均含有苏氨酸和多糖的糖残基以氧糖苷键相连的共价结合蛋白质。PA 相对分子质量约为 180 万，含蛋白质 5.34%。PB 相对分子质量约为 5.2×10^5，含蛋白质 7.6%。PB 中尚存在另一种形式的蛋白质，其中精氨酸等碱性氨基酸丰富，可与多糖的半乳糖醛酸基以静电力结合（黎阳等，2009）。

3. 挥发油类

人参中的挥发油成分主要由倍半萜类、长链饱和梭酸以及少量的芳香烃类物质组成，其中最重要的成分是倍半萜类，如吉林生晒参、吉林红参和高丽红参中的挥发油均以此为主，分别占各自挥发油总量的 46%、42.5% 和 38.8%。目前已从人参挥发性成分中鉴定 90 余种化合物，发现人参各部分挥发油中均含有 β - 金合欢烯（张崇喜，2004）。

4. 人参炔醇类

目前已经从人参中分离得到了 10 余种炔醇类化合物（唐晓慧，2008）。

药理作用

1. 对中枢神经系统的作用

人参有镇静和兴奋双向作用，与用药时神经系统的功能状态有关系，与剂量大小及人参的不同成分亦有关。人参皂苷 R_b 和 R_c 的混合物对小鼠的中枢神经系统有安定、镇痛作用，以及中枢性肌肉松弛、降温、减少自发活动等作用。人参水煎剂对很多兴奋药有对抗作用，能减轻中枢抑制药（水合氯醛、氯丙嗪等）的抑制作用。人参皂苷 Rg_1、Rg_2 和 Rg_2 的混合物对中枢神经系统呈兴奋作用，大剂量则呈抑制作用。人参皂苷 Rg_1 可明显改善淀粉样肽所致小鼠被动回避，能够改变 AChE 活性，对胆碱能系统的影响可能是其对中枢神经系统的作用机制之一（赖红等，2006）。人参及其制品在提高学习能力、增强记忆功能等方面具有明显的促进作用。动物电刺激条件反射试验证明，灌服人参乙醇提取物 20mg/kg，连续 3d，可明显增加大鼠的学习记忆能力。人体试验也证明，人参能提高学生的反应能力和思维能力，提高电报员的解码速度并降低错误率。进一步研究后发现，人参对小鼠的记忆获得、记忆巩固、记忆再现等三个不同的记忆阶段都表现出具有统计学意义上的促进作用。

2. 对免疫系统的影响

人参具有调节人体免疫功能的作用，包括增强体内吞噬细胞的活性，刺激机体对各种抗原产生相应的抗体，促进 T 淋巴细胞和 B 淋巴细胞转化增殖等多种形式。以人参皂苷或人参花皂苷 1.0mg/d 皮下注射 7d，能显著增强小鼠腹腔渗出细胞对鸡红细胞的吞噬活性，小鼠的血清溶菌酶水平也相应提高，说明人参皂苷或人参花皂苷都能增强巨噬细胞的吞噬能力。小鼠皮下注射人参皂苷 1.0mg/d，连续 7d，可观察到人参皂苷在小鼠体内对以刀豆素 A 和细菌脂多糖抗原为分裂原刺激的淋转有显著的增强作用（P ＜ 0.01）。因此人参皂苷能提高小鼠 T、B 淋巴细胞对相应分裂原的反应性。任杰红等（2002）研究表明，人参皂苷 Rg_1 能增加正常小鼠脾脏、胸腺的重量，增强巨噬细胞的吞噬功能，同时能提高正常大鼠血清中 IL－2 及补体 C3、C4 的含量。人参果皂苷等有效成分对由 T、B 淋巴细胞的分裂原诱导的增殖反应有不同程度的促进作用。姚月梅等（2002）研究了人参果汁对小鼠免疫功能的影响，结果表明人参果汁能明显增加小鼠外周血中性粒细胞数量、PHA 所致淋巴细胞转化率、外周血中性粒细胞吞噬指数及腹腔巨噬细胞吞噬指数，具有显著的免疫增强作用。

3. 对心血管系统的改善作用

人参具有双向调节血压、强心、保护心肌的作用。人参皂苷 Rb_1 能有效抑制急性心肌梗死大鼠的心室重构，保护心功能（李朋和刘正湘，2006）。王秋静等（2005）报道指出人参茎叶二醇可减轻心肌缺血程度和缺血范围，缩小心肌梗死面积，降低全血黏度和红细胞压积，对急性心源性休克犬具有保护作用。宋清等（2008）研究发现人参茎叶皂苷预适应对大鼠心肌缺血再灌注损伤具有保护作用，其作用机制与改善自发性高血压大鼠心肌舒缩功能，改善心肌代谢，增强抗氧化活性和诱导内源性心肌保护物质的释放有关。对9种人参皂苷抗大鼠心律失常活性研究表明：当苷元不同、连接糖数目相同时，其活性强度顺序为原人参三醇型＞齐墩果酸型＞原人参二醇型；当苷元相同连接糖数目不同时，其活性强度顺序为人参三糖苷＞人参二糖型＞人参单糖苷（窦德强等，1999）。从人参不同部位所提总皂苷，以相同剂量给大鼠灌胃（ig）7天，用异丙基肾上腺素造成心肌坏死，观察心电图、血清酶学变化以及病理变化。结果表明：各部位皂苷均能保护心肌，使之病损减轻，尤以人参果皂苷作用为佳。人参果、根皂苷对家兔实验性心律失常影响的对比研究，证明人参果皂苷有抑制室性早搏发生的作用。人参乙醇或水提取物可使兔骨髓、肝、脾等红细胞生成素的水平升高。人参总皂苷是由具溶血性和抗溶血性的2种类型的皂苷所组成。一定剂量的人参总皂苷能够促进 CD34＋造血干/祖细胞体外扩增与定向诱导分化（王建伟等，2006）。

4. 抗衰老作用

冯彪等（1996）研究了人参果饮料对大鼠抗衰老作用的影响，结果表明该饮料能产生良好的抗氧化作用，因此具有很好的延缓衰老的作用。窦德强等（1999）发现人参皂苷对调节内分泌、延缓衰老、加强记忆力等都有一定的作用。其中，人参皂苷 Rg_1 和 Rb_1 能抑制 Ca^{2+} 过多的进入神经细胞，从而延长衰老神经细胞的存活时间，并降低老年人易出现的记忆损伤。人参水煎剂对衰老小鼠脑组织的基因表达谱具有显著影响，其中 Nckapl 基因和 Atp5al 基因可能是人参抗衰老作用的靶基因。人参总苷可提高小鼠抗氧化物酶活性，增加免疫器官质量，具有较好的抗衰老作用。

5. 抗肿瘤作用

Wang et al.（2007）发现 25 - OH - PPD 的抗肿瘤活性比人参皂苷 Rg_3 高 5～15 倍；20（S）- 25 - OCH_3 - PPD 的抗肿瘤活性比人参皂苷 Rg_3 高 10～100 倍。Wang W 等（2009）通过实验研究还表明：25 - OH - PPD 和 25 - OCH_3 - PPD 均能抑制 MDM_2 原癌细胞而达到抑制细胞增殖分化，进而引起细胞分裂周期停止，最终导致细胞凋亡。这两种化合物都能够抑制变异性癌细胞生长并且没有宿主毒性。人参皂苷抗肿瘤活性构效关系规律如下：（1）抗肿瘤活性受母核影响，其强弱规律是 OA＞PPDPPT；（2）抗肿瘤活性受糖影响强弱规律是苷元＞单糖苷＞二糖苷＞三糖苷＞四糖苷＞；（3）抗肿瘤活性受 C20 构型影响的强弱规律是 20（R）- 人参皂苷＞20（S）- 人参皂苷。此外还发现人参皂苷 RA 可明显增强肿瘤坏死因子（TNF）的抗肿瘤作用，体外可增强 80 倍，体内可达 10 倍，是一个有希望的先导化合物（窦德强等，1999）。

6. 其他作用

人参具有降血糖等作用。人参乙醇提取物对四氧嘧啶引起的实验动物高血糖有降血糖作用。尚文斌等（2007）研究表明人参的降糖作用可能与促进脂肪细胞分化，增加胰岛素敏感性和抑制基础脂解有关。人参二醇对梗阻性黄疸肝损伤有一定的保护作用（张学斌和马冲，2005）。人参多糖可促进低温应激大鼠生殖器官发育，使动情期缩短，怀孕率升高，上调黄体生成素与绒毛膜促性腺激素分泌水平。还可促进卵母细胞成熟，能使低温应激大鼠卵巢颗粒细胞蛋白合成增加，而对带卵丘的卵母细胞无作用（冯立等，2007）。

参考文献

Wang JH. 2006. Chemical study on ginseng ［M］. Beijing：Chemical Industry Press，3 – 17.

Wang W，Rayburn ER，Zhao YQ，et al. 2009. Novel ginsenosides 25 – OH – PPD and 25 – OCH3 – PPD as experimental therapy for pancreatic cancer：anticancer activity and mechanisms of action ［J］. Cancer Lett，278（2）：241 – 248.

Wang W，Zhao YQ，Rayburn ER，et al. 2007. In vitro anti – cancer activity and structure – activity relationships of natural products isolated from fruits of Panax ginseng ［J］. Cancer Chemother Pharmacol，59（5）：590 – 600.

Zhao Y，Wang W，Han L，et al. 2007. Isolation，structural determination，and evaluation of the biological activity of 20（S）– 25 – methoxy – dammarane – 3β，12β，20 – triol ［20（S）– 25 – OCH3 – PPD］，a novel natural product from Panax notoginseng ［J］. Med Chem，3（1）：52 – 60.

窦德强，靳玲，陈英杰. 1999. 人参的化学成分及药理活性的研究进展与展望 ［J］. 沈阳药科大学学报，16（2）：151 – 155.

冯彪，王柏，李平亚. 1996. 人参果汁对大鼠脂质过氧化及细胞表面电荷的影响 ［J］. 白求恩医科大学学报，22（1）：21 – 22.

冯立，褚征，孙艳等. 2007. 人参多糖对低温应激大鼠颗粒细胞与卵母细胞的调节 ［J］. 中国微生态学杂志，19（3）：256 – 258.

赖红，王铁民，赵海花等. 2006. 人参皂苷对老龄大鼠海马结构胆碱能纤维的影响 ［J］. 解剖学杂志，29（2）：249 – 251.

黎阳，张铁军，刘素香等. 2009. 人参化学成分和药理研究进展 ［J］. 中草药，40（1）：164 – 166.

李朋，刘正湘. 2006. 人参皂苷 Rb₁ 对急性心肌梗死大鼠心室重构的影响 ［J］. 实用心脑肺血管病杂志，14（2）：118 – 121.

林启寿. 1977. 中草药成分化学 ［M］. 北京：科技出版社.

任杰红，陈林芳，张路晗. 2002. 人参皂苷 Rg₁ 的免疫促进作用 ［J］. 中药新药与临床药理，13（2）：92 – 93.

尚文斌，杨颖，姜博仁等．2007．人参皂苷 Rb₁ 促进 3T3－L1 脂肪细胞分化并抑制脂解［J］．中华内分泌代谢杂志，23（3）：258－263．

宋清，张晓文，徐志伟等．2008．人参茎叶皂苷预适应对自发性高血压大鼠心肌缺血再灌注损伤的保护作用［J］．中国药理学与毒理学杂志，22（1）：42－48．

唐晓慧．2008．人参叶的化学成分研究［D］．辽宁：沈阳药科大学硕士学位论文．

王建伟，王亚平，王莎莉等．2006，人参总皂苷协同造血生长因子体外诱导 CD34＋造血干/祖细胞体外扩增与分化的作用［J］．中国实验血液学杂志，14（5）：959－963．

王铁生．2001．中国人参［M］．辽宁：科学技术出版社，671－820．

王秋静，刘洁，刘芬．2005．人参二醇皂苷对犬急性心源性休克的保护作用［J］．吉林大学学报：医学版，31（4）：557－560．

姚月梅，张英艳，陈国静等．2002．人参果汁对小鼠免疫功能的影响［J］．中医药学报，30（4）：14－15．

张崇喜．2004．人参、西洋参和三七化学成分的研究［D］．吉林：吉林农业大学博士学位论文．

张均田．2009．人参研究的最新进展［J］．江苏大学学报（医学版），19（3）：185－192．

张学斌，马冲．2005．人参二醇组皂苷对梗阻性黄疸大鼠肝损伤的保护作用［J］．时珍国医国药，16（7）：618－619．

沙参属（*Adenophora*）

科名：桔梗科（Campanulaceae）
属名：沙参属（*Adenophora*）

资源分布：沙参属植物为多年生草本，全世界约有50种。主产亚洲东部，尤其是中国，其次是日本、朝鲜、蒙古等国。常见于草地、灌丛中，喜生于岩石上，或多石的环境中。我国沙参属植物42种，7亚种，1变种，南北均产之，但以中部和北部最盛。模式种：长柱沙参［A. stenanthina（Ledeb）Kitag.］。属内植物长白沙参仅产黑龙江（全境）、吉林（临江、敦化以东）。

民间药用：沙参为传统中药，始载于《神农本草经》，性凉，具有养阴清肺、祛痰止咳之功效。主治肺热燥咳，虚舟久咳，气管炎，百日咳，肺热咳嗽，咯痰黄稠等症。《中华人民共和国药典》（1990年版）收录南沙参为杏叶沙参（A. stricta Miq）和轮叶沙参［A. tetraphylla（Thunb）Fisch］的根。此外，在我国还有数种沙参属植物，如泡沙参（A. potaninii Korsh.）、河南沙参（A. stricta Miq. ssp. henanica）、青龙山沙参（A. stricta var. qinglongshanica）、南京沙参（A. stricta var. nanjingensis）、无柄沙参（A. stricta ssp. sessilifolia）、石沙参（A. polyantha）、华东杏叶沙参（A. hunanensis ssp. huadungensis）、荠苨（A. trachelioides）、川藏沙参（A. liliifolioides）等的干燥根亦作为沙参的代用品。产于我国古林省长白山区的长白沙参、柳叶沙参和沼沙参的干燥根在当地亦充南沙参入药（吉林省中医中药研究所，1982）。

化学成分分析：沙参属植物主要含糖类、三萜类、甾醇类、香豆素以及它们形成的苷类和脂肪酸等化合物。系统研究过的属内植物包括：多歧沙参（*A. wawreana* Zahlbr）、轮叶沙参［*A. tetraphylla*（Thunb.）Fisch.］、河南沙参（*A. stricta* Miq）、青龙沙参（*A. stricta* ssp. sessilifolia）、喜马拉雅沙参（*A. hymalayana* Pax et Hoffm）、泡沙参（*A. potaninii* Korsh）等。

1. 糖类

沙参属植物含有丰富的多糖。国内学者报道展枝沙参、沙参、南京沙参、河南沙参、无柄沙参、天蓝沙参、华东杏叶沙参、川藏沙参、丝裂沙参、轮叶沙参等多个品种的多糖含量高达 50% 以上。但同属内不同种、亚种、变种多糖的含量差异大（辛晓明等，2008）。陈谦等（2002）实验发现，南沙参根中含有大量南沙参多糖（RAPS），进一步分离后得到两个均一的多糖成分（AP-1、AP-3），平均相对分子质量分别为83000、63000。组分分析表明，AP-1 为葡聚糖，AP-3 为杂多糖，其中葡萄糖、鼠李糖、阿拉伯糖、葡萄糖醛酸比例为 5：1：1：3。

2. 三萜类

三萜类化合物是沙参属植物的特征性代谢产物，而且五环和四环三萜均在属内可见（魏巍等，2011）。杏叶沙参、日本轮叶沙参、无柄沙参、石沙参、轮叶沙参分别被报道含有如蒲公英萜酮、羽扇豆烯酮、木栓酮、羽扇豆烯醇乙酸酯、环阿屯醇乙酸酯、α-香树脂醇乙酸酯等三萜。

3. 甾醇类

甾醇也是沙参属植物中一类主要的次级代谢产物。已分别从轮叶沙参、杏叶沙参、日本轮叶沙参、石沙参、无柄沙参、沙参中分离鉴定了 β-谷甾醇、胡萝卜苷、棕榈酰-β-谷甾醇、β-谷甾醇十五烷酸酯等甾体化合物。但不同品种、产地、成分含量有差别（宋义虎等，1997；屠鹏飞等，1993；赵奎君和屠鹏飞，2001）。

4. 其他类

目前已从沙参中分离得到了紫丁香苷、3-甲氧基苯四酸-4-β-D-葡萄糖苷（魏巍等，2011）。Kuang et al.（1991）从轮叶沙参根中分离出了沙参苷 I、II、III 等酚苷类化合物。贺游利（2011）从轮叶沙参中分离了亚油酸、硬脂酸甲酯，从沙参中分离了二十八烷酸，从石沙参中分离了饱和脂肪酸混合物。

药理作用

1. 对免疫系统作用

调节免疫功能，治疗虚症。沙参味甘、性平、微寒，补肺气以及六腑之阴气。肺热者以代人参用，专治诸虚之症。虚症大多由免疫平衡紊乱所造成，且补虚、补肺、脾、胃之药多数都具有提高免疫力的功能（何伟等，1995）。谭允育等（1999）研究发现，北沙参对正常小鼠有免疫调节作用，100%水煎剂和5%醇沉液更好。

2. 对呼吸系统作用

《中药大辞典》载，沙参养阴清肺、祛痰止咳。治肺热燥咳，虚痔久咳、阴伤咽干喉痛；杏叶沙参清热、解毒、化痰、治燥咳、喉痛。现代医学研究证明，沙参麦冬汤治疗慢性咽炎、燥咳、肺结核、小儿迁移性肺炎、小儿咳喘等症状均有较好的作用（魏旭，1990；顾爱善和刘清本，1992；刘巧珍，1985）。

3. 抗突变作用

王中民等（1993）发现北沙参水或乙醇浸液对三种致突变物分别引起的TA_{98}与TA_{100}回复突变有明显的抑制作用，且有剂量—反应关系，表明北沙参中含有抗突变的物质，具有抗突变作用。梁莉等（2003）研究南沙参多糖对亚慢性受照小鼠抗突变作用结果表明，南沙参多糖对亚慢性受照小鼠损伤具有明显的保护作用，其机制与抗氧化作用有关。葛明珠等（1996）用沙参多糖给小鼠灌胃一周，再用γ射线照射，发现有明显升高白细胞的抗辐射作用。

4. 其他作用

李春红等（2002）对南沙参多糖抗衰老作用的研究证明，南沙参多糖降低老龄小鼠肝、脑脂褐素含量，显著抑制老龄小鼠血清中丙二醛的生成，具有抗衰老作用。舒琦瑾和吴良村（2002）对新加沙参麦冬汤抗肿瘤的实验研究证明，新加沙参麦冬汤对移植性肿瘤有抑制作用。张春梅和李新芳（2001）研究发现南沙参多糖对东莨菪碱、亚硝酸钠、乙醇引起的小鼠记忆获得、巩固及再现障碍均有显著的改善作用。

参考文献

Kuang H X, Shao C J, Kasai R, et al. 1991. Phenolic glycosides from roots of Adenophora tetraphylla collected in Heilongjiang, China [J]. Chem Pharm Bull, 39 (9)：2440 – 2444.

陈谦，陈晓明，蔡育军等. 2002. 南沙参多糖理化性质的研究［J］. 中药材，25（1）：25 – 26.

葛明珠，赵亚莉，任少林. 1996. 南沙参多糖对小鼠免疫器官辐射损伤的防护［J］. 中草药，2

（11）：273 – 275.

顾爱善，刘清本 . 1992. 沙参麦冬汤加减治疗慢性咽炎80例［J］. 福建中医药，23（4）：30.

何伟，舒小奋，师明朗等 . 1995. 沙参粗粒与饮片汤剂粗多糖的免疫作用比较［J］. 中药材，18（3）：147 – 148.

贺游利 . 2011. 秦岭沙参属药用植物资源及利用［J］. 安徽农业科学，39（8）：4557 – 4559.

吉林省中医中药研究所等编：长白山植物药志［M］. 1982. 吉林人民出版社，1087.

李春红，李映，李新芳 . 2002. 南沙参多糖抗衰老作用的实验研究［J］. 中国药理学通报，18（4）：452 – 455.

梁莉，李梅，李新芳 . 2003. 南沙参多糖对亚慢性受照小鼠的抗突变作用研究［J］中药药理与临床，19（3）：10 – 11.

刘巧珍 . 1985. 沙参麦冬汤对肺结核的症状治疗［J］. 河北中医，（6）：20 – 21.

刘咏梅，刘波，王金凤 . 2005. 北沙参粗多糖的提取及对阴虚小鼠的免疫调节作用［J］. 中国生化药物杂志，26（4）：224 – 225.

舒琦瑾，吴良村 . 2002. 新加沙参麦冬汤抗肿瘤的实验研究［J］. 中国中医基础医学杂志，8（4）：34 – 36.

宋义虎，李瑜，李新芳 . 1997. 南沙参研究进展［J］. 兰州医学院学报，23（1）：62 – 65.

谭允育，康娟娟，王娟娟 . 1999. 沙参对正常小鼠免疫功能影响的实验研究［J］. 北京中医药大学学报，22（6）：39 – 41.

屠鹏飞，徐国钧，徐珞珊等 . 1993. 沙参类脂溶性成分的薄层分析［J］. 中草药，24（3）：128 – 130.

王中民，张永祥，史美育 . 1993. 北沙参抗突变实验研究［J］. 上海中医药杂志，（5）：47 – 49.

魏巍，吴疆，郭章华 . 2011. 南沙参的化学成分和药理作用研究进展［J］. 药物评价研究，34（4）：298 – 290.

魏旭 . 1990. 沙参麦冬汤加味治小儿咳喘40例［J］. 上海中医药杂志，（7）：29.

辛晓明，张倩，王浩等 . 2008. 南沙参的化学成分及药效学研究进展［J］. 28（3）：188 – 189.

阎家森 . 1986. 沙参丹参汤治疗脚鸡眼［J］. 中成药，（7）：47.

张春梅，李新芳 . 2001. 南沙参多糖改善东莨菪碱所致大鼠学习记忆障碍的研究［J］. 中药药理与临床，17（6）：19 – 21.

赵奎君，屠鹏飞 . 2001. 多歧沙参化学成分的研究［J］. 中草药，32（11）：964 – 968.

五加属（*Acanthopanax*）

科名：五加科（Araliaceae）
属名：五加属（*Acanthopanax*）

资源分布：五加属植物为灌木，直立或蔓生，稀为乔木；枝有刺，稀无刺。五加属植物全世界有37种，主要分布于亚洲的中国、日本、韩国。我国有26种18变种。常生于海拔200—1600m的灌木丛林、林缘、山坡路旁和村落中。其中最常见的是细柱五加（*A. graciliastylus* W. W. Smith）、刺五加［*A. senticosus*（Rupr. et Maxim.）Harms］和红毛五加（*A. giraldii* Harms）。

民间用途：五加属植物大都具有药用价值。其根皮为民间常见中药，俗称"五加皮"，味辛、苦，微甘，性温。归肝、肾经。具有滋补、抗风湿、抗疲劳、活血化淤等功效，临床主要用于治疗风湿痹痛、腰膝酸软等病症。五加皮有南北两种之分，南五加皮一般认为其补肝肾作用为佳；北五加止痛作用较佳，且有强心之效，可治心脏病水肿，但其有毒性，不宜过量久服。目前多以南五加皮入药，具有补肝肾、强筋骨、通经散血等作用。中国药典（2010）收录五加皮为细柱五加（*A. gracilistylus* W. W. Smith）的干燥根皮，此外还有刺五加和习称北五加皮另条收载。其中代表植物刺五加［*A. senticosus*（Rupr. et Maxim.）Harms］为东北地区道地药材，俗称刺拐棒。东北地区赫哲族常利用刺五加煎服或泡酒内服用于治疗心脑血管疾病。五加皮除了供药用外，还是多种中成药的配伍药原料，民间也常用来酿制药酒，即著名的五加皮酒（倪娜和刘向前，2006）。

化学成分分析：五加属植物根皮多含三萜类、苯丙素类、二萜与倍半萜类、甾醇类、脂肪酸等化学成分。系统研究过的属内植物包括：无梗五加（*A. sessiliflorus*）、刺五加（*A. senticosus*）、短柄五加（*A. brachypus*）、五加（*A. gracilistylus*）、异株五加（*A. sieboldianus*）、蜀五加（*A. setchuenensis*）。

1. 三萜类化合物

三萜类化合物是五加属植物的主要次级代谢产物。根据三萜母核碳架结构特点，具体分为羽扇豆烷型、3,4-seco-羽扇豆烷型和齐墩果烷型、齐墩果烷降三萜型4类。

1.1 羽扇豆烷型

其结构特征是骨架中有五个环，E环为五元环。单糖单元通过与苷元中的羧基成酯或3位羟基成醚的方式形成苷。代表性化合物主要有从 *A. koreannum* 和白勒叶中分离的acantrifoside A、aeankorcoside A、acankoreoside B、acankoreoside C、acankoreoside D（Liu，2003；Liu 等，2002；Park，2002a；Yook et al.，2002）（图7-5）。

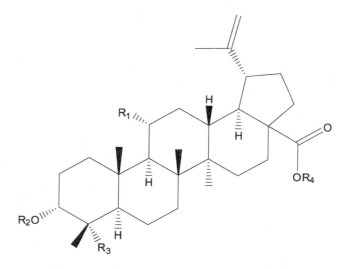

图7-5　五加属植物中羽扇豆烷型化合物母核

1.2　3，4-seco-羽扇豆烷型

这种骨架的特点是在羽扇豆烷的A环C-3和C-4间断开，C-3形成羧基，而C-1氧化为羟基，有时还与4位形成呋喃环。单糖单元与骨架上的两个羧基形成酯键成苷。例如，从 *A. chiisanensis*、两歧五加、无梗五加和 *A. pedunculus* 叶中分离得到的 chiisanoside、divaroside、22α-hydroxychiisanoside 和 isochiisanoside、isochiisanoside methylester（Matsumoto et al.，1987；Oh et al，2000；Park et al.，2000a；）（图7-6）。

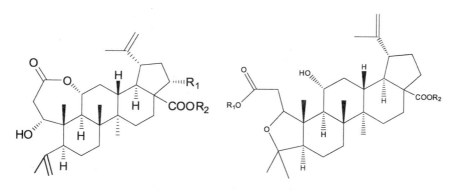

图7-6　五加属植物中3，4-seco-羽扇豆烷型化合物母核

1.3 齐墩果烷型

该类化合物根据骨架上3位羟基的立体构型分为两种，α型，如从 A. spinosus 叶中分离得到的 spinosides D_1、D_2、D_3、C_1、C_2、C_4、C_5、C_3、C_7、C_6 等（Miyakoshi et al.，1993a，1993b）；β型：如从刺五加中分离得到的 eleutherosides I、K、L、M 等（Miyakoshi et al.，1999；Park et al.，2000b）（图7-7）。

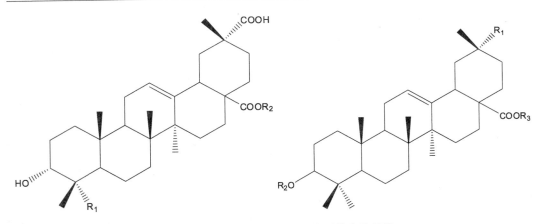

图 7-7　五加属植物中齐墩果烷型化合物母核

1.4 齐墩果烷降三萜型

这种骨架主要是指 C-30 甲基消失的骨架。例如，Miyakoshi et al.（1997）从 *A. spinosus* 叶中分离得到 spinoside C3、*spinoside* C7、*spinoside* C6，以及 *Park et al.*（2002b）从 A. japonicus 叶中分离得到的 *acanjaposide A* 等均为这种类型降三萜结构（图 7-8）。

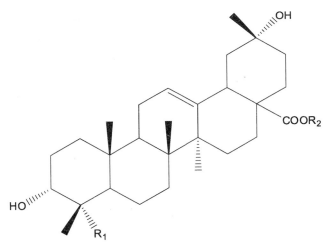

图 7-8　五加属植物中齐墩果烷降三萜型化合物母核

2. 苯丙素类成分

五加属植物中还含有苯丙素化合物，包括松柏醛及其糖苷、紫丁香苷等小分子芳香酸及其苷。木脂素类化合物，如芝麻素、罗汉松脂苷。香豆素类化合物，如异秦皮定等。以及黄酮苷类化合物，如金丝桃苷、海棠苷、山柰苷、芦丁等（倪娜，2008）。

3. 二萜与倍半萜类

五加属植物中还含有海松烷型二萜，*primara* – 9（11），15 – *dien* – 19 – *ol acetate*、*primara* – 9（11），15 – *dienol*、*primara* – 9（11），15 – *diene*（*Kim et al*，1990）。以及贝壳杉烷型二萜，如 *A. koreanum* 中的 $16\alpha H$，17 – *isovaleryloxy* – *ent* – *kauran* – 19 – *oic acid*、16α – *hydroxy* – 17 – *isovaleryloxy* – *ent* – *kauran* – 19 – *oic acid* 和 16α – *hydroxy* – *ent* – *kauran* – 19 – *oic acid*（*Cai et al.*，2003）。此外，*Liu et al.*（2001）报道五加属植物中含有倍半萜类成分，如（ – ）– β – 石竹烯、反 – β – 法尼烯、金合欢醇、*copanene* 等。

4. 其他成分

胡浩斌（2010）从五加属植物中还分离得到了 β – 谷甾醇、豆甾醇、菜油甾醇等甾醇类化合物和硬脂酸、棕榈酸、油酸甲酯、油酸乙酯等脂肪酸及其衍生物。

药理作用

1. 抗炎作用

无梗五加根皮的乙醇提取物对大鼠蛋清性及甲醛性关节炎、角叉菜胶、甲醛性足肿胀、巴豆油气囊肿的炎性渗出和肉芽组织增生均有明显抑制作用。此外，亦能降低家兔的血管通透性。细柱五加水煎醇沉针剂，能抑制大鼠角叉菜胶所致足肿胀，连续给药7d 能抑制棉球肉芽肿；亦对大鼠急慢性炎症有明显抑制作用（江苏新医学院编，2000；郑虎占主编，1998）。

2. 对免疫系统的影响

细柱五加水煎醇沉注射剂连续 6d 给药能明显抑制小鼠脾脏抗体形成细胞（PFG）（郑虎占，1998）。细柱五加水提醇沉注射液连续给药 3d 对小鼠腹腔巨噬细胞的吞噬率和吞噬指数具有明显降低作用。红毛五加对肝脾组织核酸代谢和吞噬具有促进作用。谢蜀生等（1989）实验发现刺五加提取物能明显阻止因游泳疲劳所致的 T、B 淋巴细胞及 NK 细胞、非特异性免疫功能下降。刺五加对苯引起的小鼠及家兔白细胞减少症具有明显的预防作用，对皮下注射环磷酰胺所致的白细胞下降有保护作用，对环磷酰胺引起骨髓有核细胞减少有明显的保护作用。刺五加提取物能显著提高受辐射患者白细胞数目（Zhang et al.，1990）。

3. 抗应激作用

红毛五加具有显著的耐缺氧、抗疲劳、中枢抑制等作用，可增强学习和记忆能力，

329

促进肝脾组织核酸代谢和吞噬等功能，提高肾上腺内维生素 C 的含量和幼鼠的睾丸重量（党月兰，1997）。刺五加抗应激作用相当广泛，可减轻物理性质的寒冷、灼热、过重或失重、过度运动（小鼠游泳试验）或强迫性不动、离心及放射等对机体的损害。刺五加还可阻止应激反应"警戒期"所特有的解剖和生化、生理改变，如肾上腺增生、胆固醇量降低、胸腺缩小及胃出血等。刺五加还能使动物在应激反应"衰竭期"的肾上腺、胸腺、脾、肝及肾的质量降低。无梗五加能非常显著地提高小鼠在低压缺氧条件下的存活率，明显延长其游泳时间；能非常显著地增强异戊巴比妥钠促睡眠时间（许世凯，1990）。

4. 抗肿瘤作用

王峻等（2001）研究表明刺五加多糖对实验性肝癌的形成有一定减缓、抑制作用。刺五加能改善肺肿瘤化疗患者的免疫状况，提高机体的抗肿瘤效应，可延迟肿瘤的发生，阻止肿瘤的转移，在临床抗肿瘤辅助治疗中具有广阔的应用前景。红毛五加茎皮挥发油成分对体外培养人白血病粒细胞具有抑制作用，可以阻断 DNA 的合成（Wang et al.，2003）。钱士辉等研究发现（2009）细柱五加根皮（五加皮）提取物对多种组织来源的肿瘤细胞增殖有较强的抑制作用，同时与化疗药物联合使用具有较强的协同作用。

5. 其他作用

张旭东等（2007）研究发现刺五加根的提取物及刺五加总苷对多种疲劳动物模型均有抗疲劳作用。细柱五加提取物上清液及其多糖对幼年小鼠肝脾细胞 RNA 合成有促进作用（叶春艳等，1994）。刘玉兰等（1990）研究发现刺五加根皮提取物能降低肾上腺素引起的家兔高血糖及人高血糖，提示刺五加叶、根皮皂苷具有相似的降血糖活性。红毛五加的提取物和正丁醇提取物对离体豚鼠的心脏冠脉流量有较明显增加作用；红毛五加的水、丁醇和乙酸乙酯提取物对离体豚鼠心脏心肌收缩幅度均有增加作用（刘玉兰等，1990；颜鸣等，1991）。

参考文献

Cai XF, Shen G, Dat NT, et al. 2003. Inhibitory effect of kaurane type diterpenoids from Acanthopanax koreanum on TNF – alpha secretion from trypsin – stimulated HMC – 1 cells［J］. Arch Pharm Res, 26 (9): 731 – 734.

Kim YH, Ryu JH, Chung BS. 1990. Diterpene glycosides from Acanthopanax koreanum［J］. Kor J Pharm, 21 (1): 49 – 51.

Liu XQ, Chang SY, Park SY, et al. 2002. A new lupane – triterpene glycosides from the leaves of Acanthopanax gracilistrylus ［J］. Arch Pharm Res, 25 （6）: 831 – 836.

Liu XQ, Chang SY, Yook CS, et al. 2001. The essential oils of Acanthopanax gracilistylus ［J］. Chin Tradit Herb Drugs, 32 （12）: 1074 – 1075.

Liu XQ. 2003. Studies on the active constituents of Acanthopanax gracilistrylus W. W. Smith ［A］. Doctor Degree Thesis of KyungHee University ［D］. Korea: KyungHee University.

Matsumoto K, Kasai R, Kanamaru F, et al. 1987. 3, 4 – seco – Lupane – type triterpene glycoside esters from leaves of Acanthopanax divaricatus SEEM ［J］. Chem Pharm Bull, 35 （1）: 413 – 415.

Miyakoshi M, Ida Y, Isoda S et al. 1993a. 3α – Hydroxy – oleanane – type triterpene glycosyl esters from leaves of Acanthopanax spinosus ［J］. Phytochemistry, 34 （6）: 1599 – 1602.

Miyakoshi M, Ida Y, Isoda S et al. 1993b. 3 – epi – Oleanane type triterpene glycosyl esters from leaves of Acanthopanax spinosus ［J］. Phytochemistry, 33 （4）: 891 – 895.

Miyakoshi M, Isoda S, Sato H et al. 1997. 3α – hydroxy – oleanane type triterpene glycosyl esters from leaves of Acanthopanax spinosus ［J］. Phytochemistry, 46 （7）: 1255 – 1259.

Miyakoshi M, Shirasuna K, Hirar Y, et al. 1999. Triterpenoid saponins of Acanthopanax nipponicus leaves ［J］. J Nat Prod, 62 （3）: 445 – 448.

Oh OJ, Chang SY, Yook CS, et al. 2000. Two 3, 4 – seco – lupane triterpenes from leaves of Acanthopanax divaricatus var. albeofrutus ［J］. Chem Pharm Bull, 48 （6）: 879 – 881.

Park S Y, Chang S Y, Yook C S, et al. 2000b. Triterpene glycosides from leaves of Acanthopanax senticosus forma inermis ［J］. Nat Med, 54 （1）: 43.

Park SY, Chang SY, Oh OJ, et al. 2002b. nor – Oleanane type triterpene glycosides from the leaves of Acanthopanax japonicus ［J］. Phytochemistry, 59 （4）: 379 – 384.

Park SY, Chang SY, Yook CS, et al. 2000a. New 3, 4 – seco – lupane – type triterpene glycosides from Acanthopanax senticosus forma inermis ［J］. J Nat Prod, 63 （12）: 1630 – 1633.

Park SY. 2002a. Studies on RAPD analysis and triterpenoidal constituents of Acanthopanax species ［A］. Doctor Degree Thesis of Kumanoto University ［D］. Kumamoto （Japan）: Kumanoto University.

Wang ZR, Lin JM, Zhang ZY. 2003. The chemical composition and pharmacological research progress of Acanthopanax senticosus ［J］. J Chin Mater Med, 26 （8）: 603 – 606.

Yook CS, Liu XQ, Chang SY, et al. 2002. Lupane – triterpene glycosides from the leaves of Acanthopanax gracilistylus ［J］. Chem Pharm Bull, 50 （10）: 1383 – 1385.

Zhang RJ, Qian JK, Yang GH, et al. 1990. Medicinal protection with Chinese herb – compound against radiation damage ［J］. Aviat Space Environ Med, 61 （8）: 729 – 731.

党月兰. 1997. 红毛五加多糖对实验性肝损伤的保护作用 ［J］. 中国中药杂志, 22 （3）: 176 – 178.

胡浩斌. 2010. 短柄五加的化学成分及生物活性研究 ［D］. 陕西: 西北大学博士学位论文.

江苏新医学院编. 2000. 中药大辞典 ［M］. 上海: 上海人民出版社, 381 – 382.

睢大党, 吕忠智, 李淑惠等. 1994. 刺五加叶皂甙降血糖作用 ［J］. 中国中药杂志, 19 （11）: 683 – 685.

刘玉兰, 颜鸣, 王庭等. 1990. 红毛五加皮对豚鼠离体心脏冠脉流量及某些心律失常的影响［J］.

中国中药杂志, 15 (8). 46 – 48.

倪娜, 刘向前. 2006. 五加科五加属植物的研究进展 [J]. 中草药, 37 (12): 1895 – 1900.

倪娜. 2008. 细柱五加叶及其同属植物活性成分研究 [D]. 湖南: 中南大学硕士学位论文.

钱士辉, 袁丽红, 曹鹏等. 2009. 细柱五加叶提取物抗肿瘤和抗血管生成活性 [J], 中药材, 32 (12): 1889 – 1891.

王峻, 何嘉言, 孙宏高等. 2001. 刺五加注射液对肺肿瘤化疗患者免疫调节作用的研究 [J]. 浙江中西医结合杂志, 11 (6): 339 – 341.

谢蜀生, 许世凯, 张文仁等. 1989. 刺五加多糖免疫调节作用的实验研究 – I 刺五加多糖抗瘤机制的初步探讨 [J]. 中华肿瘤杂志, 11 (5): 338 – 340.

许世凯. 1990. 刺五加多糖 (ASPS) 对小鼠免疫功能的影响 [J]. 中成药, 12 (3): 25 – 26.

颜鸣, 刘玉兰, 赵余庆. 1991. 红毛五加不同提取物的药理研究 [J]. 沈阳药学院学报, 8 (2): 138 – 139.

叶春艳, 刘志平, 刘伯文等. 1994. 人参、三七、刺五加和五味子对小鼠学习记忆影响的比较研究 [J]. 中国林副特产, 30 (3): 10 – 13.

郑虎占. 1998. 中药现代研究与应用 (第一卷) [M]. 北京: 学苑出版社, 52 – 55.

五味子属 (*Schisandra*)

科名: 五味子科 (Schisandraceae)

属名: 五味子属 (*Schisandra*)

资源分布: 五味子属植物为木质藤本, 小枝具叶柄的基部两侧下延而成纵条纹状或有时呈狭翅状; 有长枝和由长枝上的腋芽长出的距状短枝。该属植物全世界约 30 种, 主产于亚洲东部和东南部, 仅 1 种产于美国东南部。我国约有 19 种, 大约分布在我国北纬23°–52°, 东经89°–130°。除青海、新疆、海南岛尚未有记载外, 全国大部分地区均有分布。多生长在空旷向阳的山坡、路边、沟谷沿岸, 常缠绕在其他植物上或铺生于山坡草地上。

民间用途: 本草考证, 五味子始载于《神农本草经》列为上品。《图经本草》记载: "五味皮肉甘甜, 核中辛苦, 都有咸味, 此则五味俱也。"故名五味子, 一直沿用至今 (刘继永等, 2005)。在我国民间, 五味子科植物具有药用价值的, 一类是以果实作为药用的, 性温、酸、甘, 归肺、心、肾经。大多具收敛、滋补、强壮、安神等方面的作用, 如五味子等。另一类是用根及茎作药用的, 五味子属植物的茎通常称血藤, 如铁箍散 (*S. propinqua* var. *sinensis*)。中国药典 (2010) 中记载的五味子和南五味子分别为五味子属的五味子 [*S. chinensis* (Turcz.) Baill.] 和华中五味子 (*S. sphenanthera* Rehd. et Wils) 的果实, 是传统的滋补强壮药, 具收敛固涩、益气生津、补益宁心之功效。除了上述两种正品外, 还有约 20 多种属内植物在民间药用 (周英, 2002)。人们根据产地不同，把产于东北三省及内蒙古的称北五味子（又称辽五味子），产于南方的称南五味子，产于西北地区的称西五味子。而北五味子以其果实肉厚、粒大、有油性、光泽好、药用成分高、疗效显著而著称，品质优于西五味子和南五味子。

化学成分分析：现代科学研究证明，五味子中含有挥发油、有机酸、维生素、木脂素、三萜、倍半萜及多糖等多种化学成分。系统研究过的属内植物有：五味子 [*S. chinensis*（Turcz.）Baill]、华中五味子（*S. sphenanthera* Rehd. et Wils）、毛叶五味子（*S. pubescens* Hemsl）。

1. 木脂素类化合物

木脂素类化合物是五味子属植物的特征次级代谢产物，也是其主要生物活性成分。根据母体骨架的特点，又可以分为联苯环辛烯型、螺苯并呋喃联苯环辛烯型、芳基四氢萘环型、二芳基丁烷型和四氢呋喃型（陈业高等，2001；许利嘉，2006）。

1.1 联苯环辛烯型

该类型木脂素是五味子属植物中得到最多的一种类型。其结构特征是两个 C－6－C－3 单元形成了联苯同时形成了第三个环—1 个八元环。在两个苯环剩余位置上均可以连氧取代，同时在八元环上除去两个木脂素骨架甲基外有连氧基团。而这些基团往往能通过醚键的方式形成分子内醚环。此外八元饱和碳环的最外端也产生了构象异构现象，且由于联苯的存在使得构象异构体能在波谱测试中被区分。这类型化合物衍生物众多，已知的超过 130 个（图 7－9）。

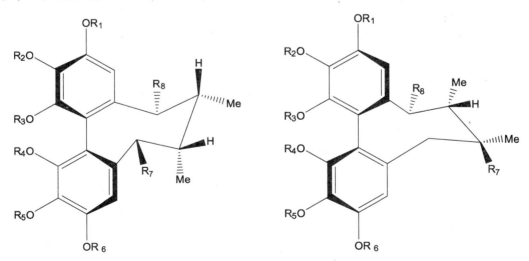

图 7－9　五味子属植物中联苯环辛烯型化合物母核

1.2 螺苯并呋喃联苯环辛烯型

该类型与第一类相比较是有一个苯环芳香性破坏，且增加一个碳原子作为螺环的中心与另一个苯环生成五元呋喃环。在芳香性被破坏的苯环上还能发生开环，或羰基化的现象，形成变化多端的含氧衍生物。同时八元环的外端出现能被波谱测试所检测的构象异构现象。目前的研究已鉴定了超过 30 个化合物（图 7 - 10）。

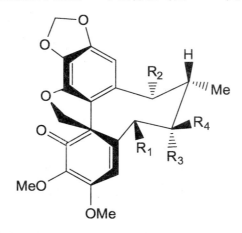

图 7 - 10　五味子属植物中螺苯并呋喃联苯环辛烯型化合物母核

1.3 芳基四氢萘环型

与第一种类型相比，该类型木脂素两个 C - 6 - C - 3 单元的连接位置发生变化从而不产生联苯，却生成了芳基取代四氢萘的母体。由于分子中有一个饱和的六元环，所以这类型化合物具有构象异构现象。由于与苯环共用两个碳原子，因此该类型构象异构体在室温下稳定存在，在结构确定时需要格外注意波谱数据的分析。目前已知的化合物超过 10 个（图 7 - 11）。

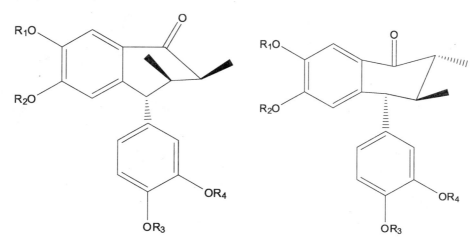

图 7 - 11　五味子属植物中芳基四氢萘环型化合物母核

1.4 二芳基丁烷型

这类型木脂素的连接方式发生在两个 C – 3 单元间，于是中间的碳链形成了丁烷链。有时 C – 3 单元的最外侧碳原子分别氧化为羧基和羟基并进一步形成五元分子内酯环。五味子属植物中这类化合物并不典型（图 7 – 12）。

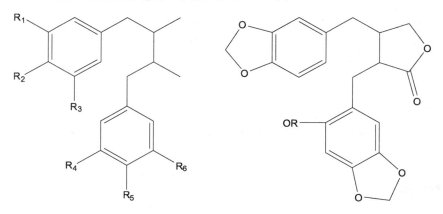

图 7 – 12　五味子属植物中二芳基丁烷型化合物母核

1.5 四氢呋喃型

这类型木脂素是在二芳基丁烷的基础上衍生而来。即两个 C – 3 单元的第一个碳原子都氧化成羟基并通过失水形成分子内五元醚环。其在五味子属植物中是最少的一类木脂素（图 7 – 13）。

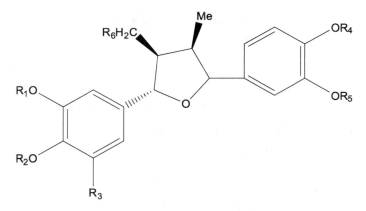

图 7 – 13　五味子属植物中四氢呋喃型化合物母核

2. 三萜

五味子属植物中另一大类型次级代谢产物是三萜，常见的是羊毛甾烷型，以及在其基础上 A 环 C – 3 与 C – 4 间断开的开环型（图 7 – 14）。已经分离得到的化合物约 60

个（许利嘉，2006）。

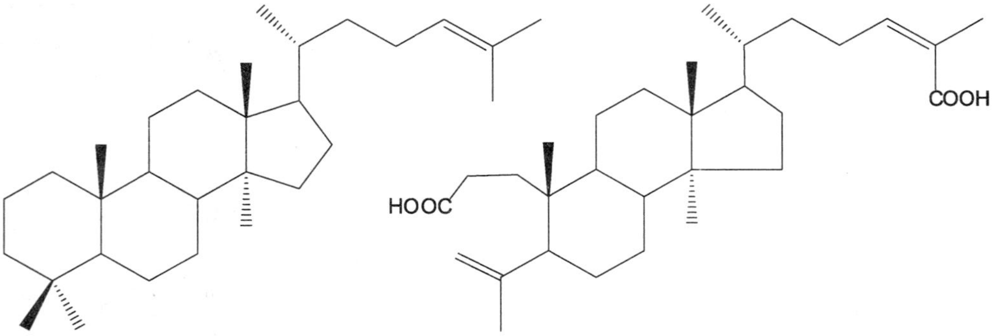

图 7 - 14　五味子属植物中羊毛甾烷和开环 - 羊毛甾烷结构母核

3. 挥发油

五味子属植物的挥发油富含单萜和倍半萜类化合物。这些化合物骨架类型众多，尤其是倍半萜从链状骨架到四环骨架都已被分离得到。但是这些化合物氧化程度并不高。其中单萜类骨架包括：月桂烷、薄荷烷、侧柏烷、莰烷、蒎烷、异莰烷等。而倍半萜类化合物骨架主要有链状金合欢烷；单环的没药烷、吉马烷、榄香烷；双环的花柏烷、菖蒲烷、檀香烷、佛手柑烷、花侧柏烷、杜松烷、雪松烷、愈创木烷、桉叶烷、艾里莫芬烷、瓦伦烷、石竹烷和双环吉马烷；三环的柏木烷、罗汉柏烷、胡椒烷、毕澄茄烷、依兰烷、长叶蒎烷、长叶烷、广藿香烷、波旁烷、橄榄烷、香木兰烷和别丁香烷；四环的苜蓿烷和环苜蓿烷（赵利琴，2008）。

4. 多糖

薛梅和周静（2003）首次从五味子中提取了多糖，测定其含量为 11.98%。戴好富等（2000）应用水煮醇沉法提取五味子，得原儿茶酸、奎尼酸、柠檬酸单甲酯、5 - 羟甲基 -2 - 糠醛、4 - （3， - 甲氧基 -4，羟基 - 苯基）-2 - 丁酮 -4，- O - β - D - 吡喃葡萄糖苷、2 - 异丙基 -5 - 甲基 -1，4 - 苯二酚 -1 - O - β - D - 吡喃葡萄糖苷、2 - 甲基 -5 - 异丙基 -1，4 - 苯二酚 -1 - O - β - D - 吡喃葡萄糖苷和胡萝卜苷 8 种水溶性成分。

药理作用

1. 对肝脏的作用

五味子果仁乙醇提取物及其有效成分五味子乙素能明显增加 [14]C -2 苯丙氨酸掺入

肝脏蛋白质的速度，表明蛋白质合成增加，五味子醇乙、甲素、醇甲、乙素能明显促进肝糖原的合成。五味子果实提取物能对抗四氯化碳所致肝毒性（包天桐和刘耕陶，1975）。最新研究五味子醇提物发现，醇甲、乙素是五味子阻滞肝细胞损伤的主要有效活性成分（孔华丽等，2010）。北五味子粗多糖多次灌胃给药，对四氯化碳中毒小鼠肝中丙二醛含量具有明显降低作用，亦能显著抑制小鼠肝匀浆脂质过氧化反应，能促进正常小鼠的胆汁分泌和部分肝切除后肝的再生。表明北五味子粗多糖的保肝作用与其对抗脂质过氧化、促进肝再生和利胆作用有关（高普军等，1996）。

2. 对心血管系统的作用

五味子有舒张血管的作用。五味子提取液对大鼠急性心肌缺血有明显的保护作用（李映红等，1998）。五味子有加强和调节心肌细胞和心脏小动脉的能量代谢，改善心肌营养和功能的作用（曾祥国等，1990）。实验发现北五味子对离体及在体蛙心有 β 受体阻滞剂的作用，使单相动作电位（MAP）频率减慢、幅度减少、平台期缩短并下移，心肌收缩力减弱，其作用强于 β 受体阻滞剂心得安（刘菊秀等，1999）。

3. 对中枢神经的作用

五味子能明显延长小鼠的记忆保持率，延缓记忆的消退，能对抗 D_2 半乳糖所致的记忆障碍，明显延长动物的潜伏期和记忆保持率（李楚华和肖鹏，2004）。五味子水提取物、醇提物、醚提物及其有效成分五味子甲素、丙素、醇乙等有明显的镇静和催眠作用，能明显减少小鼠自主活动次数，增加阈下睡眠剂量戊巴比妥钠致小鼠睡眠只数，延长阈下睡眠剂量戊巴比妥钠致小鼠睡眠时间（魏景文，2009）。五味子醇提物可显著降低模型小鼠脑乙酰胆碱酯酶活力，显著提高脑去甲肾上腺素、多巴胺水平，明显提高 5 - 羟色胺水平，可调节中枢神经递质的合成，有利于学习记忆，有抗脑老化作用（苗明三等，2010）。

4. 其他作用

以五味子为主组成的煎剂对咳嗽变异型哮喘的治疗具有显著的效果（蔡治国和刘伟，2008）。侯微等（2010）采用 DPPH 法及 ABTS 法对五味子藤茎、根的石油醚、氯仿、乙酸乙酯、正丁醇萃取物进行抗氧化活性筛选，发现乙酸乙酯及正丁醇萃取物具有较好的抗氧化活性，尤以藤茎的乙酸乙酯萃取物抗氧化效果最好。五味子水提液使成年小鼠睾丸重量增加了 57.1%。使曲细精管直径增加了 41%，并且光镜下生精细胞的层数及精子的数量有所增加，证明五味子有促进精子发生的作用（朱家媛和黄秀兰，1997）。五味子对金黄色葡萄球菌、痢疾杆菌、绿脓杆菌、伤寒杆菌、白色念珠菌等肠道致病菌和条件致病菌具有较强的抑菌作用。其中对肠道致病菌及绿脓杆菌抑制作用最强，对白色念珠球菌抑制作用较弱（马廉兰等，2003）。

参考文献

包天桐, 刘耕陶. 1975. 五味子的研究Ⅲ·五味子乙素的某些药理作用［J］. 中华医学杂志, 55 (7)：49.

蔡治国, 刘伟. 2008. 咳嗽变异型哮喘的中医研究进展［J］. 中医药信息, 25 (5)：12-14.

陈业高, 秦国伟, 谢毓元. 2001. 五味子科植物的木脂素成分［J］. 武汉植物学研究, 19 (2)：158-168.

戴好富, 周俊, 彭再刚等. 2000. 北五味子水溶性化学成分［J］. 天然产物研究与开发, 13 (1)：24-26.

高普军, 朴云峰, 郭晓林等. 1996. 北五味子粗多糖保肝作用的机理［J］. 白求恩医科大学学报：自然科学版, 22 (1)：23-24.

侯微, 魏忠宝, 姜艳玲等. 2010. 五味子根藤茎体外抗氧化活性评价［J］. 吉林中医药, 30 (12)：1086-1088.

孔华丽, 门亮, 段娟. 2010. 五味子醇提取物保肝作用成分分析［J］. 解放军药学学报, 26 (1)：27-29.

李楚华, 肖鹏. 2004. 益智H号促进小鼠记忆保持的观察与分析［J］. 华南师范大学学报 (自然科学版), (1)：112-116.

李映红, 李湘楚, 罗德生等. 1998. 五味子提取液对动物缺氧及心肌缺血的保护作用［J］. 威宁医学院学报, 12 (2)：79-82.

刘继永, 王英平, 刘洪章. 2005. 五味子化学成分及药理研究进展［J］. 特产研究, 3：49-53.

刘菊秀, 苗戎, 陈静. 1999. 五味子对心肌力学和心率的影响［J］. 中草药, 30 (2)：122-124.

马廉兰, 李娟. 2003. 五陈子等中草药对肠道致病菌和条件致病菌的抗菌作用［J］. 赣南医学院学报, 23 (3)：241-244.

苗明三, 马霄, 张厂伟等. 2010. 五味子醇提物对小鼠老化模型脑神经递质的影响［1］. 中国老年学杂志, 30 (15)：2162-2163.

魏景文. 2009. 五味子药理研究新进展［J］. 天津药学, 21 (5)：55-57.

许利佳. 2006. 两种五味子科药用植物活性成分的研究［D］. 北京：中国协和医科大学博士学位论文, 22.

薛梅, 周静. 2003. 五味子多糖的提取及含量测定［J］. 陕西中医, 24 (3)：267-268.

曾祥国, 许志奇, 彭国瑞等. 1990. 五味子对家兔心血管酶组化的药理作用研究［J］. 四川中医, (4)：10-12.

赵利琴. 2008. 五味子属植物中的萜类化合物及其生物活性［J］. 时珍国医国药, 19 (1)：228-230.

周英. 2002. 五味子科化学分类及五味子属药用植物资源利用研究［D］. 北京：中国协和医科大学博士学位论文.

朱家媛, 黄秀兰. 1997. 五味子对成年小鼠睾丸作用的初步研究［J］. 四川解剖学杂志, 5 (4)：204-207.

第八章 结 语

1. 我国民族地区药用植物开发利用现状

随着现代科学技术的迅速发展，植物药的研究与发展越来越受到国际医药领域的高度关注（邹天才，2001）。由于从化学合成物中筛选新药的难度越来越大，加之许多化学药物存在难以克服的毒副作用、药源性疾病等不利因素，植物药开发已成为创制新药的重点，并按三个层次进行，即从植物中提取有效成分、从植物中提取有效部位和由单味或多味植物制成的制剂等。大力推进植物药的发展和中药现代化的进程，将为药用植物资源的开发利用提供条件、奠定基础。

药用植物资源的开发利用不仅广泛应用于抗病毒药、抗癌药等药物生产，还应用于美容面膜、美容膏霜等化妆品生产，如人参皂苷、芦荟汁、积雪草提取物和植物精油等；以及具有增强人体免疫力、抗疲劳、延缓衰老之功效等功效的保健食品和饮料等生产，如人参、灵芝、沙棘、枸杞、红景天、黄芪等有效成分。

药用植物资源的开发利用需要依靠医学、药学、生物学、化学、地学、农学、工程学、信息学以及经济管理等学科知识及方法手段，综合发挥多学科优势，实施低耗高效技术开发与优质生产，取得最佳的社会效益和经济效益。就其开发途径和内容而言，可进行分层次开发利用，即分一级开发、二级开发和三级开发（彭勇等，1993；邹天才，2001）。一级开发着重采用农学和生物学的方法发展药材和原料，旨在扩大药用植物种质资源的数量和提高它们的药用质量；二级开发即发展药品及产品，这主要是制药工业和轻工业方面，其目的在于将药材和原料再加工为药品或其他轻工产品；三级开发是高层次的产品开发，其目的是发展新药或新制剂，以便不断获得防治疾病和保障健康的优良新产品。这三级开发之间，既有相对的层次性，又紧密联系、相互制约。

我国民族地区占国土面积64%，蕴藏着丰富的药用植物资源和少数民族传统医药知识，为民族地区药用植物开发利用奠定了良好的基础。伴随中药现代化研究与开发，已经从民族地区药用植物中分离并鉴定了数量众多的初级和次级代谢产物，如黄酮类、生物碱类、醌类、萜类、木质素类、香豆素类、皂苷类、强心苷类、酚酸类、挥发油类及多糖类等。

民族地区丰富的药用植物资源为各族人民的世代繁衍提供了坚实的物质基础，是我国传统医药的重要组成部分。近年来，民族药的科学研究进展很快，研究不断深入，内容日益广泛。研究的学科包括本草学、生药学、植物学、化学、药剂学、药理学等，尤以化学成分分析和药理为多。这些研究成果赋予了民族药坚实的科学应用基础，极大地提高了其应用价值。当前在西藏、青海、云南、贵州、广西等民族地区，民族医药产业已逐渐发展成为地方经济的重要支柱产业。

青藏高原是藏药的生产区，常用藏药尤以植物药为主。藏医药利用的药用植物有2000多种。在西藏地区，常用藏药有360多种，区内植物药多以菊科植物入药，其次是毛茛科、豆科、蔷薇科、唇形科、罂粟科等。代表植物有红景天、雪莲、委陵菜、碱蓬、沙蒿、獐牙菜、五脉叶绿绒蒿、圆柏果、独一味、水母雪莲花等。红景天已开发研制出药品、保健饮料。西藏产沙棘果实，维生素含量高，质量高，品质佳，除开发药品外，已开发多种保健饮料。

新疆地区是维药的生产和使用区域，维医药利用的药用植物有1000多种，常用维药有360种左右。在新疆本地产常用维药中，属于维吾尔族专用的药用植物有30多种。维药的植物来源以伞形科、毛茛科、菊科等居多。代表植物主要有巴旦杏、雪莲花、索索葡萄、刺糖、洋甘菊、莳萝、唇香草、新疆鹰嘴豆、异叶青兰、熏衣草、丁香、豆蔻和荜茇、马钱子、曼陀罗、天仙子、骆驼蓬等（Yan et al.，2003）。新疆栽培药材中有30个品种是专用民族药，主要有阿月浑子、巴旦杏、索索葡萄、洋甘菊、驱虫斑鸠菊、沙枣、芦荟、药蜀葵等。已收入国家级药典的维吾尔族药有202种，其中药材115种，成方制剂87种，《新疆维吾尔药志》收载药物124种。应用现代高科技研究手段研制出许多疗效显著的新制剂约100多个品种，其中祖卡木冲剂、阿纳尔糖浆、库乌提艾拉壮阳口服液、斯亚坦生发油、健胃药茶、克孜勒古力糖膏、复方爱维冲剂、麻迪提里阿亚提丸、驱虫斑鸠菊注射液、菊苣注射液、松布力口服液、香青兰糖浆、痔疮膏、昆都尔蜜膏、雪莲蝮蛇液、则合莆片、白孜软膏等20多个品种已取得了生产批准文号。

内蒙古和西北地区是蒙药的生产区，蒙医药利用的药用植物约1000种，主要药用植物有文冠木、诃子、沙棘、广枣、蒙古山萝卜、金莲花、香青兰、紫筒草、瑞香狼毒、苦豆子、绥草等。内蒙古当地产蒙药材有香青兰、沙前胡、播娘蒿、角茴香、牧马豆、腺茎独行菜、沙棘、莲座蓟、文冠木、杠柳、蒙古山萝卜花、白龙昌菜、山刺玫、金莲花、冷蒿、梅花草、花锚、扁蕾、齿叶草、手掌参、蒙芯芭、火绒莲花、冷蒿、梅花草、花锚、扁蕾、齿叶草、手掌参、蒙芯芭、火绒草、船盔乌头、唐松草、铁线莲等。其中蒙医常用植物药310多种。蒙药传统配方、验方约有1500余种，常用约有400种左右。《中华人民共和国卫生部药品标准·蒙药分册》共列蒙药方剂145种。

西南地区是我国少数民族分布数量最多的地区，药用植物资源和少数民族传统医药知识非常丰富。云南药用植物有6157种，著名药材有三七、阳春砂仁、云黄连、云木香、云茯苓、诃子、儿茶、苏木、千年健、天麻、云防风、滇龙胆草等。这些药材品种独特，具有很高的开发利用价值，为云南省以天然药物为主导的新兴医药工业的发展提供了物质基础，也为化工、香料及食品工业提供了原料。云南省医药产业发展注重从民族民间用药中去开发研制新药，例如从彝族用药"灯盏细辛"研制的灯盏花系列产品，已用于治疗脑血栓及脑血栓后遗症，产生了较大的经济效益和社会效益。从哈尼族药"莫阿宰尼"研制的昆明山海棠片，用于治疗风湿及类风湿病，疗效显著。此外从景颇族用药"木札"研制的豆腐果甙（昆明神衰果素），从白族和纳西族用药"青阳参"研制的青阳参总甙，从屏边瑶族用药"黄藤"研制的黄藤素系列产品以及"雪胆素"、"颅痛定"、"千金藤素"等，均是在民族民间用药的基础上结合现代技术而开发出来的产品。

四川、云贵和广西等是彝族的聚居地，分布着彝族常用植物药400余种，代表植物主要有青阳参、苦荞麦、余甘子、川续断、大黄、牛膝、龙芽草、夏枯草、曼陀罗、苦瓜、姜等。四川凉山彝族自治州药用植物有2448种，包括天麻、厚朴、茯苓、党参、黄芩、玄参、苡仁、大黄、虫草、独活、当归、黄檗皮、牛膝、吴萸、柴胡、玉竹、秦艽、猪苓、沙参、余甘子、火棘（救兵粮）等。贵州药用植物资源有4000多种，开发利用的有350多种，其中具有较大开发利用价值的药用植物有淫羊藿、头花蓼、太子参、丹参、天麻、天冬、射干、冬凌草、贯叶连翘、凤仙花、云实、吉祥草、绞股蓝、岩乌头、川桂、黄连、地榆、苦参等。

2. 我国民族地区药用植物资源开发利用中存在的问题

随着国际天然产物化学研究水平的提高和民族地区经济迅猛的发展，我国民族地区药用植物的现代研究与开发无论在基础研究方面还是大规模产品开发方面都存在亟待解决的问题（何雁等，2006）。

（1）药用植物化学成分研究

药用植物化学成分研究是天然药物研究的基础和关键，包括植物中化学成分的提取分离、结构鉴定、生物活性检测与结构改造。通过上述工作得到的药用植物化学成分为有机合成提供了结构丰富的模板化合物，也提供了仿生合成的具体思路。同时为生物学及药理学研究提供了结构多样、活性显著的工具药，同时也为药物化学提供了结构新颖的先导化合物及活性物质（Newman DJ & Cragg GM，2007）。

我国以民族传统药为主的天然药物研究开发不仅在现代医药产业的发展中占有十分重要的地位，而且是研究开发新药的有效途径。虽然我国民族地区药用植物化学成分研究已经取得了丰富的研究成果，但如果按照当前多学科发展与交叉的要求，现有的民族植物药研究多缺乏深度和广度。具体体现在，缺乏对新技术的应用，导致化学成分的研究速度较慢，药材的研究效率较低。化学成分研究多停留在提取分离、结构鉴定阶段，不再开展进一步结构修饰、构效关系等方面的深入研究。为了追求科研论文的数量，化学研究与生物学研究脱节，大多简单完成化学研究便发表论文，更缺乏小分子化合物与生命大分子的相互作用机理的深入研究（裴盛基，2007a；2007b）。

（2）药用植物化学成分的药理研究

现有的民族植物现代药理研究，大多不重视民族地区药用植物的民间用药经验与知识，只是简单地将化学合成药筛选模型运用在民族地区药用植物化学成分生物活性筛选中。而化学合成药一般采用的单靶点筛选模式通常不能有效全面反映传统药物的复杂作用和特色。某些模型更是由于自身作用机理和特点的不清晰，而无法正确实现组成复杂的传统药用植物成分样品的筛选，导致研究出现假阳性或假阴性结果（张卫东，2008）。

（3）药用植物开发利用的知识产权

民族地区药用植物的药用多具有鲜明的地域性和民族传统，一旦寻找到有生物活性的新化合物，便可成为开发具有我国独立自主的知识产权的创新药物的突破口。而在当前的民族植物药现代开发中，不论是科研机构还是企业都不重视专利申请。科研机构过分重视新结构化合物的发现，过分重视论文发表数量，忽视知识产权的保护。以云南为例（王勤秀，2005），云南的植物超过全国植物总量的一半，其中药用植物4758种。药用植物资源的研究能力与产业基础均较好。但云南的医药发明专利申请量只占到全国医药发明专利申请量总量的2.3%，名列第16位。而根据云南的医药发明专利申请统计（杜芳，2004），在发明专利申请主体中，企业申请占云南医药发明专利申请总量的18.7%，科研单位和高校申请占10.5%，医院及其他单位申请占5.1%，而个人申请占65.3%。这些数据说明我国的民族药专利申请量与资源优势、产业基础远远不相适应。也说明医药企业及研究单位没有成为技术创新和专利申请的主体，而这与科研本身的目的相违背，与企业的核心竞争力相违背。而更大的危害来自于近年来一些西方国家抢先注册源于我国的药用植物相关产品，以派遣科技人员和开展合作研究等方式大量收集我国中药及民族药植物品种及相关信息资料。如果这样的现象继续存在，将严重阻碍从民族地区药用植物中发现结构新颖、生物活性显著、有可能开发成为具有自主知识产权新药的天然产物，更将严重削弱民族医药企业的生存实力，减少其国际竞争力（李旭辉，2006）。

（4）药用植物资源的保护

我国民族地区药用植物资源虽然丰富，但其中相当一部分确实存在基源、分布、储量、生态环境等信息不详细问题，由此在开发利用方面不可避免地出现盲目性、无节制性。伴随国内外医药市场对民族药的需求量增长，为促进民族地区经济发展，很多药用植物被进行了掠夺式现代工业化开发，导致其天然资源储备锐减，有些甚至濒临灭绝。红景天、雪莲和冬虫夏草的现代开发都是这种盲目掠夺开发的实例。同时过度放牧、开矿、不良文化信仰以及全球气候变化、外来物种入侵等诸多原因也造成药用植物栖息地生态环境变化，导致药用植物资源逐渐濒危。我国已有168种药用植物被国家列入珍稀濒危的物种。青藏高原地区川贝母、冬虫夏草、羌活、红景天、藏茵陈等名贵药用植物资源明显减少。云南大药树、黑节草、金铁锁、姜状三七等20余种药材处于灭绝边缘。因此，如何化解需求增长与资源日益枯竭的矛盾是关系到民族医药产业能否持续发展的紧迫问题。

3. 我国民族地区药用植物开发利用的发展对策与建议

（1）药用植物化学与植物药研究

我国民族地区药用植物化学研究应加强以下方面的深入研究：药用植物中化学成分的提取和分离，药用植物中有效成分、辅助成分和无效成分分析，药用植物的新陈代谢及代谢产物，药用植物与植物药生物活性物质及其作用机制，药用植物化学成分现代分析及质量标准的建立，药用植物化学成分和药效学研究，民族药有效部位、民族药有效成分、活性成分的筛选原则和方法，先进仪器分析技术及应用、生物技术及应用等。

在基础研究方面应当倡导并积极推行微量或超微量成分研究。将超临界萃取、超声波萃取、微波辅助萃取等新型提取技术应用到实际的研究工作中，提高化学成分的提取效率。进一步应用各种高效色谱分离技术展开微量成分研究，同时采用微量波谱鉴定方法进行结构的确证工作。通过这样的方法实现从数量有限的药材中或濒危植物中高效率寻找结构新颖化合物的新药前期研究（Newman DJ & Cragg GM，2007）。

民族医药发展应创新药用植物开发利用模式。积极推进"紫杉醇"的开发模式，即寻找植物中产量丰富的次级代谢产物，探索其化学结构改造方法和技术，通过化学转化和生物转化的方法实现化学结构的多样性。以此为基础建立相关化合物库，从中筛选有效的新药先导化合物（Newman DJ & Cragg GM，2012）。

针对民族药作用机理复杂的特点，建立疾病多靶点筛选模式，避免单一模式造成的假阳性或假阴性结果。尊重民族药多组分协同作用的事实，重视对药物提取物的筛选，不能对所有药物都采取先分离单体化合物，再进行化合物生物活性测试的筛选模式。积极推进基于现代波谱技术，例如高分辨 MS 和 NMR 等，开展微量化合物与生物大分子体外相互作用灵敏快速检测方法研究。进一步将其应用到药用植物新药先导化合物的跟踪指导分离实验中，实现高效快速寻找生物活性成分。例如我国科学工作者已经研究了一种以 DNA G－四链体为靶点，基于 NMR 技术从复杂天然产物中快速筛选并鉴定抗肿瘤活性天然化合物的方法（Zhou QJ et al.，2008）。

（2）药用植物开发知识产权保护

采取有效措施鼓励研究人员和企业在基础研究取得研究成果之后，先取得专利再发表论文，最大限度提高我国自主知识产权新药的研究效率。对于已有的民族药，基于其地域历史文化特色和地域品质特色，对其进行地理标志方面的保护，申请地理标志权的保护。对于已成商品的民族药，也可以对其进行设计包装，从而申请商标权和外观设计权，利用原产地域产品保护制度打造道地民族药材保护体系（徐士奎和罗艳秋，2006）。

（3）药用植物资源研究与实践

针对民族地区药用植物资源可持续开发问题，应首先提高人们对药用植物资源的保护意识，加强对野生药用植物资源开发利用的管理，鼓励支持建立药用植物栽培基地。此外，还需要重视对环境污染的治理，对珍贵濒危物种设立自然保护区加以保护，为我国民族地区药用植物和特色植物药材的生长提供良好的自然环境。

药用植物资源保护的途径主要有就地保护、迁地保护、离体保护等。药用植物资源就地保护是将药用植物资源及其生存的自然环境就地加以维护，从而达到保护药用植物资源的目的。其中主要途径是建立自然保护区，2012年我国已经建立的各类自然保护区达2500多个，其中国家级自然保护区达373个。中国70%的陆地生态系统种类、80%的野生动物和60%的高等植物（包括大量的药用植物种类），特别是国家重点保护的珍稀濒危动植物绝大多数都在自然保护区里得到较好的就地保护。全国建立的自然保护区中，90%以上都有药用植物资源分布，许多稀有珍贵的药用植物种类得到了很好的保护。云南巧家县药山国家级自然保护区是以保护珍稀濒危药用植物为主的自然保护区，高等植物有1406多种，其中药用植物种类达856种，著名的野生药材有柴胡、党参、贝母、天麻、虫草、黄芪、草乌、防风、龙胆草、仙茅参、刺参、黄连等。吉林省长白山自然保护区植物种类达1500多种，其中药用植物达300余种，包括许多名贵药用植物如人参、党参、黄芪、贝母、天麻、木通、细辛、刺五加等。

药用植物资源迁地保护是将珍稀濒危药用种类迁出其自然生长地，保存在保护区、动物园、植物园、种植园内，进行引种驯化研究。通过引种，植物园内不仅保护了许多珍稀濒危物种，而且扩大了种源。目前，我国已建立了许多药用植物园或在植物园内设立了专门的药用植物种质资源圃，中国医学科学院在北京、云南、海南、广西建有4座药用植物园，保存药用植物种质资源4000多种，建立了较为完善的药用植物活体标本保存体系，为这些药用植物的保护和可持续利用作出了贡献。变野生种类为家种种类，发展大规模的种植业，也是药用植物资源迁地保护的重要途径之一。目前，我国各省、市、区引种试种及野生转家种成功的药用植物，一般在20—40种以上，其中四川、云南等省引种品种较多。四川省变野生为家种的种类有天麻、川贝母、天冬、麝香等20多种，引种省外成功的种类有云木香、白术、玄参、延胡索等30余种。云南野生转家种的有黄檗、云黄连、茯苓、牡丹、胡黄连、蔓荆等37种，引种省外成功的有乌头、党参、地黄、怀牛膝、玄参、白芷、蒙古黄芪等20多种。

药用植物资源离体保护是指充分利用现代生物技术来保存药用植物体的某一器官、组织、细胞或原生质体等，其目的主要是长期保留药用植物的种质基因，巩固和发展药用植物资源。目前，我国用组织培养形成试管苗获得成功的药用植物有200余种，如当归、白及、紫背天葵、党参、菊花、山楂、延胡索、浙贝母、番红花、龙胆、条叶龙胆、川芎、绞股蓝、人参、厚朴、枸杞、罗汉果、三七、西洋参、桔梗、半夏、怀地黄、玄参、云南萝芙木、红景天、黄连等。

将现代生物技术引入天然药物研究中。鼓励进行珍稀、濒危且有重要药用价值的药用植物与真菌的培养及其活性成分的生产，积极寻找药材替代品。同时开展药用植物、药用真菌代谢组学研究，明确活性化合物的生物合成途径，进一步加强分子水平方面的研究，对其生物合成途径中关键酶及其相关基因进行克隆、表达及调控，甚至可以改变相关基因，人工控制有效化合物的生产，缓解资源危机。

此外，我国民族地区药用植物资源可持续发展还应加强以下方面的深入研究：药用植物与植物药资源调查及品质鉴定，民族药资源抚育与可持续利用，民族药材规范化种植基地发展现状，药用植物资源与新药研发，民族药材规范化生产（GAP）与产业化发展，民族民间药研发及产业化等。

我国的民族地区药用植物资源丰富，从中寻找具有我国独立自主知识产权的新药是一项有意义和值得期待的课题。为了实现这个目标，并保证药用植物资源的可持续利用，相关科研工作者应该将药用植物的化合物分离鉴定、活性化合物的化学合成（包括方法学研究）、生理活性研究以及生物基因、组织工程等方法和技术等紧密地结合起来，发现创新药物，开发传统药用植物，促进民族医药产业和国家医药事业的发展。

参考文献

Newman DJ, Cragg GM. 2007. Natural products as sources of new drugs over the last 25 years [J]. J Nat Prod, 70, 461 -477.

Newman DJ, Cragg GM. 2012. Natural products as sources of new drugs over the 30 years from 1981 to 2010 [J]. J. Nat. Prod., 75 (3): 311 -335.

Yan CY, Gu JW, Zong XM, et al. 2003. A brief exposition of the resources of Chinese herbal medicine for nationalities [J]. Heilongjiang Med Pharm （黑龙江医药科学）, 26 (6): 46 -47.

Zhou QJ, Li L, Tang YL, et al. 2008. Screening Potential Antitumor Agents from Natural Plant Extracts by G - Quadruplex Recognition and NMR Methods. Angew. Chem, 120: 5672 -5674.

杜芳. 2004. 传统医药的知识产权保护 [M]. 北京: 人民法院出版社.

何雁，刘勇，罗晓健等. 2006. 我国民族药发展现状及存在问题 [J]. 中草药, 37 (12): 1915 -1917.

李旭辉. 2006. 民族药的知识产权保护的现状及对策 [J]. 海峡药学, 18 (4): 242 -244.

裴盛基. 2007a. 关于我国民族药研究与新药开发的探讨（上）[J]. 云南中医学院学报, 30 (4): 1 -4.

裴盛基. 2007b. 关于我国民族药研究与新药开发的探讨（下）[J]. 云南中医学院学报, 30 (3): 4 -7.

彭勇，肖培根. 1993. 中国药用植物资源开发利用研究的回顾与展望 [J]. 植物资源与环境, 2 (1): 49 -55.

王勤秀. 2005. 云南中药产业应提升知识产权能力 [N]. 中国知识产权报, 12 月 28 日.

徐士奎，罗艳秋. 2006. 从产业化角度打造民族医药发展载体 [J]. 中国民族医药杂志, (5): 82 -85.

张卫东. 2008. 中药现代化研究新思路——天然药物化学与生物学研究相结合 [J]. 中国天然药物, 6 (1): 2 -5.

邹天才. 2001. 贵州药用植物资源的调查和开发利用研究. 中国中药杂志, 26 (5): 305 -308.